DIE BRIGHTSCHE NIERENKRANKHEIT

NIERENKRANKHEIT

KLINIK, PATHOLOGIE UND ATLAS

VON

DR. F. VOLHARD UND **DR. TH. FAHR**
DIREKTOR   PROSEKTOR
DER STÄDTISCHEN KRANKENANSTALTEN
MANNHEIM

MIT 17 MEHRFARBIGEN ABBILDUNGEN IM TEXT UND
44 FARBIGEN TAFELN

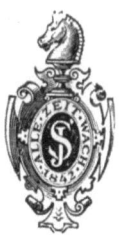

Springer-Verlag Berlin Heidelberg GmbH

1914

ISBN 978-3-662-24203-2   ISBN 978-3-662-26316-7 (eBook)
DOI 10.1007/978-3-662-26316-7

DEM MANNHEIMER AERZTLICHEN VEREIN

ZUR FEIER SEINES FUENFZIGJAEHRIGEN JUBILAEUMS

GEWIDMET

VON DEN VERFASSERN

Vorwort.

Seitdem auf dem Naturforschertag zu Meran die Frage des Morbus Brightii vor einem breiten ärztlichen Forum diskutiert wurde, ist der Gegenstand auf vielseitige Weise von klinischer, experimenteller und pathologisch-anatomischer Seite angegriffen und bearbeitet worden. Eine Reihe wertvoller Abhandlungen liegen bereits als Ergebnis dieser Bemühungen vor — wir dürfen hier die Namen von Löhlein, Jores, Aschoff, Schlayer, Suzuki vor anderen nennen —, manche Einzelfragen sind dabei gelöst oder ihrer Lösung um vieles näher gebracht worden, andere stehen noch zur Diskussion und harren der Aufklärung.

Wenn auch wir es unternehmen, Stellung zu dem Komplex von Fragen zu nehmen, die entweder in dem alten Begriff des Morbus Brightii enthalten sind, oder eng mit ihnen zusammenhängen, so tun wir dies im Vertrauen darauf, daß wir im Lauf einiger Jahre ein großes wertvolles Material sammeln und bearbeiten konnten. Wir haben dieses Material gemeinsam bearbeitet, dabei hat aber doch wieder jeder von uns — darauf legen wir besonderen Wert —, möglichst selbständig — von seinem klinischen oder anatomischen Standpunkt aus — den ihm zufallenden Teil seiner Aufgabe erledigt.

Wenn die Glätte der Schilderung dadurch vielleicht auch gelitten haben sollte, so hoffen wir andererseits, daß dieser Nachteil mehr als wettgemacht wird dadurch, daß wir auf diese Weise eine größere Objektivität der Darstellung erzielen konnten; und wenn wir bei möglichst objektiver anatomischer und klinischer Untersuchung zu übereinstimmenden Auffassungen kommen, so glauben wir, daß diese Übereinstimmung dadurch besonders wertvoll wird.

Durch die liberale Unterstützung des Mannheimer ärztlichen Vereins, dem wir hier nochmals unsern warmen Dank sagen, waren wir in der Lage, die Arbeit mit zahlreichen Abbildungen auszustatten, bei deren Wiedergabe unser Verleger dankenswertes Verständnis und das weitestgehende Entgegenkommen bewies. Wir haben uns bei diesen Bildern bemüht, die Entwicklung der einzelnen in Rede stehenden pathologischen Prozesse eingehend darzustellen, um einmal den Lesern, die sich nicht selbst mit anatomischen Studien befassen, eine möglichst lebendige Vorstellung von dem zu geben, was wir sagen wollen, und andererseits Forschern, die das gleiche Gebiet bearbeiten, eine möglichst genaue Kontrolle unserer Darlegungen zu gestatten.

Wir wären glücklich, wenn manches von dem, was wir mitzuteilen haben, sich als brauchbarer Baustein zu dem seit einigen Jahren von neuem stolz aufstrebenden Gebäude der Nierenpathologie erweisen sollte.

Th. Fahr.   **F. Volhard.**

Inhaltsverzeichnis.

I. Anatomischer Teil.

Einleitung.

Der Inhalt der vorliegenden Abhandlung bezieht sich im wesentlichen auf diejenigen Nierenveränderungen, die man lange Zeit unter dem Namen des Morbus Brighti zusammenfaßte. Dennoch müssen wir eigentlich um Entschuldigung bitten, wenn wir diesen Namen beibehalten haben, denn wir sind mit vielen anderen Autoren der Ansicht, daß der Name Morbus Brighti nur noch historisches Interesse hat, und daß es besser ist, den Begriff in seine Einzelfragen aufzulösen und diese möglichst präzise zu benennen, ein Bestreben, das im Lauf der Jahre ja immer mehr und mehr hervorgetreten ist, nachdem der Name Morbus Brighti seine ursprüngliche Bedeutung (Nierenerkrankung mit Ödemen und Albuminurie) ja doch verloren hat und zum Sammelbegriff für genetisch verschiedene Nierenaffektionen geworden ist. (Siehe hierüber auch den Vortrag von F. Müller in Meran.)

Auch im folgenden soll der Name „Morbus Brighti" vermieden und der Versuch gemacht werden, die einzelnen Nierenerkrankungen, die man seither unter diesem Sammelbegriff zusammenfaßte, möglichst bestimmt zu umgrenzen und ihrer Genese entsprechend zu benennen. Wie im Vorwort schon erwähnt wurde, sind wir bezüglich der Auffassung dieser einzelnen Nierenaffektionen vielfach auf getrennten Wegen durch klinische und durch anatomische Untersuchung zu übereinstimmenden Resultaten gekommen, und gerade die im Verlauf unserer Untersuchung immer mehr zutage tretende Übereinstimmung in der klinischen und anatomischen Auffassung der einzelnen Formen, die Möglichkeit, die klinische Diagnose immer häufiger und schärfer durch die anatomische Untersuchung zu verifizieren, scheint uns ein sehr erfreuliches Resultat unserer Untersuchungen zu sein.

Ehe wir eine präzise Benennung der einzelnen Kapitel geben, ist es nötig, der Nomenklatur einige allgemeine Bemerkungen zu widmen.

Die Frage der Nomenklatur bildet in der Nierenpathologie noch immer den Gegenstand lebhafter Diskussion. Wenn man sich an dieser Diskussion beteiligt, so wird es sich nicht umgehen lassen, die Entzündungsfrage zu streifen, denn mit der Auffassung der Entzündung hängt es eng zusammen, wie man sich zu dem heute strittigsten Gebiet der Nierenpathologie, der parenchymatösen Entzündung, stellt. Die Meinungen stehen sich hier zurzeit noch ziemlich schroff gegenüber, und eine Einigung auf diesem Gebiet wird für die nächste Zeit kaum zu erhoffen sein, da, wie Aschoff in der Einleitung zur zweiten Auflage seines Lehrbuches treffend sagt, hier jeder Pathologe sein eigenes Glaubensbekenntnis hat. Aschoff selbst hält an dem Begriff der parenchymatösen Nephritis durchaus fest und befindet sich dabei in scharfem Gegensatz zu anderen Autoren, namentlich Lubarsch und Ribbert.

Je nach dem Standpunkt, von dem aus man die Entzündungsfrage betrachtet, wird man Aschoff oder seinen Gegnern Recht geben.

Formuliert man ganz allgemein die Entzündung als Reaktion auf eine Schädlichkeit, die darin besteht, daß der von der Schädlichkeit betroffene Organteil mit einer Vermehrung seiner Lebensäußerungen auf die eindringende Noxe antwortet, betont man dabei nur die prinzipielle Seite der Frage, ohne auf die Dauer und den Ausgang des Zustandes Wert zu legen, so ist nicht einzusehen, weshalb man nicht auch eine Entzündung der Nierenepithelien im großen Rahmen dieses Bildes unterbringen soll. Von den Gegnern des Begriffs „parenchymatöse Nephritis" wird geltend gemacht, daß hier beim Nierenepithel die Schädlichkeit sehr oft zum völligen Tod der Zelle führe und daß eine tote Zelle nicht mehr reagieren könne. Dagegen betont Aschoff, daß es bis zu diesem Zelltod alle möglichen Übergänge gibt, daß jedenfalls dem Zelltod ein Stadium vorausgeht, in dem die Zelle geschwollen ist, vermehrte Sekretion, also sehr lebhafte Lebensäußerungen zeigt. Dieses Stadium der trüben Schwellung kann wieder einer völligen Restitutio ad integrum Platz machen, es kann freilich auch zur Nekrose führen, und Aschoff selbst betont, daß die Grenze zwischen Entzündung und Nekrose hier schwer zu ziehen sei. Nach Lubarsch ist es an der Zelle im Stadium der trüben Schwellung überhaupt unmöglich zu entscheiden, ob wir einen progressiven oder regressiven Prozeß vor uns haben, ob die Vergrößerung, Schwellung und Trübung einer Zelle fortschrittlicher oder rückschrittlicher Natur ist. Auf alle Fälle ist das progressive Stadium an der Nierenzelle selbst etwas sehr Labiles, und hält man daran fest, daß die Entzündung nicht nur vorübergehend, sondern dauernd ein progressiver Prozeß sein müsse, so wird man den Begriff der parenchymatösen Entzündung ablehnen. Dies tut in sehr entschiedener Weise auch Ribbert.

Das Epithel entzündet sich nicht, sagt Ribbert, es degeneriert, aus dem Bilde der Entzündung müssen deshalb alle regressiven Prozesse ausgeschaltet werden. Eine parenchymatöse Entzündung gibt es infolgedessen nach Ribbert nicht, eine Entzündung kann nur interstitiell sein. Diese Entzündung, so führt Ribbert weiter aus, ist eine Abwehreinrichtung, niemals die Grundlage von Krankheitserscheinungen. Der krankmachende Prozeß ist stets in regressiven Parenchymveränderungen gegeben, an die sich die Entzündung als etwas Sekundäres, prinzipiell nicht Schädliches, sondern Nützliches anschließt. Ribbert schlägt deshalb vor, um zum Ausdruck zu bringen, daß nicht durch die Entzündung, sondern durch diese regressiven Parenchymveränderungen die Krankheitserscheinungen ausgelöst werden, alle floriden, diffusen, hämatogenen Nierenerkrankungen als Nephrosen zu bezeichnen und damit gleichzeitig auszudrücken, daß diese Bezeichnung den allgemeineren Begriff darstellt. Diese Nephrosen sollen dann wieder je nach ihrer mehr oder weniger ausgesprochenen Verbindung mit entzündlichen Prozessen in verschiedene Unterarten eingeteilt werden.

Ribbert vertritt hier in konsequenter Weise den Weigertschen Standpunkt, daß jede Entzündung durch eine Parenchymläsion bedingt werde, und daß die bei der Entzündung auftretende formative Zellwucherung als Reaktionsversuch auf diese Parenchymläsion, — wie Ribbert sagt —, als Abwehrmaßregel aufzufassen sei.

Auch Weigert verwirft die Trennung in parenchymatöse und interstitielle Nephritis und will nur von akuter, subakuter und chronischer Nephritis reden. Die früher bei akuten und chronischen Nierenerkrankungen allgemein übliche Trennung in parenchymatöse und interstitielle Nephritis hat ja auch, namentlich bei chronischen Formen, ihre schweren Bedenken. Welche Schwierigkeiten diese Scheidung bietet, haben in Meran Ponfick und Friedrich Müller hervorgehoben, auch der eine von uns hat dies bei früherer Gelegenheit auseinander zu setzen versucht.

Es kann wohl keinem Zweifel unterliegen, daß diese Trennung in interstitielle und parenchymatöse Nephritis sich nicht halten läßt, wenn man die bis zur Meraner Tagung gebräuchlichen Vorstellungen mit diesen Ausdrücken verbindet. Man sprach von chronisch parenchymatöser Nephritis, wenn die parenchymatösen, von chronisch interstitieller Nephritis, wenn die interstitiellen Veränderungen in der Niere vorherrschten; genetisch betrachtet, ist dies sicher nicht exakt. Wie Löhlein nachgewiesen hat, besteht das Gros der Fälle, die man früher als chronische, parenchymatöse Nephritis bezeichnete, aus chronischen Glomerulonephritiden, also aus Fällen, bei denen nach Löhleins Auffassung die Parenchymdegeneration an den Nierenepithelien den entzündlichen Veränderungen an den Glomerulis nicht vorangeht, sondern im Gegenteil in weitgehendem Maße durch sie ausgelöst wird. Wenn dies jedenfalls auch nicht in so weitgehendem Maße der Fall ist, wie es Löhlein angegeben hat, so kann man auf alle Fälle sagen, daß die Parenchymdegeneration sich hier nicht vor, sondern höchstens neben den Glomerulusveränderungen entwickelt hat.

Ferner läßt sich nach neueren Untersuchungen (Jores, Fahr und Volhard, Gaskell) die alte Auffassung von der genuinen Schrumpfniere nicht mehr halten. Während man früher die genuine Schrumpfniere als das Prototyp der chronisch interstitiellen Nephritis, als einen schleichend verlaufenden, exquisit herdweise auftretenden interstitiellen Prozeß ansah, muß man nach den neueren Untersuchungen wohl zugeben, daß es sich hier um eine primäre Erkrankung der kleinen und kleinsten Nierengefäße handelt.

Es fragt sich nun, soll man den von Ribbert vorgeschlagenen Weg gehen, alle floriden hämatogenen Nierenerkrankungen als Nephrosen bezeichnen und sie je nach ihrer geringeren oder stärkeren entzündlichen Reaktion in verschiedene Gruppen einteilen, die man weiterhin wieder als akute, subchronische und chronische Zustände zu gliedern hätte. Man hätte auf diese Weise ein theoretisch klares Schema, denn man muß Weigert und Ribbert zugeben, daß ihre Deduktionen ungemein logisch gedacht sind. In der Praxis bietet es aber sicher Schwierigkeiten, die komplizierten Verhältnisse bei den akuten und chronischen Nierenerkrankungen ungezwungen auf eine solch einfache Formel zu bringen. Ribbert sagt: der krankmachende Prozeß ist stets in regressiven Parenchymveränderungen gegeben, an die sich die Entzündung als etwas Sekundäres anschließt. Dies trifft für viele Nierenaffektionen zu, aber doch nicht ganz für alle. Für die Glomerulonephritis läßt sich der Beweis für diese Vorstellung nicht erbringen. Es werden freilich auch bei der Glomerulonephritis, sogar schon in recht frühen Stadien des Prozesses, degenerative Veränderungen an den Epithelien beobachtet, es scheint aber, daß sie sich erst im Anschluß an die entzündlichen Prozesse in den Glomerulis oder höchstens neben ihnen, jedenfalls nicht vor ihnen entwickeln. Es geht dies deutlich aus den Untersuchungen von Nauwerck und Löhlein hervor, Untersuchungen, mit denen unsere eigenen Beobachtungen prinzipiell im Einklang stehen.

Besser als der Ribbertsche Vorschlag scheint uns die von Aschoff sorgfältig detaillierte Einteilung der Nierenerkrankungen den praktischen Verhältnissen Rechnung zu tragen.

Bei den akuten hämatogenen Nierenerkrankungen unterscheidet Aschoff, nachdem er die auf Stoffwechselstörungen beruhenden Degenerationen (Amyloid, Systemnekrosen bei Vergiftungen usw.) und die auf Zirkulationsstörungen basierenden Veränderungen vorweg abgehandelt hat, Entzündungen mit vorwiegender Reaktion am Gefäßbindegewebe (Nephritis exsudativa serosa, Nephritis exsudativa purulenta und Nephritis interstitialis acuta) und Entzündungen mit vorwiegender Reaktion am Filtrations- und Sekretionsapparat (Nephritis tubularis [parenchymatöse Nephritis], Glomerulonephritis und eine Mischform zwischen tubulärer und Glomerulonephritis).

Das chronische Nierenleiden trennt Aschoff in Nephropathia chronica inflammatoria, degenerativa und circulatoria.

Wir haben oben schon auseinander gesetzt, daß man den Begriff der parenchymatösen Nephritis wohl gelten lassen kann, wenn man mit Aschoff nur den krankhaften Zustand an den Nieren damit bezeichnet, in dem die Nierenepithelien auf eine die Niere treffende Schädlichkeit mit starker Schwellung und Exsudation in die Kanälchen antworten. Wir haben aber auch schon auseinandergesetzt, daß dieser Zustand etwas schwer gegen die Nekrose Abgrenzbares, zum mindesten sehr Labiles ist, und es erscheint uns deshalb doch zweckmäßiger, den Prozeß, den Aschoff als parenchymatöse Nephritis bezeichnet und die auch von Aschoff zu den degenerativen Veränderungen (Systemnekrosen) gerechneten Vorgänge unter dem von F. Müller für diese Zustände vorgeschlagenen Wort Nephrose zusammenzufassen. Fr. Müller will den Namen Nephrose für pathologische Zustände an den Nieren reservieren, die entweder nur degenerativer Art sind, oder bei denen die entzündliche Natur nicht über allem Zweifel steht. Wir akzeptieren diese Definition und fassen mit dem Ausdruck Nephrose degenerative Veränderungen zusammen, die im Anschluß an Vergiftungen mit chemischen oder bakteriellen Produkten, im Anschluß an Stoffwechselstörungen entweder direkt oder auf dem Umweg über die trübe Schwellung (wie Aschoff sagt, parenchymatöse Nephritis), entstehen, an die sich freilich sekundär wieder formative Zellwucherungen am Gefäßbindegewebe anschließen können.

Das Kapitel Nephrose kann in unserer Abhandlung keinen Anspruch auf Vollständigkeit erheben. Die Ursachen, die degenerative Veränderungen an den Nierenepithelien erzeugen, sind sehr mannigfach, und viele dieser Veränderungen, wie die Diabetikernephrose, die Amyloidnephrose, in gewissem Sinne auch die Sublimatnephrose u. a. bieten in ihrem Verhalten ganz bestimmte charakteristische Eigentümlichkeiten, die bei anderen Nephrosen vermißt werden (Glykogenfiltration bei Diabetikernephrose, Kalkniederschläge bei Sublimatnephrose usw.), so daß man bestimmt charakterisierte Nephrosen den einfachen, bei denen die degenerativen Veränderungen an den Epithelien keine derartigen charakteristischen Begleiterscheinungen aufweisen, gegenüberstellen könnte. Wir müssen es uns aber — dies Buch soll ja kein Lehrbuch sein — aus äußeren Gründen versagen, diese bestimmt charakterisierten Nephrosen der Reihe nach zu besprechen und abzubilden, vielleicht können wir diese Lücke, wie manche andere, später in einem Supplement zu diesem Buche ausfüllen.

In der Nephritis stellen wir der Nephrose diejenigen Zustände gegenüber, deren entzündliche Natur von vornherein über allem Zweifel steht, bei denen im ersten Stadium des Prozesses nicht wie bei der Nephrose degenerative Zustände an den Epithelien, sondern proliferative Zustände am Gefäßbindegewebe das Bild beherrschen. Je nachdem diese Proliferation sich zunächst an den Interstitien oder an den Glomerulis abspielt, unterscheiden wir die interstitielle und die Glomerulonephritis, ferner soll zwischen diffusen und herdförmigen Nephritiden unterschieden werden.

Anhangsweise sollen auch Mischformen zwischen Nephritis und Nephrose kurz erwähnt werden.

Im Anschluß an die akuten Prozesse sollen immer gleich die chronischen

Formen, resp. die Ausgänge der betreffenden Erkrankungen in der Besprechung Platz finden.

In einem weiteren Kapitel sollen dann die auf Gefäßveränderungen beruhenden Nierenaffektionen besprochen werden (Nephropathia circulatoria Aschoff).

Die auf blanden embolischen Prozessen beruhenden Nierenveränderungen sollen hier natürlich aus dem Spiel bleiben, ebenso die orthostatische Albuminurie (Nephropathia albuminurica orthostatica adolescentium Aschoff), es sollen vielmehr nur diejenigen Prozesse abgehandelt werden, die einer Arteriosklerose der Nierengefäße ihr Dasein verdanken.

Wir unterscheiden hier zwei Formen, einmal die reine arteriosklerotische Niere ohne und mit Schrumpfung und zweitens die von uns sog. Kombinationsform (seither, von klinischer Seite besonders, als genuine Schrumpfniere bezeichnet), eine Form, die wir auffassen als Prozeß, der ursprünglich auf arteriosklerotischen Veränderungen der kleinen Nierengefäße beruht, und der sich weiterhin mit entzündlichen Prozessen kombiniert; auch hier lassen sich, wie bei der reinen arteriosklerotischen Form zwei Stadien, eins ohne und eins mit Schrumpfung unterscheiden.

Nach dem Gesagten würde sich also die Abhandlung in folgender Weise gliedern:

A. **Nephrosen**
   1. einfache Nephrosen,
   2. bestimmt charakterisierte Nephrosen.
B. **Nephritis**
   1. diffuse Glomerulonephritis,
   2. herdförmige Nephritiden.
      a) herdförmige Glomerulonephritis,
      b) interstitielle Nephritis,
      c) embolische Herdnephritis.
C. **Arteriosklerose**
   1. reine arteriosklerotische Niere,
   2. Kombinationsform.

Technische Vorbemerkungen.

Was die Technik anlangt, so haben wir uns vor allem bemüht, möglichst frisches Material zur Untersuchung heranzuziehen. Meist gelang es, die Niere schon sehr bald, spätestens 2 Stunden post mortem zur Untersuchung zu bekommen. Wenn die Untersuchung der Nieren erst später erfolgte, wurden Veränderungen, bei denen nur irgendwie der Verdacht bestand, daß sie durch postmortale Vorgänge entstanden sein könnten, von vornherein von der Verwertung ausgeschaltet. Der eine von uns hat bei anderer Gelegenheit schon auseinander gesetzt, daß bei allen Infektionskrankheiten die „trüb geschwollenen Nierenzellen" sehr rasch der Autolyse verfallen, die sich anatomisch in Kernschwund und körnigem Zerfall äußert. Es treten dann Bilder auf, die intravital nur durch schwere Vergiftungen mit starken Mineralsäuren und Alkalien — Salzsäure, Schwefelsäure usw. — hervorgerufen werden. Wir haben diesen körnigen Zerfall je länger je mehr mit großer Vorsicht verwertet und ihn nur dann gelten lassen, wenn die Niere ganz frisch zur Untersuchung kam.

Trotz dieser Vorsicht kann das Material natürlich dem bei Tierversuchen gewonnenen nicht als ebenbürtig an die Seite gestellt werden. Es bleibt dies bedauerlich, namentlich im Hinblick auf das Studium der degenerativen Veränderungen, bei denen eigentlich nur die Zuhilfenahme der beim Menschen nicht in Betracht kommenden vitalen Methode eine ganz exakte Analyse, namentlich der Lokalisation des Prozesses verbürgt. Auch die Granulafärbung nach Altmann, die, um die feinsten Details der Zelle sichtbar zu machen, der vitalen Methode am nächsten kommt, ja sie in mancher Hinsicht sogar übertrifft, da, wie Suzuki hervorhebt, die Einführung von Farbstoffen zur vitalen Färbung doch eine gewisse Alteration der Zelle bewirkt, auch die Altmannfärbung ist als ganz einwandfrei nur an lebenswarm fixiertem Material zu bezeichnen. Auch alle anderen Methoden geben natürlich beim Tier einwandfreiere Resultate als beim Menschen, wo zwischen Tod und Fixation der so ungemein empfindlichen Nierenzelle ja doch immerhin eine gewisse Zeit verstreicht. Andererseits bekommt man bei systematischer vergleichender Untersuchung eines großen Materials doch allmählich einen Blick dafür, was man auf Rechnung intravitaler Prozesse setzen darf, und was man der Autolyse zuschreiben muß; wenn also auch bei menschlichem Material keine so feine Detailarbeit möglich ist wie im Tierexperiment, so lassen sich, wie wir glauben, wenn man nur ganz frisches Material benützt, auch beim Menschen feinere Zellveränderungen, wenigstens mit annähernder Genauigkeit, studieren. Zur Fixation wurde Formalin, Alkohol, oder nach Kolster ein Gemisch von Formalin Kal. bichrom. und Fluorchrom. benützt. Untersucht wurde einmal an Gefrierschnitten entweder ungefärbt (natürlich auch bei polarisiertem Licht) oder nach Färbung mit entweder Sudan allein oder Gegenfärbung mit Hämatoxylin; eingebettet wurde fast durchweg, soweit es die Färbemethode erlaubte, in Paraffin. Die Einbettungszeit wurde sehr abgekürzt und betrug nur wenige bis höchstens 7 Stunden. Man braucht bei der Paraffinmethode, wenn man bei der Vorbehandlung mit der nötigen Sorgfalt verfährt und vor allem die Einbettungszeit möglichst kurz bemißt, nach unseren Erfahrungen mit Schrumpfungserscheinungen nicht mehr wie bei Zelloidineinbettung zu rechnen. An dem eingebetteten Material wurde jedesmal mit Hämatoxylin-Eosin, Weigerts Fibrinfärbung nach der Pfisterschen Modifikation und Weigerts Elastikamethode gefärbt. Ferner wurde in vielen Fällen nach van Gieson und Altmann gegebenenfalls natürlich auch auf Amyloid, Glykogen usw. gefärbt. Die mikroskopischen Bilder sind von Frl. Wosky-Heidelberg, die makroskopischen von Frl. Krause-Berlin gezeichnet.

A. Nephrose.

1. Einfache Nephrose.

Wie wir in der Einleitung schon auseinander gesetzt haben, fassen wir unter dem Begriff der Nephrose Zustände an der Niere zusammen, die entweder nur degenerativer Art sind, oder bei denen die entzündliche Natur nicht über allem Zweifel steht. Es soll damit gesagt sein, daß die Definition auch Veränderungen umfaßt, deren entzündliche Natur diskutiert werden kann, deren unbedingte Zuzählung zu entzündlichen Prozessen jedoch auf gewisse, oben schon erörterte Schwierigkeiten stößt.

Unter den Ursachen der Nephrose können wir einmal sämtliche von Aschoff bei der Ätiologie der parenchymatösen Nephritis erwähnten Momente aufzählen, also ,,Sublimat, chromsaure Salze, Säuren, Phosphor, Arsen, ferner Körper der Teerproduktion, endlich die Toxine mancher Infektionserreger, wie diejenigen des Cholerabazillus, des Colibazillus, des Pneumokokkus, des Tuberkelbazillus und im Körper selbst entstehende und durch die Niere ausgeschiedene Gifte, wie bei der Gravidität, dem Ikterus, der Hämoglobinurie". Diese Liste, so lang sie ist, läßt sich noch verlängern, man kann als mögliche Ursache für die Nephrose alle Prozesse nennen, die Kaufmann bei den Ursachen der hämatogenen Degenerationen und der nicht eitrigen Entzündung der Niere aufzählt und später bei der Besprechung der akuten Nephritis noch einmal näher spezialisiert, d. h. alle von außen eingeführten Gifte, Metallsalze, organische Gifte usw., alle krankhaften Stoffwechselprodukte des Körpers und alle unter dem Einfluß von Bakterien im Körper erzeugten Toxine; speziell möchten wir betonen, daß eine Bakterienart, die bekanntlich den wichtigsten Erreger der Glomerulonephritis darstellt, die Streptokokken, besser gesagt ihre Toxine, auch als gelegentliche Ursache für die Nephrose angeschuldigt werden müssen.

Wir können bei der Nephrose histologisch vier Stadien unterscheiden:
1. Stadium der trüben Schwellung (parenchymatösen Nephritis, Aschoff).
2. Stadium der histologisch nachweisbaren degenerativen Veränderungen am Epithel.
3. Stadium der entzündlichen Reaktion am Gefäßbindegewebe.
4. Narbenstadium.

Im ersten Stadium, bei der trüben Schwellung, finden wir die Niere etwas, meist nur wenig geschwollen, die Kapsel leicht lösbar, die Substanz aus der Kapsel etwas vorquellend, die Oberfläche glatt, Substanz gut durchfeuchtet, von bräunlicher bis gelbbräunlicher Schnittfläche, die Rinde ist häufig, aber nicht immer einen Ton heller wie das Mark, Parenchym trübe, die Grade der Trübung sind wechselnd. Es ist hier ganz besonders darauf zu achten, wie viel Zeit nach dem Tode bereits verflossen ist, da die Autolyse sehr dazu beiträgt, die Zeichnung mehr und mehr verwaschen erscheinen zu lassen. Im ganzen sind die Veränderungen makroskopisch wenig charakteristisch. Mikroskopisch ist das wichtigste Charakteristikum die Vergrößerung und Schwellung der Nierenepithelien (Abb. 1) und die Exsudation von Eiweiß, das sich in Form fädiger Gerinnungsmassen in den Lichtungen der Kanälchen und den Browmannschen Kapseln findet. Die Schwellung der Epithelien bedingt eine Verengerung, oft einen Verschluß des Kanälchenlumens. In den geschwollenen Epithelien sind die Altmannschen Granula vielfach vergrößert und unregelmäßig gelagert (Abb. 2), an anderen Stellen ist die Anordnung in Stäbchenreihen dagegen noch einigermaßen erhalten. Diese Veränderungen spielen sich vor allem und in erster Linie an den gewundenen Harnkanälchen erster Ordnung, den Hauptstücken (Peter, Suzuki) ab, die dünnen Schleifenschenkel und Sammelröhrchen sind unbeteiligt, bei den dicken Schleifenschenkeln und Schaltstücken läßt sich die Beteiligung nicht immer mit gleicher Sicherheit ablehnen, doch wenn sie beteiligt sind, so tritt diese Beteiligung hinter der an den Hauptstücken stark zurück. Die Fetteinlagerungen, die sich an den Epithelien der Schleifen und Sammelröhren finden, dürfen nach den Untersuchungen von Prym und Fischer nicht sonderlich in Anschlag gebracht werden. An den Hauptstücken können Verfettungen völlig fehlen, in anderen Fällen stehen sie von vornherein stark im Vordergrund, so z. B. bei einem von uns beobachteten Fall von Paratyphus, bei dem die gewundenen Harnkanälchen ganz diffuse starke Verfettungen der geschwollenen Epithelien erkennen ließen — in Parenthese sei bemerkt, daß hier die dicken Schleifenschenkel stärker als sonst an der Schwellung der Epithelien beteiligt waren —, die verfetteten Epithelien zeigten hier schon im gewöhnlichen Präparat ein stark aufgehelltes vakuoläres Aussehen. Die Kerne waren wie auch bei der Epithelschwellung allein durchweg gut erhalten.

Die Kapillaren, sowie die Glomerulusschlingen sind in diesem Stadium gut, mitunter sogar strotzend gefüllt. Einheitliche Angaben lassen sich über die Blutfülle nicht machen. An den Glomerulis sind, abgesehen von der Blutfülle und den schon erwähnten, in den Bowmannschen Kapseln vorhandenen Gerinnungsmassen, keine Veränderungen nachzuweisen. Das Zwischengewebe zeigt nichts Besonderes.

Der im vorstehenden geschilderte Zustand, der wie eingangs erwähnt, bei den allerverschiedensten, den Organismus treffenden Schädigungen mehr weniger ausgesprochen vorkommt, kann in eine völlige Restitutio ad integrum übergehen, und tut es sicher sehr häufig, seltener geht er ins zweite Stadium über, doch wird dieses zweite Stadium immer noch relativ häufig gefunden im Vergleich zum dritten und vierten. Wir werden diesen Punkt später noch einmal zu erwähnen haben.

Man muß Aschoff zugeben, daß man in dem soeben beschriebenen Stadium an der Niere vielfach den Eindruck hat, daß es sich an den geschwollenen Epithelien um einen aktiven Vorgang handelt, der sehr wohl dem Entzündungsprozeß zugerechnet werden kann. Es finden sich keine Zeichen von Degeneration, die Kerne sind erhalten, und wenn Eiweiß in die Kanälchen ausgeschieden und damit dokumentiert wird, daß die Funktion der Zelle geschädigt ist, so ist dazu zu bemerken, daß die Functio laesa ja auch zum Entzündungsbegriff gehört, und daß die Ausschwitzung von Eiweiß eine bei allen entzündlichen Prozessen zu beobachtende Begleiterscheinung ist.

Andererseits finden sich schon in derartigen Stadien gelegentlich auch Verfettungen in den gewundenen Harnkanälchen, und in diesem Falle ist eine intrazelluläre Störung im degenerativen Sinne schon eher diskutabel [1]). Nimmt man dazu, daß die Übergänge von diesem Stadium zum nächsten, bei dem es sich sicher um degenerative Prozesse handelt, fließende sind, daß wir in ein und derselben Niere neben der trüben Schwellung schon zweifelsfreie parenchymatöse Degenerationen antreffen, so werden wir, um nicht zwei Stadien eines und desselben Prozesses mit zwei verschiedenen Namen belegen zu müssen, den Namen parenchymatöse Nephritis besser vermeiden und den Namen Nephrose vorziehen, der auch auf die nächsten Stadien noch angewendet werden kann.

Das wichtigste und wesentlichste Charakteristikum des zweiten Stadiums, dem wir uns jetzt zuwenden, ist das Auftreten sicher degenerativer Prozesse, die sich vor allem durch die Bildung homogener kleinerer und größerer Tröpfchen in den Epithelien der Hauptstücke äußern; der Kern ist dabei teils erhalten, teils geschwunden.

Über das Auftreten dieser homogenen Tropfen (hyalintropfige Degeneration der Autoren) liegen in der Literatur sehr zahlreiche Angaben vor. Landsteiner hat diese Tropfen von den Altmannschen Granulis abgeleitet, sie erscheinen nach seinen Angaben in den Anfangsstadien des Prozesses, wo sie klein sind, ganz ähnlich den nach Altmann darstellbaren Granulationen der normalen Niere, ferner meint er: „Da im Anfang der Bildung die Tropfen voll-

---

[1]) Wie wir aus zahlreichen Arbeiten der letzten Zeit wissen, ist der Fettgehalt ja allerdings noch kein Beweis für einen degenerativen Zustand an der Zelle. Es kann sich dabei um eine „Fettspeicherung" „progressive Fettinfiltration" (Kawamura) handeln. Erst, wenn wir, wie bei den nachher zu besprechenden späteren Stadien der Nephrose, an der Zelle Veränderungen finden, welche mit Sicherheit auf eine Schädigung im degenerativem Sinne hindeuten (tropfige Degeneration, Kernschwund, Epitheldesquamation), werden wir auch annehmen dürfen, daß das hier im Fettleib sich findende Fett degenerativen Prozessen in der Zelle sein Vorhandensein verdankt (Fettspeicherung infolge regressiver Zelltätigkeit, Kawamura.)

ständig zu Reihen angeordnet sein können und das Areal der Stäbchen einnehmen, so sind sie aus diesen entstanden zu denken." Diese Vorstellung ist
von Stoerk, Pfister, der die Tropfen als veränderte Altmannsche Granula
auffaßt und neuerdings von Suzuki übernommen worden. Stoerk meint, daß
wir es dabei zunächst mit einer Hypersekretion zu tun haben (Rößle, Kaufmann). Prinzipiell ähnlichem Gedanken gibt Suzuki Raum; er meint, daß
es sich hier um Erhöhung der an die Granula gebundenen chemischen
Funktionen mit gleichzeitiger Quellung der Granula handelt, einen Vorgang,
den man nach Suzuki als hyperfunktionellen bezeichnen dürfte, und mit
dem nach seinen Angaben keineswegs ein Zerfall der Zelle verbunden ist. Wir
können der Auffassung, daß es sich bei dem Auftreten dieser hyalinen Tropfen
um geschwollene Altmannsche Granula handelt, und daß man in dem Vorgang
den Ausdruck einer Hyperfunktion zu sehen habe, nicht beipflichten, wir sind
vielmehr der Meinung, daß es sich bei dem Auftreten dieser Tropfen um einen
echten degenerativen Vorgang handelt. Daß hier ein pathologischer Prozeß
vorliegt, wird wohl von allen Autoren zugegeben; Suzuki hebt ausdrücklich
hervor, daß das Vorkommen dieser Tropfenbildung unter physiologischen
Verhältnissen bei Warmblütern bisher nicht sicher beobachtet ist. Wir glauben,
man muß aber noch weiter gehen und den Zustand der Tropfenbildung von
vornherein den Parenchymdegenerationen zurechnen. Es ist wohl zuzugeben,
daß in einer solchen mit Tropfen gefüllten Zelle der Kern noch erhalten sein
kann, vielfach verschwindet er aber auch (Abb. 3), man kann in diesem Stadium
der Nephrose oft ganze Gruppen derartiger mit Tropfen gefüllter kernloser
Kanälchen beobachten.

Es könnte freilich auch unter diesen Umständen die Tropfenbildung einer
ursprünglichen Hypersekretion der Zelle ihr Dasein verdanken. Diese Hypersekretion könnte dann allmählich durch Überreizung den Tod der Zelle herbei-
geführt haben. Den Beweis für die Auffassung, daß es sich bei der Tropfenbildung zunächst um eine Funktionssteigerung handelt, wollte man darin sehen,
daß die Tropfen aus den Altmannschen Granula hervorgehen. Wir haben
die Gründe, welche die Autoren dafür anführen, oben schon angegeben, aber
gerade gegen diese Auffassung scheint uns nach unsern Beobachtungen manches
zu sprechen. Färbt man eine Niere mit starker Tropfenbildung nach Altmann,
so nehmen diese Tropfen z. T. Farbe an, z. T. nicht. Mitunter färben sich die
großen Tropfen mit dem Fuchsin, die kleinen nicht, doch ist die Farbe der
großen Tropfen nicht das leuchtende Rot der Granula, sondern mehr ein mattes
Braunrot (Abb. 4). In manchen Kanälchen sieht man nebeneinander kleine
Tröpfchen und Granula. Die Tröpfchen sind ungefärbt, die Granula scharf
gefärbt (Abb. 5). Nimmt man an, daß die Tröpfchen sich aus den Granula entwickeln, so müßte man wohl erwarten, daß hier gerade die kleinen Tröpfchen
sich färberisch ähnlich verhielten wie die Altmannschen Granula. In anderen
Fällen fiel wieder auf, daß auch kleinere Tröpfchen die Altmannfärbung angenommen hatten, es schien die Färbung aber wieder nicht ganz die gleiche
zu sein wie die der Altmanngranula, ferner lagen diese Tröpfchen keineswegs,
wie Landsteiner angibt, im Areal der Stäbchen, diese Stäbchenanordnung,
überhaupt das übliche Granulabild fehlte vollkommen, die Tröpfchen lagen
unregelmäßig verteilt in einzelnen Zellen des Kanälchens, während andere
daneben gelegene Zellen ganz ungefärbt waren. Jedenfalls wäre hier die
Deutung in dem Sinne eine ganz ungezwungene, daß die Granula verschwunden
wären und die intergranuläre Protoplasmasubstanz angefangen habe, tropfig
zu degenerieren.

Gegen die Auffassung vom Übergang der Altmanngranula in Tropfen
scheint uns ferner folgendes zu sprechen. Mit der von Pfister angegebener

Modifikation der Weigertschen Fibrinfärbung (differenzieren mit einer Anilin-
xylollösung 1 : 4) gelingt es in ausgezeichneter Weise, die Tropfen zur Anschauung
zu bringen. Dagegen ist es mit dieser Methode unmöglich, im ersten Stadium
der Nephrose bei der trüben Schwellung, bei welcher, wie bereits erwähnt, die
Altmannschen Granula vielfach vergrößert sind, diese vergrößerten Granula
darzustellen, ebensowenig wie es mit dieser Methode jemals gelingt, in der
normalen Niere etwas von Granula nachzuweisen.

Nun kann man freilich gegen unsere Ausführungen geltend machen, daß
wir bei den Altmannschen Färbungen nur vom Menschen stammendes, kein
lebenswarm fixiertes tierisches Material zur Verfügung gehabt haben. Wir
geben auch ohne weiteres zu, daß zur Entscheidung dieser Frage tierisches
Material, wie es z. B. Suzuki verarbeitet hat, dem unsrigen durchaus über-
legen ist. Freilich müssen wir gestehen, daß wir beim Studium der Abbildung,
die Suzuki in Nr. 16 seiner Tafeln zur Darstellung der tropfigen Degeneration
gibt, die Überzeugung nicht gewinnen konnten, daß hier die Tröpfchen aus
den Granula hervorgehen, es scheinen vielmehr dort ähnliche Verhältnisse
vorzuliegen, wie wir sie für manche unserer Fälle beschrieben haben. Auch
hier haben gerade die feinsten Tröpfchen nicht das leuchtende Karminrot der
Granula angenommen, sondern sind blaßrosa verwaschen gefärbt. Nun gibt
Suzuki an, daß die an und für sich feinen Granula vielfach deutliche Vergrößerung zeigen und sich in die später sichtbaren, schwach rosa oder endlich
gar nicht mehr gefärbten Tropfen umwandeln.

Vielleicht ließen sich aber doch derartige Bilder auch so deuten, daß
zwischen den verschwindenden Altmanngranula Tröpfchen auftreten. Bei
unseren eigenen diesbezüglichen Präparaten waren wir jedenfalls geneigt, diese
Deutung vorzuziehen. Vielleicht bringen weitere Untersuchungen hier völlige
Klarheit.

Wie Landsteiner schon angegeben hat, und wie auch wir glauben, handelt
es sich bei den Tropfen um hyaline Substanz (Homogenität, Durchsichtigkeit,
färberische Eigenschaften sprechen dafür), und zwar bestehen schon die kleinsten
Tröpfchen aus diesem Hyalin, wenigstens geben sie bei der Modifikation der
Weigertfärbung die gleiche mikrochemische Reaktion, wie die großen Tropfen.
Man müßte also, wenn man daran festhält, daß die Tröpfchen aus Altmanngranula entstanden sind, zum mindestens annehmen, daß der Vorgang von
vornherein ein degenerativer, kein hyperfunktioneller ist. Denn die Umwandlung
in hyaline Substanz läßt sich wohl nicht anders, als in degenerativem Sinne
deuten. Doch scheint es uns am ungezwungensten, anzunehmen, daß die
Tropfen nicht aus den Altmanngranula hervorgehen, sondern daß sie das
Degenerationsprodukt der intergranulären Protoplasmasubstanz sind, und wir
glauben, daß man zwischen einer Quellung der Altmanngranula und dieser
hyalintropfigen Degeneration des Protoplasmas unterscheiden muß (vergl.
Abb. 2 und 4). '

Die Lokalisation dieses Degenerationsprozesses so präzis anzugeben, wie
dies bei experimentell erzeugten Degenerationen Suzuki getan hat, ist natürlich,
da man beim Menschen keine vitalen Färbungen zu Hilfe nehmen kann, unmöglich. Doch kann man wohl soviel sagen, daß sich der Prozeß in erster
Linie an den Hauptstücken (Peter) (Abb. 8) abspielt, und zwar scheint uns
mit Vorliebe die Kanälchenstrecke befallen zu werden, die Suzuki als terminalen
Abschnitt der Hauptstücke bezeichnet hat. Namentlich im Anfangsstadium
dieses Prozesses fällt es auf, daß hier die tropfige Degeneration sich am ausgesprochensten lokalisiert (Abb. 9). Auf besonders geeigneten Schnitten
sieht man sehr schön, wie der letzte Abschnitt der Hauptstücke sich nach

einigen terminalen Windungen ins Mark hinein erstreckt, und wie gerade an diesen Stellen die tropfige Degeneration besonders schön hervortritt.

Es deckt sich diese Beobachtung von der vorwiegenden Beteiligung der Hauptstücke an degenerativen Vorgängen in sehr erwünschter Weise mit den Angaben von Suzuki, der bei seinen mit vielfältigen Giften angestelllten Experimenten immer wieder betont hat, wie empfindlich gerade die Hauptstücke sind und wie leicht sie bei Schädigungen der Niere von Degenerationen betroffen werden, wie an den Schleifen und Schaltstücken wohl auch Schädigungen vorkommen, die aber mit denen der Hauptstücke nicht zu vergleichen sind. Wir möchten bei dieser Gelegenheit auch auf eine Berichtigung hinweisen, die Suzuki, wie uns scheint sehr mit Recht, an einer seither weitverbreiteten Anschauung vorgenommen hat. Suzuki weist darauf hin, daß die Kanälchenstrecke, die er als terminalen Abschnitt der Hauptstücke bezeichnet, seither vielfach fälschlich für dicke Schleifenschenkel gehalten wurde. Es gilt dies namentlich von der unteren Hälfte des terminalen Abschnitts, dem Übergang zu den dünnen Schleifenschenkeln, der schon gerade verläuft.

Wir glauben, daß die Annahme von Suzuki zutrifft, wir selbst müssen wenigstens, was uns selbst anlangt, zugeben, daß wir in diesem Punkte seither nicht selten geirrt haben. Wir haben nach dem Studium der Suzukischen Arbeit unsere Präparate einer genauen Revision unterzogen, und wir konnten dabei feststellen, daß in der Tat manches, was wir seither für dicke Schleifenschenkel gehalten hatten, sicherlich terminale Abschnitte der Hauptstücke waren. Mitunter ist freilich die Entscheidung am gewöhnlichen Präparat nicht ganz leicht, in anderen Fällen sieht man dagegen sehr schön nebeneinander terminalen Abschnitt und dicke Schleifenschenkel (wir haben eine derartige, wie uns scheint besonders instruktive Stelle abgebildet (Abb. 9).

Die Verfettungen nehmen in diesem Stadium gegenüber dem vorigen der trüben Schwellung beträchtlich zu, in manchen Fällen sind sie außerordentlich stark, in anderen Fällen wieder weniger. Im großen und ganzen kann man sagen, daß mit zunehmender tropfiger Degeneration die Verfettung auch zunimmt, eine genaue Parallele läßt sich indes nicht ziehen, und jedenfalls ist zu betonen, daß die am stärksten tropfig degenerierten Zellen dabei weniger Verfettungen zeigen, wie andere, die nur trüb geschwollen sind, oder geringfügigere Tropfenbildung zeigen. Gelegentlich beobachtet man in den Interstitien Ablagerungen doppelbrechender Substanz. Ebenso wie die Tropfenbildung, spielt sich auch die Verfettung in erster Linie an den Hauptstücken ab. Die dicken Schleifenschenkel, die Zwischen- und Schaltstücke scheinen an den Veränderungen nicht unbeteiligt zu sein, sicher sind sie es in viel geringerem Maße wie die Hauptstücke. In etwas frischeren Fällen, in denen die Degeneration noch nicht so große Fortschritte gemacht hat, ist dieser Unterschied besonders deutlich. Man sieht gelegentlich an den Hauptstücken schon deutliche Degenerationen, während die Epithelien an den dicken Schleifenschenkeln und Schaltstücken nur Fetttröpfchen enthalten, geschwollen oder überhaupt nicht verändert sind.

Die dünnen Schleifenschenkel und Sammelröhren scheinen von der Degeneration nicht betroffen zu werden, sie enthalten Cylinder, die aber im ganzen spärlich sind.

An den Glomerulis findet sich in Fällen, in denen die Degeneration schon hohe Grade erreicht hat, eine feine Fettbestäubung der Epithelien, in den Kapseln bemerkt man geronnenes Eiweiß gelegentlich abgestoßene Epithelien, Die Glomerulusschlingen sind meist gut gefüllt, eigentlich entzündliche Veränderungen lassen sich an den Glomerulis nicht nachweisen. Die Kapillaren, namentlich die des Marks, sind ebenfalls gut gefüllt. Im Zwischengewebe ist in diesem Stadium von entzündlicher Reaktion noch nichts zu sehen, höchstens finden sich hier ganz spärliche kleine lymphocytäre Infiltrate (Abb. 8), die Gefäße zeigen keine Veränderungen, wenn es sich nicht zufällig um alte Personen handelt, deren Gefäße beim Einsetzen der Nephrose schon verändert waren. Herzhypertrophie wird bei jugendlichen Personen stets vermißt.

Makroskopisch ist die Niere in diesem Stadium vergrößert (bis gegen 200 g schwer), Kapsel ist leicht lösbar, die Oberfläche glatt, die Substanz ist lockerer wie normal, die Rinde verbreitert, von schmutzigem Aussehen, die Markstrahlen heben sich durch bräunliche Farbe gegen die im übrigen schmutzig graugelbliche Rinde ab, vielfach erscheint das Braun der Markstrahlen und das Graugelb der Rinde etwas ineinander gewaschen.

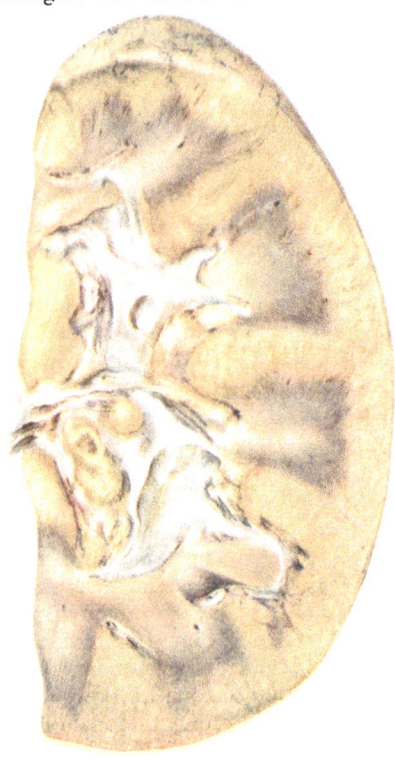

Abb. 1.
Nephrose III. Stadium.
(Vgl. Klin. Beisp. I.)

Die Rinde hebt sich gewöhnlich gegen die dunkelbräunlichen Pyramiden deutlich ab.

Während die seither besprochenen mehr akuten Formen der Nephrose, namentlich die trübe Schwellung sehr häufig sind und bei den verschiedensten Erkrankungen, zu denen sie klinisch wie anatomisch nur einen Nebenbefund bilden können, angetroffen werden, kommen die späteren Stadien, das 3. und noch mehr das 4. nur selten vor. Auch Aschoff betont dies. Unsere Beobachtungen erstrecken sich hier nur auf einzelne Fälle. Meist kommt es wohl auch beim 2. Stadium noch zu einer glatten Heilung, nur selten zum Übergang in einen chronischen, mit Regenerationsversuchen des Organismus einhergehenden Zustand, der im folgenden als 3. und 4. Stadium der Nephrose beschrieben werden soll.

Ist beim 2. Stadium das makroskopische Aussehen schon etwas charakteristischer wie bei der trüben Schwellung, so wird es noch weit prägnanter bei dem nun zu beschreibenden 3. Stadium, in dem es schon zu entzündlicher Reaktion am Gefäßbindegewebe kommt.

Makroskopisch ist die Niere im 3. Stadium etwas kleiner wie im 2., aber gegen die Norm noch vergrößert. Die Kapsel ist leicht lösbar, die Oberfläche glatt, von schmutziggelblicher Farbe. Man bemerkt hier zahlreiche opake, in die Substanz eingesprengte graue Stippchen. Die Substanz ist von ziemlich weicher, etwas teigiger Konsistenz, die Rinde ist breit, von ähnlichem Aussehen wie die Oberfläche, im ganzen überwiegen an der Rinde die gelblichen Töne, auch hier bemerkt man die eingespritzten grauen opaken Pünktchen und Streifchen. Die Zeichnung der Rinde ist völlig verwaschen, das Mark ist bräunlich und hebt sich scharf gegen die gelbliche fettige Rinde ab (siehe die makroskopische Abb. Nr. 1).

Mikroskopisch ist dieses Stadium gekennzeichnet durch eine beträchtliche Erweiterung und Epitheldesquamation, verbunden mit starker Verfettung an den Hauptstücken und einer allmählich stärker werdenden und zur Bildung von Granulationsgewebe führenden interstitiellen Entzündung. Da wir nur zwei hierher gehörige Beobachtungen gemacht haben, so wird es nicht zu weit führen, die einzelnen Fälle kurz zu beschreiben. Es wird sich eine gesonderte Beschreibung um so mehr empfehlen, als die beiden beobachteten Fälle verschieden alt sind und infolgedessen erwünschte Gelegenheit bieten, das Fortschreiten des Prozesses zu beobachten. Ätiologisch waren die beiden Fälle ungeklärt. Betrachten wir zunächst den jüngeren der beiden Fälle, in dem die Nephrose nach der klinischen Beobachtung ca. 3—4 Monate bestand. Wie schon angedeutet, gleicht er dem 2. Stadium darin, daß die Veränderungen sich auch hier in erster Linie in den Hauptstücken abspielen, doch zeigen sich hinsichtlich dieser Veränderungen dem 2. Stadium gegenüber beträchtliche Unterschiede. Die Hauptstücke sind vielfach erweitert, die Epithelien zeigen wabigen Bau, man bemerkt an den Epithelien lebhafte Desquamationsvorgänge, aus der Tiefe dringen immer neue Zellen nach. Meist sind die Epithelien kernhaltig, stellenweise kernlos. Der Gedanke liegt nahe, daß dieses neu gebildete, aber immer wieder rasch sich abstoßende Epithel — es handelt sich hier wohl um Regenerationsversuche —, minderwertig ist, und daß die gleich zu erwähnenden, hier sich abspielenden Verfettungen zwar durch die dauernd in der Niere fortwirkende Noxe verursacht werden, daß dabei aber auch diese angenommene Minderwertigkeit des Epithels als unterstützendes Moment anzusehen ist.

Auch hier fällt wieder auf, daß an diesen Veränderungen die terminalen Abschnitte der Hauptstücke sehr stark mit beteiligt sind (Abb. 10). Die Tropfenbildung tritt gegenüber dem 2. Stadium sehr zurück, dagegen fällt eine intensive Verfettung im Bereich der Hauptstücke auf (Abb. 11). Sie ist so stark, daß die hellgelbe Farbe der Rinde in ihr eine sichere Erklärung findet. Das Fett in den Kanälchen ist fast durchweg einfach brechend, es findet sich aber ziemlich reichlich doppelbrechende Substanz in den Interstitien; vermutlich treten diese Anhäufungen doppelbrechender Substanz schon makroskopisch in Gestalt der oben erwähnten grauen opaken Stippchen hervor. An den Schaltstücken und dicken Schleifenschenkeln findet sich wohl auch Epitheldesquamation und Verfettung in ähnlicher Weise, wie an den Hauptstücken, aber nicht annähernd so stark wie dort. Die Schleifen und Sammelröhren sind an der wabigen Quellung und Epitheldesquamation nicht beteiligt. In den Kanälchen bemerkt man geronnene Massen, in ganz vereinzelten Kanälchen auch spärliche rote Blutkörperchen, in den Sammelröhren Cylinder, aber nicht sehr reichlich, die Cylinder haben vielfach die Fettfarbe angenommen.

Die Glomeruli zeigen gut gefüllte Schlingen, entzündliche Veränderungen fehlen an den Glomerulis durchaus (Abb. 12), vereinzelte Glomerulis zeigen noch embryonalen Typus — es handelt sich um einen 9jährigen Knaben. In einem Teil der Glomeruli finden sich Fetttröpfchen in wechselnder Zahl, andere sind völlig frei davon. Die Fetttröpfchen sind einfach brechend. Die Kapillaren sind ziemlich gut gefüllt, im Mark besser wie in der Rinde. Vielfach bemerkt man schon eine Verbreiterung der Interstitien, in den Interstitien lymphocytäre Infiltrate; größere Infiltrate sind nur vereinzelt anzutreffen. In der Rinde findet sich etwas Kalk in abgestorbenen Zellen gelegen.

In dem zweiten älteren Fall — die Nephrose bestand nach der klinischen Beobachtung etwa ein Jahr — finden sich im Prinzip die gleichen Veränderungen wie in dem eben beschriebenen. Auch hier wieder sitzen die Veränderungen, wabige Quellung, Epitheldesquamation, Verfettung in den Hauptstücken. Schaltstücke und dicke Schleifenschenkel sind weniger, die dünnen Schleifenschenkel an den für dieses Stadium charakteristischen Veränderungen gar nicht beteiligt. An den Sammelröhren findet sich stellenweise Schwellung und

Desquamation der Epithelien. Zwischen den Epithelien treten längliche schmale Zellen mit sehr dunkel tingierten Kernen auf. Tropfenbildung ist hier noch unbedeutender wie in dem vorigen Fall, sie findet sich nur gelegentlich in den Hauptstücken; auch die Kalkablagerungen sind noch spärlicher wie in dem vorigen Fall, reichlich sind dagegen auch hier die Verfettungen, und es fällt hier die große Menge doppelbrechender Substanz auf, die nicht nur in den Interstitien, sondern auch in den Epithelien gelegen ist. Im Lumen der Kanälchen, die vielfach erweitert sind, finden sich nicht selten abgestoßene, mit doppelbrechender Substanz beladene Zellen. Die Glomeruli sind auch hier frei von Entzündung, blutärmer wie im vorigen Fall, in manchen Glomerulis findet sich Anhäufung doppelbrechender Substanz, sehr viele Glomeruli sind dagegen von Fetteinlagerungen völlig frei. Was aber an dem Fall ganz besonders auffällt, ist die starke Zunahme der interstitiellen Prozesse (Abb. 14). Auf große Strecken hin sind die Interstitien stark verbreitert, die Kanälchen kollabiert. An manchen Stellen kann man schon von einer herdweisen Verödung des Parenchyms sprechen (Abb. 15), es finden sich hier in den Massen von Granulationsgewebe nur noch Reste von Kanälchen, dagegen sind in derartigen Partien die Glomeruli im ganzen auffallend gut erhalten, nur mitunter bemerkt man, wie die Glomeruli durch konzentrische Kapselverdickung eine fortschreitende Verödung erfahren. Auch im Mark zeigen die Interstitien hier schon Verbreiterung. In beiden Fällen waren die Gefäße völlig intakt (auch in dem zweiten Fall handelt es sich um ein jugendliches Individuum von 16 Jahren, vgl. Klin. Beisp. Nr. I). Das Herz war in beiden Fällen nicht vergrößert.

Der zuletzt besprochene Fall leitet uns hinüber zum 4. und letzten Stadium, dem der Narbenbildung (vgl. Klin. Beisp. Nr. V).

Wir verfügen nur über eine derartige Beobachtung, es handelte sich dabei um einen 33 jährigen Mann, mit einer kavernösen Phthise.

Makroskopisch waren die Nieren hier stark verkleinert, die rechte wog 75, die linke 60 g, Kapsel adhärent, Oberfläche unregelmäßig, höckrig. Granulierte Stellen wechseln hier mit glatten ab, die glatten Partien sind von dunkelgrauer Farbe und glasigem Aussehen, die Granula heben sich durch hellgraugelbliche Farbe scharf davon ab, die Konsistenz ist zäh. Auf der Schnittfläche ist Rinde und Pyramidensubstanz völlig ineinander gewaschen, die Farbe im ganzen gelblich, auf der Rinde sind vielfach schwachbräunliche Streifchen angedeutet, die Zeichnung der Rinde ist verwaschen.

Mikroskopisch erinnert die Niere in vielen Stücken an den zuletzt bei Stadium 3 beschriebenen Fall. Es findet sich eine beträchtliche Bindegewebsentwicklung, die in der Hauptsache herdförmig ist. Die erhaltenen Kanälchen sind vielfach in Inselform angeordnet, sie sind im allgemeinen erweitert, zeigen vielfach Desquamation, stellenweise sieht man Kanälchen, deren dunkle Epithelzellen auf Regenerationsvorgänge hindeuten. An manchen Stellen findet sich an den Kanälchen noch beträchtliche Tropfenbildung, man sieht mitunter eine Anzahl derartiger, mit Tropfen gefüllter Zellen in einem kleinen Herd beisammenliegen, die Verfettungen dagegen treten an Stärke gegen die im 3. Stadium beschriebenen zurück. Die dicken Schleifenschenkel, stellenweise auch die Schaltstücke, scheinen auch an den Veränderungen beteiligt zu sein, wenn auch in geringerem Maße wie die Hauptstücke. Die dünnen Schleifen erscheinen intakt. Das Epithel der Sammelröhren ist stellenweise mehrschichtig, mitunter bemerkt man Epitheldesquamation. Die Interstitien im Mark sind verbreitert.

In Schleifen und Sammelröhren finden sich Cylinder, die aber nicht sehr reichlich sind. Die Glomeruli sind vielfach verödet, meist wird diese Verödung durch konzentrische Kapselverdickung bewirkt (Abb. 16), mitunter sieht man auch Wucherung des Kapselepithels oder an anderen Stellen Hyalinisierung der Schlingen. Es scheint sich hier der sekundäre entzündliche Prozeß also auch gelegentlich auf die Glomeruli zu erstrecken; allerdings sind nur einzelne Glomeruli davon befallen. Die meisten Glomeruli sind sehr groß und zeigen gut gefüllte Schlingen (Abb. 17). Auch die Kapillaren sind gut gefüllt. Die Nierengefäße zeigen keine Veränderungen (Abb. 18). Herz nicht hypertrophisch, im Gegenteil klein und braun atrophisch.

In einzelnen Glomerulis fand sich eine ganz geringfügige Amyloidablagerung. In anderen Organen, Leber, Milz, Darm, fand sich starke Amyloidose. Es handelte sich, wie schon erwähnt, um eine Phthise mit starker Kavernenbildung. Auf den Ablauf des in der Niere spielenden pathologischen Prozesses war das Amyloid jedenfalls ohne Einfluß, dazu war es hier zu geringfügig.

Daß die seither geschilderten Befunde fortlaufende Glieder einer Kette bilden können, geht wohl daraus hervor, daß wir bei den einzelnen Fällen immer Anklänge und Übergänge an das vorhergehende, resp. folgende Stadium finden, auch wissen wir klinisch, daß die bei den ersten Stadien (1 und 2) geschilderten Fälle einen wesentlich kürzeren Krankheitsverlauf zeigten, wie die bei den späteren Stadien (3 und 4) abgehandelten. Wie aber in der Einleitung schon gesagt wurde, können die degenerativen Prozesse an den Epithelien zwar auf dem Umweg über die trübe Schwellung, oder aber direkt entstehen. Bei der gleich zu behandelnden Sublimatniere z. B. ist das direkte Einsetzen der Degeneration an den Epithelien sehr wahrscheinlich, aber auch bei den seither besprochenen Veränderungen ist es keineswegs sicher, daß die späteren, unzweifelhaft älteren Stadien der Nephrose die vorhergehenden der Reihe nach durchlaufen haben müssen.

Wir sehen zwar in manchen Nieren alle möglichen Übergänge von der trüben Schwellung zur tropfigen Degeneration, und wir können deshalb wohl bestimmt annehmen, daß das von uns als II. bezeichnete Stadium aus dem I. hervorgehen kann, aber wir können auch uns sehr gut vorstellen, daß bei entsprechend intensiver Giftwirkung das Stadium der trüben Schwellung ev. so rasch durchlaufen wird, daß diese Phase praktisch gar nicht ins Gewicht fällt. Ferner müssen wir mit der Möglichkeit rechnen, daß die beim III. Stadium beschriebenen Veränderungen entstehen, ohne daß es vorher zu einer tropfigen Degeneration gekommen ist, die sich so diffus über die ganze Niere ausbreitet, wie wir dies bei manchen Fällen, die wir dem II. Stadium zurechnen, gesehen haben. Man kann sich vorstellen, daß in manchen Fällen die Giftwirkung eine relativ abgeschwächte, aber dafür um so länger einwirkende ist, daß die beim III. Stadium geschilderten Regenerationsprozesse infolge der abgeschwächten Giftwirkung schon frühzeitig einsetzen können, und daß es infolge der längeren Dauer des Prozesses allmählich zu entzündlicher Reaktion des Gefäßbindegewebes kommt. Bei der Seltenheit der Befunde, die wir dem III. und IV. Stadium zurechnen, erscheint es einstweilen schwierig, eine genetisch genaue Analyse der hier stattfindenden histologischen Vorgänge zu geben.

Anhangsweise teilen wir einen Fall mit, der unseres Erachtens auch als Ausgangsstadium einer Nephrose aufgefaßt werden muß, bei dem sich der Ablauf des ganzen Prozesses in der Niere aber nur über wenige Wochen erstreckte, bei dem es also im Gegensatz zu der seither beschriebenen allmählichen Narbenbildung sehr rasch zu einer solchen gekommen ist.

Es handelte sich dabei um eine Salzsäurevergiftung, mit schwerer Verätzung der Ösophagus- und Magenschleimhaut, bei der der Exitus 30 Tage nach dem Einnehmen der Säure eingetreten war. Es war hier nur zur Bildung einiger narbiger Herde gekommen, während sich die Niere im ganzen gut erholt hatte.

Makroskopisch war die Niere von entsprechender Größe, Kapsel leicht lösbar, Oberfläche glatt, Substanz blutarm, an Oberfläche und Rinde von hellgelbbräunlicher Farbe. Die Stellulae Verheynii treten an der Rinde gut hervor, das braune Mark hebt sich sehr deutlich gegen die hellgraugelbliche Rinde ab, in der vereinzelte bräunliche Streifchen hervortreten, die Zeichnung ist erkennbar. An der Oberfläche der rechten Niere bemerkt man einige unregelmäßige Einziehungen. Die dicht darunter liegende Nierensubstanz ist deutlich verdichtet.

Mikroskopisch sind die Veränderungen an der Niere im ganzen nicht sehr beträchtlich.

Glomeruli blutarm, frei von Entzündung, Kapillaren des Marks gut gefüllt, an den Kanälchen bemerkt man nirgends Tropfenbildung, die Epithelien sind stellenweise geschwollen, an manchen Stellen findet sich geringe Desquamation des Epithels, in den Kanälchen körnige Gerinnungsmassen, ebenso in den Bowmannschen Kapseln, in den gewundenen Harnkanälchen geringfügige Verfettungen. Doppelbrechende Substanz ist nicht nachweisbar. Gefäße intakt. Herz nicht vergrößert.

In den Henleschen Schleifen und Sammelröhren finden sich bräunliche Cylinder, die in den Schleifen mehr körnig, in den Sammelröhren mehr homogen sind. Es handelt sich dabei wohl um Hämoglobincylinder. Im Bereich der oben beschriebenen Einziehungen finden sich Schrumpfungsherde, in deren Bereich von Kanälchen kaum noch etwas erhalten ist (Abb. 19). Die Kanälchen, die als solche noch erkennbar sind, enthalten vielfach noch hyaline Cylinder oder Leukocyten, manche sind leer, dagegen sind hier die Glomeruli auffallend gut erhalten, der Kapselraum in der Regel nicht nennenswert erweitert.

Bei den nephrotischen Narben in diesen und in den vorhergehenden Fällen haben wir es offenbar mit ähnlichen Erscheinungen zu tun, wie sie Suzuki bei der chronischen Uranvergiftung experimentell erzeugt hat. Das Gemeinsame der hier beschriebenen und der von Suzuki erzeugten Herde besteht darin, daß die Glomeruli nicht aktiv an dem Schrumpfungsprozeß beteiligt sind, sondern einer passiven Atrophie anheimfallen. Eine völlige Kongruenz besteht indessen zwischen den von uns und von Suzuki beobachteten Vorgängen nicht. Suzuki hat bei seinen Fällen die starke Erweiterung der Glomeruluskapseln betont und sicher mit Recht daraus den Schluß gezogen, daß hier ein Analogon zur hydronephrotischen Schrumpfung vorliege. Auch die Erklärung, die er dafür gibt, ist sehr plausibel. Er hat beobachtet, daß beim Uran die unteren Abschnitte der Hauptstücke besonders stark von Degenerationen betroffen werden, und er meint, daß infolge Verödung dieser Abschnitte die weiter oben gelegenen Kanälchenpartien einer Inaktivitätsatrophie anheimfallen, die zur Verödung der betreffenden Partie führe.

In unseren Fällen fehlt die Erweiterung der Bowmannschen Kapseln, wir sehen vielmehr hier eine konzentrische Kapselverdickung auftreten und auf diese Weise eine allmähliche Verödung der Glomeruli zustande kommen. Offenbar ist in diesen Fällen der Vorgang von vornherein ein etwas anderer gewesen wie in den Experimenten von Suzuki. Die Veränderungen spielen sich hier vermutlich von vornherein mehr im Bereich des ganzen Hauptstückes ab. Es kommt stellenweise zu einer Verödung der Kanälchen und zu einer Entwicklung von Granulationsgewebe, das die Glomeruli umschnürt und allmählich zum Schwund bringt.

Der Grund, weshalb man Bilder wie im letzten Fall so selten zu sehen bekommt, liegt wohl daran, daß die Individuen entweder sterben, ehe dieses Stadium erreicht ist, oder daß sie es überleben und sich völlig erholen. In ersterem Fall wird es noch nicht zur Bildung derartiger Schrumpfungsherde kommen, im letzteren werden die Narben allmählich kleiner, und wenn das Individuum später an einer anderen Krankheit stirbt, hat die Narbe längst ihre charakteristischen Eigenschaften, die wohlerhaltenen Glomeruli, verloren und die Herde werden anders gedeutet.

2. Bestimmt charakterisierte Nephrosen.

Wir haben bei der bisherigen Besprechung auseinander gesetzt, daß die Nephrose einen allmählichen Verlauf nehmen, daß sie von der trüben Schwellung zu schweren Epitheldegenerationen und weiterhin zur Entwicklung von Granulationsgewebe und zur Nierenschrumpfung führen kann. Doch muß die Nephrose keineswegs diesen Verlauf nehmen, wir sehen Fälle, bei denen die Degeneration nicht den Umweg über die trübe Schwellung nimmt, sondern stürmisch einsetzt und rapide zur Zellennekrose führt. Aschoff spricht hier von Systemnekrosen. Man könnte diese Form, um im Rahmen unserer Ausdrucksweise zu bleiben, als nekrotisierende Nephrose bezeichnen. Eine prinzipielle Scheidung beider Arten von Nephrose läßt sich nicht machen, sie unterscheiden sich nicht prinzipiell, sondern graduell. Doch bietet die zu rapidem Zelltod führende Nephrose immerhin so viel Eigentümliches, was sie von der seither besprochenen Art unterscheidet, daß eine gesonderte Besprechung, wenn auch in demselben Kapitel, berechtigt erscheint.

Wir wollen diese nekrotisierende Form an der Sublimatniere illustrieren. Die Sublimatniere gehört zu den Nephrosen, die in ihrem Verhalten, abgesehen von der Fähigkeit, eine stürmisch verlaufende Zellnekrose auszulösen, gewisse, bei anderen Nephrosen fehlende Eigentümlichkeiten bietet, und wir können mit ihr also gleichzeitig das Beispiel einer bestimmt charakterisierten Nephrose geben.

Die Sublimatniere ist zwar durch zahlreiche Arbeiten, ich erwähne aus der letzten Zeit besonders die schönen Untersuchungen von Heineke, aufs beste in ihren Einzelheiten studiert, doch können wir der in der Heinekeschen Arbeit gegebenen Darstellung doch dieses oder jenes hinzufügen.

Es standen uns drei Fälle von Sublimatvergiftung zur Verfügung, in dem einen Fall war es nur zu einer ausgedehnten Nekrose, ohne irgendwelche reaktive Veränderungen am Gefäßbindegewebe gekommen, während in den beiden anderen Fällen eine derartige Reaktion in ausgesprochenem Maße vorhanden war.

Makroskopisch erwiesen sich in dem ersten ohne entzündliche Reaktion verlaufenden Fall beide Nieren von mittlerer Größe, die Kapsel dünn und leicht lösbar, die Oberfläche glatt, Venensterne deutlich sichtbar, die Substanz an der Oberfläche und im Bereich der Rinde hellbräunlich, die Rinde deutlich verbreitert, deutlich von den dunkelbräunlichen Pyramiden abgesetzt, die Rindenzeichnung stark verwaschen.

Mikroskopisch sieht man bei schwacher Vergrößerung im Bereich der Rinde kaum eine Lichtung (Abb. 20), da fast alle Kanälchen entweder durch die hochgradig geschwollenen, körnig degenerierten, kernlosen Epithelien verschlossen, oder falls diese nekrotisierten Epithelien schon abgestoßen waren, durch die nekrotischen Massen verstopft sind. Der Zerfall der Zellen ist teils feinkörnig, teils grobkörnig oder mehr schollig. Es findet sich keine Tropfenbildung. Diese Nekrose betrifft vor allem die Hauptstücke bis zu ihrem Übergang in die Schleifen, an den Schleifen selbst zeigen sich auch Degenerations-

prozesse, die aber nicht so stark sind wie in den Hauptstücken. An Zwischen-
und Schaltstücken läßt sich keine Nekrose nachweisen, ebensowenig an den
Sammelröhren, ganz intakt sind freilich auch diese Abschnitte nicht überall,
es findet sich hier in wechselnder Intensität Schwellung, Trübung, Vakuolisierung
und Epitheldesquamation. Die Glomeruli zeigen histologisch keine irgendwie
nennenswerte Veränderung, ihre Schlingen sind stark mit Blut gefüllt, ebenso
sind die Kapillaren, namentlich im Mark, stark gefüllt.

Über das ganze Parenchym zerstreut findet man vereinzelte, meist poly-
morph-kernige Leukocyten, die sich aber nirgends zu größeren Infiltraten
angesammelt haben.

Betrachtet man die von der Nekrose betroffenen Kanälchen genauer
(Abb. 21), so sieht man, wie dies Heineke ja in sehr eingehender und zutreffen-
der Weise beschrieben hat, lebhafte Regenerationsvorgänge. Man sieht überall,
wie das tote Material abgestoßen und durch neue Epithelien ersetzt wird.
Charakteristisch für diese neu gebildeten Zellen ist die kräftige Färbung des
Kernes, das Protoplasma hebt sich von dem intensiven Rot des nekrotisierten
Zellmaterials durch eine mehr bläulichrote Farbe ab. Zunächst sind die Zellen
außerordentlich flach, so daß die Kerne aus den Zellen sich herausbuchten,
an anderen Stellen sind die Zellen schon höher, mehr kubisch. Mitosen sind
selten, doch sind sie nach einigen Suchen aufzufinden, und ist damit der Beweis
zu erbringen, daß es sich in der Tat um Regenerationsprozesse handelt. Wie
dies Heineke schon beschrieben hat, sind die abgestorbenen Zellen vielfach
von jungen, neu gebildeten flachen Epithelien umwachsen. Die jungen Zellen
wachsen wie die Wurzeln einer Pflanze überall in die Lücken und Ritzen hinein,
die sich zwischen den abgestorbenen Zellen darbieten und umhüllen sie auf
diese Weise gelegentlich vollständig. An ganz vereinzelten nekrotischen Zellen
der Hauptstücke findet sich eine geringfügige Kalkablagerung in Gestalt kleiner
Bröckel.

Von der eben geschilderten Form unterscheidet sich die andere, bei
der es schon zu entzündlicher Reaktion gekommen ist, sowohl mikroskopisch
wie makroskopisch.

Makroskopisch sind die Nieren geschwollen, Kapsel gespannt, die
Nieren quellen aus der Kapsel ziemlich stark vor, die Oberfläche ist glatt, die
Substanz morsch und leicht zerreißlich. Die Nierenrinde ist sehr breit, von
schmutzig gelbbräunlicher Farbe. Die Zeichnung der Rinde ist verwaschen.
Sie hebt sich von den intensiv dunkelbraunschwärzlich gefärbten Pyramiden
scharf ab. Die Schwellung der Niere findet in dem mikroskopischen Verhalten
ihre Erklärung, denn

mikroskopisch unterscheidet sich diese Form von der ersten durch das
Auftreten entzündlicher Erscheinungen, außerdem durch den großen Reichtum
an Kalk.

Gegenüber dem etwas eintönigen Bild der ersten Form ist hier das Aussehen sehr viel mannigfaltiger (Abb. 22). An manchen Kanälchen sieht man dasselbe Bild, wie wir es bei der zuerst geschilderten Form besprochen haben.
Nekrose mit nachschiebender Epithelregeneration, an manchen Kanälchen
sieht man tropfige Degeneration, an anderen Kanälchen ist das Lumen leer,
man sieht sie ausgekleidet mit ganz flachen, neu gebildeten Epithelien. An
manchen Kanälchen ist die epitheliale Auskleidung so flach, daß die Kanälchen
wie ausgepinselt aussehen, anderswo sind die neugebildeten Epithelien mehr
kubisch. Was dem histologischen Bild hier aber einen besonders charakteristischen Stempel aufdrückt, das ist das Auftreten reichlicher Kalkmassen in
den abgestorbenen Zellen; der Kalk verstopft häufig die Lumina der Kanälchen
in Form scholliger, durch Hämatoxylin dunkelblau gefärbter Cylinder, wobei

aber noch immer vielfach die Lage der Kalkbröckel in abgestorbenen Zellen zu
erkennen ist. Die Kalkmassen sind umgeben von zahlreichen epitheloiden
Zellen, noch reichlicher aber finden sich in ihrer Umgebung polynukleäre Leukocyten. Die Leukocyteninfiltrate, die man in der Niere beobachtet, zeigen vielfach eine bemerkenswerte Anlehnung an diese Kalkabscheidungen, man sieht
nicht selten, wie die Leukocyten durch die Kanälchenwand hindurch an die
Kalkmassen herantreten. In der übrigen Niere finden sich im Zwischengewebe
gleichfalls Leukocyten neben anderen Zellformen, Rundzellen verschiedenen
Charakters usw., wie dies Heineke des näheren beschrieben hat. Heineke
hat angegeben, daß sich an der Resorption des nekrotischen Materials, speziell
auch des Kalks, nicht nur die Leukocyten, sondern auch die neugebildeten
Epithelien beteiligen. Wenn man aber wie Heineke von einer bestimmten
Funktion dieser neugebildeten Zellen spricht, so sollte man dies unserer
Ansicht nach jedenfalls nicht in dem Sinne tun, als ob die neugebildeten
Epithelien die Aufgabe hätten, das tote Material wegzuschaffen. Die Zellen
wachsen eben überall dahin, wo sie Platz finden, wo sich ihnen am wenigsten
Widerstand entgegenstellt; natürlich trägt dieser Vorgang sehr zur Lösung
der alten abgestorbenen Zellen und vielfach auch zur Umwachsung von nekrotischen resp. von Kalkmassen bei. Doch glauben wir, daß man zwischen diesen
mehr zufälligen, passiven Vorgängen und den aktiv phagocytierenden Bestre-
bungen der Leukocyten, die aus dem Blut herbeieilen, um sich an der Resorption
des toten Materials zu betätigen, wohl unterscheiden sollte.

Die Veränderungen spielen sich wieder in erster Linie an den Hauptstücken ab, an den Schleifen sind die Veränderungen geringer wie bei der vorigen
Form, die Schaltstücke sind stellenweise trüb geschwollen, mitunter, aber nur
selten, bemerkt man hier auch Tropfenbildung. (Es mag hier eingeschaltet
werden, daß hier die Bilder sehr kompliziert sind und es infolgedessen ganz
besonders schwer fällt, einzelne Kanälchen in bestimmte Abschnitte des
Systems einzureihen.) An den Sammelröhren tritt die Vakuolisierung gegen
die vorige Form zurück, dagegen fällt vielfach eine starke Kernvermehrung auf,
die Kerne liegen oft in mehreren Lagen übereinander (s. auch Heineke).
Auch die von Heineke zwischen den Epithelien der Sammelröhren beobachteten
schmalen Zellen mit dunklem ovalem oder unregelmäßigem Kern wurden hier
gelegentlich gesehen. Verfettungen sind im ganzen spärlich, sie zeigen keine
charakteristische Lokalisation, an völlig nekrotischen Zellen scheinen sie zu
fehlen. In Schleifen und Sammelröhren finden sich hyaline Cylinder, Glomeruli
sind frei von entzündlichen Veränderungen, vielfach stark mit Blut gefüllt,
die Kapillaren zeigen verschiedenen Füllungsgrad, meist sind sie gut, mitunter
strotzend gefüllt. Die größeren Nierengefäße zeigen keine nennenswerten Veränderungen.

Vergleichen wir die beiden Formen miteinander, so könnte man versucht
sein, die zweite für das Ausgangsstadium der ersten zu halten und anzunehmen,
daß das Sublimat zunächst eine weitgehende Epithelnekrose auslöst, daß sich
dann weiterhin Kalkniederschläge und entzündliche reaktive Prozesse an diese
Nekrose anschließen. Ganz so einfach verhält sich die Sache jedoch nicht.
Sicherlich geht dem Einsetzen der Verkalkung und entzündlichen Reaktion
eine schwere, vielfach zur völligen Nekrose führende Epithelschädigung voraus, wir können in ein und derselben Niere, ja alle möglichen Übergänge beobachten. Andererseits ist aber damit nicht gesagt, daß dem sub 2 beschriebenen
Bilde eine so schwere diffuse Nekrose vorausgehen müsse, wie sie sub 1
gezeigt wurde, ebensowenig wie es uns sicher scheint, daß das sub 1 gezeichnete
Bild in 2 übergehen müßte.

Mit anderen Worten, es kann die Sublimatvergiftung einmal zu einer diffusen, ausgedehnten Zellnekrose, ohne nennenswerte Kalkablagerung und ohne nennenswerte entzündliche Reaktion führen, und es kann andererseits sehr früh in den geschädigten Epithelien zu Kalkablagerungen und in den Interstitien zu reaktiver Entzündung kommen. Den Beweis dafür, daß nicht ein Stadium in das andere überzugehen braucht, sondern, daß beide Formen nebeneinander vorkommen, sehen wir darin, daß der sub 1 beschriebene Fall genau so lange die Vergiftung überlebte, wie einer der sub 2 beschriebenen Fälle. Worin die bald stärker, bald schwächer vorhandene Affinität der absterbenden Nierenzellen zu Kalksalzen begründet liegt, darüber ist Sicheres einstweilen nicht bekannt.

Jedenfalls scheint ein derartiger Unterschied zu bestehen, und wenn wir nach unseren wenigen Beobachtungen uns eine Bemerkung hierzu erlauben dürfen, so scheint es, als ob gerade die Fälle mit schwerster Epithelnekrose weniger zur Kalkimprägnation neigten, wie solche mit geringerer Schädigung. Wir haben hier vielleicht eine Bestätigung der Ansicht von Klebs, der meint, ganz tote Zellen könnten nicht verkalken, es müsse ihnen noch eine „vita minima" innewohnen.

Es scheinen die Fälle mit frühzeitiger Verkalkung auch zu frühzeitigen stärkeren entzündlichen Reaktionen zu führen, wobei sicherlich die in den Kanälchen auftretenden Kalkmassen im Sinne von Fremdkörpern wirken, die entzündliche Reaktionen in ihrer unmittelbaren Umgebung auslösen. Doch scheint auch sonst die entzündliche Reaktion in den Interstitien stärker zu sein, wie bei den sub 1 charakterisierten Fällen. Was nun die Frage anlangt, ob die bei Sublimatvergiftung in der Niere erzeugten Veränderungen so charakteristisch sind, daß man von einer Sublimatniere sprechen darf, so müssen wir die Frage mit Heineke bejahen.

Die schwere Nekrose ist zwar nichts für Sublimatvergiftung Charakteristisches, wir finden sie auch bei anderen Vergiftungen, bei experimenteller Chrom- und Uranvergiftung, bei Schwefel- und Salzsäurevergiftung, gelegentlich auch bei Staphylokokkensepsis.

Daneben bieten aber die Veränderungen, die man bei der Sublimatvergiftung beobachtet, Eigentümlichkeiten, wie man sie wenigstens in gleicher Intensität bei anderen Degenerationszuständen an den Nieren nicht zu beobachten Gelegenheit hat. Es gilt dies einmal von den intensiven Regenerationsversuchen, die sich direkt an die Zellnekrose anschließen, und es gilt dies von den ausgedehnten Kalkablagerungen, die wir bei der sub 2 beschriebenen Form, neben den Regenerationsprozessen finden, und die ebenfalls in gleicher Stärke bei andersartigen Nierenveränderungen nicht zu beobachten sind.

Wir müssen also die durch die Sublimatvergiftung ausgelösten Nierenveränderungen nicht nur zu den nekrotisierenden, sondern auch zu den bestimmt charakterisierten Nephrosen rechnen.

Die Reihe dieser bestimmt charakterisierten Nephrosen ließe sich durch einige andere verlängern, die Niere der Diabetiker, der Gichtiker usw. Wir müssen es uns aber heute versagen, dieses Thema erschöpfend zu behandeln, vielleicht bietet sich später Gelegenheit, diese Lücke noch auszufüllen.

a) Komplizierte Nephrose.

Dagegen wollen wir in diesem Kapitel eine andere Art von Nierenveränderungen besprechen, die wir ebenfalls zur Nephrose rechnen und als komplizierte Nephrose bezeichnen möchten: das Amyloid der Niere. Wir nehmen dabei an, daß die Noxe, die zur Bildung des Amyloids führt, auch degenerative Veränderungen am Nierenepithel auslöst, die unabhängig vom

Amyloid sind und sich neben ihm entwickeln, oder mit anderen Worten, irgendwelche Noxen, Bakterien, Stoffwechselprodukte erzeugen eine Nephrose, sie erzeugen aus Gründen unbekannter Art gleichzeitig Amyloid. Die Komplikation der Nephrose, die in dieser Amyloidbildung gegeben ist, ist zunächst, solange die Amyloidbildung nur geringe Grade aufweist, für den Ablauf des pathologischen Prozesses belanglos. Nimmt die Amyloidbildung stärkere Grade an, so kann sie vielleicht in nachher zu besprechender Weise auf die Nierenveränderungen von Einfluß sein.

Hier beim Amyloid stand uns ein reiches Beobachtungsmaterial zur Verfügung, das wir in analoger Weise gliedern können, wie die gewöhnliche Nephrose. Für das erste Stadium der Nephrose findet sich allerdings keine rechte Analogie. Wir haben bisher noch keine Amyloidniere gesehen, bei der sich die Epithelien im Stadium der trüben Schwellung und nur in diesem befunden hätten. Es war immer schon zur Tropfenbildung in den Epithelien gekommen.

Wir hätten also zu unterscheiden 3 Stadien:

1. Das Stadium der histologisch nachweisbaren degenerativen Veränderungen am Epithel.

2. Das Stadium entzündlicher Reaktion am Gefäßbindegewebe.

3. Das Narbenstadium, das mit Schrumpfung der Niere einhergeht. Am häufigsten ist das 2. Stadium, doch haben wir auch vom 1. und 3. eine Anzahl Fälle beobachten können.

Was die Ätiologie der Amyloidnephrose [1]) anlangt, so kommt hier in erster Linie die Tuberkulose (kavernöse Lungenphthise, Knochen- und generalisierte Lymphdrüsentuberkulose) in Betracht. Doch haben wir in 7 Fällen auch andersartige Ursachen beobachtet, beim 1. Stadium einmal ein Karzinom, einmal Bronchiektasen, beim 2. Stadium zweimal chronische Eiterungen (Streptokokken; einseitige Pyonephrose mit Amyloid auf der anderen Seite), einmal Endocarditis ulcerosa mit Streptococcus viridans sepsis (es bestand dabei auch embolische Herdnephritis), einmal ein Sarkom des Mediastinums.

Bei dem 7. Fall, den man bei oberflächlicher Betrachtung dem 3. Stadium hätte zurechnen können (die Niere war schon geschrumpft), fand sich bei näherem Zusehen, daß es sich um eine arteriosklerotische Schrumpfniere handelte, bei der es im Verlauf einer Bronchiektasenbildung zur frischen Amyloidnephrose gekommen war. Die Amyloidnephrosen, die bei Tuberkulose gefunden wurden, verteilen sich auf die 3 Stadien so, daß das Gros der Fälle dem 2. Stadium zuzuzählen ist, bei vier Fällen, die wir dem 3. Stadium zurechnen, kam dreimal eine Arteriosklerose der Nierengefäße komplizierend für die Schrumpfung in Betracht, und es war dann natürlich nicht sicher zu entscheiden, was an Narbenbildung auf Kosten der chronischen Amyloidnephrose und was auf Kosten der Arteriosklerose zu setzen sei.

Wir können uns bei der Amyloidnephrose kurz fassen. Soweit es sich um die degenerativen Veränderungen der Epithelien an sich handelt, müßten wir ja nur das wiederholen, was wir bei der Besprechung der gewöhnlichen Nephrose schon ausgeführt haben. Wir werden also nur kurz darauf hinweisen, inwieweit die einzelnen Stadien dieser komplizierten Nephrose die gleichen Verhältnisse wie bei der gewöhnlichen Form zeigen und dann kurz die Eigentümlichkeiten besprechen, die sie von der einfachen Nephrose unterscheiden.

Im 1. Stadium, das also dem 2. Stadium der gewöhnlichen Nephrose entspräche, haben wir makroskopisch ein ganz ähnliches Bild wie dort,

---

[1]) Wir gebrauchen den Namen Amyloidnephrose der Kürze halber. Richtiger würde man, um die mit dem Auftreten des Amyloids gegebene Komplikation zu betonen, sagen: Nephrose mit Amyloid.

wenigstens was die Farbe der Oberfläche und Rinde anlangt, nur ist die Schnittfläche trockener wie dort, das Aussehen mehr opak, vor allem aber bestehen
Unterschiede hinsichtlich der Konsistenz. Am besten trifft, um diese zu
charakterisieren, die von Aschoff gebrauchte Bezeichnung „steif“ zu. Mitunter nach unseren Erfahrungen, aber nur in ganz seltenen Fällen, ist die
Konsistenz etwas speckig und das Aussehen glasig.

Mikroskopisch tritt auch hier bei den degenerativen Veränderungen die
Tropfenbildung stark hervor, auch sind es wieder vor allem die Hauptstücke,
die betroffen sind. Vielfach tritt (dies gilt auch für das nächste Stadium (s.
Abb. 26) die starke Beteiligung der terminalen Abschnitte an den Hauptstücken
in Erscheinung, bei denen oft eine Verwechslung mit den aufsteigenden Schleifenschenkeln nahe liegt. Über die Verfettung ließe sich das wiederholen, was bei
dem entsprechenden Stadium der Nephrose gesagt wurde.

An den Glomerulis läßt die Amyloideinlagerung noch reichlich blutgefüllte
Schlingen frei. An den Glomerulisepithelien findet sich vielfach feine Bestäubung
mit Fett. Die Gefäße sind, abgesehen von der amyloiden Degeneration, intakt.

Im Interstitium finden sich stellenweise schon vereinzelte Leukocyten,
und diese beginnende entzündliche Reaktion leitet zum nächsten Stadium
über. Der Übergang ist ein völlig fließender.

Im nächsten, dem 2. Stadium, das also dem 3. Stadium der gewöhnlichen Nephrose entspricht, und das bei der Amyloidnephrose am häufigsten
angetroffen wird, sind die makroskopischen Unterschiede gegenüber der
einfachen Nephrose beträchtlicher wie im vorigen Stadium. Außer den schon
erwähnten, auch hier zutreffenden Unterschieden bezüglich der Konsistenz und
des Aussehens der Schnittfläche, fällt in diesem Stadium der Amyloidnephrose
die starke Vergrößerung der Niere auf. Wir haben hier Gewichte einer Niere
bis zu 440 g beobachtet, der Kontrast in der Färbung zwischen Rinde und
Mark tritt ebenso deutlich, oder noch deutlicher wie bei der gewöhnlichen
Nephrose hervor, dagegen fällt auf, daß die Niere hier an der Rinde nicht die
ausgesprochene gelbe Farbe wie dort, sondern einen mehr schmutzig grauen
Ton zeigt (s. d. makrosk. Abb. Nr. 2).

Mikroskopisch: Die bei der Nephrose beschriebene Epitheldesquamation
ist hier auch zu beobachten, tritt aber an Stärke wesentlich gegen die gewöhnliche Nephrose zurück. Bezüglich der Verfettung lassen sich etwa die gleichen
Verhältnisse wie dort feststellen (Abb. 23). Es findet sich reichlich doppelbrechende Substanz in den Interstitien und auch in den Epithelien, im Lumen
der Kanälchen finden sich vielfach abgestoßene, mit doppelbrechender Substanz
beladene Zellen. Die Glomeruli sind fast durchweg frei von doppelbrechender
Substanz, nur äußerst selten finden sich hier Spuren davon. Die Tropfenbildung
ist hier viel stärker wie bei dem entsprechenden Stadium der gewöhnlichen
Nephrose (Abb. 24), auch die Cylinder sind sehr viel zahlreicher. Besonders
zahlreich sind die Cylinder in den initialen Sammelröhren, die stark erweitert
und deren Epithelien stark abgeplattet sind.

Auch hier sind es vor allem wieder die Hauptstücke, an denen sich tropfige
Degeneration und Verfettung abspielt; in den Glomerulis und den Kapillaren
findet sich schon starke Ablagerung von Amyloid (Abb. 25), doch bleiben immer
noch zahlreiche Schlingen frei und blutgefüllt (Abb. 26).

Die größeren Gefäße sind intakt. Die interstitiellen Prozesse zeigen etwa
dieselben Verhältnisse, wie bei dem entsprechenden — dem 3. — Stadium
der gewöhnlichen Nephrose, und zwar lassen sich manche Nieren mit dem 1.,
andere mit dem 2. dort beschriebenen Fall in Parallele setzen.

Im letzten, dem 3. Stadium der Amyloidnephrose werden die Unter-
scheidungsmerkmale gegenüber der gewöhnlichen chronischen Nephrose noch

in die Augen springender, und zwar sind hier die Unterschiede mikroskopisch
beträchtlicher wie makroskopisch.

Makroskopisch zeigt die Niere normale Größe oder sie ist etwas verkleinert, die Oberfläche glatt, in manchen Fällen sieht man eine ganz leichte
Körnung. Die Oberfläche ist mitunter nicht mehr rein grau, sondern mehr
bräunlich gefleckt, in einem Fall war dies auch die Rinde auf dem Durchschnitt.
Rinde und Marksubstanz sind gut gegeneinander abgesetzt, die Rindenzeichnung
verwaschen. Die Konsistenz zeigt noch die charakteristische Steifheit, ist

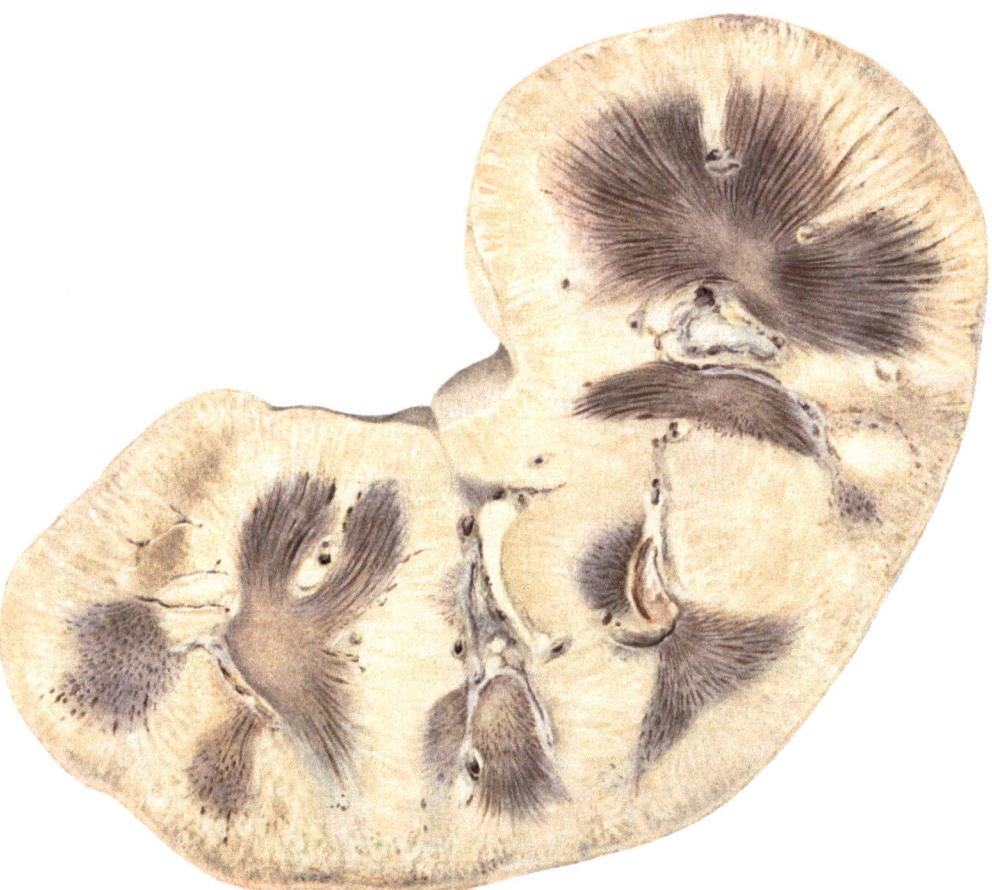

Abb. 2.
Amyloidnephrose. II. Stadium.
(Dem III. Stadium der gewöhnlichen Nephrose entsprechend.)

aber deutlich fester, wie bei den früheren Stadien, mitunter konnten wir auch
mehr speckige Konsistenz und statt der opaken Beschaffenheit der Schnittfläche ein mehr glasiges Aussehen beobachten.

Mikroskopisch unterscheidet sich die Niere von dem letzten Stadium
der gewöhnlichen Nephrose dadurch, daß die Bindegewebsentwicklung nicht
herdförmig, sondern diffus ist (Abb. 28). Entsprechend der Tatsache, daß
die Harnkanälchen nicht in Inselform erhalten sind, ist auch die Granulierung
der Oberfläche nicht recht ausgesprochen. Die Interstitien sind gewöhnlich

diffus verbreitert, dazwischen liegen erweiterte Harnkanälchen, stellenweise trifft man auf herdförmige kleinzellige Infiltrate.

Mitunter findet sich streckenweise eine ausgedehntere Verödung des Parenchyms, in der Nachbarschaft derartiger verödeter, reichlich kleinzellige Infiltrate enthaltende Bezirke, liegen die erhaltenen Harnkanälchen etwas dichter, aber eine eigentliche ausgesprochene Inselbildung, wie bei dem Fall von chronischer Nephrose oder bei den später zu besprechenden Fällen von sekundärer Schrumpfniere haben wir nicht beobachtet.

Noch mehr wie im vorigen Stadium fällt auf, daß die initialen Sammelröhren stark erweitert und mit Cylindern verstopft sind. Die tropfige Degeneration an den erhaltenen Hauptstücken steht noch in voller Blüte, die Verfettungen sind meist sehr beträchtlich, bezüglich der doppelbrechenden Substanz gilt für manche Fälle, speziell auch für die Glomeruli, dasselbe, was beim vorigen Stadium gesagt wurde, in anderen Fällen dagegen treten die Verfettungen und die Ablagerungen doppelbrechender Substanz überhaupt zurück.

Die Glomeruli sind in diesem Stadium vergrößert, füllen die Bowmannsche Kapsel aus, enthalten mächtige Amyloidschollen. Doch liegen dazwischen immer noch durchgängige und blutgefüllte Schlingen (Abb. 29). Die Blutgefäße sind bei jüngeren Individuen, abgesehen von der amyloiden Degeneration der Kapillaren, intakt, bei älteren kommt es natürlich vor, daß die Amyloidnephrose sich in einer Niere abspielt, deren Gefäße schon Veränderungen im arteriosklerotischen Sinne zeigen.

Der Gedanke läßt sich natürlich nicht von der Hand weisen, daß die diffuse Bindegwebsentwicklung in diesen Fällen darauf zurückzuführen ist, daß die Glomeruli hier mitgeschädigt sind und Ernährungsstörungen des zu ihnen gehörigen Bezirks bewirken (Komplikation der Nephrose), allerdings ist scharf zu betonen, daß diese Schädigung der Glomeruli der bei den entzündlichen Formen zu beobachtenden auf keinen Fall als gleichwertig an die Seite gestellt werden darf. In früheren Stadien scheint die Amyloideinlagerung in den Glomeruli überhaupt keine Folgen zu zeitigen, aber auch bei hochgradiger amyloider Degeneration geht die Verödung sehr viel langsamer und allmählicher vor sich, wie bei der sekundären Schrumpfniere; sehr, sehr lange finden sich hier zwischen den amyloiden Schollen noch bluthaltige Schlingen; es ist im Zusammenhang damit die Tatsache zu erwähnen, daß wir auch bei chronischen Formen von Amyloid nie die starken (sekundären) Gefäßveränderungen an der Niere auftreten sehen, wie bei der sekundären Schrumpfniere und nie Blutdrucksteigerung und Herzhypertrophie beobachten, den Fall ausgenommen, daß vorher schon eine Arteriosklerose bestanden hätte. Bei jugendlichen Individuen wird Blutdrucksteigerung und Herzhypertrophie regelmäßig vermißt. Bei älteren Individuen mit Arteriosklerose dagegen kann man sie gelegentlich beobachten.

Es läßt sich aus dieser Wahrnehmung wohl der Schluß ziehen, daß Blutdrucksteigerung und Herzhypertrophie mit der Amyloidnephrose nichts zu tun haben, daß als Ursache für sie vielmehr die Arteriosklerose der Nierengefäße angeschuldigt werden muß, die nach unseren Beobachtungen auch sonst so vielfach zur Herzhypertrophie führt.

Sehr lehrreich ist hier der oben schon erwähnte Fall, bei dem sich eine frische Amyloidnephrose auf dem Boden einer arteriosklerotischen Schrumpfniere entwickelt hatte. Das Herz wog hier 480 g (zum Teil war die Herzvergrößerung allerdings auf eine Hypertrophie des rechten Ventrikels (Bronchiektasen) zurückzuführen). Die Verhältnisse lagen hier ganz klar. Die Arteriosklerose beherrschte hier das histologische Bild noch mehr wie die Amyloidnephrose. Die Amyloidbildung hatte in den Glomerulis das Gros der Schlingen frei gelassen, Tropfen- und Cylinderbildung waren viel geringer als bei älteren Fällen von Amyloidnephrose. Dagegen bestand eine beträchtliche Arteriosklerose der Nierengefäße und auf diese Arteriosklerose war wohl mit Bestimmtheit die Herzhypertrophie zurückzuführen.

Das 3. Stadium der Amyloidnephrose in arteriosklerotisch veränderten Nieren haben wir einmal mit — geringer — Herzhypertrophie kombiniert gesehen, in zwei weiteren Fällen, bei denen die chronische Amyloidnephrose sich bei älteren Leuten mit Arteriosklerose entwickelt hatte, fehlte die Herzhypertrophie. Wir kommen auf das Ausbleiben der Herzhypertrophie in derartigen Fällen später noch zurück.

Wir können das Kapitel Nephrose nicht verlassen, ohne noch kurz auf zwei Beobachtungen einzugehen, die wir zunächst kurz beschreiben wollen:

Im 1. Fall, einem 22 jährigen Mann (vgl. Klin. Beisp. II.), war die Niere makroskopisch vergrößert (260, 250 g), Kapsel dünn und leicht lösbar, Oberfläche völlig glatt, von gelbbräunlicher, durch zahlreiche kleinere und größere gelbliche Fleckchen unterbrochener Farbe. Die Konsistenz ist morsch, die Substanz leicht zerreißlich, die Rinde ist auffallend breit, von ockergelber Farbe, in die Rinde sind zahlreiche opake graue Streifchen eingesprengt, die Rinde hebt sich sehr scharf gegen die dunkelbräunlichen Pyramiden ab. Die Zeichnung der Rinde ist verwaschen.

Mikroskopisch finden sich enorme Verfettungen, vor allem an den Epithelien der Hauptstücke, stellenweise ist an den Kanälchen deutliche Epitheldesquamation vorhanden, im ganzen aber tritt diese Desquamation zurück. Die Kanälchen sind etwas erweitert, die Epithelien meist deutlich abgeplattet, teils kernhaltig, teils kernlos (Niere 2h p. m. untersucht). Tropfige Degeneration ist stellenweise vorhanden, aber im ganzen geringfügig. In den Glomeruli, namentlich in ihren Randpartien finden sich Anhäufungen von Fetttröpfchen, das Epithel des parietalen Kapselblattes ist stellenweise verfettet, doch treten diese Verfettungen gegenüber denen an den Kanälchenepithelien völlig zurück. Noch größer ist der Unterschied zwischen Knäueln und Kanälchen bei Betrachtung mit polarisiertem Licht; während man hierbei doppelbrechende Substanz in großen Massen in Epithelien und Interstitien sieht, imponieren die Glomeruli fast durchweg als dunkle Inseln auf hellem Grund. Im Lumen der Kanälchen liegen vielfach Zellen, die mit doppelbrechender Substanz beladen sind. Die Interstitien sind unregelmäßig verbreitert, sie enthalten ziemlich reichlich Leukocyten, stellenweise liegen diese Leukocyten auch im Lumen der Kanälchen, in den Kanälchen finden sich auch ziemlich reichlich hyaline Cylinder.

An den Glomeruli fällt außer den schon beschriebenen Veränderungen eine deutliche Quellung der Schlingen auf. Die Schlingenwand ist deutlich verbreitert, die Schlingen blutarm, in den Kapselräumen findet sich stellenweise geronnenes Eiweiß, auf weite Strecken sind die Kapselräume frei. Veränderungen an den Glomeruli, die unzweifelhaft als entzündliche zu deuten wären, Proliferation der Endo- oder Epithelien, Ausscheidung von Fibrin usw. fehlen. Die Gefäße sind intakt. Das Herz ist braun atrophisch, wiegt 215 g.

Im 2. Fall, bei einer 22 jährigen Frau (vgl. Klin. Beisp. VI.), die außer ihren Nierenveränderungen eine Lungentuberkulose und eine tuberkulöse Karies der Wirbelsäule hatte, waren die Nieren makroskopisch verkleinert (105 resp. 120 g), die Kapsel haftet der Unterlage fest an, Substanz ist von fester Konsistenz, Rinde von graugelblicher Farbe, hebt sich scharf gegen die bräunlichen Pyramiden ab. Rindenzeichnung total verwaschen.

Mikroskopisch finden sich an den Kanälchenepithelien und Interstitien Verfettungen und Anhäufungen doppelbrechender Substanz in analoger Weise,

wie im vorigen Fall, nur ist die Intensität der Verfettungen geringer, auch die
Anhäufungen doppelbrechender Substanz treten an Menge gegen den vorigen
Fall zurück.   Ebenso ist die Epitheldesquamation an den Kanälchen geringfügiger, nur stellenweise angedeutet.   Tropfige Degeneration ist dagegen vielfach an den Kanälchen deutlich vorhanden, in manchen Kanälchen finden
sich vereinzelte rote Blutkörperchen, hier und da, im ganzen aber spärlich findet
man hyaline Cylinder.

Die interstitiellen Prozesse treten hier mehr hervor, als im vorigen Fall.
Die Interstitien sind unregelmäßig verbreitert, enthalten stellenweise lymphocytäre Infiltrate.   An den Glomeruli treten Fettablagerungen gegen den
vorigen Fall an Menge noch zurück, dagegen ist die Quellung der Schlingen
hier noch ausgesprochener wie dort.   Die Schlingen sind sehr blutarm, die
Schlingenwand stark verbreitert, zeigt stellenweise beginnende Hyalinisierung,
auch eine Epithelproliferation an den Kanälchen ist mitunter angedeutet, vereinzelt liegen in den Schlingen Leukocyten, die Kapselräume sind frei.

Die Gefäße sind völlig intakt, das Herz ist auffallend klein, Gewicht 165 g.

Wir hätten die beiden Fälle ohne weiteres der Nephrose zugerechnet,
wenn uns nicht die Veränderungen an den Glomeruli zunächst davon abgehalten
hätten, namentlich im 2. Fall ließ ja der histologische Befund entschieden
daran denken, daß eine Glomerulonephritis vorliegen möchte und in einer
früheren Abhandlung, in welcher der eine von uns diesen Fall mit verwertet
hat, war er geneigt, ihn tatsächlich der Glomerulonephritis zuzurechnen.   Der
klinische Befund sprach allerdings von vornherein dagegen.   Es hat sich
bisher als unmöglich erwiesen, diese beiden Fälle nach ihren klinischen Erscheinungen von der echten Nephrose unter bestimmten Gesichtspunkten zu
trennen.   Andererseits haben wir auch allmählich, sowohl durch ein wiederholtes
Studium der Fälle selbst, wie auch durch sorgfältige Vergleichung mit der
nachher zu besprechenden Glomerulonephritis die Überzeugung gewonnen, daß
die Glomerulusveränderungen in diesen beiden Fällen wohl mehr nebensächlicher
Natur sind und keineswegs mit der Glomerulusaffektion bei der echten Glomerulonephritis identifiziert werden dürfen.   Im ersten Fall fehlten entzündliche Veränderungen an den Glomeruli durchaus, es handelte sich lediglich um eine
Quellung der Schlingen, auch im 2. Fall waren die entzündlichen Prozesse an
den Glomeruli geringfügig, nicht von der Art, wie wir sie im nächsten Kapitel
bei der Glomerulonephritis kennen lernen werden.

Die Glomerulusveränderungen lassen sich mehr zu den degenerativen
Prozessen an den Glomerulis bei der Amyloidnephrose in Parallele setzen und
wir haben sie deshalb auch im Anschluß an die Amyloidnephrose abgehandelt.

B. Nephritis.

1. Diffuse Glomerulonephritis.

Von den Veränderungen, die wir seither besprachen und unter dem Begriff
der Nephrose zusammengefaßt haben, lassen sich die Prozesse, die wir zur
Nephritis rechnen, scharf trennen.

Die Nephrose umfaßt, wie wir gesehen haben, krankhafte Zustände,
die das Gemeinsame haben, daß die betreffende, auf die Niere einwirkende
Noxe zunächst die Epithelien der Hauptstücke angreift, daß sie teils stürmisch,
teils langsam, teils direkt, teils auf dem Umweg über die trübe Schwellung

degenerative Veränderungen an ihnen auslöst; zur entzündlichen Reaktion am Gefäßbindegewebe kommt es erst im weiteren Verlauf des Prozesses, diese entzündliche Reaktion ist also deutlich sekundär; Veränderungen an Glomerulis sind entweder überhaupt nicht vorhanden, oder geringfügig, sie treten gegenüber den übrigen Nierenveränderungen ganz zurück. Auch die Blutgefäße werden bei der Nephrose, auch bei späteren Stadien so gut wie gar nicht in Mitleidenschaft gezogen, falls nicht eine Komplikation (Amyloid) derartige Veränderungen bedingt. Arteriosklerose der Nierengefäße jedoch, ebenso Herzhypertrophie ist als Folge der Nephrose niemals zu beobachten.

Im scharfen Gegensatz dazu führt bei der Nephritis die die Niere treffende Noxe sofort schon zu Beginn des Prozesses zu echten, entzündlichen Vorgängen an den Glomerulis resp. den Interstitien. Herz und Gefäße werden in späteren Stadien regelmäßig in Mitleidenschaft gezogen.

Besonders in die Augen springend ist der Unterschied zwischen Glomerulonephritis und Nephrose und die echte diffuse Glomerulonephritis wollen wir deshalb zuerst der Nephrose gegenüberstellen.

Im Gegensatz zu der Nephrose, bei welcher die verschiedenartigsten Entstehungsursachen in Frage kommen, ist die diffuse Glomerulonephritis ätiologisch wesentlich beschränkter.

Löhlein schuldigt hier mit Bestimmtheit nur den Streptokokkus an, er hat zwar auch Glomerulonephritiden bei Pneumonie und Tuberkulose gesehen, bei der Tuberkulose glaubt er aber mehr an ein zufälliges Zusammentreffen. Auch für die ätiologische Rolle des Pneumokokkus spricht er sich nicht mit Bestimmtheit aus. Aschoff nennt als ätiologische Momente: „Scharlach, Anginen, Gelenkrheumatismus, Pneumonie, aber auch andere Infektionen mit dem Streptococcus vulgaris. Ob beim Scharlach die begleitende oder ursächliche Streptokokkusinfektion die Quelle der eigenartigen nephritischen Reizung ist, ist noch nicht sicher entschieden." Wir hätten also bei dieser Aufzählung im wesentlichen die Streptokokken und Pneumokokken als Erreger. Den Pneumokokkus schuldigt mit Bestimmtheit auch Nauwerck als gelegentlichen Erreger der Glomerulonephritis an. Wir selbst haben Glomerulonephritiden bei Scharlach und Tuberkulose, bei Streptokokken- und Pneumokokkeninfektionen auftreten sehen. Mit Bestimmtheit können auch wir nur den Streptokokkus und Pneumokokkus als Erreger anschuldigen. Beim Scharlach müssen wir, ebenso wie Aschoff, die Frage offen lassen, ob das Scharlachgift oder die begleitende Streptokokkeninfektion an der Glomerulonephritis schuld ist, bei der Tuberkulose ist es, wie der eine von uns in einer früheren Arbeit schon auseinandergesetzt hat, nicht ganz unwahrscheinlich, daß vielleicht die Toxine des Tuberkelbazillus hier ätiologisch in Frage kommen. Eine sichere Entscheidung ist jedoch einstweilen nicht zu treffen, es muß bei der Tuberkulose vielmehr immer damit gerechnet werden, daß eine Mischinfektion mit Streptokokken die Schuld an der Entstehung der Glomerulonephritis trägt (s. auch W. Fischer, Lit. 1. c.).

Was die Frage anlangt, ob Alkohol oder Blei, die von Fr. Müller in Meran noch als Ursache der chronischen parenchymatösen Nephritis i. e. chronischen Glomerulonephritis angeschuldigt wurden, hier tatsächlich als ätiologische Momente in Frage kommen, so müssen wir zu diesem Problem mit der gleichen Vorsicht Stellung nehmen, wie dies Löhlein getan hat. Eine Nephritis, die mit Sicherheit auf chronischen Alkoholismus zurückzuführen gewesen wäre, haben wir nie gesehen. Wir verfügen nur über einen Fall von chronischer Glomerulonephritis bei einem Biersäufer; vielleicht sind aber hier, wenn man den Biergenuß bezichtigen will, mehr die Hopfenstoffe, als der

Alkohol anzuschuldigen, wie dies F. Müller schon angegeben hat, und jedenfalls ist der Befund so vereinzelt, daß er gegenüber den Bakterientoxinen kaum in die Wagschale fällt.

Schrumpfnieren bei chronischer Bleiintoxikation haben wir zweimal gesehen, doch war hier sehr mit der Möglichkeit zu rechnen, daß es sich nicht um das Endstadium einer akuten Glomerulonephritis, sondern zunächst um die Folgen primärer Gefäßaffektionen gehandelt haben möchte.

Wir kommen auf diese Frage bei der Kombinationsform noch einmal zu sprechen.

Wenn wir nun zur näheren Schilderung der Glomerulonephritis schreiten, so können wir dabei 3 Stadien unterscheiden:

1. akute Glomerulonephritis;
2. subchronische Glomerulonephritis im wesentlichen, die große weiße Niere, chronisch-parenchymatöse Nephritis der Autoren;
3. chronische Glomerulonephritis (Narbenstadium der Glomerulonephritis, sekundäre Schrumpfniere).

Diese Einteilung entspricht, wie wir bei der näheren Beschreibung sehen werden, im wesentlichen der Gliederung, die auch Löhlein in seiner trefflichen Monographie über die Glomerulonephritis, auf die wir noch vielfach zurückkommen werden, gegeben hat. Auf einen Punkt, in dem unsere Auffassung von der Löhleins etwas abweicht, kommen wir gleich noch zu sprechen, auch erscheint es uns zweckmäßig, um die Entwicklungsmöglichkeiten des Prozesses recht anschaulich zu machen, beim 3. Stadium auseinanderzuhalten:

a) eine chronische Glomerulonephritis ohne Granulierung,
b) eine chronische Glomerulonephritis mit Granulierung.

Löhlein hat seine 3 Stadien folgendermaßen bezeichnet:

1. Glomerulonephritis von kurzer Krankheitsdauer. Akute Glomerulonephritis.
2. Glomerulonephritis von monatelanger Dauer. Späteres subakutes resp. subchronisches Stadium der Glomerulonephritis.
3. Fälle von Glomerulonephritis mit jahrelanger Krankheitsdauer.

Diese Einteilung setzt voraus, daß eine Glomerulonephritis von jahrelanger Dauer sich stets in einem weiter vorgeschrittenen Stadium befinden müsse, wie eine von monatelanger Dauer. Das stimmt nach unseren Erfahrungen nicht.

Wir verfügen über einen klinisch gut bekannten Fall, der nach 3½ Jahren bei der Sektion, die nicht etwa durch das Nierenleiden, sondern durch eine Meningitis ermöglicht wurde, sich noch als „große weiße Niere" präsentierte, und einem anderen, der nach 5 Monaten schon so ausgedehnte narbige Prozesse zeigte, daß man nach der histologischen Untersuchung allein, ohne Kenntnis der Anamnese hier einen viel älteren Prozeß vermutet haben würde, wie in dem anderen Falle.

Wir müssen daraus wohl den Schluß ziehen, daß die Zeit, welche die Niere braucht, um aus dem Stadium der akuten Glomerulonephritis in das Narbenstadium zu gelangen, von Fall zu Fall wechselt, und daß wir aus dem histologischen Befund an der Niere sichere Rückschlüsse auf die Dauer des Prozesses nicht machen können.

Im ersten Stadium der Glomerulonephritis ist das Bild makroskopisch durchaus uncharakteristisch und sehr wechselnd. Häufig ist die Niere dabei etwas vergrößert (160—170 g). In einem Fall haben wir eine Vergrößerung auf 190 g gesehen, in anderen Fällen wieder entsprach das Gewicht dem ungefähren Mittel (150 g). Die Kapsel ist regelmäßig leicht lösbar, die Substanz aus der Kapsel etwas vorquellend, die Oberfläche glatt. Sehr häufig sieht man an der Oberfläche feinste Blutpünktchen. Die Farbe an der Oberfläche ist in verschiedenen Fällen sehr verschieden, manchmal bräunlich, manchmal graubräunlich, mitunter aber so, daß die grauen Farbtöne durchaus überwiegen. Dasselbe, was für die Farbe der Oberfläche gilt, gilt auch für die Farbe der Rinde. Die Farbe schwankt von einem schmutzigen Braun zu einem schmutzigen Graubraun, bei dem die grauen Töne mitunter völlig überwiegen. In manchen Fällen überwiegt an der Oberfläche mehr das Braun, an der Schnittfläche mehr das Grau. Rinde und Marksubstanz sind gut gegeneinander abgesetzt, die Markkegel regelmäßig, auch bei bräunlicher Schnittfläche, viel dunkler wie die Rinde, die Zeichnung der Rinde ist manchmal noch einigermaßen erkennbar, manchmal aber auch völlig verwaschen; mitunter sieht die Rinde wie gekocht aus. Vielfach sieht man, namentlich bei schräg auffallendem Licht, die Glomeruli als kleine Pünktchen deutlich über die Oberfläche vorspringen.

Die Konsistenz ist nicht gleichmäßig, bald mehr fest, bald mehr weich, regelmäßig ziemlich stark ödematös durchfeuchtet.

Während also das makroskopische Verhalten wechselnd ist und keine bestimmte Beurteilung des pathologischen Prozesses in der Niere gestattet, ist das

mikroskopische Verhalten um so charakteristischer. Die Veränderungen an den Glomerulis beherrschen das Bild und gestatten eine präzise Diagnose.

Diese Veränderungen an den Glomerulis bei der akuten Glomerulonephritis sind von Löhlein in seiner bekannten Monographie vielfach in Bestätigung älterer Autoren (Langhans, Nauwerck u. a.) in vortrefflicher Weise geschildert worden. Wie die folgende Darstellung zeigen wird, stimmen wir in den wesentlichsten Punkten vollkommen mit Löhlein und den älteren Autoren überein.

Für das wichtigste Charakteristikum der akuten Glomerulonephritis halten wir die Verlängerung und Verbreiterung der Schlingen, die Blähung der Schlingen (Löhlein) und vor allem die Vermehrung der zelligen Elemente an den Glomerulis (Abb. 30—32).

Diese starke Zellvermehrung der Knäuel beruht, wie schon Langhans und Reichel und vor allem wieder Löhlein betont haben, zuvörderst auf einer Vermehrung der im Innern der Schlingen gelegenen zelligen Elemente. Es handelt sich dabei teils um polynukleäre Leukocyten, teils um Zellen von endothelialem Typus (Abb. 30 und 31). Daneben kommen regelmäßig Veränderungen am Knäuelepithel vor (Abb. 31), von einer geringen Schwellung bis zur deutlichen Proliferation und Desquamation. In den Kapseln finden sich neben den desquamierten Epithelien rote und weiße Blutkörperchen in wechselnder Menge, geronnenes Eiweiß und gelegentlich Fibrin (Abb. 32).

In einem Punkt decken sich unsere Beobachtungen nicht ganz mit denen Löhleins. Löhlein schreibt, daß die Glomerulusschlingen entweder überhaupt keine, oder nur äußerst spärliche rote Blutkörperchen enthalten. Sobald die Glomerulonephritis stärkere Intensität erlangt hat, haben auch wir diese Beobachtungen immer und immer wieder gemacht (Abb. 32), bei ganz frischen Stadien jedoch nicht ganz regelmäßig, wir fanden hier die Schlingen mitunter noch leidlich mit Blut gefüllt (Abb. 29). Daneben bestand aber auch in derartigen Fällen eine deutliche Blähung der Schlingen, die vermehrte Leukocyten und Endothelien enthielten, stellenweise waren beide Kapselblätter schon verklebt (Abb. 30 und 31). In der Regel findet sich auch schon bei der ganz akuten Glomerulonephritis Blut im Kapselraum und den Kanälchen, doch kommen auch Fälle vor, bei denen man zwar eine starke Kernvermehrung an den Knäueln, aber keine Blutungen beobachtet. Bei den ganz frischen Formen fällt mitunter das Mißverhältnis zwischen der Menge der roten Blutkörperchen und Leukocyten im Lumen der Kanälchen und den Bowmannschen Kapseln auf; man findet sie gelegentlich in den Kanälchen in sehr großer Zahl, in den Kapselräumen dagegen nur spärlich. An manchen Stellen sieht man dagegen wieder, wenn die Schnittführung gerade geeignet ist, wie rote Blutkörperchen und Leukocyten aus den Kapselräumen in die Kanälchen eingeschwemmt werden; man darf wohl, wenn ein Mißverhältnis in dem eben geschilderten Sinne zwischen Kanälchen und Bowmannschen Kapseln besteht, daraus den Schluß ziehen, daß der Harnstrom verlangsamt ist und sich infolgedessen rote Blutkörperchen und Leukocyten in den Kanälchen anstauen. Rote und weiße Blutkörperchen verbacken vielfach miteinander und mit dem geronnenen Eiweiß, das außerdem in die Kanälchen ausgeschieden wird und dieses Konglomerat erfüllt in Form von Cylindern stellenweise das Lumen der Kanälchen.

In den ganz frischen Stadien, in denen die Glomeruli zwar schon deutliche Schlingenblähung und Zellvermehrung erkennen lassen und durch Austritt von Blut und Leukocyten ihre gestörte Funktion anzeigen, in denen aber ihre Schlingen noch einigermaßen bluthaltig sind, können die degenerativen Veränderungen am Epithel noch sehr geringfügig sein, auf große Strecken kann jede histologisch nachweisbare Läsion fehlen. Wenn Veränderungen vorhanden sind, so finden sie sich an den Hauptstücken und bestehen in Schwellung der Epithelien, gelegentlich in geringer Epitheldesquamation (Abb. 31), Verfettungen können in derartigen Fällen an den Hauptstücken entweder fehlen oder wenigstens ganz zurücktreten, auch tropfige Degeneration wird dann nur an vereinzelten Hauptstücken und nur in ganz geringer Intensität angetroffen. In Schleifen und Sammelröhren finden sich hier nur spärliche hyaline Cylinder, während Cylinder der vorher beschriebenen Art (Konglomerate von geronnenem Eiweiß, roten und weißen Blutkörperchen) recht reichlich sein können; in den Interstitien finden sich ganz geringfügige kleinzellige Infiltrate.

In anderen Fällen dagegen, in denen die Veränderungen an den Glomerulis den eben besprochenen durchaus analog sind, können die degenerativen Prozesse von vornherein recht hochgradig sein. Wir haben einen derartigen Fall gesehen, in dem starke Verfettungen an den Hauptstücken bestanden, bei dem es schon zur Ablagerung recht reichlicher, doppelbrechender Substanz an den Epithelien der Hauptstücke und an den zwischen ihnen liegenden Interstitien gekommen war, und wo man in den Kanälchen abgestoßene, mit doppelbrechender Substanz beladene Zellen liegen sah. In derartigen Fällen liegt natürlich der Gedanke nahe, daß dieselbe Noxe gleichzeitig Glomeruli und Epithelien der Hauptstücke angegriffen habe. Wenn Löhlein auf S. 79 seiner Monographie sagt: „Es sei schwer, oder überhaupt unmöglich, bei diesen echten Nierenentzündungen das Vorkommen degenerativer Prozesse am Parenchym auf Grund unmittelbarer Giftwirkung auf die Epithelzellen zu widerlegen", so möchten wir noch weitergehen und behaupten, daß eine derartige unmittelbare Giftwirkung auf die Epithelzellen der Hauptstücke bei der akuten Glomerulonephritis bestimmt vorkommt. Andererseits haben wir aber auch Fälle gesehen, bei denen die von Löhlein so sehr in den Vordergrund gestellte Abhängigkeit der Epitheldegeneration von der Glomerulusveränderung sehr deutlich war.

Gerade in ganz frischen Fällen, in denen die Schlingen noch einigermaßen bluthaltig sind, und Epitheldegeneration an den Kanälchen ganz zurücktritt, sieht man gelegentlich schon einige stärker veränderte Glomeruli, deren zugehörige Hauptstücke schon ausgesprochene tropfige Entmischung zeigen.

Sobald die Veränderungen an den Glomerulis hochgradiger werden, nehmen auch die degenerativen Veränderungen an den Hauptstücken zu. Ist die Zellvermehrung in den Glomerulis erst so hochgradig geworden, daß die Schlingen ganz oder nahezu völlig undurchgängig geworden sind, so tritt auch die tropfige Degeneration an den Hauptstücken mehr in Erscheinung, vielfach ist dabei eine Beteiligung ihrer terminalen Abschnitte deutlich, vor deren Verwechslung mit aufsteigenden Schleifenschenkeln wir auch hier mit Suzuki warnen möchten.

In den von uns beobachteten Fällen verschwand die tropfige Degeneration in den distal von den Hauptstücken gelegenen Abschnitten des Kanalsystems, auch die Verfettung war, wenn sie in stärkerem Maße auftrat, in den Hauptstücken stärker, wie in den übrigen Kanälchenabschnitten; in einem Fall haben wir an den Sammelröhren Epitheldesquamation gesehen.

Die kleinzelligen Infiltrate nehmen, wenn die Veränderungen an den Glomerulis stärker werden, gegenüber den ganz frischen Stadien entschieden zu. An den Blutgefäßen finden sich zunächst noch keine Veränderungen.

Mit einigen Worten möchten wir auch noch auf die Frage eingehen, woher es kommt, daß bei der Glomerulonephritis das makroskopische Verhalten so wechselnd ist. Die Unterschiede in Größe und Konsistenz sind wohl ohne weiteres mit dem größeren oder geringeren Grad der serösen Durchtränkung zu erklären und nicht sonderlich in Anschlag zu bringen, auffallend dagegen ist der Unterschied in der Färbung. Die Oberfläche und Rinde ist, wie bereits erwähnt, bald bräunlich, bald graubräunlich oder mehr grau gefärbt. Man könnte zunächst versucht sein, diese verschiedene Färbung damit zu erklären, daß die blasse Farbe auf ein stärkeres Maß von degenerativen Veränderungen, speziell von Verfettungen zurückzuführen sei. Bei einer genauen, im Hinblick auf diesen Gesichtspunkt unternommenen Durchsicht unseres Materials sind wir jedoch zu anderer Ansicht gekommen. Wir verfügen über Fälle, die trotz beträchtlicher Verfettungen bräunlich und andere, die trotz geringen Fettgehalts graugefärbt erscheinen. Das Bestimmende für die Färbung ist nach unseren Beobachtungen die Füllung der Kapillaren und die Größe der in den Bowmannschen Kapseln und Kanälchen abgeschiedenen Blutmengen.

Ist Kapillarfüllung und Blutung stark, so wird trotz Verfettung und Blutarmut der Glomeruli die Niere bräunlich erscheinen können. Treten diese beiden Faktoren (Kapillarfüllung und Blutung) an Stärke zurück, so wird die Niere mit ihren blutarmen Glomeruli eine blasse Rinde zeigen und die blasse Färbung der Rinde kann dann natürlich durch Verfettungen an den Epithelien der Hauptstücke noch verstärkt werden.

Wie die klinische Erfahrung lehrt, kommt die Mehrzahl der akuten Glomerulonephritiden zur Ausheilung. Anatomisch sind wir über diese Ausheilungsvorgänge recht wenig unterrichtet. Besonders schwierig erscheint es, derartige Abheilungsvorgänge, bei denen man ja voraussetzen muß, daß die entzündlichen Veränderungen geringfügiger sind, als während des floriden Stadiums, und ganz frische Phasen der Glomerulonephritis auseinanderzuhalten, bei denen die entzündlichen Veränderungen an den Glomerulis gleichfalls geringfügig sind, hier aber deshalb, weil der entzündliche Prozeß noch nicht voll entwickelt ist.

Es liegt auf der Hand, daß hier unter Umständen die klinischen Verhältnisse zur Beurteilung des Falles viel wichtiger sind, als die anatomischen; man könnte ja versucht sein, die oben von uns erwähnten Fälle, bei denen die Glomeruli keine besonders starke Anämie und geringe entzündliche Veränderungen an den Schlingen zeigten, als derartige Ausheilungsvorgänge aufzufassen. Wir können diese Vermutung ohne weiteres ablehnen, da wir wissen, daß die betreffenden Patienten klinisch floride Nierensymptome boten und unter den Zeichen der akuten Nephritis starben. Wir sind also berechtigt, an der oben vorgetragenen Auffassung festzuhalten, daß es sich bei diesen geringfügigen Glomerulusveränderungen um ein ganz frisches Stadium der Glomerulonephritis handelt.

Nun verfügen wir über einen Fall, bei dem ebenfalls die entzündlichen Veränderungen an den Glomerulis gering waren, den wir aber als Ausheilungsvorgang auffassen dürfen, weil wir hier gleichfalls in der glücklichen Lage sind, den klinischen Verlauf genau zu kennen, der uns hier lehrt, daß in der Tat ein Abklingen des Prozesses vorliegt.

Es handelte sich um ein 12jähriges Mädchen, das im Verlauf einer Tuberkulose eine akute Glomerulonephritis bekommen hatte und das an einer Miliartuberkulose starb, während die -Nierensymptome schon ganz zurückgetreten waren (vgl. Klin. Bsp. Nr. XIV).

Makroskopisch fanden sich an der Nierenoberfläche feine, stecknadelspitzgroße Blutpunkte, die Rinde war blaß und hob sich gegen die dunkleren Pyramiden deutlich ab. Die Zeichnung war nicht recht deutlich.

Mikroskopisch fanden sich neben einigen miliaren Tuberkeln, Verfettungen an den gewundenen Harnkanälchen und einige kleinere, interstitielle Infiltrate, an den Glomerulis stellenweise Kernwucherung, die Schlingen waren stellenweise blutarm, an anderen Stellen gut mit Blut gefüllt, und die Glomeruli ließen hier keine Abweichung von der Norm erkennen. Die Blähung der Schlingen fehlte durchweg. In manchen Kanälchen bemerkte man Ansammlungen roter Blutkörperchen.

Auch Löhlein hat sich schon mit der Frage beschäftigt, ob es möglich ist, eine abheilende Glomerulonephritis zu diagnostizieren. Er hat 2 Fälle mitgeteilt, die er in diesem Sinne auffaßt, und die mit dem von uns beobachteten gewisse Ähnlichkeit bieten. Löhlein gibt der Meinung Ausdruck, daß es bestimmte Kriterien für alle Fälle abklingender oder abgelaufener Glomerulonephritis nicht gibt, und er läßt es dahingestellt, ob es einmal gelingen wird, derartige Kriterien aufzufinden. Wir wiederholen, daß auch wir es für schwierig halten, abheilende gegen ganz frische Stadien der Glomerulonephritis abzugrenzen, wenn die klinische Beobachtung uns nicht zu Hilfe kommt.

Auf einen Punkt wollen wir aber doch hinweisen, der uns vielleicht geeignet erscheint, eine derartige Scheidung zu ermöglichen. Löhlein hat bei der akuten Glomerulonephritis sehr die Blähung der Schlingen betont und wir haben diesen Befund gerade bei den ganz frischen Formen immer wieder bestätigt gefunden. Diese Blähung nun fehlte bei dem Fall von abklingender Glomerulonephritis. Auch bei den 2 von Löhlein mitgeteilten Fällen, bei denen es sich vermutlich um eine abklingende Entzündung an den Glomerulis handelte, ist von einer Blähung nichts erwähnt. Wir haben also vielleicht in dem Nachweis der Schlingenblähung ein Kriterium, daß es sich um eine floride Entzündung, in dem Fehlen dieser Blähung ein Zeichen, daß es sich um das Abklingen der entzündlichen Veränderungen an den Glomerulis handelt. Doch müssen natürlich erst viel zahlreichere Beobachtungen vorliegen, bis es möglich sein wird, eine sichere Entscheidung in dem eben erwähnten Sinne zu treffen.

Wir haben schon erwähnt, daß die akute Glomerulonephritis recht häufig vollständig ausheilt.

In anderen Fällen leitet zur chronischen Form das jetzt zu besprechende II. Stadium der Glomerulonephritis hinüber.

Wir sehen in diesem II. Stadium (früher als große weiße Niere, oder als große, bunte Niere bezeichnet) die Niere makroskopisch regelmäßig vergrößert. Manchmal ist die Vergrößerung nur gering, in anderen Fällen sehr erheblich (250 g und mehr). Die Kapsel ist leicht lösbar, die Substanz quillt stark aus der Kapsel vor, die Oberfläche ist glatt. Die Oberfläche ist auffallend blaß, von grauer bis graugelblicher, mitunter mehr bräunlicher Farbe (siehe makroskopische Abb. 3). Nie haben wir bei unseren Beobachtungen kleine, bräunliche oder braunrötliche Blutungen von Stecknadelspitz- bis Stecknadelkopfgröße an der Oberfläche vermißt. Die Rinde zeigt etwa die gleiche Farbe wie die Oberfläche, auch hier bemerkt man die kleinen Blutungen, außerdem fallen an Rinde und Oberfläche in der grauen oder graugelblichen Grundsubstanz intensive gelbliche Fleckchen und Streifchen, außerdem weiße, opake Stippchen auf. Die Rinde ist verbreitert, die Zeichnung verwaschen, die Rinde hebt sich sehr scharf von den dunkelbräunlich gefärbten Pyramiden ab. Die Schnittfläche ist feucht glänzend. Die Konsistenz ist weicher, als in der Norm, doch hat die Konsistenz nicht die brüchige Weichheit der frischen oder die mehr teigige der älteren Nephrose (Stadium III), die Konsistenz ist mehr elastisch, fleischähnlich.

Mikroskopisch beherrschen die Veränderungen an den Glomerulis das Bild. Sie unterscheiden sich von dem ersten Stadium durch viel größere Intensität der proliferativen, exsudativen und desquamativen Vorgänge, ferner durch die regelmäßige und sehr intensive Beteiligung der Kanälchenepithelien in Form degenerativer Prozesse (Verfettungen, tropfige Entmischung), schließlich durch die gleichfalls regelmäßig vorhandenen, entzündlichen Reaktionen an den Interstitien.

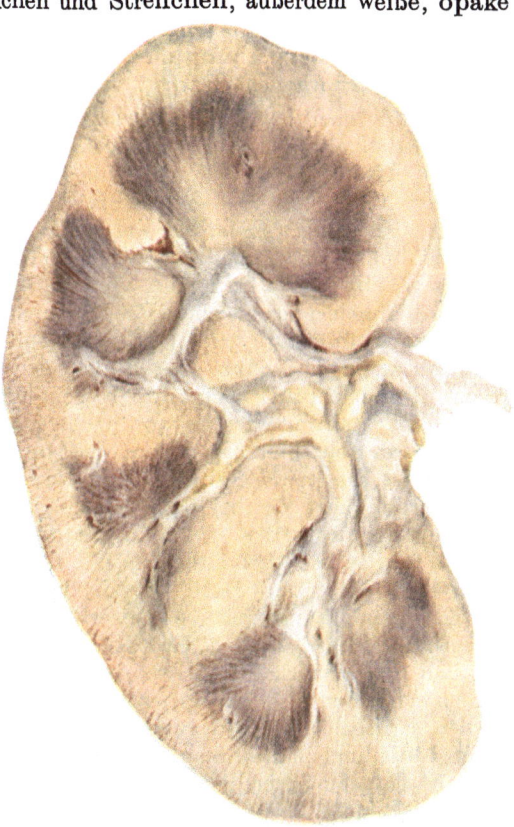

Abb. 3.
Glomerulonephritis. II. Stadium.
(Vgl. Klin. Beisp. XVI.)

Wie Löhlein u. A. schon hervorgehoben haben, bewegen sich die Veränderungen an den Glomerulis im wesentlichen in zwei Richtungen, mitunter stehen die proliferativen und desquamativen Vorgänge am Knäuelepithel, die Halbmondbildung sehr im Vordergrund, in anderen Fällen tritt diese Veränderung zurück. Die Halbmonde sind spärlich, dagegen findet sich eine mächtige Zellvermehrung im Innern der Glomerulusschlingen und eine dadurch bedingte starke Größenzunahme sämtlicher Knäuel. Orbzut hat hier eine Glomerulo capsulite und eine Glomerulo capillarite unterschieden, man könnte die erste Form auch als extra-kapilläre, die zweite als intrakapilläre bezeichnen. Wir halten diese Bezeichnungen für besser, weil man bei der

Bezeichnung Glomerulocapsulite auch an eine perikapsuläre Entzündung
denken könnte. Es muß bei dieser Einteilung freilich sofort betont werden,
daß bei der intrakapillären Form die Epitheldesquamation keineswegs durchweg fehlt und daß die extrakapilläre auch die Zellvermehrung im Innern der
Schlingen sehr deutlich hervortreten läßt. Die extrakapilläre Form, bei der
es sich nicht nur um eine Zellvermehrung im Innern der Schlingen, sondern
auch um eine regelmäßige beträchtliche Epithelproliferation handelt,
stellt also wohl die schwerere Form der Entzündung dar, man würde sie besser
als intra- und extrakapilläre Form bezeichnen, der Einfachheit halber sprechen
wir kurzweg von extrakapillärer Entzündung. Jedenfalls erscheinen, wie die
beigegebenen Abbildungen lehren, die beiden Formen charakteristisch genug, um
eine gesonderte Besprechung zu begründen (Abb. 34—38). Die stärkste Anlehnung an die frischen Stadien, bei denen ja auch die Veränderungen sich
zunächst im Innern der Schlingen abspielen, zeigt die intrakapilläre Form und
diese soll deshalb zuerst kurz skizziert werden (Abb. 34—36 Klin. Beisp. XXII.).

Die Glomeruli sind hier auffallend groß (Abb. 34), gelegentlich auf das
3—4 fache vergrößert. Sie sind auffallend blutarm, vielfach nahezu oder völlig
blutleer, die zelligen Elemente im Innern der Schlingen sind enorm vermehrt.
Es handelt sich dabei um Leukocyten und Endothelien. Weiterhin sieht man,
wie die geschwollenen Schlingen vielfach verkleben, hyalinisieren, benachbarte
Schlingen machen den gleichen Prozeß durch, so daß im Innern des Glomerulus
kleinere und größere hyaline Bildungen auftreten, und die Glomeruli dadurch
anfangen zu veröden (Abb. 35—36), stellenweise ist diese Verödung schon voll-
zogen, die Knäuel sind in hyaline Kugeln umgewandelt (Abb. 35). Im Kapselraum sieht man mitunter desquamierte Epithelien, etwas geronnenes Eiweiß,
hier und da rote Blutkörperchen, gelegentlich, aber nur in ganz vereinzelten
Kapseln ist die Epitheldesquamation etwas stärker, meist ist der Kapselraum
leer, soweit nicht die beiden Kapselblätter miteinander verklebt sind. In
manchen Rindenpartien sind die Interstitien diffus verbreitert, an anderen
Stellen fehlt diese Verbreiterung der Interstitien, stellenweise bemerkt man
kleinzellige Infiltrate. Dort, wo die Interstitien verbreitert sind, sind auch
die Kanälchen stellenweise erweitert, sie enthalten geronnenes Eiweiß und
stellenweise Blut. In den Epithelien der Hauptstücke findet sich ziemlich
reichlich doppelbrechende Substanz, auch in den Interstitien sind stellenweise
Massen davon angehäuft. Man bemerkt ferner herdweise tropfige Degeneration
an den Epithelien. Die degenerativen Veränderungen spielen sich wieder in
erster Linie und vornehmlich in den Hauptstücken ab. Die Gefäße können,
wenn es sich um jugendliche Individuen handelt, noch intakt sein, allerdings
stellen sich doch bald Veränderungen, hyperplastische Intimaverdickung und
degenerative Veränderungen an der Intima (Bildung von Hyalin, Verfettungen) ein.

Bei der extrakapillären Form der Glomerulonephritis (Abb. 37 und 38,
Klin. Beisp. XVI.) ist die Anämie der Glomeruli noch vollständiger und ausgesprochener, wie bei der intrakapillären; die Schlingenknäuel an sich sind hier nicht
nennenswert vergrößert, die zelligen Elemente im Innern der Schlingen sind vermehrt, man bemerkt vielfach Verklebung und Hyalinisierung der Schlingen, vor
allem fällt aber hier die enorme Wucherung und Desquamation von Epithelien in
den Bowmannschen Kapseln auf (Abb. 38). Diese gewucherten Epithelien sind
in konzentrischen Schichten angeordnet, sie stehen mit dem parietalen Blatt
der Kapsel in mehr oder weniger festem Zusammenhang, gelegentlich sind diese
geschichteten Epithelmassen, diese „Halbmonde", an Rauminhalt größer wie
die mit ihnen in der Kapsel liegenden und von ihnen komprimierten Schlingenknäuel. An manchen Stellen finden sich innerhalb der mit dem parietalen

Blatt der Kapsel noch in Zusammenhang stehenden gewucherten Epithelmassen Organisationsprozesse statt. Die Epithelmassen wandeln sich in geschichtete Bindegewebslagen um. Zwischen diesen Bindegewebslagen können Spalt-bildungen auftreten, die zellige Auskleidungen zeigen, Bildungen, wie sie Engel u. a. beschrieben haben.

In den Kapselräumen finden sich, abgesehen von dem aus Epithelien bestehenden Inhalt, Leukocyten, Blut und Fibrin, manchmal fällt die Menge der Leukocyten besonders auf. Die gewucherten Epithelien stehen vielfach nicht mehr mit der Kapsel in Zusammenhang, sie sind abgestoßen, mit Leuko-cyten, Blut und Fibrin verfilzt und umlagern gelegentlich in dieser Form eben-falls halbmond- oder fast kreisförmig den Knäuel. In den Kanälchen sind die degenerativen Prozesse: Verfettungen, aber auch die tropfige Entmischung sehr erheblich, doch sind die Degenerationsprozesse nicht so diffus, wie bei-spielsweise bei voll ausgebildeten Nephrosen (im II. Stadium), sondern mehr herdförmig (Abb. 39). (Abhängigkeit von den erkrankten Glomeruli? Löh-lein.) Die Kanälchen enthalten reichlich Blut und viel zahlreichere Cylinder wie bei der vorher beschriebenen intrakapillären Form.

In manchen Fällen ist der bei der Beschreibung des Kapselinhalts erwähnte Fibringehalt ein besonders starker, man findet das Fibrin gelegentlich auch in sehr großen Mengen zwischen den Schlingen. Man kann sich dem Eindruck nicht entziehen, daß es sich, wie Engel schon früher angegeben hat, bei dieser Fibrinausscheidung um ein primäres Entzündungsprodukt handelt, daß das Fibrin sich nicht, wie Löhlein für alle Fälle will, sekundär aus dem in die Kapsel abgeschiedenen Blut gebildet habe; doch möchten wir freilich das Wort primär nicht in dem Sinne aufgefaßt wissen, als ob die Ausscheidung von Fibrin, wie dies Engel will, hier die erste evidente Entzündungserscheinung wäre. Es scheint uns gegen diese Annahme die an unserem Material gemachte Beobachtung zu sprechen, daß wir in den allerfrühesten Stadien der Glomerulo-nephritis die Fibrinbildung niemals derartig im Vordergrund stehen sahen. Wir wollen mit dem Ausdruck primäres Entzündungsprodukt nur sagen, daß es im Verlauf der Glomerulonephritis an den entzündeten Blättern der Bow-mannschen Kapseln zu einer Fibrinausschwitzung analog der Fibrinbildung bei der fibrinösen Pleuritis und Percarditis kommt, daß das Fibrin sich nicht, wie Löhlein will, aus dem in die Kapsel ausgeschiedenen Blut zu bilden braucht.

Wir haben einen Fall beobachtet und abgebildet, bei welchem die Fibrin-ausscheidung besonders hochgradig war (Abb. 40 und 41). Sehr häufig wurden hier in den zwischen den Schlingen gelegenen Fibrinmassen rote Blutkörperchen völlig vermißt, so daß die Annahme von Löhlein für diesen Fall jedenfalls nicht zutrifft. Daß die Fibrinmassen hier bei der Verklebung der Kapselblätter eine nicht zu unterschätzende Rolle spielen, scheint uns ganz sicher, anderer-seits teilen wir die Ansicht Löhleins, daß es zur Kapselverklebung der Vermittlung des Fibrins jedenfalls nicht bedarf. Diese Verklebung kann direkt durch Vermittlung desquamierter Epithelien geschehen. Nötig ist auch dieses nicht, wie die Beobachtungen bei der intrakapillären Form lehren, wo die Desquamation ganz in den Hintergrund tritt, wo aber auch vielfach eine Ver-schmelzung der hyalinisierten Glomerulusschlingen mit der Kapsel erfolgt.

v. Kahlden hat eine Form der Glomerulonephritis als thrombosierende Glomerulitis beschrieben und sie der desquamierenden (extrakapillären) Form gegenübergestellt. Das Charakteristikum dieser Form soll der reichliche Gehalt an Fibrin in den Glomerulusschlingen selbst sein, aber nicht nur in den Schlingen, sondern auch schon in den vas. aff. und selbst in manchen arteriol. rect. soll hier eine intravaskuläre Blutgerinnung stattfinden. Wir selbst haben derartige Fälle bis jetzt noch nicht beobachtet.

3*

In dem soeben besprochenen II. Stadium der Glomerulonephritis ist die Herzhypertrophie gewöhnlich schon vorhanden, jedoch scheint sie nach unseren Erfahrungen noch keine so sehr hohen Grade — nur Gewichte von 400—500 g — zu
erreichen. In einem Fall von Tuberkulose sahen wir die Herzhypertrophie fehlen.

Ob bei diesem II. Stadium der Glomerulonephritis noch eine Heilung
möglich ist, erscheint mehr als fraglich. Man könnte deshalb dieses Stadium
auch schon als chronisch bezeichnen. Tatsächlich imponieren dem Kliniker
Fälle dieser Art vielfach auch schon als chronische („chronisch parenchymatöse

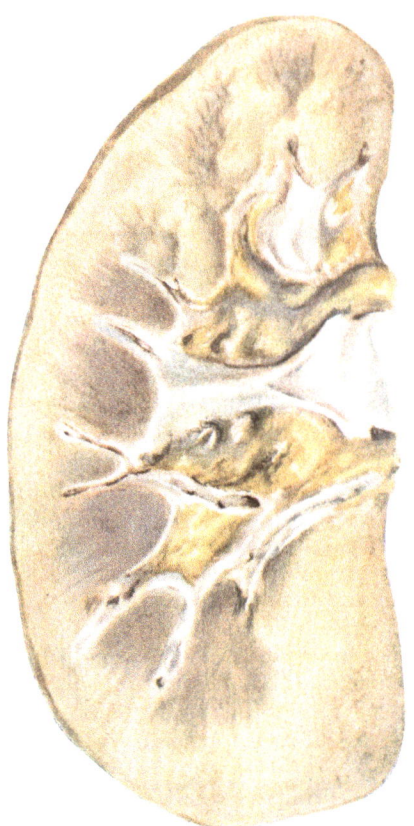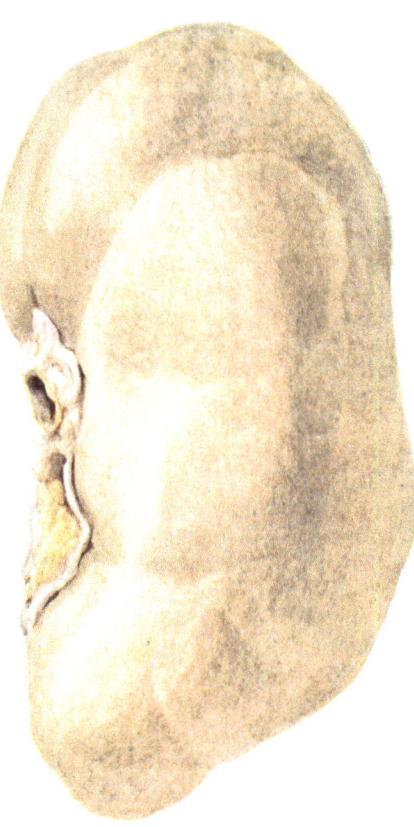

Abb. 4.
Glomerulonephritis. III. Stadium.
(Chronische Glomerulonephritis ohne
Granulierung) Schnittfläche.

Abb. 5.
Chronische Glomerulonephritis. III. Stad.
(Chronische Glomerulonephritis ohne
Granulierung) Oberfläche.

Nephritis"). Andererseits unterscheiden sich die hier untergebrachten Fälle von
denen des nächsten Abschnitts histologisch so sehr, daß eine gesonderte Bezeichnung nötig erscheint. Die an Glomeruli, Kanälchen und Interstitien beobachteten Veränderungen sind zwar sehr viel beträchtlicher wie bei der akuten
Form, sie haben aber doch noch nicht zu der ausgesprochenen Störung
und Änderung der Nierenarchitektur geführt, wie in dem III. Stadium
der Glomerulonephritis, dem Narbenstadium. Natürlich gibt es hier Über-
gangsfälle. Bei diesen Übergangsfällen, im Verlauf der Entwicklung des ausgesprochen chronischen Stadiums mit Niereninsuffizienz, das sich in
verschieden langen Perioden ausbilden kann, ist es, dies mag hier betont sein,
nicht möglich, aus dem histologischen Bilde die genaue klinische Geschichte

abzulesen, nach der anatomischen Untersuchung ein Urteil über den Grad der erhaltenen Funktion abzugeben. Erst im ausgesprochenen Narbenstadium der Glomerulonephritis wird sich die Niereninsuffizienz auch im histologischen Bild durch den sehr ausgedehnten Schwund der spezifischen Nierenbestandteile deutlich dokumentieren. Klinik und Anatomie decken sich hier wieder völlig.

Wir haben oben schon angegeben, daß wir beim III. Stadium zwei Formen unterscheiden. Die Zweckmäßigkeit dieser Einteilung, die unserer Meinung nach geeignet ist, das Verständnis für die Entwicklungsmöglichkeiten des Prozesses zu fördern, wird sich am besten aus der Beschreibung und Gegenüberstellung dieser beiden Phasen ergeben. Wir wenden uns zunächst zur Beschreibung der

chronischen Glomerulonephritis ohne Granulierung.

Wir haben nur zwei Fälle der Art beobachtet [1]).

Makroskopisch ist die Niere dabei verkleinert, doch ist die Verkleinerung dabei nicht sehr beträchtlich (wir notierten in dem einen Fall Gewichte von 130 g, in dem anderen 110 g). Die Kapsel ist etwas adhärent, die Oberfläche ist völlig glatt, zeigt keine Spur von Granulierung. Die Konsistenz ist auffallend fest. Ober- und Schnittfläche sind von hellgrauer, nur leicht ins Gelbliche spielender Farbe. Butungen sind makroskopisch nicht zu erkennen. Das Mark spielt zwar einen Ton mehr ins Bräunliche, wie die Rinde, ist aber auch als blaß zu bezeichnen. Es besteht durchaus kein so scharfer Farbenkontrast wie bei dem vorigen Stadium, die Grenze zwischen Rinde und Pyramidensubstanz ist vielmehr ziemlich undeutlich. Die Zeichnung der Rinde ist völlig verwaschen (s. makrosk. Abb. 4 und 5).

Mikroskopisch fällt die Gleichmäßigkeit der Veränderungen an den Glomerulis auf, und zwar hat man den Eindruck, als ob die Veränderungen sich aus der intrakapillären Form der subchronischen Glomerulonephritis entwickelt hätten; das Produkt der intrakapillären Entzündung, die Hyalinisierung der Schlingen, ist hier im höchsten Maße entwickelt (Abb. 42 und 43).

In großer Ausdehnung sind die ursprünglichen Glomerulischlingen zu derartig scholligen, hyalinen Massen umgewandelt, der Kernreichtum hat gegen das vorige Stadium infolgedessen sehr abgenommen. Manche Glomeruli sind verödet, andere nahe daran zu veröden, völlig blutleer, andere wieder enthalten noch spärliche rote Blutkörperchen, nur wenige Glomeruli zeigen noch bluthaltige Schlingen in größerer Zahl, vielfach sind diese bluthaltigen Schlingen dann am Rand des Knäuels gelegen, während das Innere schollige, hyaline Massen aufweist. An derartigen, weniger veränderten Glomerulis finden sich gelegentlich Blutungen in die Bowmannsche Kapsel. Meistens ist der Kapselraum frei von fremdem Inhalt, speziell findet sich hier keine Epitheldesquamation (Abb. 42 und 43).

Zwischen diesen verödeten Glomerulis findet sich eine ganz diffuse Entwicklung von Bindegewebe (Abb. 42). Auch die Interstitien des Marks sind deutlich verbreitert. In den Interstitien liegt Fett und doppeltbrechende Substanz. Die Harnkanälchen sind in großer Zahl zugrunde gegangen. Die erhaltenen Harnkanälchen sind meist erweitert, enthalten zahlreiche hyaline und granulierte Cylinder, gelegentlich auch Blut. Die interstitielle Verbreiterung ist in dem einen, vermutlich jüngeren Fall noch gleichmäßiger wie in dem anderen. In dem (klinisch wie anatomisch vermutlich älteren) Fall (Nierengewicht 110 g) scheinen die erweiterten Kanälchen stellenweise etwas enger gelagert zu sein; von einer eigentlichen Inselbildung ist aber noch keine Rede. Die Oberfläche, die makroskopisch ganz glatt erschien, ist mikroskopisch hier

---

[1]) Wie ich einer persönlichen Mitteilung von Herrn Geheimrat Aschoff verdanke, und wie ich mich in seinem Institute persönlich überzeugen konnte, scheint diese Form anderswo viel häufiger beobachtet zu werden.

doch etwas gewellt, während in dem anderen Fall die Oberfläche auch mikroskopisch ganz glatt erscheint.

Tropfige Degeneration ist an den Epithelien der erhaltenen Kanälchen kaum nachzuweisen. An den Gefäßchen findet sich hyperplastische Intimaverdickung und Arteriosklerose. An den Art. arciformes und interlobulares sind die Veränderungen ganz ansehnlich, nehmen aber an den Verzweigungen der Art. interlobulares ab oder verschwinden völlig. Herzhypertrophie war in beiden Fällen vorhanden (ca. 500 g).

Diese glatte Form der chronischen Glomerulonephritis ist nach unseren Erfahrungen seltener, als die granulierte Form (s. jedoch oben die Anmerkung). Voraussetzung für die Bildung der eben beschriebenen glatten Form ist eine gleichmäßige Verödung der Knäuel. Ganz gleichmäßig ist selbstverständlich die Schrumpfung an den Glomerulis auch hier nicht, man findet immer noch hier und da durchgängige Schlingen, die Fordauer des Lebens wäre ja sonst auch unverständlich, aber wundern muß man sich freilich, daß eine so starke Beeinträchtigung des Schlingensystems an den Glomerulis, wie wir sie bei der glatten Form sehen, mit der Fortdauer des Lebens vereinbar ist. Tatsächlich sehen wir denn auch, daß beim Übergang des Prozesses in ein chronisches Stadium der Verlauf — nach unseren Erfahrungen wenigstens — häufiger ein anderer ist. Gewöhnlich folgt in diesem Falle auf das II. Stadium die

chronische Glomerulonephritis mit Granulierung.

Das Charakteristische dieses Verlaufs besteht darin, daß einmal eine Anzahl von Glomeruli sich erholen, und daß es im Bereich dieser sich erholenden Glomeruli auch am Parenchym zu Regenerationsversuchen kommt, daß andererseits aber der krankhafte Prozeß an den Glomerulis damit nicht völlig zum Stillstand kommt. Mitunter tut er es für einige Zeit, bei jeder Gelegenheit aber flackert er wieder auf, mehr und mehr verödet die Niere, bis schließlich ihre völlige Insuffizienz den Tod herbeiführt.

Es scheint übrigens, daß schon an das erste Stadium der Glomerulonephritis ein Zustand sich anschließen kann, in dem die Nieren sich zunächst einigermaßen erholen, in dem aber der krankhafte Prozeß an den Glomerulis nicht völlig zum Abschluß kommt, sondern schleichend weiter verläuft und allmählich in das Stadium der chronischen Glomerulonephritis hinüberleitet. Entscheidend für die Auffassung, ob das III. Stadium sich schleichend aus dem I. entwickelt hat, oder aus dem II. hervorgegangen ist, muß die klinische Beobachtung sein. Löhlein hat einige Fälle mitgeteilt, die nach dem klinischen Verlauf in ersterem Sinne gedeutet werden müssen. Auch wir haben derartige Fälle beobachtet, Individuen, die bis zum Tage ihrer Aufnahme ins Krankenhaus völlig arbeitsfähig waren, die aber schon bei der Aufnahme die Zeichen der Niereninsuffizienz boten und die bald darauf starben, bei denen dann die Sektion schon das Vorhandensein einer Schrumpfniere durch chronische Glomerulonephritis ergab.

Da natürlich nicht jedes Individuum den gleichen Grad der Nierenverödung erlebt — alle Gründe für die verschiedenen Verlaufsmöglichkeiten auseinander zu setzen (Widerstandsfähigkeit des Individuums, interkurrente Krankheiten usw.), kann hier nicht unsere Aufgabe sein —, so sind wir in der Lage, verschiedene Phasen der chronischen Glomerulonephritis zu beobachten.

Aus der Beobachtung dieser verschiedenen Phasen können wir schließen, daß makroskopisch die große weiße oder die große bunte Niere des II. Stadiums zunächst in eine granulierte blasse oder graubräunliche Niere sich umwandelt. Die Niere kann dabei noch vergrößert sein, doch gibt die Größe der Niere absolut keinen sicheren Hinweis, wieviel vom ursprünglichen Nierenparenchym erhalten oder zugrunde gegangen ist. Die Größe des Organs wird durch die Masse der entzündlichen Produkte bedingt und die Glomeruli und Kanälchen können dabei schon in großer Ausdehnung zugrunde gegangen sein.

Die Konsistenz ist in dieser Phase des Prozesses viel fester, als im II. Stadium, die Kapsel haftet der Unterlage mehr weniger fest an, die Granula an der Oberfläche sind noch ganz fein, manchmal eben angedeutet. Was die Farbe anlangt, so überwiegen an Oberfläche und Rinde meist die grauen Töne, doch kann eine bräunliche Fleckung schon stark ausgesprochen sein. An der Oberfläche bemerkt man vielfach kleine Blutpunkte, die Grenze zwischen Rinden- und Pyramidensubstanz ist nie so scharf und gut ausgeprägt, wie im II. Stadium, manchmal noch deutlich, manchmal aber auch schon verwaschen.

Aus dieser noch vergrößerten, oder noch in den entsprechenden Größenverhältnissen sich bewegenden Niere kann nun eine verkleinerte, granulierte, blaßgraue (s. makroskop. Abb. 6 und 7), oder endlich — hier haben wir es offenbar mit dem spätesten Stadium des Prozesses zu tun — braunrötliche Niere entstehen (sekundäre Schrumpfniere). Zwischen diesem Blaßgrau und Braunrot sieht man alle möglichen Übergänge, in dem die grauen Töne immer mehr durch die braunen abgelöst werden.

Die Granulierung ist meist ziemlich gleichmäßig, nur selten sieht man zwischen den Granula auch flache Buckel. Die Kapsel ist meist verdickt,

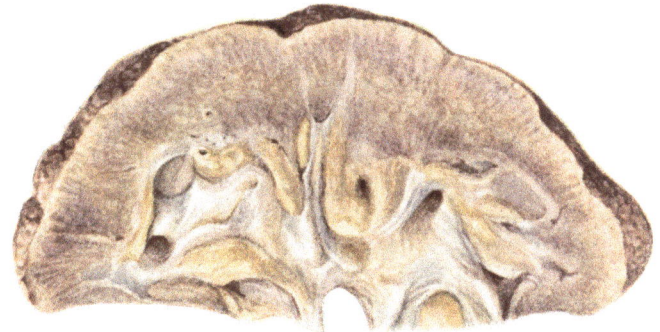

Abb. 6.
Glomerulonephritis. III. Stadium.
(Chronische Glomerulonephritis mit Granulierung) Schnittfläche.

manchmal etwas adhärent, manchmal auch ganz leicht lösbar, die Rinde stark verschmälert, die Rindenzeichnung verwaschen. Die Pyramiden sind gegen die Rindensubstanz manchmal noch deutlich abgesetzt, meist ist aber die Grenze ineinandergewaschen. Die Konsistenz des Organs ist zäh.

Mikroskopisch resultieren aus dem Wechselspiel zwischen Regeneration und Verödung an den Glomeruli sehr bunte Bilder, die aber immerhin charakteristisch genug sind, um eine einheitliche Auffassung des Prozesses zu gestatten (Abb. 44—49).

Man kann zunächst noch deutliche Anklänge an das II. Stadium sehen und erkennen, ob es sich ursprünglich um eine intra- oder extrakapilläre Form der Glomerulonephritis gehandelt hat. Über die Art dieser intra- und extrakapillären Veränderungen an den Glomeruli brauchen wir uns nicht mehr des Näheren zu verbreiten, wir müßten ja nur das beim II. Stadium Gesagte wiederholen. Was die Glomerulusveränderungen in diesem Stadium von denen der subchronischen Glomerulonephritis unterscheiden, das ist ihre viel größere Ungleichmäßigkeit. Neben zahlreichen völlig oder nahezu völlig verödeten Glomeruli sieht man doch auch wieder einzelne, die noch durchgängige blutgefüllte Schlingen zeigen. In einem Fall von chronischer Glomerulonephritis, bei dem der Tod nicht durch Niereninsuffizienz, sondern durch interkurrente Ursache (perforiertes Duodenalulkus) bedingt wurde, war die Zahl der gut erhaltenen Glomeruli eine recht beträchtliche.

Auch die Entwicklung des Bindegewebes ist viel ungleichmäßiger, als im II. Stadium, die Struktur der Niere in ausgesprochenem Maße verändert. Es hängt dies einmal mit dem ausgedehnten Untergang spezifischer Nierenbestandteile, andererseits mit den Regenerationsvorgängen am Parenchym zusammen; die Kanälchen sind nicht nur erweitert, sie zeigen vielfach beginnende, oder schon ausgesprochene Gruppierung in Inselform (Abb. 48). Die Inseln regenerierter Kanälchen sind es, welche an der Oberfläche vorragen und die Granulierung bedingen (s. auch Aschoff, Stoerk).

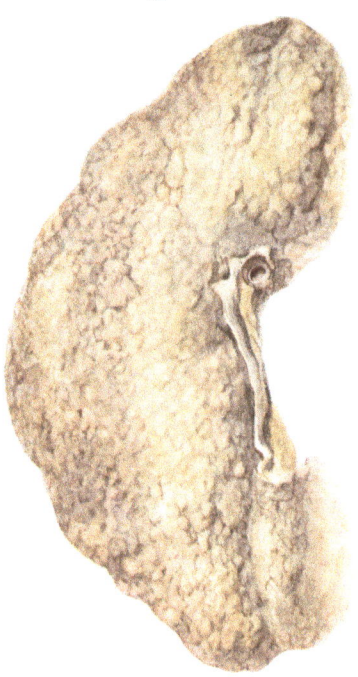

Abb. 7.
Glomerulonephritis. III. Stadium.
(Chronischer Glomerulonephritis mit Granulierung) Oberfläche.

Mit fortschreitender Schrumpfung wird das Urteil immer schwieriger, ob es sich bei dem Prozeß ursprünglich um eine intra- oder extrakapilläre Form der Glomerulonephritis gehandelt hat. Manchmal sieht man in den Kapseln abgestoßene Epithelien, Reste von Halbmonden, netzförmig sich ausspannende Zellzüge zwischen Knäuel und parietalem Kapselblatt, an anderen Stellen ist der Knäuel hyalin verklumpt, am Rande mit einem Saum intensiv gefärbter Zellen besetzt. An manchen Stellen findet eine Verklebung beider Kapselblätter statt, so daß Spalträume entstehen, die mit einem zelligen Belag ausgekleidet sind. Dieser Belag ist dadurch charakterisiert, daß er sehr dichtstehende, dunkel tingierte Kerne enthält. Manchmal sieht man geringfügige Desquamation an diesem zelligen Belag. Man kann daran denken, daß es sich hier um ein Analogon zu der Epitheldesquamation in frischeren Stadien handelt, nur ist die Desquamation weniger lebhaft, der Prozeß der Proliferation und Desquamation vollzieht sich langsamer, macht einen mehr rudimentären Eindruck (Abb. 45 und 46).

An anderen Glomerulis wieder sieht man neben spärlichen blutgefüllten Schlingen, die Mehrzahl plump, in homogene Massen umgewandelt, die nicht das glänzende, glasige Aussehen des Hyalins zeigen. Teils sind die Massen kernarm, teils mit zahlreichen Kernen vom endothelialen Typus versehen. Daneben sieht man zahlreiche, völlig verödete Glomeruli, z. T. als verwaschene hyaline Kugeln nur schwer von der Umgebung abzugrenzen (Abb. 47). Hier und da trifft man dann wieder auf Knäuel, die noch leidlich zarte, durchgängige Schlingen enthalten. Manche sind sogar strotzend mit Blut gefüllt, an anderen wieder ist die Halbmondbildung noch deutlich (Abb. 44). Mitunter wechseln Partien mit auffallend zahlreich verödeten Knäueln mit solchen ab, in denen man noch relativ zahlreiche, leidlich erhaltene Glomeruli antrifft. Es sind dies die Fälle, in denen keine gleichmäßige Granulierung besteht, bei denen vielmehr die Granula durch flache Buckel unterbrochen werden. Nicht selten sieht man an den Glomerulusepithelien ausgedehnte Verfettungen.

Das Bild ist also, wie schon gesagt, ein sehr buntes, aber doch insofern ein einheitliches, als es die fortschreitende Verödung der Knäuel durch entzündliche Prozesse deutlich erkennen läßt. In den Kanälchen bemerkt man in wechselnder Zahl hyaline und granulierte Cylinder. Tropfige Degeneration findet sich stellenweise an den Epithelien, doch ist sie im ganzen geringer, wie im II. Stadium, Verfettungen sind meist recht ansehnlich, auch finden sich beträchtliche Ablagerungen von doppeltbrechender Substanz, namentlich in den Interstitien.

Daß hier die degenerativen Veränderungen an den Epithelien und der Parenchymuntergang in weitgehendem Maße von dem Verödungsprozeß an den Knäueln abhängig sind, hat Löhlein, wie wir glauben, mit Recht schon auseinandergesetzt. Der Parallelismus zwischen Glomerulusverödung und Parenchymschwund ist ein auffälliger, und es ist ja ohne weiteres plausibel, daß der Untergang der Glomeruli in dem zugehörigen Abschnitt der Hauptstücke schwere Störungen zur Folge haben wird. Andererseits ist es, wie gleichfalls Löhlein schon hervorhob, schwer, die Abhängigkeit degenerativer Prozesse von unmittelbarer Giftwirkung auf die Epithelzellen mit Sicherheit auszuschließen. Vielleicht spricht es im Sinne einer solch unmittelbaren Giftwirkung, daß man doch auch in Bezirken, in denen eine Regeneration der Harnkanälchen stattgefunden hat, degenerative Veränderungen, Verfettungen, gelegentlich auch tropfige Degeneration findet (Abb. 49); ferner, daß manchmal die Verfettungen und Ablagerungen doppelbrechender Substanz ganz besonders hochgradig sind, während die Glomerulusveränderungen die gleichen sind, wie in anderen Fällen mit geringeren Verfettungen. Im ganzen sind aber — dies sei besonders hervorgehoben — in diesen späten Stadien der Glomerulonephritis die degenerativen Prozesse geringer, als bei den späteren Phasen der Nephrose, wo das Gift sicher primär an den Epithelien angreift und wo infolgedessen in allen Stadien des Prozesses die degenerativen Veränderungen an den Epithelien sehr im Vordergrund stehen (über Mischformen zwischen Nephritis und Nephrose s. später).

Im III. Stadium der Glomerulonephritis sind die Gefäßveränderungen im allgemeinen sehr beträchtlich. Mit besonderem Nachdruck haben früher schon Jores und Prym auf diesen Punkt hingewiesen, und wir können diese Angaben bestätigen. Es handelt sich dabei sowohl um elastisch-hyperplastische Intimaverdickung, wie um regressive Metamorphosen (hyaline Quellungen, Verfettungen an der Intima). Manchmal stehen diese regressiven Veränderungen schon relativ früh im Vordergrund. Die Media ist häufig hypertrophisch. Mitunter freilich werden die Gefäßveränderungen vermißt. Roth hat derartige Beobachtungen aus dem Joresschen Institut mitgeteilt. Auch der eine von uns hat früher derartige Fälle berichtet, wo bei jugendlichen Individuen mit chronischer Glomerulonephritis Gefäßveränderungen in der Niere fast durchweg fehlten. Auch bei dem Material, das dieser Abhandlung zugrunde liegt, sind einige Fälle, bei denen die Gefäßveränderungen an Stärke sehr zurücktraten (Abb. 50).

Es fragt sich nun, wodurch die Gefäßveränderungen bei der chronischen Glomerulonephritis bedingt sind, zunächst, ob sie direkt oder indirekt entstehen. Bekanntlich ist ja bei der Glomerulonephritis — ob aus mechanischen, toxischen oder reflektorischen Gründen, sei hier unerörtert — der Blutdruck erhöht, und man nimmt nun vielfach an, daß durch diese primär entstehende Blutdruckerhöhung sekundär Gefäßveränderungen ausgelöst würden. Wenn dem so wäre, so müßte man erwarten, daß diese Gefäßveränderungen sich nicht nur in der Niere, sondern im ganzen Gefäßsystem entwickelten, denn das Blut wird ja unter dem gleichen Druck in die verschiedenen Organe des

Körpers eingepumpt. Es können aber in Fällen, in denen im Verlauf der chronischen Glomerulonephritis sehr starke atherosklerotische Veränderungen in der Niere auftreten, in anderen Organen (Darm, Nebennieren usw.) derartige Veränderungen völlig fehlen.

Die Blutdrucksteigerung kann also nicht die wesentliche Ursache der arteriosklerotischen Prozesse in der Niere darstellen, unterstützend wird sie ja wohl in Frage kommen, aber wir müssen annehmen, daß diese arteriosklerotischen Veränderungen in der Hauptsache lokalen Ursachen in der Niere ihre Entstehung verdanken, und es frägt sich nun weiter, ob diese lokalen Ursachen mechanischer oder toxischer Natur sind.

Unseres Erachtens spielt das mechanische Moment, die zunehmende Belastung des Gefäßsystems, bedingt durch die Erkrankung und fortschreitende Verödung der Glomeruli hier die Hauptrolle. Wir stellen uns vor, daß bei der Glomerulonephritis Veränderungen an den Nierengefäßen deshalb entstehen, weil diese in dem Bestreben, das Blut durch die erkrankten, schwer durchgängigen Glomeruli pumpen zu helfen, erhöhte Arbeitsleistung vollbringen müssen. Aus dieser zunehmenden Belastung wird eine stärkere Abnützung resultieren, und aus diesem Grunde wieder werden atherosklerotische Veränderungen an den Gefäßen entstehen können. Inwieweit diese atherosklerotischen Veränderungen ihrerseits zu weiterer Erhöhung des Blutdrucks beitragen, werden wir gleich noch kurz erörtern.

Je nach den individuellen Verhältnissen wird diese Gefäßveränderung sich schneller oder langsamer entwickeln, am langsamsten natürlich bei jugendlichen Individuen mit sehr leistungs- und anpassungsfähigem Gefäßsystem.

Wir wollen nicht leugnen, daß auch toxische Ursachen bei der Entstehung der Gefäßveränderungen in der Niere, speziell bei der Entwicklung regressiver Veränderungen eine Rolle spielen; die starke funktionelle Überlastung der Gefäße bereitet vielleicht einen günstigen Boden für die Entwicklung dieser, auf toxischen Ursachen beruhenden Schädigung. Daß es die Toxine nicht allein sind, beweist wieder der Vergleich mit anderen Organen, speziell dem Darm, wo Gefäßveränderungen völlig fehlen können, obwohl hier die Ausscheidung von toxisch wirkenden Stoffen schwere Veränderungen an der Schleimhaut (Darmdiphtherie bei Urämie) hervorruft.

Daß das mechanische Moment wichtiger ist, wie das toxische, lehrt unseres Erachtens auch ein Vergleich mit den Verhältnissen bei der Amyloidnephrose.

Bei der Amyloidnephrose ist ja die toxische Einwirkung auf die kleinen Gefäße unzweifelhaft, wir sehen ja hier ihre Folgen an der Ablagerung des Amyloids, in der Media der kleinen Arterien, unter dem Endothelrohr der Kapillaren (s. auch Gierke), trotzdem bleiben hyperplastische Intimaverdickung und regressive Prozesse an der Intima in der Regel aus; nun könnte man freilich gegen unsere Auffassung — die Gefäßveränderungen seien Folgen der funktionellen Gefäßüberlastung infolge Glomeruluserkrankung und -verödung — geltend machen, daß es bei der Amyloidose ja auch zu einer Verödung der Glomeruli kommt, und daß trotzdem arteriosklerotische Gefäßveränderungen ausbleiben. Dem gegenüber ist zu betonen, daß die Veränderungen an den Glomerulis bei der Amyloidnephrose mit denen bei der chronischen Glomerulonephritis keineswegs identifiziert werden dürfen. Wie wir bei der Amyloidnephrose schon betont haben, geht dort die Verödung viel unvollkommener vor sich, als bei der Glomerulonephritis, viel wichtiger erscheint uns noch die Überlegung, daß es sich bei der Ablagerung der Amyloidschollen in die Glomerulusschlingen um einen passiven Vorgang handelt, gegenüber den sehr aktiven Prozessen bei der Glomerulonephritis. Offenbar lösen diese aktiven Vorgänge die entzündliche Schwellung, Exsudation, Proliferation, Desquamation, doch viel weitgehendere funktionelle Schädigungen an den Glomerulis aus und wirken infolgedessen viel stärker auf das Gefäßsystem der Niere zurück, als die Glomerulusveränderungen bei der Amyloidose.

Mit großer Regelmäßigkeit findet sich bei der chronischen Glomerulonephritis Herzhypertrophie, in manchen Fällen ist sie nur gering, oft sehr beträchtlich, und es frägt sich, worauf diese Herzhypertrophie zurückzuführen ist.

Man wird hier die primäre, durch die Glomerulonephritis hervorgerufene Blutdrucksteigerung anschuldigen, man wird unseres Erachtens aber auch nicht umhin können, den im Verlauf der Glomerulonephritis sich entwickelnden Gefäßveränderungen hier eine Rolle zuzuschreiben. Wir sahen besonders hohe Grade von Herzhypertrophie dann, wenn sich auch hochgradige Veränderungen an den kleinen Nierengefäßen finden (Abb. 51). Ein ganz genauer Parallelismus zwischen Intensität der Gefäßveränderungen und Stärke der Herzhypertrophie konnte allerdings bei unseren Untersuchungen nicht festgestellt werden — die individuellen Verhältnisse spielen hier wohl sicher auch eine nicht unbeträchtliche, aber schwer kontrollierbare Rolle —, aber immerhin ist doch die Feststellung beachtenswert, daß unter 5 Fällen von chronischer Glomerulonephritis, bei denen die Herzgewichte über 600 g betrugen, dreimal starke, zweimal sehr starke Gefäßveränderungen, bei 9 Fällen chronischer Glomerulonephritis dagegen, bei denen die Herzgewichte geringer wie 600 g waren, nur dreimal starke Gefäßveränderungen festgestellt wurden; viermal waren sie wohl auch vorhanden, aber von wechselnder Intensität, an manchen Stellen recht beträchtlich, an anderen wieder geringfügig, zweimal direkt als gering zu bezeichnen.

Im Sinne unserer Auffassung spricht es auch, daß bei der genuinen Schrumpfniere, bei der die Veränderungen an den kleinen Nierengefäßen besonders stark, viel stärker als bei dem Gros der chronischen Glomerulonephritisfälle sind, auch die Herzhypertrophie höhere Grade erreicht wie dort, obwohl hier die primäre, auf Glomeruluserkrankung beruhende Blutdrucksteigerung wegfällt. Es spricht dies jedenfalls prinzipiell zugunsten der Annahme, daß atherosklerotische Veränderungen an den kleinen Nierengefäßen eine wichtige Rolle bei der Entstehung von Blutdrucksteigerung und Herzhypertrophie spielen.

Jores hat schon vor einiger Zeit auf den Unterschied hingewiesen, der hinsichtlich der Herzvergrößerung zwischen „roter Granularniere" und sekundärer Schrumpfniere besteht und unter anderem auch daran erinnert, daß die Ursache für diesen Unterschied in dem Verhalten der kleinen Gefäße gesucht werden könnte. Wir kommen auf diesen Punkt bei der Besprechung der Kombinationsform (genuine Schrumpfniere) noch einmal zurück.

Daß auch der Grad des Gewebsuntergangs in der Niere nicht das ausschlaggebende Moment für die Entstehung der Herzhypertrophie sein kann, hat Jores schon überzeugend dargelegt.

Fassen wir unsere Anschauungen über die Herz- und Gefäßveränderungen bei der Glomerulonephritis noch einmal kurz zusammen, so können wir dies folgendermaßen tun:

Bei der Glomerulonephritis, namentlich ihrer chronischen Form, wird infolge der mit fortschreitender Veödung einhergehenden Glomeruluserkrankung das Gefäßsystem der Niere funktionell stark belastet; diese starke Belastung ist die Ursache atherosklerotischer Prozesse an den Gefäßen, und die Atherosklerose der Nierengefäße bedingt eine Blutdrucksteigerung, die sich zu der primären, durch die Glomeruluserkrankung ausgelösten Hypertonie summiert.

Je stärker die Gefäßveränderungen sind, desto mehr wird sich der Grad der Blutdrucksteigerung und Herzhypertrophie den später zu besprechenden Verhältnissen bei der Kombinationsform (genuinen Schrumpfniere) nähern.

2. Herdförmige Nephritis.

a) Herdförmige Glomerulonephritis.

Wie der Name sagt, verstehen wir unter herdförmiger Glomerulonephritis entzündliche Veränderungen an den Glomeruli, die sich nicht, wie bei der diffusen Glomerulonephritis, an der ganzen Niere, sondern nur an einem Teil der Knäuel, abspielen.

Man wird wohl nur selten in der Lage sein, derartige Beobachtungen zu machen, da die herdförmige Nephritis an sich nicht tödlich ist, und man sie nur als Nebenbefund auf dem Sektionstisch antrifft.

Findet man nun bei der Untersuchung der Nieren nur an einzelnen Glomeruli entzündliche Veränderungen, so wird man natürlich zunächst auch mit der Möglichkeit rechnen müssen, daß es sich vielleicht um den ersten Beginn oder um das Abklingen einer diffusen Glomerulonephritis handelt.

Wir haben am Anfang dieses Kapitels schon eine Differenzierung der beginnenden und der abklingenden Glomerulonephritis zu geben versucht und dabei auseinandergesetzt, daß vielleicht das Vorhandensein der Schlingenblähung im Sinne einer noch in der Entwicklung begriffenen, das Fehlen dieser Veränderung im Sinne einer abklingenden Glomerulonephritis zu deuten wäre.

Gelingt es mittelst dieses Momentes vielleicht eine anatomische Abgrenzung der herdförmigen gegen die abklingende Glomerulonephritis vorzunehmen, so ist doch diese Abgrenzung sicher nicht leicht und noch schwieriger erscheint es, anatomisch zwischen herdförmiger und beginnender diffuser Glomerulonephritis zu unterscheiden. Wenn wir in der Niere nur an einzelnen Glomeruli entzündliche Veränderungen finden, so läßt sich die Frage aufwerfen, ob wir hier nicht einen ganz vorübergehenden Befund vor uns haben, ob nicht eine derartige herdförmige Glomerulonephritis, wenn nur Zeit genug vorhanden ist, in eine diffuse übergeht, ob nicht mit andern Worten diese herdförmige Glomerulonephritis nur ein gelegentliches Vorstadium der diffusen Form ist, bei der man unter dieser Voraussetzung einmal einen plötzlichen Beginn, das andere Mal eine mehr schleichend allmähliche Entwicklung annehmen müßte. Hier kann nur der Vergleich mit der klinischen Beobachtung Aufschluß geben und dieser Vergleich lehrt, daß es offenbar — und zwar gar nicht so selten — Fälle gibt, die klinisch zwar an eine Erkrankung der Glomeruli denken lassen, bei denen aber die Erscheinungen seitens der Nieren keineswegs im Vordergrund stehen und sich vor allem durch den Mangel an Blutdrucksteigerung von der diffusen Glomerulonephritis unterscheiden (näheres siehe im klinischen Teil); bei denen dann weiterhin, wenn das Individuum zufällig in diesem Stadium an seiner Grundkrankheit zum Exitus kommt, die anatomische Untersuchung ergibt, daß es sich an einem Teil der Glomeruli um entzündliche Veränderungen handelt, während die übrigen Knäuel histologisch intakt sind. Folgender Fall möge als Beispiel für das Gesagte dienen (Abb. 52—54).

Etwa acht Tage vor dem Tod der 34jährigen Patientin, der an Phthise erfolgte, trat Eiweiß und Blut im Urin auf und diese Blutbeimengung hielt bis zum Tode an. Im übrigen traten die Nierensymptome im Krankheitsbild ganz zurück (vgl. Klin. Beisp. XXXII.). Bei der Untersuchung der Niere fanden sich an einzelnen Glomerulis entzündliche Veränderungen, Zellvermehrung in den Schlingen, geringe Epithelproliferation und Desquamation, Abscheidung von Blut und Fibrin in den Kapselraum, stellenweise Kapselverklebung (Abb. 52 u. 53). An den Epithelien der Hauptstücke bemerkte man Verfettungen, in den Interstitien etwas doppeltbrechende Substanz. Außerdem fanden sich in der

Niere einige kleine Tuberkel. Makroskopisch bot die Niere nichts Charakteristisches, außer dem Vorhandensein ganz kleiner Blutpünktchen an der Oberfläche.

Derartige Beobachtungen scheinen seither wenig gemacht oder nicht beachtet worden zu sein. Löhlein erwähnt nur die Möglichkeit einer solchen herdförmigen Glomerulonephritis. Weitere Beobachtungen von anderer Seite, bei denen besonders Wert auf die Übereinstimmung klinischer und anatomischer Untersuchung zu legen wäre, sind hier sehr erwünscht.

b) Interstitielle Nephritis.

Die akute interstitielle Nephritis ist das Prototyp der herdförmigen Nierenentzündung. Es kommt zwar vor, daß die interstitiellen Infiltrate ineinanderfließen und auch größere Nierenbezirke durchsetzen, aber immer ist ein Hervorgehen aus primären kleineren Herdchen deutlich. Ätiologisch kommen in Betracht Streptokokkeninfektionen, vor allem die Streptokokkenmischinfektion bei Scharlach, dann Pneumokokkenerkrankungen, ferner haben wir die interstitielle Nephritis bei Tuberkulösen gesehen, bei denen natürlich auch eine Streptokokkenmischinfektion zu berücksichtigen ist. Leichtere Affektionen haben wir auch bei Masern und Diphtherie, kürzlich zum erstenmal auch bei einem Typhusfall beobachtet. Ätiologisch scheinen also verschiedene bakterielle Noxen in Frage zu kommen, die Hauptrolle spielen sicher die Streptokokken resp. ihre Toxine.

Makroskopisch sind die Veränderungen in der Mehrzahl der Fälle nicht so, daß sich ein einheitliches, charakteristisches Bild entwerfen läßt. Es geht dies übrigens schon aus der Überlegung hervor, daß der Prozeß, wie bei der mikroskopischen Beschreibung gleich auseinandergesetzt werden soll, graduell sehr verschieden auftritt; es wechseln kleine, zirkumskripte Infiltratchen mit mächtigen, ineinanderfließenden Herden von Rundzellen ab.

Sind die mikroskopischen Veränderungen nur gering, so zeigt die Niere u. U. makroskopisch keine nennenswerten Abweichungen von der Norm, doch schon bei etwas stärkerer Infiltration bietet die Niere auch makroskopisch Veränderungen, deren wichtigstes gemeinsames Zeichen die Schwellung, seröse Durchtränkung und etwas weiche Konsistenz ist. Oberfläche und Rinde zeigen dann schmutziggraugelbliche, bräunlich gefleckte, bis bräunliche Farbe. Rinden- und Pyramidensubstanz sind gut gegeneinander abgesetzt, Zeichnung der Rinde undeutlich. Mitunter sind die Veränderungen so charakteristisch, daß sich schon makroskopisch die Diagnose stellen läßt. Dies ist dann der Fall, wenn man an der Rinde, wie dies Aschoff in seinem Lehrbuch zutreffend schildert, eine bräunliche, hämorrhagische Streifung sieht, der an der Oberfläche eine bräunliche Fleckung entspricht. Die Niere ist dann manchmal beträchtlich vergrößert, bis 200 gr und mehr, und stark serös durchtränkt. Die Rinde ist deutlich blasser, als die dunklen Pyramiden und von diesen deutlich abgesetzt. Rechnet man in eine gemeinsame Gruppe außer diesen schweren auch die leichteren Fälle von interstitieller Nephritis — und das muß man doch wohl — so ist der Prozentsatz dieser makroskopisch gut charakterisierten Fälle nach unseren Erfahrungen nicht allzugroß.

Mikroskopisch sehen wir bei den leichteren Fällen kleine, interstitielle Rundzellenherde, die unregelmäßig über die Rinde zerstreut sind. Die Herdchen bestehen aus Lymphocyten und Plasmazellen, manchmal überwiegt die eine, manchmal die andere Zellart. Außerdem sieht man nicht selten, namentlich in größeren Herdchen, große, mononukleäre Elemente. Polynukleäre Leukocyten sind gelegentlich auch zu finden, aber es sei ausdrücklich hervorgehoben, daß sie sehr spärlich in den Herdchen vorkommen. Sind die Infiltrate nur ganz

klein, so liegen sie zwischen den Kanälchen und drängen diese nur etwas auseinander; werden sie größer, so daß sie eine Anzahl von Kanälchen umgreifen,
so beginnt unter dem Einfluß der Infiltration an den Kanälchen ein Zerstörungs-
prozeß, dem sie allmählich zum Opfer fallen. Die Rundzellen dringen direkt
durch die Kanälchenwand in die Lumina ein (Abb. 55). Die einzelnen Epithelien werden aus ihrem Verband gelöst, z. T. schon beim Eindringen der Zellen
in die Kanälchen zerstört, z. T. durch das wachsende Infiltrat auseinander-
gedrängt, zerstört und resorbiert. In größeren Infiltraten, zu denen die kleineren
allmählich zusammenfließen, sieht man häufig Reste von Epithelzellen, die auch,
wenn sie ihre ursprüngliche Form eingebüßt haben, an ihrem großen, beim
Untergang der Zellen blasser und blasser werdenden Kern und der fein granulären
Struktur ihres Protoplasmarestes noch lange als Nierenelemente zu erkennen sind.

Viel länger als die Tubuli widerstehen die Glomeruli diesem Zerstörungs-
prozeß, sie enthalten mitunter geronnene Massen im Kapselraum (Abb. 55),
sind aber an sich histologisch intakt. Im Beginn des Prozesses sind die Schlingen
gut mit Blut gefüllt (Abb. 55 u. 56), mit zunehmender Infiltration nimmt der
Blutgehalt der Schlingen ab, oft ist diese Abnahme sehr beträchtlich (Abb. 57).

Man sieht die Glomeruli auch in größeren Infiltrationsherden noch gut
erhalten, wenn die Tubuli schon in großer Ausdehnung zugrunde gegangen
sind. Offenbar leistet die Bowmannsche Kapsel der Zerstörung besseren
Widerstand, wie die Tunica propria der Kanälchen, schließlich werden freilich
auch die Glomeruli in den Auflösungsprozeß mit einbezogen.

In größeren Infiltraten finden sich reichlich kleinere und größere Blutungen
(Abb. 56); wie schon erwähnt, sitzen die Infiltrate mit Vorliebe in der Rinde,
manchmal bevorzugen sie die Grenze zwischen Rinde und Mark. Mitunter
erreichen die Herdchen recht ansehnliche Größe, sie zeigen dann vielfach, wie
dies Aschoff schon hervorgehoben hat, ausgesprochene Keilform — die Basis
des Keils nach der Oberfläche gerichtet — und können schon makroskopisch
erkennbar sein. Die Herkunft dieser größeren Herde aus kleineren Infiltraten
unterliegt keinem Zweifel. Man sieht alle möglichen Übergänge aus kleineren
zu größeren Herdchen, auch ist die zellige Zusammensetzung im großen und
ganzen hier wie dort die gleiche.

In den Abschnitten des Parenchyms, die an der Infiltration unbeteiligt
sind, können Veränderungen völlig fehlen, die Glomeruli sind dort regelmäßig
intakt, an den Epithelien fehlen degenerative Prozesse so häufig, daß man
dort, wo sie vorhanden sind, mehr daran denken muß, es möchte sich dabei
um Prozesse handeln, die sich neben der interstitiellen Nephritis entwickelt
haben in Analogie zu manchen Fällen von Glomerulonephritis, bei denen wir
auch zu der Annahme gelangten, daß dieselbe Noxe Glomeruli und Epithelien
gleichzeitig angegriffen habe. Es kommen an degenerativen Prozessen Verfettungen mehr minder hohen Grades vor, manchmal handelt es sich um eine
geringfügige, tropfige Degeneration, gelegentlich findet sich neben der interstitiellen Nephritis gleichzeitig trübe Schwellung. Oft macht sich die seröse
Durchtränkung auch miskrokopisch an einer mehr weniger ausgeprägten diffusen
Auseinanderdrängung der Nierenelemente bemerkbar.

Auf Gefäße und Herz ist die akute interstitielle Nephritis nach unseren
Erfahrungen ohne Einfluß.

Über die Ausgänge der nicht tödlich verlaufenden Fälle von interstieller
Nephritis sind wir sehr wenig unterrichtet. Wir haben mitunter, wenn wir bei
jüngeren Individuen Herdchen von Granulationsgewebe fanden, diese beginnende .
Narbenbildung als Ausgänge akuter, interstitieller Entzündung aufgefaßt. Es
handelte sich dabei um Patienten, die an Infektionskrankheiten litten bei

denen Degenerationen am Parenchym fehlten, bei denen fernerhin Glomeruli und Gefäße histologisch intakt waren. Eine richtige Schrumpfniere dagegen haben wir bis jetzt auf der Basis der interstitiellen Nephritis noch nicht entstehen sehen. Wir werden später noch auf die Frage zurückzukommen haben, ob wir berechtigt sind, die genuine Schrumpfniere, wie dies früher ja allgemein geschah, in letzter Linie auf eine akute interstitielle Nephritis zurückzuführen.

c) Embolische Herdnephritis.

Wenn wir in die seither besprochene Gruppe auch die Nierenerkrankung eingliedern, die Löhlein als embolische, nichteitrige Herdnephritis beschrieben hat, so tun wir dies nicht ohne Bedenken. Wie bei der mikroskopischen Beschreibung dieser Affektionen noch näher dargelegt werden wird, kann man hier nicht, wie bei den bisher in diesem Kapitel besprochenen Formen behaupten, daß die ersten, histologisch nachweisbaren Veränderungen in der Niere entzündlicher Natur seien. Immerhin bietet die Erkrankung, namentlich in ihrem späteren Verlauf, klinisch entschieden Analogien zur Glomerulonephritis, und wir haben uns deshalb entschlossen, den Prozeß hier abzuhandeln; wir sind uns aber bewußt, und betonen nochmals ausdrücklich, daß er in den Begriff der Nephritis, so wie wir ihn seither formuliert haben, nicht ganz hineinpaßt.

Die ersten Fälle von embolischer, nicht eitriger Herdnephritis, die Löhlein beschrieb, zeigten die Affektion schon in einem späteren Stadium. Es fand sich neben zahlreichen, völlig intakten Glomeruli, an andern Knäueln partielle oder völlige Verödung, Veränderungen, die zu herdweiser Schrumpfung in der Niere geführt hatten. Löhlein deutete die Verödungsherde in den Glomerulis als Ausgänge kleinster embolischer Prozesse und konnte in einer späteren Abhandlung durch die Beschreibung einiger jüngerer Fälle seine Auffassung noch besser stützen. Ätiologisch handelte es sich stets um septische Zustände im Körper, vor allem trat in der Ätiologie der Streptococcus viridans (Schottmüller) hervor. Die Löhleinschen Angaben sind seitdem von Gaskell vollinhaltlich bestätigt worden.

Auf eine Lücke in seiner Beschreibung hat Löhlein selbst ausdrücklich hingewiesen.

Es ist ihm nie gelungen, in den veränderten Glomeruli Kokken färberisch nachzuweisen, offenbar deshalb, weil keiner seiner Fälle frisch genug war.

Wir sind nun in der glücklichen Lage, zwei derartige Fälle mitzuteilen; durch die Gegenüberstellung eines ganz frischen und eines älteren Falles können wir die Entwicklung des Krankheitsbildes von Anfang an veranschaulichen, und damit die Löhleinsche Beschreibung ergänzen.

In dem einen der beiden von uns beobachteten, ganz frischen Fälle waren nur ganz wenige Glomeruli befallen. Wir wählen zur Beschreibung besser den andern, bei dem zahlreiche Glomeruli ergriffen waren, und bei dem sich die von vornherein bestehenden verschiedenen Entwicklungsmöglichkeiten des Prozesses besser veranschaulichen lassen.

Es handelte sich um die Niere eines 48jährigen Mannes mit Mitral- und Aorteninsuffizienz, der eine vereiterte, mit Streptokokken infizierte Thrombose der linken Vena mediana brachialis und subclavia hatte.

Makroskopisch ist die Niere nicht vergrößert, von fester Konsistenz, sehr blutreich. Im Bereich der Oberfläche und Rinde von bräunlicher, im Bereich der Pyramiden von dunkelbräunlicher Farbe. Rinde und Pyramiden sind gut gegeneinander abgesetzt, die Zeichnung im ganzen deutlich. Blutungen sind makroskopisch nicht erkennbar. Das makroskopische Bild ist also völlig uncharakteristisch.

Mikroskopisch fallen vor allem sehr zahlreiche Kokkenembolien auf; an einzelnen Glomerulis ist das Vas afferens verstopft, an der Mehrzahl der von Embolien betroffenen Glomeruli aber finden sich die Bakterien noch weiter peripher in einzelnen Schlingen gelegen. In zahlreichen Glomerulis sind Bakterienembolien nicht erkennbar. Betrachten wir zunächst diese. Ein Teil dieser Knäuel ist histologisch völlig intakt, zeigt zarte, blutgefüllte Schlingen; andere lassen histologisch analoge Veränderungen erkennen, wie die embolisierten Glomeruli, das Freibleiben ist hier offenbar nur ein scheinbares, durch die Schnittführung bedingtes. Betrachtet man derartige Glomeruli in einer andern Schicht, so treten auch hier Bakterien in den Schlingen auf. Es zeigt dies Verhalten, wie gering die in den Knäueln unter Umständen eingeführten Bakterienmengen sind.

Die Veränderungen nun, die sich an den embolisierten Glomerulis abspielen, sind keineswegs, wie bei der beginnenden Glomerulonephritis, rein entzündlicher, sondern zunächst regressiver Natur. Daher unsere Bedenken, diese Fälle ohne weiteres der Nephritis zuzuzählen. Die Embolisierung an den Glomerulis führt in der Hauptsache zu einer Nekrose, manchmal nur einzelner Schlingen, manchmal ganzer Glomeruli. Die Zellgrenzen sind dabei ineinandergewaschen, die Struktur der einzelnen Schlingen nur noch andeutungsweise erhalten. Neben Bakterien sieht man in dieser, in Nektrotisierung begriffenen Partie, eine Anzahl unregelmäßig gelagerter Kerne, deren Zelleib nicht mehr differenzierbar ist, oder die selbst schon zerfallen sind, daneben Fibrinpfröpfchen und verklumpte rote Blutkörperchen. Die entzündliche Reaktion in der Umgebung derartig nekrotisierender Stellen ist meist sehr geringfügig und äußert sich im Auftreten spärlicher Leukocyten, manchmal ist sie ganz besonders gering, fast fehlend (Abb. 58). Jedenfalls haben wir es dann mit dem allerersten Beginn des Prozesses zu tun. Sitzt die embolisierte Stelle am Rand des Knäuels, so kommt es leicht zu Schlingenverklebung, und man beobachtet dann mitunter, wie dies Gaskell schon beschrieben und abgebildet hat, eine peri-capsuläre, leukocytäre Infiltration. Auch in den Schlingen, die von der embolisierten Stelle weiter entfernt liegen, finden sich in ziemlicher Menge kleine Fibrinpfröpfchen. Die Bowmannschen Kapseln sind vielfach leer, stellenweise bemerkt man hier Gerinnungsmassen und rote Blutkörperchen, die sich auch stellenweise in den Kanälchen finden.

Mitunter sind ganze Vas afferentia oder noch größere Ästchen durch Bakterienhaufen verstopft, es schließt sich an derartige größere Embolien jedesmal die Bildung eines miliaren Abszeßchens an, es ist also beim Ausbleiben stärkerer entzündlicher Reaktion an den embolisierten Glomerulusschlingen die geringfügige Chemotaxis vermutlich nicht nur auf die Eigenart der Bakterien, sondern auch auf ihre geringe Menge zurückzuführen. Es geht ferner aus dem eben erwähnten Verhalten ohne weiteres hervor, daß die Übergänge von der embolischen, nicht eitrigen, zur embolischen, eitrigen Herdnephritis fließende sind. Auch dieser Umstand erregte bei der Einreihung der embolischen Herdnephritis in die hier abzuhandelnden Prozesse einige Bedenken. Denn wir wollen in dieser Untersuchungsreihe eigentlich nur die nichteitrigen, nicht spezifischen hämatogenen Nierenaffektionen abhandeln.

An vereinzelten Hauptstücken bemerkt man tropfige Degeneration, mitunter finden sich in der unmittelbaren Umgebung embolisierter Glomeruli an den Hauptstücken degenerative Veränderungen anderer Art (Abb. 59). Die Epithelien zeigen bei Hämatoxylin-Eosinfärbung die gleiche, rotbräunliche

Verfärbung, wie die Fibrinpfröpfchen in den Glomerulusschlingen. Die Kanälchen sind kollabiert, die Epithelien verschmälert, die Kerne z. T. erhalten, z. T. verschwunden oder im Zerfall begriffen. Bei starker Vergrößerung zeigen die Epithelien körnige Beschaffenheit. Diese Körnchen nehmen bei der Pfisterschen Modifikation der Weigertfärbung nicht die typische dunkelblaue Farbe an, wie die Tröpfchen und Tropfen bei der hyalin-tropfigen Degeneration.

Die beschriebenen degenerativen Veränderungen betreffen nur einen kleinen Teil des Parenchyms, im großen und ganzen zeigt es histologisch keine nennenswerte Alteration. In den beiden Fällen von frischer Herdnephritis war die Streptokokkeninfektion nicht durch den Viridans bedingt. Löhlein hat übrigens schon hervorgehoben, daß außer dem Streptococcus viridans wohl noch andere Mikroorganismen in Frage kommen. Lippmann hat unterdessen einen Fall von embolischer Herdnephritis bei Kolisepsis mitgeteilt.

Der Fall von älterer embolischer Herdnephritis (52jähriger Mann mit frischer und älterer Endokarditis an der Mitralis, vgl. Klin. Beisp. XXXVIII) deckt sich vollständig mit der klassischen Beschreibung von Löhlein (Abb. 60). Die nekrotisierten Stellen an den Glomerulis sind hier in Narbengewebe übergeführt, das sich bei der van Giesonfärbung teils gelbbräunlich färbt, teils aber auch schon das leuchtende Rot des Bindegewebes zeigt. Die Analogie zum ausgeheilten Infarkt ist besonders deutlich auf Abb. 61. Zahlreiche Glomeruli sind histologisch völlig intakt.

Entsprechend den Glomerulusverödungen findet sich eine unregelmäßige Verbreiterung der Interstitien. Wie bei der Glomerulonephritis findet sich im Anschluß an die Glomerulusveränderungen an den zugehörigen Hauptstücken tropfige Degeneration; Verfettungen sind nicht nennenswert, doppelbrechende Substanz ist hier — in unserm Fall — nicht nachzuweisen. In manchen Kanälchen findet sich Blut, die Interstitien des Marks sind verbreitert, die Kanälchen sind stellenweise etwas erweitert. Eine eigentliche Inselbildung — wie sie bei der chronischen Glomerulonephritis beschrieben wurde — die zu deutlicher Granulierung der Oberfläche führen könnte, ist hier nicht vorhanden.

Makroskopisch ist in diesem Fall die linke Niere etwa von entsprechender Größe, die rechte deutlich verkleinert (115 g). Die Substanz ist von zäher Konsistenz, die Oberfläche braungelblich, rötlich gesprenkelt. Die Rinde hebt sich deutlich gegen die Pyramiden ab, die Rindenzeichnung ist verwaschen.

Es ist Löhlein ohne weiteres zuzugeben, daß die embolische Herdnephritis, wenn sie hinreichend viele Glomeruli ergreift, klinisch ein analoges Bild machen kann, wie die chronische Glomerulonephritis. Andererseits geht aus den von Löhlein u. a. gegebenen Schilderungen, ebenso wie aus unserer Beschreibung hervor, daß die Affektion sich gewöhnlich von der Glomerulonephritis in so charakteristischer Weise unterscheidet, daß auch in chronischen Fällen noch eine Trennung möglich ist.

Anhang.

Mischformen.

Mit wenigen Worten sei noch auf die Möglichkeit eingegangen, daß die seither besprochenen, typischen Formen sich miteinander kombinieren können.

Ganz kurz wollen wir dabei auf drei von uns beobachtete Fälle von Streptococcus viridans-Sepsis hinweisen, bei denen die Mischaffektionen besonders bunt waren.

In einem Fall (Klin. Beisp. XXXVII) war es neben einer embolischen Herdnephritis auch zu einer Amyloidose gekommen, außerdem bemerkte man an vereinzelten, nicht embolisierten Glomerulis echte, entzündliche Prozesse,

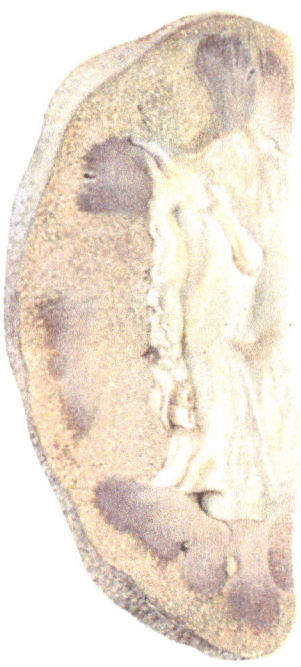

in dem anderen Fall fanden sich neben vereiterten Infarkten diffus verteilte, interstitielle Herdchen, teils herdförmig, teils mehr infiltrierend. An den Glomerulis bestand vielfach deutliche Quellung der Schlingen und stellenweise feine Fettbestäubung, andere zeigten echte entzündliche Veränderungen. Die Veränderungen an den Glomeruli waren aber nicht gleichmäßig. In den Epithelien der Hauptstücke und in den Interstitien fand sich Fett, in den Interstitien etwas — aber nur in spärlicher Menge — doppelbrechende Substanz. Die Veränderungen der embolischen Herdnephritis wurden hier vermißt.

In dem III. Falle endlich, den wir auch abgebildet haben, fand sich wieder eine embolische Herdnephritis (Abb. 62), die hier vielfach durch perikapsuläre Infiltration ausgezeichnet war. Daneben bemerkte man aber auch an einzelnen, nicht embolisierten Glomerulis echte entzündliche Prozesse (Abb. 63) und außerdem degenerative Veränderungen (tropfige Degeneration), nicht nur an den Kanälchen, die zu veränderten Glomeruli gehörten, sondern auch an anderen Stellen (Abb. 64).

Bei der Erwähnung der Mischformen möchten wir noch einmal speziell auf die Fälle hinweisen, bei denen das die Niere schädigende Agens gleichzeitig Epithel und Gefäßbindegewebe angriff. Es ist im vorstehenden ja an verschiedenen Orten

Abb. 8.
Mischform. Chronische Glomerulonephritis und Nephrose. Schnittfläche.

bei der Besprechung der diffusen Glomerulonephritis und der herdförmigen interstitiellen Nephritis die Rede von derartigen Fällen gewesen, bei denen

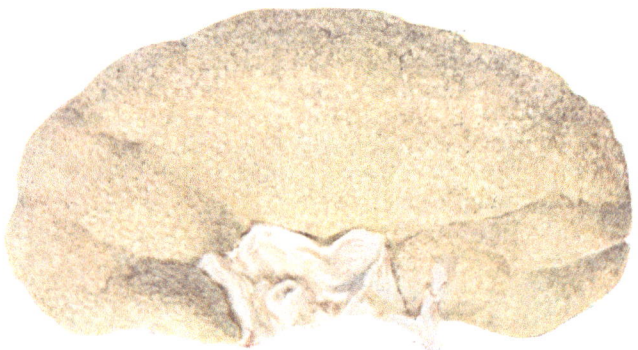

Abb. 9.
Mischform. Chronische Glomerulonephritis u. Nephrose. Oberfläche (vgl. Klin. Beisp. XXVI).

wir annehmen müssen, daß sie sowohl im Sinne einer Nephritis wie auch einer Nephrose erkrankt waren. Selbst bei den sekundären Schrumpfnieren kann es unter Umständen, wie im vorstehenden schon erwähnt, noch möglich sein, eine solche Mischform zu diagnostizieren. Wir haben in Nr. 8 und 9 der makroskopischen Bilder einen Fall von sekundärer Schrumpfniere abgebildet, der sich von dem gewöhnlichen III. Stadium der Glomerulonephritis durch eine ganz exquisite Verfettung unterscheidet, die schon makroskopisch in Form sehr auffälliger gelblicher Herdchen an Ober- und Schnittfläche zum Ausdruck kommt. Wir nehmen hier, in Bestätigung der Diagnose der Klinik, mit Bestimmtheit an, daß es sich um eine dem chronisch entzündlichen Prozeß an den Glomeruli parallel laufende Nephrose handelt.

Daß derartige Mischformen sich von den reinen Fällen auch intra vitam symptomatologisch trennen lassen, wird im klinischen Teil zu erörtern sein.

C. Arteriosklerotische Nierenveränderungen.

Wie im 1. und 2., so läßt sich auch im 3. Kapitel der pathologische Vorgang, der genetisch die hierher gehörigen Nierenaffektionen beherrscht, ganz präzis in einen Begriff fassen.

Waren es bei der Nephrose die primären Epitheldegenerationen, bei der Nephritis die primären entzündlichen Prozesse am Gefäßbindegewebe, so sind es in diesem Kapitel die primären Gefäßalterationen der Niere, welche dem pathologischen Bilde den charakteristischen Stempel aufdrücken.

Bei den zunächst zu besprechenden Prozessen, die wir als reine arteriosklerotische Veränderungen bezeichnen, sind die Verhältnisse ja ganz klar und eindeutig.

Schwieriger liegt die Frage bei der Kombinationsform („genuinen Schrumpfniere"), deren Beziehungen zur Arteriosklerose wir in früheren Arbeiten schon hervorgehoben haben, und deren Besprechung den zweiten Abschnitt dieses Kapitels bilden soll.

Die genuine Schrumpfniere wurde früher bekanntlich ganz allgemein als Endstadium einer chronisch interstitiellen Nephritis aufgefaßt. Wir haben diese Ansicht nie teilen können, und es mehren sich neuerdings die Stimmen, welche gleich Jores und uns die innigen Beziehungen der „genuinen Schrumpfniere" zu arteriosklerotischen Nierenveränderungen hervorheben.

1. Reine, arteriosklerotische Veränderungen.

Die Arteriosklerose der Nierengefäße ist etwas sehr häufiges, sie ist aber auch etwas an Intensität sehr wechselndes, nicht nur von Fall zu Fall, sondern auch vielfach innerhalb des Organs selbst. Wir sehen infolgedessen als Folgezustände der Arteriosklerose wechselnde pathologische Bilder an der Niere, die sich aber nicht qualitativ, sondern nur quantitativ unterscheiden.

Ehe wir auf diese Folgezustände eingehen, wollen wir uns zunächst kurz mit der Frage beschäftigen, auf welche Weise die arteriosklerotischen Veränderungen an den Nierengefäßen zustande kommen.

Wir stehen dabei, wie wir in früheren Abhandlungen schon mehrfach dargelegt haben, auf dem Standpunkt, daß die Hauptursache für diese Veränderungen in mechanischen Momenten gegeben ist.

Die Nierengefäße, die in ihrem Füllungszustand sehr häufigem Wechsel unterworfen sind, welche das Blut durch die Glomeruli, also gewissermaßen durch einen in den Kreislauf eingeschalteten Widerstand pumpen helfen, werden

4*

besonders häufig eine funktionelle Mehrbelastung erleiden, die zunächst zur elastisch-hyperplastischen Intimaverdickung (Jores) und weiterhin zur Arteriosklerose führt. An manchen Stellen des Gefäßsystems der Niere kann sich freilich eine elastisch-hyperplastische Intimaverdickung nicht entwickeln. Die elastisch-hyperplastische Vorstufe fehlt stets an den Vas. aff. Man sieht hier, wie auch an den kleinsten Gefäßen anderer Organe, wenn sie arteriosklerotisch verändert sind, nur hyaline, das Lumen mehr weniger stark verengende Dinge und Verfettungen. Herxheimer hat unlängst darauf hingewiesen, daß es sich bei diesen kleinsten Gefäßen um eine elastisch-hyperplastische Vorstufe der Arteriosklerose deshalb nicht handeln könne, weil sie anders gebaut sind wie die etwas größeren Gefäße, d. h. keine Elastica interna besitzen. Doch spricht dieser Umstand wohl kaum dagegen, daß auch hier dem arteriosklerotische Prozeß eine zu starker Abnützung führende funktionelle Überlastung zugrunde gelegen haben kann.

Wir wollen nicht in Abrede stellen, daß beim Übergang der elastisch-hyperplastischen Intimaverdickung zu regressiven Prozessen i. e. zur Arteriosklerose toxische Ursachen auch eine Rolle spielen können, auch soll nicht geleugnet werden, daß derartige toxische Ursachen eventuell direkt, ohne den Umweg über die elastisch-hyperplastische Intimaverdickung zur Arteriosklerose führen (siehe die späteren Bemerkungen über Bleivergiftung).

Im allgemeinen aber möchten wir mit Bestimmtheit daran festhalten, daß funktionelle Ursachen in erster Linie es sind, die zur Arteriosklerose der Nierengefäße führen. Wir haben ja schon gesehen, daß bei vielen toxischen Vorgängen in der Niere, bei Nephrosen, bei der Amyloidnephrose, arteriosklerotische Prozesse an den Nierengefäßen fehlen, wenn es sich nur um jugendliche Individuen handelt, während die arteriosklerotischen Veränderungen bei älteren Personen sich ungemein häufig finden, gleichgültig, ob sie Infektionen resp. Intoxikationen durchgemacht haben, oder nicht.

Es läßt sich daraus wohl der Schluß ziehen, daß die Abnützung für die Entstehung der Arteriosklerose an den Nierengefäßen im allgemeinen wichtiger ist, als toxische Einflüsse.

Wenden wir uns nun zu den Veränderungen, welche an den Nieren durch die Arteriosklerose der Nierengefäße ausgelöst werden. Sie sind von Ziegler in klassischer Weise beschrieben worden. Die Zieglerschen Angaben sind von zahlreichen Nachuntersuchern bestätigt worden und in die Lehrbücher übergegangen. Im Prinzip schließen auch wir uns der Zieglerschen Darstellung an.

Das Wesen der arteriosklerotische Veränderung in der Niere ist eine Ernährungsstörung im Parenchym, die exquisit herdweise im Anschluß an Verengerungen oder Verschlüsse kleiner Gefäßchen auftritt und zur Verödung kleinerer oder größerer Nierenbezirke führt. Gewöhnlich scheint der Prozeß in der Weise vor sich zu gehen, daß in dem betreffenden Bezirk, dessen ernährendes Gefäß so stark verändert ist, daß die Blutversorgung in erheblicher Weise leidet, die Glomeruli veröden; oft betrifft die Verödung auch nur einen Knäuel. Unter Schwund der Kerne wandeln sich die Schlingen in eine homogene Masse um. Übergangsbilder sieht man nicht allzuhäufig. Meist sind die Glomeruli entweder völlig verödet oder normal (Abb. 65 u. 67). Jores meint, es sei dies darauf zurückzuführen, daß infolge der Obliteration des Vas. aff. der Gefäßknäuel auf einmal kollabiert. Bei Durchsicht zahlreicher Präparate kann man aber doch verschiedene Etappen der Verödung verfolgen. Manchmal sieht man die Schlingen erst teilweise kollabiert, man bemerkt hier beginnende Hyalinisierung (Abb. 71), ein andermal wieder sieht man mehr weniger vollständig hyalinisierte Kugeln, die noch einzelne, nur unscharf gegen die hyalinbindegewebige Umgebung sich absetzende Schlingen enthalten. Manchmal erinnert in einem nahezu verödeten Knäuel nur eine größere Anzahl Kerne daran, daß hier der Verödungsprozeß noch jüngeren Datums ist, als in dem danebengelegenen, zur völlig kernlosen, hyalinen Kugel umgewandelten Knäuel. Tschistowitsch beschreibt bei der arteriosklerotischen Atrophie der Glomeruli gelegentliche geringfügige Kapselwucherung. Wir haben diese Kapselwucherung in nennenswertem Maße nur bei der nachher zu besprechenden Kombinationsform gesehen. Gelegentlich beobachtet man noch eine andere Art der Verödung, die aber mit der Gefäßveränderung direkt nichts zu tun hat. Man sieht mitunter Glomerulusreste in einer stark konzentrisch verdickten Kapsel liegen. Es scheint sich dabei um Knäuel zu handeln, die zufällig im Bereich eines atrophischen Herdchens liegen, das durch den Kollaps anderer Glomeruli entstanden ist. Das am Rande eines solchen Herdchens regelmäßig sich entwickelnde Granulations- und Bindegewebe umschnürt den Knäuel, der unter konzentrischer Verdickung der Kapsel zugrunde geht [1]).

Die zu verödeten Glomeruli gehörigen Harnkanälchen kollabieren, gehen allmählich unter, indem die Epithelien immer kleiner und kleiner werden. Langsam wird dieses untergehende Parenchym durch Granulationsgewebe ersetzt, das sich weiterhin in Bindegewebe umwandelt. Nur selten geht der Verschluß des betreffenden Gefäßchens (durch Thrombose) so rasch vor sich, daß es in dem zugehörigen Bezirk in Analogie zu den embolischen Prozessen zu einer richtigen Nekrose kommt. Da es sich bei dem letztbezeichneten Vorgang um die Ausnahme, nicht um die Regel handelt, vermeidet man, wenn man das Wesen der von der Arteriosklerose abhängigen Parenchymveränderung allgemein bezeichnen will, zweckmäßig den Ausdruck „anämische Nekrose", den wir in früheren Arbeiten angewendet haben und spricht besser und allgemeiner von anämischer Atrophie. Allerdings sind die Beziehungen zu den eventuellen Folgen plötzlicher Gefäßverschlüsse durch Thrombose und Embolie, d. h. zu der anämischen Infarktbildung auch bei diesen Atrophien sehr innige. Der Unterschied zwischen anämischer Atrophie und anämischer Nekrose ist nur ein gradueller. Schon Ziegler hat auf diese nahen Beziehungen hingewiesen, und ein Parallelismus besteht auch insofern, als am Rande der atrophierten Stellen Rundzelleninfiltrate mit der gleichen Vorliebe auftreten, wie in der nächsten Umgebung anämischer Infarkte, auch wenn es sich um ganz kleine Herdchen handelt (Abb. 65). Solange die Kanälchen in den atrophischen Stellen noch Lumina besitzen, bemerkt man in den Lichtungen vielfach hyaline Zylinder (gestautes Sekret [Aschoff]). Das außerhalb der atrophierten oder bereits narbig veränderten Bezirke gelegene Nierengewebe ist völlig intakt; man bemerkt hier weder irgendwelche nennenswerten Veränderungen an den Glomeruli, noch an den Harnkanälchen. Es besteht nur sehr häufig eine beträchtliche Stauung, Glomeruli und Kapillaren sind strotzend gefüllt, man findet dann nicht selten geronnenes Eiweiß in den Bowmannschen Kapseln und Kanälchen, doch handelt es sich hierbei wohl um die Bildung kleiner Transsudate, nicht um entzündliche Produkte.

Wie wir im Eingang des Abschnitts in Übereinstimmung mit den grundlegenden Untersuchungen Zieglers schon hervorgehoben haben, kann je nach Stärke, Ausbreitung und Lokalisation der arteriosklerotischen Veränderungen das aus diesem Prozeß an der Niere resultierende pathologische Bild ein sehr verschiedenes sein. Zwischen Nieren, die nur wenige der geschilderten atrophi-

---

[1]) Tschistowitsch und Herxheimer beschreiben bei der Arteriosklerose noch eine andere Art der Schrumpfung, die von der Kapsel ausgeht. Es kommt zunächst zu einer Aufquellung der Membrana propria — primäre Ernährungsstörung des Epithels — an die sich sekundär ein Kollaps der Glomerulusschlingen mit nachfolgender hyaliner Umwandlung anschließt.

schen Herdchen aufweisen, findet man alle möglichen Übergänge bis zu beträchtlicher Schrumpfung. Ebenso wie die Stärke der Verödung, wechselt auch
die Anordnung der atrophischen resp. narbigen Bezirke.

Schon Ziegler sagt: „Je, nachdem vorzüglich die Hauptstämme oder
die Art. interlobulares oder die Vasa afferentia erkranken, tritt auch die Verödung mehr gleichmäßig verteilt, oder in größeren und kleineren Gruppen auf.‟
Sind es vornehmlich die größeren Gefäße, die erkranken, so wird makroskopisch eine mehr weniger grobe Höckerung des Organs resultieren, sind es
die kleinen Gefäßchen, so wird eine feine Oberflächengranulierung an der Niere
zustande kommen. Manchmal sieht man neben unregelmäßig narbigen Einziehungen auch feine Granula. Man darf sich den Gang des Prozesses hier wohl
so vorstellen, daß die arterielle Affektion allmählich von den größeren auch
auf die kleineren Nierengefäße übergegriffen hat.

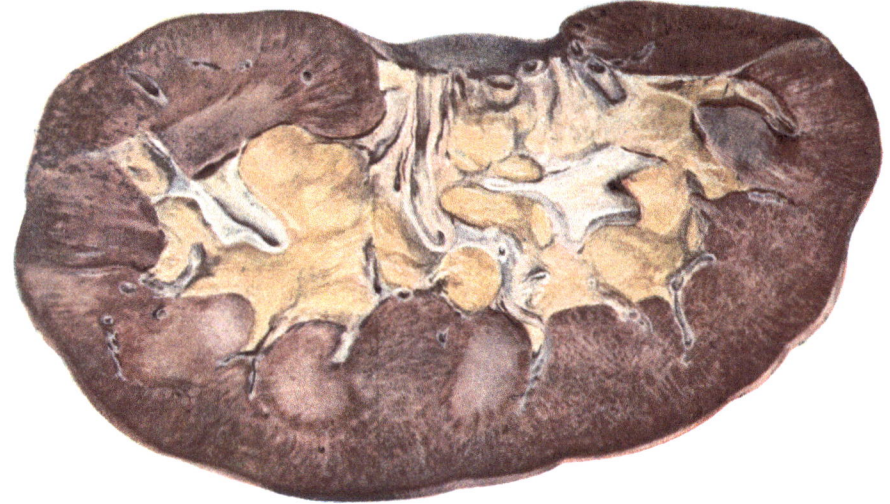

Abb. 10.
Reine arteriosklerose Nierenveränderung ohne Schrumpfung (vgl. Klin. Beisp. XXXXII).
(Starke Arteriosklerose der kleinen und kleinsten Nierengefäße) Schnittfläche.

Manchmal aber, dies sei besonders hervorgehoben, ist trotz
beträchtlicher Art. der Nierengefäße, speziell der kleinen Arterien,
die Oberfläche noch völlig glatt, höchstens zeigt sie eine ganz
leichte, feine Unebenheit. Mikroskopisch findet man nur ganz vereinzelte, atrophische Bezirkchen. Die Niere kann in derartigen Fällen nicht
nur nicht verkleinert, sondern durch Stauung sogar vergrößert sein. Die häufige
Stauung ist übrigens auch der Grund, weshalb die art. Nieren in der Regel eine
intensiv braunrote Farbe zeigen, seltener ist die Farbe ein blasseres Braun.
Die Konsistenz ist durchweg fest. Die Rindenzeichnung ist bei diesen reinen,
art. Veränderungen gut erkennbar (siehe zu dem soeben Gesagten makr. Abb. 10
und 11). Die Fälle von gleichmäßig geschrumpfter Niere mit feiner Oberflächengranulierung, von denen eben die Rede war, hat Jores als „rote
Granularniere‟ bezeichnet und mit der genuinen Schrumpfniere identifiziert.
Wir werden im nächsten Kapitel sehen, daß dies insofern ein Verdienst war,
als er die Form der Schrumpfniere, die man als „genuine‟ bezeichnet, nicht
mit chronisch interstitiellen Prozessen, wie dies früher allgemein geschah,
sondern mit Gefäßveränderungen in Beziehung gebracht hat, andererseits

mußte diese Auffassung etwas verwirrend insofern wirken, als diese Fälle von Joresscher „roter Granularniere" sich keineswegs mit dem klinischen Bilde der genuinen Schrumpfniere decken. Der Kliniker verbindet mit dem Begriff der genuinen Schrumpfniere immer auch die Vorstellung, daß hier Erscheinungen von Niereninsuffizienz vorliegen müßten (Traube), während die Fälle von Joresscher roter Granularniere nach unsern Erfahrungen diesem klinischen Bilde keineswegs entsprechen. Es macht eine solche kleine geschrumpfte fein granulierte Niere, wenn sie anatomisch nur die Erscheinungen der Arteriosklerose mit den davon abhängigen Atrophien zeigt, klinisch lediglich das Bild der Hypertonie; um das klinische Bild der genuinen Schrumpfniere d. h. Hypertonie und Niereninsuffizienz zu machen, genügt in der Regel die arteriosklerotische Nierenveränderung nicht, es muß — ganz seltene Ausnahmen hochgradigster Nierenschrumpfung abgerechnet — zu den arteriosklerotischen Nierenveränderungen — ganz allgemein gesagt — noch etwas hinzu-

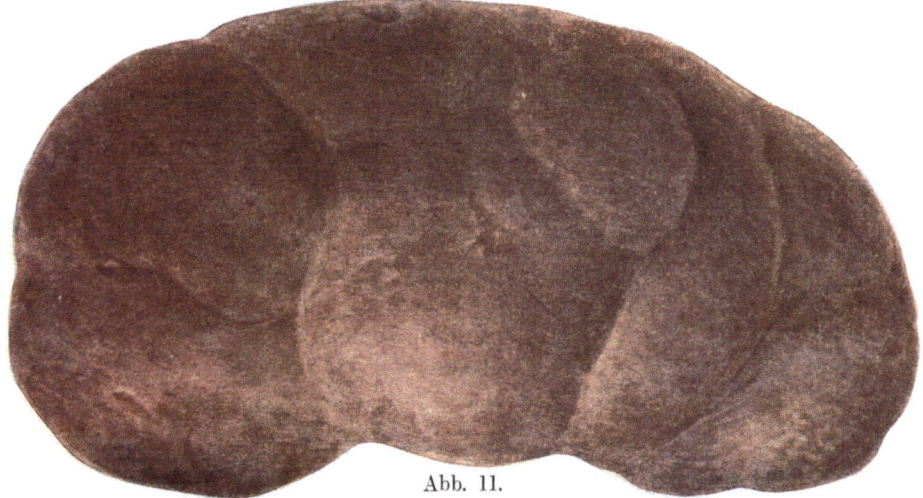

Abb. 11.
Reine arteriosklerotische Nierenveränderung ohne Schrumpfung.
(Starke Arteriosklerose der kleinen und kleinsten Nierengefäße) Oberfläche.

kommen. Wir werden auf diese zu den arteriosklerotischen Nierenveränderungen hinzutretende Komponente im nächsten Kapitel des näheren zu sprechen kommen.

Die Granulierung bei der reinen Form der arteriosklerotischen Schrumpfniere ist von der Granulabildung bei der sekundären Schrumpfniere prinzipiell verschieden. Wie wir bei der sekundären Schrumpfniere in Übereinstimmung mit Aschoff und Stoerk feststellen konnten, sind es dort Inseln regenerierter Harnkanälchen, die als Granula an der Oberfläche vorspringen, bei der arteriosklerotischen Schrumpfniere dagegen kommt die Granulierung durch feine narbige Einziehungen zustande, zwischen denen intaktes Nierenparenchym liegt (Abb. 67).

Sehr häufig nun ist die Arteriosklerose der Nierengefäße mit einer Herzhypertrophie vergesellschaftet. Wir haben dieser Frage schon lange unsere Aufmerksamkeit zugewendet und auch neuerdings wieder Material gesammelt, das diese Tatsachen zu illustrieren geeignet ist. Wir haben im Laufe des Jahres 1912 noch einmal wahllos bei allen älteren Leuten die Nieren, daneben auch noch einmal eine Reihe sonstiger parenchymatöser Organe, namentlich Gehirn, Herz, Pankreas auf Gefäßveränderungen nachgesehen und notiert, wie oft

gleichzeitig mit einer Arteriosklerose der kleinen Gefäße, speziell der kleinen
Nierengefäße auch eine Herzhypertrophie bestand. Wir können in Übereinstimmung mit Jores vorausschicken, daß auch bei den arteriosklerotischen Veränderungen an den Nieren der Grad des Parenchymausfalls, der Grad der Nierenschrumpfung für die Entwicklung der Herzhypertrophie ohne wesentliche
Bedeutung zu sein scheint. Wir kommen auf diese Frage gar nicht mehr zurück,
sondern beschäftigen uns nur mit den Beziehungen zwischen Gefäßveränderungen
und Herzhypertrophie.

Unsere neuerliche Untersuchungsreihe umfaßt 141 Individuen, die das
45. Lebensjahr überschritten hatten.

13 Fälle von Herzfehler, von entzündlichen Veränderungen an den Nieren
etc. scheiden als ungeeignet für unsere Fragestellung von vornherein aus, bleiben
128 Fälle. Unter diesen 128 Fällen fand sich 41 mal eine sehr beträchtliche
Arteriosklerose der Nierengefäße, 45 mal waren die Gefäßveränderungen auch
ganz ansehnlich, aber von sehr wechselnder Intensität, 42 mal mußten die
Veränderungen als mäßig, oder direkt als geringfügig bezeichnet werden.

Diese Scheidung in drei Gruppen ist natürlich eine willkürliche und schon
deshalb nicht frei von Fehlerquellen, weil die Beurteilung ja immer nur auf der
Untersuchung einzelner Stückchen basiert, während, wie schon erwähnt, auch
innerhalb desselben Organs, die Intensität der Gefäßveränderungen wechseln
kann. Zwischen den einzelnen Gruppen bestehen natürlich fließende Übergänge.

Unter ausdrücklichem Hinweis auf diese Fehlerquellen und Einschrän-
kungen glauben wir uns aber doch berechtigt, eine Einteilung in verschiedene
Gruppen je nach der Stärke des arteriosklerotischen Prozesses an den Nieren
vorzunehmen. In Gruppe I haben wir Fälle eingereiht, bei denen die Veränderung in allen untersuchten Stückchen in beträchtlichem Maße vorhanden war,
und in denen sie sich nicht nur auf die mittleren und größeren, sondern in
mehr weniger ausgesprochenem Maße auch auf die kleinen Gefäße (inter-
lubulares u. aff.) erstreckte.

In Gruppe II ist die Veränderung nur an den mittleren Gefäßchen deutlich, an den kleinen wird sie wohl auch hier und da gefunden, tritt aber an
Stärke gegen die erste Gruppe zurück.

In Gruppe III endlich fehlt an den kleinen Gefäßen (Vas. aff. und interlob.)
die Veränderung völlig, an den mittleren Gefäßen (arciformes und größere Äste
der Interlobulares) ist hyperplastische Intimaverdickung mit stellenweisem
Übergang in Arteriosklerose zwar vielfach vorhanden, vielfach aber auch fehlend,
oder ganz geringfügig.

Unter den 41 Fällen der I. Gruppe mit starken Gefäßveränderungen
bestand eine Herzhypertrophie 34 mal, in 13 Fällen betrug das Herzgewicht
über 400, in 21 zwischen 300—400 gr, 7 mal fehlte die Herzhypertrophie.

Unter den 45 Fällen der II. Gruppe war eine Herzhypertrophie in 31 Fällen
vorhanden. Die Herzgewichte betrugen 12 mal über 400 g, 19 mal zwischen
300—400 g, 14 mal war keine Herzhypertrophie zu konstatieren.

In der III. Gruppe endlich fehlte die Herzhypertrophie durchweg.

Der Parallelismus zwischen Arteriosklerose der Nierengefäße und Herzhypertrophie ist also ein sehr auffälliger.

Eins ist dabei freilich hervorzuheben, der Grad der Herzhypertrophie
in dieser Untersuchungsreihe ist vielfach ein geringer, schwankt zwischen 300
bis 400 gr. Diese geringen Grade von Herzhypertrophie sind seither, wie es
scheint, wenig beachtet worden. Doch glauben wir, daß man sie keineswegs
übersehen soll.

In welchem Verhältnisse steht nun die Arteriosklerose der kleinen Gefäße
resp. der kleinen Nierengefäße zur Herzhypertrophie.

Bei der Entscheidung dieser Frage werden zwei Möglichkeiten diskutiert. Entweder die Arteriosklerose der kleinen Gefäße, speziell der kleinen Nierengefäße bedingt Blutdrucksteigerung und Herzhypertrophie, oder irgend eine, sei's intra-, sei's extrarenal gelegene Ursache führt zur Blutdrucksteigerung und diese Blutdrucksteigerung wiederum erzeugt einerseits Veränderungen an den kleinen Gefäßen, andererseits Herzhypertrophie.

Die zweite Hypothese hat in der letzten Zeit vielfach Anklang gefunden. — Auch Jores hat sie vertreten, ist aber neuerdings wieder mehr geneigt, die Berechtigung der ersteren Auffassung anzuerkennen. — Wir selbst möchten, wie früher, so auch heute noch entschieden daran festhalten, daß die Arteriosklerose der kleinen Gefäße, speziell der kleinen Nierengefäße der primäre Vorgang ist, daß Blutdrucksteigerung und Herzhypertrophie sich sekundär im Anschluß an der Arteriosklerose der kleinen Gefäße entwickelt.

Es erscheint ja plausibel, daß bei Erschwerung der Zirkulationsverhältnisse in der Niere, wenn die erste Kompensationseinrichtung, mit welcher der Organismus in Form der hyperplastischen Intimaverdickung an den Gefäßen ihre stärkere Inanspruchnahme auszugleichen suchte, nicht mehr ausreicht, besonders wenn schon arteriosklerotische Veränderungen in größerer Ausdehnung aufgetreten sind und — namentlich an den kleinen Nierengefäßen — zu einer starken Einengung des Lumens geführt haben, der Blutdruck in kompensatorischer Weise erhöht wird, um dadurch die für den Organismus so wichtige Durchblutung der Niere in entsprechender Weise in Gang zu halten.

Es ist nun zwar häufig versucht worden, namentlich auch auf experimentellem Wege, diese mechanische Theorie zu entkräften (Ludwig, Senator). Es ist bei diesen Experimenten unseres Erachtens aber immer nur bewiesen worden, daß im Organismus eine Verkleinerung seines Stromkreises keine Blutdruckerhöhung zur Folge hat.

Die Ursache für die Blutdurckerhöhung muß aber nicht in einer Verkleinerung des Stromkreises, sondern in andern Momenten gesucht werden. Der Verlust an Elastizität, an muskulärer Kraft innerhalb des erhaltenen Stromkreises, der Verlust an Eigenschaften also, die normalerweise an der Peripherie fördernd auf die Zirkulation einwirken, ist es unserer Ansicht nach, der die Blutdrucksteigerung auslöst.

Wenn man, um ein Beispiel zu wählen, ein Pumpwerk vor sich hat, das Flüssigkeit durch ein weitverzweigtes System von elastischen Röhren treibt, so wird man, wenn bei Beseitigung einiger dieser Röhren keine Druckerhöhung zur Bewegung der Flüssigkeit nötig wird, daraus noch nicht den Schluß ziehen dürfen, daß eine Druckerhöhung auch dann nicht eintreten muß, wenn ein Teil der Röhren unelastisch geworden ist und ein engeres Lumen bekommen hat, und wenn dabei ebenfalls die gleiche Flüssigkeitsmenge mit der gleichen Geschwindigkeit durch das System fließen soll, wie vorher. Wenn also z. B. Senator nach Einführung kleiner Paraffinteilchen in den Nierenkreislauf trotz Verlegung zahlreicher Arterienäste keine Blutdrucksteigerung auftreten sah, so beweist dies gar nichts gegen die mechanische Theorie in dem oben erörterten Sinne, es ist ja weiter nichts passiert, als der Stromkreis verkleinert, eine Blutdrucksteigerung wird ebensowenig eintreten, als wenn man ein Stück der Niere reseziert.

Auch wenn die Nierenarterien völlig abgeklemmt werden (Ludwig, Katzenstein), steigt der Blutdruck nicht, der Grund ist wieder der gleiche, wie bei dem soeben erwähnten Versuch, der Stromkreis ist wohl verkleinert, aber es handelt sich, wie M. B. Schmidt ganz richtig bemerkt, dabei ebensowenig um eine Erhöhung der Widerstände in der Peripherie, wie beispielsweise bei der Amputation eines Beines. Andererseits sprechen die Befunde von Thoma, der Schrumpfnieren Flüssigkeitsdurchströmungen erheblichen Widerstand zu leisten, die Versuche von Katzenstein, der wohl bei Einengung, nicht aber bei Verschluß der Nierenarterien Blutdrucksteigerung auftreten sah, durchaus im Sinne der oben erörterten Vorstellung.

Andererseits machen wir gegen die Auffassung, daß die Blutdruckerhöhung primär entsteht, und sekundär die Arteriosklerose der Nierengefäße auslöst, den gleichen Einwand, den wir früher schon bei Besprechung der Gefäßveränderungen bei der chronischen Glomerulonephritis gegen diese Hypothese erhoben haben. Da die vis a tergo, von der das Blut in die verschiedenen Abschnitte des Gefäßsystems getrieben wird, ja überall die gleiche ist, so müßte man, wenn die Blutdrucksteigerung das primäre, für die Entwicklung der Arteriosklerose ausschlaggebende Moment wäre, erwarten, daß diese Blutdrucksteigerung nicht nur in der Niere, sondern überall im Körper zur Arteriosklerose der kleinen Gefäße führen müßte. Wir sehen aber nicht selten neben hochgradiger Arteriosklerose der Nierengefäße arteriosklerotische Veränderungen der kleinen Arterien in weiten Provinzen des Gefäßsystems (Darm, Herz, Körpermuskulatur, Haut) fehlen. Auch innerhalb derselben Niere können, wie schon erwähnt, die Gefäßveränderungen recht ungleich sein. Auch dieses Verhalten ist nicht gut mit der Vorstellung vereinbar, daß eine primäre Blutdruckerhöhung an der Entstehung der arteriosklerotischen Veränderungen Schuld sei, denn an der Niere wenigstens müßten die Veränderungen doch gleichartig sein, wenn eine hier gleichzeitig an allen Gefäßen angreifende Ursache hyperplastische Intimaverdickung und Arteriosklerose auslöste. Gegen die Auffassung, daß die Blutdruckerhöhung das primäre, Arteriosklerose der Nierengefäße das sekundäre sei, spricht auch die Tatsache, daß wir gar nicht so selten eine beträchtliche Arteriosklerose der Nierengefäße sich entwickeln sehen, ohne daß es zur Blutdrucksteigerung und Herzhypertrophie kommt. Andererseits glauben wir nicht, daß diese Fälle von Ausbleiben der Herzhypertrophie bei Arteriosklerose der Nierengefäße sich gegen unsere oben formulierte Vorstellung verwerten lassen.

Es genügt eben nicht das Vorhandensein der Arteriosklerose an den kleinen Nierengefäßen allein, um eine Blutdrucksteigerung und Herzhypertrophie hervorzurufen, es muß dazu auch eine gewisse Anspruchsfähigkeit des Organismus vorhanden sein, d. h. nur wenn der Organismus den Versuch macht und noch machen kann, die veränderten Zirkulationsverhältnisse, die aus der Arteriosklerose der kleinen Gefäße resultieren, wieder auszugleichen, wird es zur Blutdrucksteigerung und Herzhypertrophie kommen. Liegen aus irgendwelchen Gründen — Marasmus, Kachexie — die Körperfunktionen darnieder, so wird diese Reaktion des Organismus ausbleiben (s. neben unseren eigenen diesbezüglichen früheren Ausführungen auch F. Müller, Marchand, Lubarsch, Wideroe, Aschoff).

Um zu zeigen, wie sehr der Gesamtzustand des Organismus für die Entstehung der Blutdrucksteigerung und Herzhypertrophie von Bedeutung ist, dürfen wir an den früher schon erwähnten Fall von subchronischer Glomerulonephritis bei einem kachektischen Tuberkulösen erinnern, wo die Herzhypertrophie ausblieb; ferner an die Fälle von beträchtlicher Arteriosklerose der Nierengefäße mit gleichzeitiger Amyloidnephrose bei Tuberkulose, bei denen die Herzhypertrophie gleichfalls fehlte. Es sei hier auch an die bekannten Tierversuche von Päßler und Heinecke erinnert, welche die genannten Autoren zu dem Schluß führten, daß starke Kachexie des Versuchstieres Blutdrucksteigerung nicht mehr zustande kommen läßt.

Ein Punkt bedarf noch der Besprechung und Aufklärung. Abgesehen davon, daß wir in einer Anzahl von Fällen trotz starker Arteriosklerose der

Nierengefäße die Herzhypertrophie fehlen sahen, müssen wir außerdem, wie auch bei früherer Gelegenheit, schon darauf hinweisen, daß, wenn auch Arteriosklerose der kleinen Nierengefäße und Herzhypertrophie sehr häufig Hand in Hand gehen, zwischen Schwere der Nierenarteriosklerose und Stärke der Herzhypertrophie keineswegs ein genauer Parallelismus von Fall zu Fall besteht.

Liegt das Verhältnis so, daß trotz starker Arteriosklerose der Nierengefäße die Herzhypertrophie gering ist, so müssen wir neben der Möglichkeit, daß Marasmus, Kachexie die Ausbildung der Herzhypertrophie verhindert haben könnte, auch damit rechnen, daß ein ursprünglich hypertrophisches Herz sich eventuell wieder zurückgebildet hat. Wir haben mehrfach Herzen gesehen, die trotz beginnender brauner Atrophie noch über 300 g wogen, und die wir in dem zuletzt erwähnten Sinne als in der Rückbildung begriffen auffassen zu dürfen glaubten.

Liegt das Verhältnis so, daß die Arteriosklerose der Nierengefäße relativ gering, die Herzhypertrophie relativ stark ist, so muß man daran denken, daß ja die Arteriosklerose der Nierengefäße natürlich nicht die alleinige Ursache der Herzhypertrophie darstellt. Die Gründe, die wir nicht selten bei jugendlichen Individuen zu Herzhypertrophie führen sehen, — starke körperliche Arbeit, starke Flüssigkeitszufuhr etc. — können natürlich auch in vorgerücktem Alter noch eine Rolle spielen. Wir haben bei früherer Gelegenheit schon über derartige Fälle von Herzhypertrophie bei älteren Leuten ohne nennenswerte Arteriosklerose der kleinen Nierengefäße berichtet.

Ferner ist zu berücksichtigen, daß wohl auch die Arteriosklerose der großen und mittleren Gefäße von muskulärem Typus bei einer Anzahl von Fällen unterstützend auf die Entstehung von Blutdrucksteigerung und Herzhypertrophie einwirkt.

Jedenfalls aber dürfen wir daran festhalten, daß die wichtigste Ursache für die Entstehung von Blutdrucksteigerung und Herzhypertrophie in der Arteriosklerose der kleinen Gefäße gesucht werden muß. Als Sitz für diese arteriosklerotischen Veränderungen kommen neben der Niere zwar auch noch andere Organe (namentlich Pankreas, Milz, Gehirn) in Frage; in erster Linie aber sind es die kleinen Nierengefäße, an denen sich diese arteriosklerotischen Veränderungen abspielen.

2. Kombinationsform
("genuine Schrumpfniere").

Es ist das große Verdienst von Jores, zuerst auf die engen Beziehungen zwischen arteriosklerotischer und „genuiner" Schrumpfniere hingewiesen zu haben. Er hat aus den arteriosklerotischen Nierenveränderungen im allgemeinen eine Form im besonderen herausgehoben, bei der die arteriosklerotische Affektion der kleinen Nierengefäße (vas. interlob. und aff.) das Bild beherrscht, und die makroskopisch von der gewöhnlichen, mehr unregelmäßig höckrigen, durch Arteriosklerose der mittleren und größeren Gefäßchen bedingten Form der arteriosklerotischen Schrumpfniere sich durch eine gleichmäßige, feine Granulierung auszeichnet. Diese „rote Granularniere" identifiziert Jores mit der „genuinen Schrumpfniere".

Gaskell, ein Schüler Aschoffs, der sich neuerdings auch zu dieser Frage geäußert hat, vertritt im wesentlichen die gleiche Auffassung wie Jores. Er rechnet die arteriosklerotische und genuine Schrumpfniere in eine gemeinsame Gruppe „the vascular group", trennt diese Gruppe aber dann wieder in die gewöhnliche arteriosklerotische Schrumpfniere, bei der die Arteriosklerose von den großen Gefäßen allmählich auch in die Nierengefäße weiterkriecht und in die „genuine Schrumpfniere", bei der eine primäre Erkrankung der kleinen und kleinsten Nierengefäße als Ursache der Nierenveränderung angeschuldigt werden muß. Auch Herxheimer trennt diese regelmäßig zur Hypertonie führende Arteriosklerose der kleinsten Nierengefäße als etwas Besonderes von der gewöhnlichen, zu unregelmäßiger Nierenschrumpfung führenden Form der Arteriosklerose ab.

Wir selbst haben uns zur Frage der genuinen Schrumpfniere, die wir aus gleich zu erörternden Gründen als Kombinationsform bezeichnen, in früheren Abhandlungen schon geäußert.

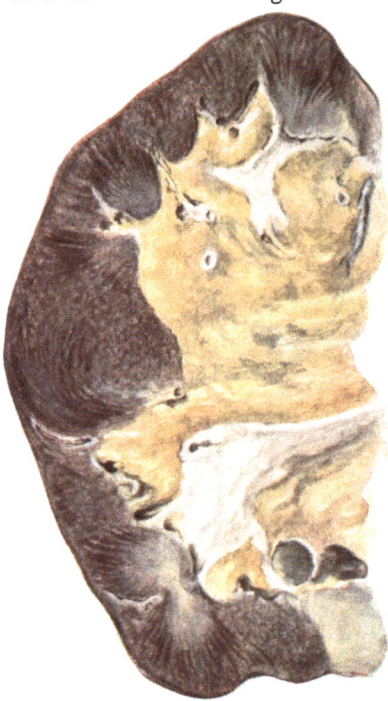 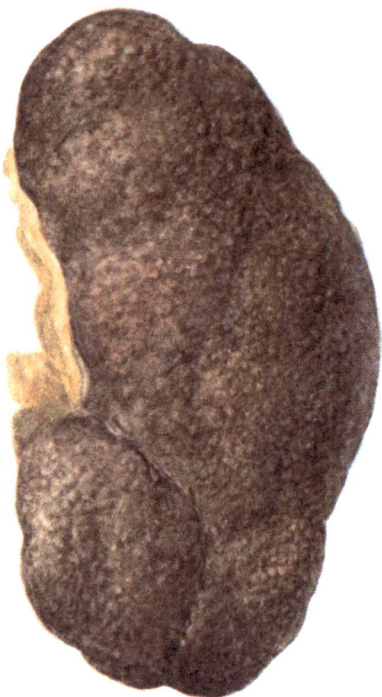

Abb. 12.

Reine arteriosklerotische Nierenveränderung mit Schrumpfung.
(Starke Arteriosklerose der kleinen und
kleinsten Nierengefäße) Schnittfläche.

Abb. 13.

Reine arteriosklerotische Nierenveränderung mit Schrumpfung.
(Starke Arteriosklerose der kleinen und
kleinsten Nierengefäße) Oberfläche.

Wir hatten im letzten Jahre noch Gelegenheit, ein verhältnismäßig reichliches Material zu untersuchen, das uns bestimmt, auch heute noch im Prinzip an der früher schon vorgetragenen Anschauung festzuhalten.

In sehr wesentlichen Punkten stimmen wir mit der soeben dargelegten Joresschen Auffassung von der „genuinen Schrumpfniere" ja überein. Auch wir haben schon hervorgehoben und möchten auch heute wieder betonen, daß es sich bei der genuinen Schrumpfniere zunächst um arteriosklerotische Nierenveränderungen handelt. Auch uns war neben der Stärke der hier vorhandenen arteriosklerotischen Affektion auch aufgefallen, daß besonders die kleinen und kleinsten Nierengefäße stark an den Veränderungen beteiligt sind (Abb. 85, 86 und 88). (In einzelnen Fällen einer früheren kasuistischen Zusammenstellung [s. Frankf. Zeitschrift f. Pathol., Bd. 9, Fall 68 und 70] haben wir besonders darauf hingewiesen).

Dagegen konnten wir uns nicht entschließen, bei den Fällen, bei denen es sich um eine Arteriosklerose der kleinen und kleinsten Nierengefäße handelte, auf Grund dieses Befundes an und für sich eine Scheidung von der gewöhn-

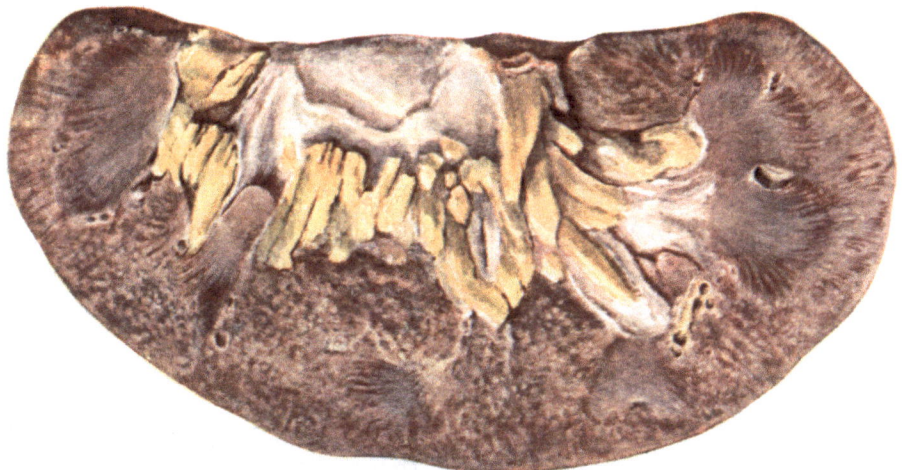

Abb. 14.
Kombinationsform (nicht geschrumpft).
Schnittfläche.
(Vgl. Klin. Beisp. XXXXIV).

lichen arteriosklerotischen Schrumpfniere vorzunehmen. Wir haben zu den reinen arteriosklerotischen Veränderungen alle Fälle gerechnet, bei denen

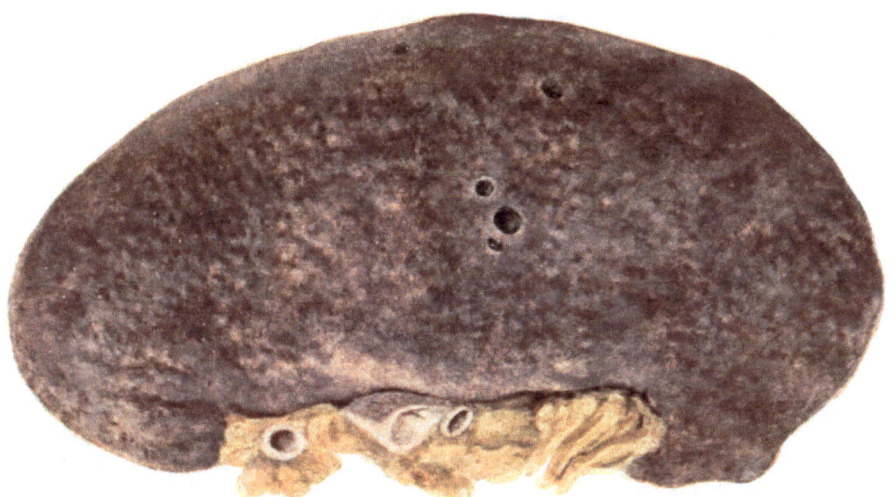

Abb. 15.
Kombinationsform (nicht geschrumpft).
Oberfläche.

neben den arteriosklerotischen Gefäßveränderungen selbst nur noch die von der Arteriosklerose abhängigen Atrophien in kleinerer und größerer Zahl gefunden wurden, bei denen aber das übrige Parenchym völlig intakt war. Es gehören dazu neben den Nieren mit vorwiegender Arteriosklerose der mittleren und größeren Gefäße, auch solche, bei denen Vas. interlob. und afferent. in großer Zahl erkrankt waren. Zum Teil war die Niere hier noch groß, von glatter oder makroskopisch kaum veränderter Oberfläche (s. makr. Abb. 10 und 11), zum Teil geschrumpft, teils ungleichmäßig höckrig, teils aber auch gleichmäßig granuliert, durchaus vom Aussehen der Joresschen „roten Granularniere" (s. makr. Abb. 12 und 13).

Wir sind uns, wie schon gesagt, wohl bewußt, welch wesentliche Rolle die Arteriosklerose der Nierengefäße bei der Kombinationsform (genuinen Schrumpfniere) spielt, aber um das Krankheitsbild, das seither—namentlich von klinischer Seite — als „genuine Schrumpfniere" bezeichnet wurde, hervorzurufen, genügt unseres Erachtens diese Arteriosklerose der kleinen Nierengefäße noch nicht, es muß zu dieser Arteriosklerose der kleinen Nierengefäße noch etwas anderes hinzukommen. Das Hinzutreten dieser zweiten Komponente soll durch den Ausdruck Kombinationsform zum Bewußtsein gebracht werden.?

Worin bestehen nun die Veränderungen, welche die Kombinationsform von den reinen arteriosklerotischen Veränderungen unterscheiden?

Schon makroskopisch ist ein Unterschied zwischen beiden Formen unverkennbar.

Während bei der reinen arteriosklerotischen Form die Rindenzeichnung gut erkennbar bleibt, Rinde und Mark gut gegeneinander abgesetzt sind, sehen wir bei der Kombinationsform die Rindenzeichnung völlig verwischt, die Grenze zwischen Rinden- und Marksubstanz ineinandergewaschen. Die Rinde ist von zahlreichen, gelblichen, schmutzigen Fleckchen und Streifchen durchsetzt. Die Oberfläche zeigt manchmal — es sind dies Fälle, in denen

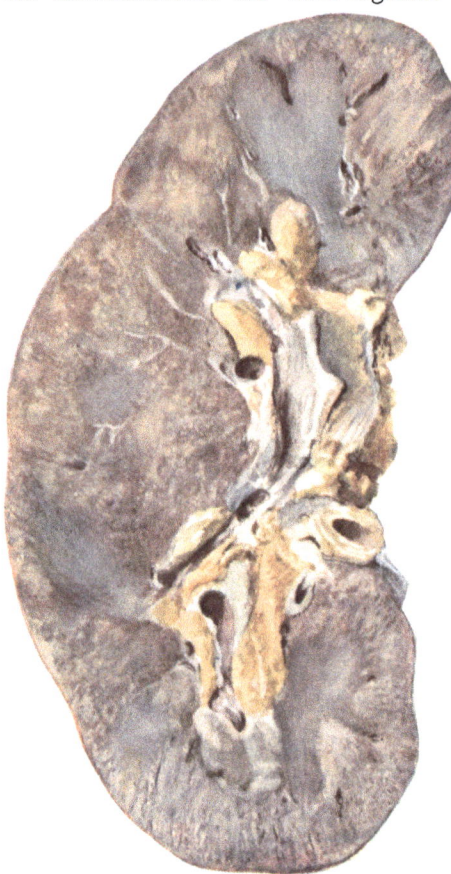

Abb. 16.
Kombinationsform (beginnende Schrumpfung).
Schnittfläche.

die Niere noch keine Schrumpfung aufweist — nur eine Andeutung von flacher Granulierung, die Oberfläche ist dann gelbbräunlich gefleckt. Die Konsistenz ist durchweg zäh, auf dem Durchschnitt sieht man zahlreiche Gefäßchen klaffen (s. die makr. Abb. 14—17).

In andern Fällen ist die Niere schon geschrumpft, die Oberfläche zeigt eine regelmäßige, ziemlich feine Granulierung, wobei die Granula graugelblich gefärbt sind, während das dazwischenliegende Parenchym bräunlich gefärbt erscheint. Es ist das Bild der Joresschen „roten Granularniere", dem wir auch bei der reinen arteriosklerotischen Form begegnet sind. Während aber dort bei der reinen arteriosklerotischen Form die Rindenzeichnung noch erkennbar war, ist sie hier bei der Kombinationsform verwaschen, besonders aber tritt der Unterschied zwischen beiden Formen bei der mikroskopischen Untersuchung hervor.

Mikroskopisch finden sich neben den Atrophien der reinen arteriosklerotischen Form Veränderungen, die unbedingt den Verdacht erwecken müssen, daß neben der Ernährungsstörung noch irgend ein toxisches Moment im Spiel ist, das Veränderungen an Glomerulis und Parenchym bedingt.

Betrachten wir zunächst die Glomeruli. Wir finden hier einmal Verödungsprozesse in der Form, wie wir sie bei den reinen arteriosklerotischen Veränderungen beschrieben haben (Abb. 70 und 71), doch sind diese Verödungsprozesse entschieden zahlreicher, wie dort, die atrophischen Herde liegen

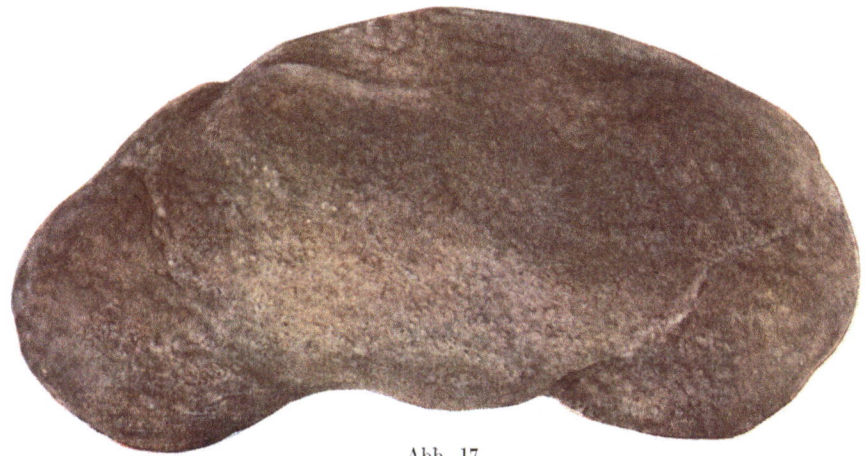

Abb. 17.

Kombinationsform (beginnende Schrumpfung).
Oberfläche.

infolgedessen dichter, die kleinzellige Infiltration ist sehr viel reichlicher, wie bei der reinen arteriosklerotischen Form (Abb. 77 und 78). Außer den blanden Verödungen finden sich an den Glomerulis aber noch degenerative Vorgänge anderer Art und gelegentlich echte entzündliche Prozesse. Vielfach sieht man, wie an den Glomerulis die Epithelien verfetten (Abb. 85), es treten hier ganz feine Fetttröpfchen auf, die zu größeren Tropfen zusammenfließen; diese wieder vereinigen sich mit Tropfen aus der Nachbarschaft, so daß gelegentlich größere Fettkonglomerate entstehen; das Fett ist teils einfach brechend, teils finden sich in den einfach brechenden Fettmassen auch doppelbrechende Krystalle.

Manchmal sieht man in den Fettmassen noch andeutungsweise erhaltene Knäuel-Epithelien liegen. Ganz vereinzelt haben wir an den Glomerulis auch Veränderungen auftreten sehen, die an die tropfige Degeneration der Kanälchenepithelien erinnern. Es finden sich kleinere und größere Tröpfchen in und um die Epithelien, die sich färberisch analog verhalten, wie die Tropfen bei der hyalin-tropfigen Degeneration der Kanälchenepithelien (Abb. 75).

Neben diesen degenerativen Prozessen sieht man an anderen Glomerulis richtige entzündliche Veränderungen. Mitunter bemerkt man nur eine geringfügige Anhäufung von Leukocyten in den Schlingen neben Verklebungen der Kapselblätter (Abb. 72), an anderen Stellen sieht man intrakapilläre Zellvermehrung (Abb. 73 und 74), anderswo wieder in den Schlingen Fibrinpfröpfchen (Abb. 62), im Kapselraum vereinzelte rote Blutkörperchen (Abb. 81). Hie und da kommt es, teils angedeutet (Abb. 70 und 76), teils ausgesprochen

(Abb. 80 und 81), zu Epithelproliferation und Desquamation mit Bildung ausgesprochener Halbmonde in den Kapseln (Abb. 76, 83 und 84). Gelegentlich sieht man, wie die zu entzündlichen Glomerulis führenden Vasa affer. besonders stark arteriosklerotisch verändert sind (Abb. 83 und 84). Diese entzündlichen Veränderungen an den Glomerulis sind in ihrer Intensität von Fall zu Fall ungemein wechselnd. Während sie manchmal sehr zurücktreten, und erst nach dem Durchmustern zahlreicher Präparate aufzufinden sind, springen sie bei der mikroskopischen Untersuchung anderer Fälle sofort in die Augen, nie aber erreichen sie die Ausdehnung, wie bei der akuten und subchronischen Form der diffusen Glomerulonephritis. Die Mehrzahl der in den Präparaten sichtbaren Glomeruli ist frei von entzündlichen Veränderungen (Abb. 77, 78, 79). Am Parenchym bemerkt man Verfettungen in wechselnder Intensität an den Epithelien der Kanälchen, besonders der Hauptstücke. Nicht selten finden sich beträchtliche Anhäufungen von Fett und doppelbrechender Substanz in den Interstitien, auch tropfige Degeneration an den Epithelien der Hauptstücke wird gelegentlich angetroffen.

Die Veränderungen an den Gefäßen haben wir ja schon hinlänglich betont (Abb. 85, 86, 88) und hervorgehoben, daß hinsichtlich der Prozesse am Gefäßsystem im Prinzip analoge Verhältnisse vorliegen, wie bei der reinen arteriosklerotischen Veränderung. Ein Unterschied besteht nur insofern, als bei der reinen arteriosklerotischen Veränderung die Verhältnisse sehr wechselnd sind, als dort die Arteriosklerose das Gefäßsystem in sehr verschiedener Ausdehnung und Intensität ergreift, während bei der Kombinationsform die Veränderungen, namentlich an den kleinen und kleinsten Nierengefäßen, durchweg sehr intensiv sind; an den etwas großen und größeren Gefäßchen (Art. interlob. und arciform.) haben wir bei unseren Beobachtungen auch regelmäßig Veränderungen: beträchtliche hyperplastische Intimaverdickung mit vielfachen Übergängen zur Arteriosklerose gefunden, dagegen waren die Hilusgefäße nicht regelmäßig mitbeteiligt, ebensowenig, wie die Aorta, an der wir zwar recht häufig, aber nicht immer ansehnliche arteriosklerotische Veränderungen fanden.

Daß die Arteriosklerose der Nierengefäße bei der Kombinationsform der primäre Vorgang ist, nicht sekundär durch anderweitige Nierenveränderungen ausgelöst wird, haben wir bei früherer Gelegenheit schon betont. Solange man die „genuine Schrumpfniere" als chronisch interstitielle Nephritis auffaßte, hielt man die Gefäßveränderungen für etwas Sekundäres, durch erhöhte Inanspruchnahme infolge Verkleinerung der Gefäßbahn bedingtes. Nun sehen wir aber die Kombinationsform sich mitunter als normal große Niere präsentieren, bei der von einer eigentlichen Schrumpfung noch keine Rede ist, bei der man also auch die Gefäßveränderungen nicht als Folge einer Nierenschrumpfung auffassen kann.

Der Übergang von der reinen arteriosklerotischen Veränderung zur Kombinationsform vollzieht sich nämlich an der Niere einmal in einem Stadium — bei der makroskopischen Beschreibung wurde dies ja schon angedeutet — in dem das Organ weder geschrumpft, noch granuliert ist, dann wieder in Fällen, die makroskopisch als „rote Granularnieren" bezeichnet werden können. Dabei haben wir Fälle gesehen, bei denen die Niere groß war, und bei denen die entzündlich-degenerativen Veränderungen an Glomerulis und Parenchym sich schon in ansehnlicher Ausdehnung entwickelt hatten, daneben andere, die schon ausgesprochene Schrumpfung und Granulierung zeigten, und bei denen die entzündliche Komponente eben erst hervorzutreten begann. Wir sahen also einmal die reinen arteriosklerotischen Veränderungen lange Zeit bis zur vollen Ausbildung der „roten Granularniere" für sich allein bestehen, ein anderes Mal schon frühzeitig sich mit entzündlich-degenerativen Prozessen kombinieren.

Da es sich bei der Nierenveränderung, die klinisch das seither als „genuine Schrumpfniere" bezeichnete Krankheitsbild macht, nicht immer um eine kleine, geschrumpfte Niere zu handeln braucht — die Niere kann normal groß oder selbst vergrößert sein — ziehen wir den Namen Kombinationsform der Bezeichnung „genuine Schrumpfniere" für diese Fälle vor. Auch muß man die genuine Schrumpfniere, wenn man den Ausdruck beibehält, wieder in zwei Formen trennen, die rein arteriosklerotische genuine Schrumpfniere und die mit entzündlichen, resp. degenerativen Veränderungen kombinierte genuine Schrumpfniere. Auch von klinischen Gesichtspunkten aus ist eine solche Trennung notwendig. Wie im klinischen Teil gezeigt werden wird, leidet die Nierenfunktion bei der „roten Granularniere" nach unseren Erfahrungen wenigstens nur in den Fällen, in denen neben den reinen arteriosklerotischen Veränderungen sich auch Prozesse der eben beschriebenen Art an Glomerulis und Parenchym finden. Gemeinsam ist den beiden Formen nur die Hypertonie.

Man muß klinisch, je nachdem die Nierenfunktion erhalten, oder gestört ist, eine benigne und eine maligne genuine Schrumpfniere unterscheiden (näheres s. im klinischen Teil). Theoretisch muß allerdings auch die reine arteriosklerotische Form zur Störung der Nierenfunktion führen, wenn nämlich der Prozeß in der Niere — durch blande Verödung — so viele Glomeruli zum Schwund gebracht hat, daß die übrig bleibenden die Funktion nicht mehr aufrecht erhalten können. Wir selbst haben bis jetzt — bei Beobachtung eines recht ansehnlichen Materials — derartige Befunde noch nicht erhoben; aber durch die Liebenswürdigkeit von Herrn Geheimrat Aschoff war ich in der Lage, mich von der Existenz derartiger Fälle zu überzeugen, die man dann auch zur malignen genuinen Schrumpfniere rechnen müßte.

Stets finden wir bei der Kombinationsform starke Herzhypertrophie und wir stimmen mit Jores völlig darin überein, daß die Herzhypertrophie hier in der Regel höhere Grade zu erreichen pflegt, als bei der chronischen Glomerulonephritis, obwohl bei der Kombinationsform das blutdrucksteigernde Moment, das bei der Glomerulonephritis in der diffusen Erkrankung der Glomeruli gegeben ist, hier nicht in die Wagschale fällt. Wir sehen Blutdrucksteigerung und Herzhypertrophie ja schon zu einer Zeit auftreten, in der an der Niere die Arteriosklerose der kleinen Gefäße das Bild noch durchaus beherrscht, in Fällen, bei denen andersartige Nierenveränderungen entweder fehlen oder eben erst sich zu entwickeln beginnen.

Auf eine nochmalige Begründung des Standpunktes, daß die Arteriosklerose der Nierengefäße der primäre, Blutdrucksteigerung und Herzhypertrophie der sekundäre Vorgang sei, brauchen wir uns wohl nicht mehr einzulassen. Wir verweisen auf das, was wir im vorigen Abschnitt über das Verhältnis zwischen Arteriosklerose der kleinen Nierengefäße und Herzhypertrophie gesagt haben (s. auch die zustimmenden Äußerungen von Aschoff und Herxheimer).

Wir haben nun zwar in den seitherigen Ausführungen schon auseinandergesetzt, daß es nach unseren Beobachtungen zum Bilde der Kombinationsform noch nicht genügt, wenn in der Niere lediglich eine Arteriosklerose der kleinen Gefäße und die von ihr abhängigen Atrophien gefunden werden. Es fragt sich aber trotzdem, ob nicht die Arteriosklerose der kleinen und kleinsten Nierengefäße — wie Gaskell und Herxheimer wollen — eine Affektion sui generis und für das Wesen der Kombinationsform von vornherein bestimmend ist. Es könnte vielleicht ein und dieselbe Noxe bald langsamer und weniger intensiv, bald schneller und stärker an der Niere angreifen, im ersteren Fall lediglich zur Arteriosklerose der kleinen Nierengefäße, im letzteren Fall zur Kombinationsform mit ihren besonderen Veränderungen an Glomerulis und Parenchym führen. (Auch Herxheimer hat bei einem seiner Fälle außer der starken

Arteriosklerose der kleinen Nierengefäße entzündliche Veränderungen an den Glomerulis gefunden.)

Es gibt nun ein Gift, das unserer Meinung nach vielleicht diese Rolle spielen könnte: das Blei. Über andersartige Schädlichkeiten, die hier in Betracht kommen könnten, ist unseres Erachtens jedoch nichts bekannt. Wir glauben, daß wir die eben erwähnte Hypothese auch nicht nötig haben, um das Wesen der Kombinationsform zu erklären.

Wir geben, unbeschadet der Möglichkeit, daß die eben erwähnte Art der Genese für manche Fälle (Bleivergiftung) zutrifft, zu bedenken, ob nicht für das Gros der Fälle folgende Vorstellung von der Entstehung der Kombinationsform Anspruch auf Wahrscheinlichkeit hat.

Es handelt sich bei der Kombinationsform ja in der Regel um eine präsenile Arteriosklerose — in der überwiegenden Mehrzahl der Fälle stehen die Patienten in den 40er und 50er Lebensjahren. Diese präsenile, besonders stark einsetzende, die kleinen Gefäße besonders stark in Mitleidenschaft ziehende Arteriosklerose könnte durch die gleichen Schädlichkeiten, die wir auch sonst bei der Arteriosklerose anschuldigen, ausgelöst sein. Die besondere Intensität könnte durch eine geringere Widerstandsfähigkeit des Gefäßsystems (Konstitutionsanomalie) zu erklären sein; daß die Nierengefäße dabei stärker erkranken, wie die Arterien in anderen Organen, erscheint nicht weiter auffallend, wir sehen dieses Verhalten ja auch bei der senilen Arteriosklerose. Die besonders starke Herzhypertrophie fände neben der starken Beteiligung der kleinen Gefäße auch darin ihre Erklärung, daß die Arteriosklerose hier schon früh, also in einer Zeit sich entwickelt, in der die Anspruchsfähigkeit des Organismus noch eine völlig ausreichende ist. Durch die starken Gefäßveränderungen und die daraus resultierenden Ernährungsstörungen nun wird die Niere in ihrer Widerstandsfähigkeit und Leistungsfähigkeit beeinträchtigt und reagiert auf geringe Schädlichkeiten, wie sie die normale Niere ohne weiteres erträgt, ohne Schaden zu nehmen, mit degenerativen resp. entzündlichen Veränderungen, die von Funktionsstörungen des Organs begleitet sind, während die Arteriosklerose der kleinen Gefäße an sich nur zur Hypertonie führt. Wir halten also die Arteriosklerose der kleinen Nierengefäße insofern für das Wesentliche und Bestimmende bei der Kombinationsform, als wir glauben, daß die Arteriosklerose der kleinen Nierengefäße, wenn sie nur ausgedehnt und intensiv genug ist, zur Kombinationsform disponiert, doch betonen wir dabei nochmals, daß die Arteriosklerose der kleinen Nierengefäße zwar zur Kombinationsform führen k a n n, aber nicht führen m u ß. Auch bei der senilen Arteriosklerose können die Gefäßveränderungen an der Niere so stark werden, daß analoge Verhältnisse entstehen, wie bei der eben erwähnten präsenilen Form, nur die Herzhypertrophie pflegt bei dieser aus der senilen Arteriosklerose sich entwickelnden Kombinationsform nicht mehr so stark zu werden.

Natürlich muß man bei der Entwicklung der Kombinationsform auch mit der Möglichkeit rechnen, daß die entzündliche Komponente in der Weise entsteht, daß im Verlauf der arteriosklerotischen Affektion eine Entzündung oder ein degenerativer Prozeß auf Grund irgendeiner hinzutretenden Schädlichkeit, einer Infektion, z. B. (Angina etc.) sich entwickelt und sich zur Arteriosklerose hinzuaddiert, sich auf die arteriosklerotischen Veränderungen aufpfropft.

Wir waren früher geneigt, diese Entstehungsmöglichkeit als die Regel anzusehen, wir sind aber im Laufe der Zeit immer mehr zugunsten der eben entwickelten Hypothese von dieser Vorstellung zurückgekommen. Jedenfalls geht aus unsern Ausführungen hervor, daß Ursache und Genese der Kombinationsform keine einheitliche zu sein braucht. Was man dabei als Regel, was als Ausnahme anzusehen hat, darüber werden wohl noch weitere Untersuchungen nötig sein.

In späteren Stadien der Kombinationsform können die Veränderungen derart werden, daß sie an die chronische Glomerulonephritis erinnern, und während in früheren Stadien die Abgrenzung gegen die Glomerulonephritis noch leichter fällt, wie gegen die reinen, arteriosklerotischen Veränderungen, kann sie hier eventuell Schwierigkeiten machen. In früheren Stadien schützt ja das Verhalten der Gefäße ohne weiteres vor einer derartigen Verwechslung. Stärkere Gefäßveränderungen sehen wir bei der Glomerulonephritis erst in späteren Stadien des Prozesses auftreten, während sie bei der Kombinationsform die Nierenveränderungen einleiten. Auch sind, wie schon betont, die entzündlichen Veränderungen, die man bei der Kombinationsform an den Glomerulis findet, meist nur vereinzelt anzutreffen, nie so diffus, wie etwa bei der subchronischen Glomerulonephritis und dem Gros der chronischen Glomerulonephritisfälle.

Doch haben wir bei der Besprechung der chronischen Glomerulonephritis schon ausgeführt, daß hier ein Teil der Knäuel sich erholen kann, daß wir mitunter neben veröderen und in der Verödung begriffenen auch noch eine Anzahl Glomeruli mit durchgängigen, gut erhaltenen Schlingen finden. Ferner haben wir schon auseinandergesetzt, daß es bei der chronischen Glomerulonephritis mitunter zu sehr starken (sekundären) Gefäßveränderungen kommt, die auch die kleineren Arterien betreffen können. Die ursprünglich graubräunliche Farbe der sekundären Schrumpfniere macht dann einer mehr rotbräunlichen Platz. Die Herzhypertrophie kann sehr beträchtlich werden.

Andererseits trifft man bei älteren Fällen von Kombinationsform unter den verödenden Knäueln vielfach auch solche, bei denen die Verödung auf entzündlicher Basis erfolgt. Außerdem kommt es in älteren Fällen zu stellenweiser Erweiterung der Tubuli mit Abplattung der Epithelien und inselförmiger Lagerung dieser Kanälchen (Abb. 87) wie bei der sekundären Schrumpfniere, und sieht man einen Fall von sekundärer Schrumpfniere und Kombinationsform der eben skizzierten Art nebeneinander, so kann die Unterscheidung Schwierigkeiten machen. Kennt man genau den klinischen Verlauf, so wird sich auf Grund dieser Kenntnis eine sichere Diagnose stellen lassen. Fehlen dagegen klinische Angaben, so wird man unter Umständen besser allgemein von Schrumpfniere mit Arteriosklerose sprechen.

Je länger man sich übrigens mit dem Studium der hier in Frage kommenden Verhältnisse beschäftigt, desto mehr wird man in der Lage sein, auch in späteren Stadien auf Grund des histologischen Befundes noch zu einer Entscheidung zu gelangen; indem man die Veränderungen an Glomerulis und Gefäßen möglichst genau analysiert und gegeneinander abwägt, wird man oft noch die richtige Diagnose stellen können.

So haben wir selbst Fälle, über deren Zugehörigkeit zu der einen oder andern Form wir ursprünglich zweifelhaft waren, schließlich doch, wie wir glauben mit guten Gründen, noch richtig zu deuten vermocht.

Überblicken wir noch einmal unsere eigene Darstellung der Kombinationsform, sowie die Beschreibung, welche die andern neueren Bearbeiter der „genuinen Schrumpfniere" auf Grund ihrer Untersuchungen gegeben haben, so dürfen wir jedenfalls daran festhalten, daß die alte, noch von Ziegler vertretene Ansicht, nach der die genuine Schrumpfniere das Ausgangsstadium einer schubweise verlaufenden interstitiellen Nephritis sein soll, sich nicht halten läßt.

Aschoff, der für die Mehrzahl der Fälle ja auch die vaskuläre Natur der genuinen Schrumpfniere betont, meint, daß man vielleicht doch manche Fälle von genuiner Schrumpfniere auf die interstitielle Nephritis zurückführen könne. Wir selbst haben bis jetzt einschlägige Beobachtungen noch nicht gemacht. Es läßt sich daraus natürlich nicht der Schluß ziehen, daß es derartige Fälle nicht gibt, wenn sie vorkommen, so sind sie sicher vereinzelt, und vielleicht wäre es besser, sie dann nicht als genuine Schrumpfniere, sondern als chronische interstitielle Nephritis zu bezeichnen.

Wir möchten überhaupt empfehlen, den Ausdruck genuine Schrumpfniere fallen zu lassen, nachdem wir gesehen haben, daß es Fälle gibt, die sich klinisch mit dem alten Traubeschen Begriff der genuinen Schrumpfniere = Hypertonie + Niereninsuffizienz decken, und die gar nicht verkleinert, sondern normal groß oder sogar etwas vergrößert sind, und daß andererseits von anatomischer Seite kleine geschrumpfte Nieren hierher gerechnet werden („rote Granulaniere" Jores), die aber klinisch keine Insuffizienzerscheinungen geboten haben, die also zu Lebzeiten durchaus nicht als genuine Schrumpfniere angesprochen werden konnten.

Wenn wir die im letzten Kapitel besprochenen Nierenveränderungen noch einmal kurz charakterisieren, so können wir unterscheiden:

1. Reine arteriosklerotische Nierenveränderungen, die in der Regel zu Hypertonie und nicht zu Insuffizienzerscheinungen führen. Diese Gruppe ist einzuteilen in Fälle ohne und Fälle mit Nierenschrumpfung.

Die Fälle mit Schrumpfung wieder sind unterzuteilen in solche mit grober Höckerung (vorwiegende Beteiligung der größeren Gefäße) und solche mit feiner Oberflächengranulierung (vorwiegende Beteiligung der kleinen und kleinsten Nierengefäße).

Bei dieser letzten — feingranulierten — Form kann es bei stärkster Verödung des Nierenfilters zu Insuffizienzerscheinungen kommen.

2. Kombinationsform, die bei genügend langer Dauer regelmäßig zu Insuffizienzerscheinungen an der Niere führt. Sie ist dadurch charakterisiert, daß zu den — sehr starken — arteriosklerotischen Nierenveränderungen noch Prozesse entzündlicher und degenerativer Art hinzutreten. Sie kann sich einmal in Form einer nicht verkleinerten ev. sogar leicht vergrößerten, einmal in Form einer geschrumpften Niere präsentieren.

Schluß.

Wir haben uns in vorstehenden Darlegungen bei den einzelnen Nierenveränderungen in der Hauptsache nur mit den typischen Formen beschäftigt und sind auf die atypischen nur mehr andeutungsweise eingegangen. Es würde ja natürlich zu weit führen, die verschiedenen Möglichkeiten, die sich daraus ergeben, daß wir Komplikationen verschiedener Affektionen, daß wir Heilungsvorgänge oder Narbenstadien vor uns haben, in erschöpfender Weise zu behandeln. Doch ergibt sich aus dem Hinweis auf diese die Diagnose komplizierenden Momente die Einsicht, daß es trotz großer Erfahrung und genauen Studiums der Nierenveränderungen immer wieder Schwierigkeiten machen kann, im Einzelfall eine exakte Diagnose auf Grund des anatomischen Befundes zu stellen.

Da wir aber in vielen Fällen auf die anatomische Untersuchung allein angewiesen sind, so ergibt sich andererseits ebenso zwingend die Notwendigkeit, die charakteristischen Veränderungen der einzelnen Nierenaffektionen möglichst bestimmt zu umgrenzen, die typischen Formen möglichst scharf herauszuarbeiten. Denn nur wenn wir imstande sind, im Einzelfall aus der Fülle der Erscheinungen das Wesentliche herauszufinden, werden wir uns auf dem so schwierigen und komplizierten Gebiet der Nierenpathologie mit Aussicht auf Erfolg zurechtfinden.

II. Klinischer Teil.

Pathogenese und Einteilung.

Aus einem Studium der Geschichte der Bright schen Nierenkrankheit geht hervor, daß die Hauptschwierigkeit einer den Kliniker und Pathologen gleichzeitig befriedigenden Einteilung darin besteht, daß über die Pathogenese der verschiedenen Formen noch keine Einigung erzielt ist.

War in Meran auf pathologisch anatomischer Seite eine gewiße Resignation zum Ausdruck gekommen, so war die Klinik allein noch weniger imstande den Weg zur Einigung zu finden. In letzter Zeit wurden sogar von klinischer Seite Stimmen laut, welche die Möglichkeit, ja die Notwendigkeit dieser Einigung überhaupt in Frage stellten, eine Auffassung, aus der die gleiche Resignation, wenn auch verhüllt, zum Vorschein kommt.

Und doch scheint uns eine Einigung über die Pathogenese und damit eine pathogenetische Einteilung durchaus möglich. Eine solche hat sich uns aus der klinischen Beobachtung in beständiger Fühlung und gemeinsamer Arbeit mit dem pathologischen Anatomen allmählich entwickelt und soll am Schlusse zur Darstellung kommen.

Bei aller Hochschätzung der biologischen Richtung und Anerkennung der Wichtigkeit des Grundsatzes, die krankhaften Abweichungen von der normalen Funktion nach funktionellen Gesichtspunkten zu beurteilen, bleibt doch unser letztes Ziel, die klinisch beobachteten Krankheitserscheinungen in Einklang zu bringen mit den pathologisch-anatomischen Befunden; nicht sowohl deshalb, um vor der Kontrolle der pathologischen Anatomie zu bestehen, als aus dem Bedürfnis heraus, die gesetzmäßigen Abweichungen der Funktion zu verstehen, d. h. in letzter Instanz zurückzuführen auf bestimmte pathologische Vorgänge, auf sichtbare pathologische Reaktionen, Zellveränderungen oder greifbare, von der veränderten Zelle gebildete chemische Produkte.

Die funktionelle Unterscheidung darf nicht unter dem Vorwande, daß Funktionsänderungen sich dem Mikroskope entzögen, zur Abkehr von der pathologischen Anatomie führen. Sondern im Gegenteil, sie führt zu um so engerer Fühlung und gemeinsamer Arbeit; und das Versagen einer histologischen Methode gibt nur die Anregung zu weiterer Vervollkommnung der histologischen Technik, aber keine Veranlassung, auf das histologische Substrat der Funktionsstörung zu verzichten.

Ich gehe des besseren Verständnisses halber von der allgemein geübten, wenn auch durchaus verwerflichen Zweiteilung in „parenchymatöse" und „interstitielle" Formen aus.

Wir haben gefunden, daß weder die sog. parenchymatöse, nicht indurative, noch die sog. interstitielle, indurative Form eine pathogenetische Einheit darstellt. Der leitende Gesichtspunkt für die Unterscheidung war die Kon-

trolle des Blutdrucks und der Nierenfunktion. Wir fanden unter dem
gleichen „parenchymatös-hydropischen" Krankheitsbilde zwei prinzipiell verschiedene Formen, die sich nur durch die Blutdrucksteigerung unterscheiden, unter dem gleichen „interstitiellen" Syndrom der Blutdrucksteigerung
zwei prinzipiell verschiedene Formen, die sich nur durch die Nierenfunktion
unterscheiden.

Die histologische Kontrolle ergab zunächst, daß die Zweiteilung jeder
der beiden Hauptgruppen berechtigt ist, forderte dann aber wieder zu weiterer
Differenzierung auf, die ihrerseits von klinischen Gesichtspunkten unternommen,
zu einer weiteren Unterteilung jeder der beiden Hauptgruppen führte, bis schließlich eine pathogenetische Einteilung resultierte, welche die bisher schmerzlich
vermißte Übereinstimmung zwischen klinischem und histologischem Befund
ergibt.

1. Die sog. parenchymatösen, nicht indurativen Formen.

Für die Einteilung der akuten, subakuten und chronischen, nicht indurativen Nephritiden stellen wir als wichtigsten Gesichtspunkt die Blutdrucksteigerung in den Vordergrund.

Eine Unterscheidung nach diesem Gesichtspunkt erscheint zunächst willkürlich, aber es hat sich herausgestellt, daß dieser klinischen Unterscheidung
auch prinzipiell wichtige anatomische Unterschiede zugrunde liegen, und daß
die auffällige Eigenart der einen Gruppe, nicht zu Blutdrucksteigerung und
Herzhypertrophie zu führen, auch histologisch einen sehr bemerkenswerten und
eindeutigen Ausdruck findet.

Makroskopisch können wir bei Fällen der einen wie der anderen Gruppe
die große weiße Niere finden bei Kranken, die bis auf das Verhalten des
Blutdruckes ganz das gleiche klinische Bild geboten haben. Das hat bisher die
Abtrennung der Formen so erschwert und zu der falschen Auffassung geführt,
daß es sich bei der sog. chronischen parenchymatösen Nephritis um eine
prinzipiell einheitliche Form der Nierenstörung handelt.

Die Blutdruckmessung erlaubt aber fast noch sicherer wie das histologische
Bild eine scharfe Abtrennung der Gruppe ohne jede Beteiligung von Herz-
und Gefäßsystem. Und zwar ist das histologische Bild bei den Fällen der
großen weißen Niere ohne Blutdrucksteigerung dadurch charakterisiert, daß
wir gerade diejenigen Reaktionen vermissen, die als charakteristisch für
die Entzündung gelten: Hyperämie, Stase, Exsudation, Proliferation.

Wir finden statt dessen, wie Kelsch schon im Jahre 1874 richtig erkannt und hervorgehoben hat, rein degenerative Prozesse am Epithel.
Die Beteiligung des Bindegewebes und der Gefäße tritt ganz zurück.

Um genau zu sein, muß hinzugefügt werden, daß wir auch in diesen Fällen
im weiteren Verlaufe sowohl Leukocyteninfiltration, als auch Reaktionserscheinungen an dem Bindegewebe begegnen. Doch kann es hier schon wegen der
Geringfügigkeit der Reaktion und ihrem Fehlen in frischen Fällen nicht zweifelhaft sein, daß die Reaktionserscheinungen als sekundäre angesehen werden
müssen, bedingt im Weigertschen Sinne durch den Reiz der Zerfallsprodukte
zugrunde gehenden Epithels und um eine „Ersatz"-Proliferation von Bindegewebe, das schließlich auch diffus in größerem Ausmaße zur Entwicklung
kommen und zur Schrumpfung der Niere führen kann.

Etwas durchaus Analoges sehen wir ja auch bei den zunächst nur das
Epithel der Kanälchen zerstörenden Metallgiften (Heineke).

Wenn wir uns nun an den Begriff der Entzündung halten und die primäre
Beteiligung der Gefäße mit Exsudation und Proliferation für das entscheidende
Kriterium nehmen, so müssen wir folgern, daß es überhaupt nur „vaskuläre"

Entzündungen, Nephritiden gibt, d. h. daß alle echten Entzündungen der Niere „vaskulär" sein müssen. Wir halten es daher, einem Vorschlage F. Müllers folgend für das richtigste, nur die Gruppe der echten Entzündung als Nephritis bezeichnen und die degenerativen Formen als Nephrose.

F. Müller hat diese Unterscheidung nur deshalb nicht durchgeführt, weil er glaubte, eine Trennung sei unmöglich: „Ist es schon schwierig, im histologischen Bilde zu entscheiden, ob eine wirkliche Entzündung vorliegt oder eine einfache Degeneration, so haben wir am Krankenbette gar keine Möglichkeit, diese beiden Formen zu trennen, weil viele degenerativen Erkrankungen der Nieren dieselben klinischen Erscheinungen machen, als wie die entzündlichen Nephritiden im engeren Sinne." Eine Unterscheidung sei oft nur dann möglich, wenn wir die Ätiologie, d. h. die Anamnese des speziellen Falles in Betracht ziehen und die Erfahrung zu Hilfe nehmen, bei welchen klinischen Formen von Nierenkrankheiten auf dem Sektionstische entzündliche Veränderungen der Niere gefunden werden.

Nun läßt uns aber gerade bei der klassischen Form der rein degenerativen Nierenerkrankung oder Nephrose, wie wir die Fälle von chronisch parenchymatöser Nephritis ohne Blutdrucksteigerung nennen wollen, die Ätiologie ganz im Stich. Denn diese ist gänzlich unbekannt, ja es ist geradezu charakteristisch für die echte genuine Nephrose, daß wir sie auf keine der bekannten nierenschädigenden Ursachen zurückführen können; und gerade hier bewährt sich unser Prinzip, die Fälle nach der Beteiligung von Herz und Gefäßen zu unterscheiden, am besten, nachdem alle früheren Versuche, diese Form von der entzündlichen weißen Niere abzutrennen, gescheitert sind.

Letztere wird repräsentiert durch diejenigen Fälle von Glomerulonephritis, bei welchen im Anschluß an eine echte akute Nierenentzündung sich ein Krankheitsbild entwickelt, das ebenfalls als „chronisch parenchymatöse" Nephritis bezeichnet, klinisch und makroskopisch anatomisch der echten genuinen Nephrose zum Verwechseln ähnlich sieht. Denn wie bei dieser, beherrscht auch bei jener entzündlichen Form die Wassersucht das Bild und wird post mortem eine „große weiße Niere" gefunden.

Makroskopisch wird der Ungeübte kaum imstande sein, die große weiße Niere der blanden Nephrose von derjenigen entzündlichen Ursprungs zu unterscheiden, bei welcher klinisch Hämaturie und vor allem Blutdrucksteigerung auf den vaskulär entzündlichen Prozeß hinweisen.

Mikroskopisch ist aber bei dieser entzündlichen weißen Niere mit Hydrops eine starke und sicherlich primäre Beteiligung der Glomeruli nachzuweisen (Löhlein).

In der Regel — darin ist Löhlein wohl recht zu geben, — ist die schwere Schädigung des Epithels, die nach unserer Meinung den Hydrops bedingt, eine Folge der Glomerulitis, die durch Entzündung der Gefäße, Blutleere der Schlingen, Stockung des Blutstroms und der Sauerstoffzufuhr zu einer anämischen Degeneration des Epithels führen kann.

In manchen Fällen steht aber die Schwere der Epithelveränderung sowohl räumlich wie graduell in keinem Verhältnis zur Schwere der Glomerulitis. Solche Fälle haben wir als eine Vereinigung von Entzündung mit Degeneration, gleichsam als Nephritis plus Nephrose aufzufassen und daher als „Mischformen" bezeichnet.

Vielleicht sind es auch hier die Toxine des Entzündungserregers, welche außer der vaskulären Entzündung, der Glomerulitis, noch eine selbständige toxische Schädigung des Epithels der Knäuel und Tubuli herbeiführen, die ihrerseits in Ödem, trüber Schwellung, tropfiger Entmischung und schließlich Verfettung der Zellen ihren Ausdruck findet, während bei der blanden

Nephrose die gleiche Epithelveränderung durch solche Toxine hervorgerufen wird, die nicht die Eigenschaft haben, diejenige Reaktion an den Nierengefäßen, — Verlangsamung des Blutstroms, Stase, Exsudation, Proliferation — auszulösen, welche wir als Entzündung bezeichnen.

Die Tatsache, daß wir bei manchen Fällen von Nephritis, nämlich bei unseren Mischformen, — ob abhängig oder unabhängig von den Glomerulusveränderungen — gleich schwere und gleich diffuse Epithelveränderungen finden, wie bei der Nephrose, darf uns aber nicht abhalten, diese praktisch wie theoretisch gleich notwendige Unterscheidung zu treffen, und nicht dazu führen, die echten Entzündungen und die blanden Nephrosen zusammenzuwerfen.

Dies um so weniger, als gerade die reinliche Scheidung der Formen uns außerordentlich wichtige Fingerzeige gegeben haben für die Entstehung der zwei meist umstrittenen Begleitsymptome bzw. Folgen der Nierenkrankheiten, der Blutdrucksteigerung und der Wassersucht.

Die Blutdrucksteigerung erscheint, abgesehen von der Anurie, prinzipiell und ausschließlich an die diffuse Beteiligung der Nierengefäße gebunden; die Wassersucht dagegen durch eine besondere Erkrankung der Epithelien bedingt, die in der reinsten Form bei den blanden Nephrosen die Regel bildet, nicht selten aber auch bei den entzündlichen Nephritiden vorzukommen pflegt.

Die Blutdrucksteigerung lehrt uns also, daß in dem einen Falle von großer weißer Niere mit hochgradigem Ödem eine echte Entzündung vorliegt, die Weigert mit Recht nicht von den übrigen Nierenentzündungen abgetrennt wissen wollte, und deren Ausgang von einer Glomerulonephritis Löhlein scharf hervorgehoben hat.

Das dauernde Fehlen der Blutdrucksteigerung zeigt uns in einem anderen, im übrigen ganz gleichartigen Falle, daß eine rein degenerative Nierenerkrankung vorliegt, die aber relativ selten zu sein scheint, so daß Löhlein angibt keinen derartigen Fall ohne Glomerulitis, Weigert keinen ohne Amyloid gesehen zu haben.

Es ist hier der Ort, auf die Frage des Amyloids kurz einzugehen.

Die Amyloidniere ist früher als eine Krankheit für sich beschrieben worden. Doch ist es stets aufgefallen, wie häufig dabei das klinische Bild der chronisch parenchymatösen Nephritis, wie selten Herzhypertrophie, Retinitis albuminurica und Urämie beobachtet werden konnte.

Wir haben an unserem Material — in welchem allerdings die von anderen Autoren ganz selten beobachtete rote Amyloidniere ohne Eiweiß fehlt — den Eindruck gewonnen, daß man die ausgesprochene Amyloidniere nicht von der Nephrose ohne Amyloid unterscheiden kann und darf, und daß man die Amyloidentartung der Gefäße als eine praktisch unwesentliche Komplikation ansehen muß, die sich der sicheren Diagnose entzieht. Das Wesentliche an dem klinischen Bilde der sog. Amyloidniere ist die Nephrose, die aus der gleichen Ätiologie entsteht, wie das Amyloid, und wir finden klinisch genau dieselben Erscheinungen, ob die Nephrose mit Amyloid kompliziert ist oder nicht.

Das Gleiche gilt von der nephrotischen Schrumpfniere und der Amyloidschrumpfniere. Diese relativ seltene Form der Schrumpfniere ohne Blutdrucksteigerung entsteht aus einer Nephrose, das klinische Bild ist das der sekundären nephrotischen Schrumpfniere, gleichgültig ob sie mit Amyloid kompliziert ist oder nicht.

Die Amyloidentartung der Gefäße ist bloß eine Komplikation, so wie die Arteriosklerose der Gefäße eine Komplikation der sekundären entzündlichen Schrumpfniere ist. Nur greift die Amyloidentartung der Gefäße noch weniger in das klinische Bild ein, wie ihre arteriosklerotische Entartung, die wenigstens den Blutdruck zu beeinflussen vermag.

Ganz von der Hand zu weisen ist jedenfalls die Annahme, daß in der Amyloidentartung der Gefäße die Ursache der Nephrose und die Ursache der Schrumpfung zu sehen sei, da genau die gleichen klinischen und anatomischen Bilder — abgesehen natürlich von der Amyloidreaktion — gefunden werden, ohne daß Amyloid hinzugetreten ist.

Streng genommen müßte demnach die Komplikation des Amyloids ganz aus der klinischen Einteilung wegbleiben, da wir sie nicht sicher diagnostizieren können, und es ist nur ein Kompromiß mit den bisherigen Anschauungen, wenn wir die Nephrosen bekannter Ätiologie, bei denen weitaus am häufigsten diese Komplikation auftritt, einteilen in Fälle mit und ohne Amyloid — vorausgesetzt, daß die Fälle ad exitum gekommen und histologisch untersucht worden sind.

Im übrigen dürfen wir das gelegentliche Vorkommen von amyloider Entartung der Gefäße bei sonst gesunden oder entzündlich geschrumpften Nieren der histologischen Registratur überlassen.

Wir hatten als wichtigstes Merkmal der rein degenerativen Nierenerkrankungen die Tatsache kennen gelernt, daß bei ihnen ausnahmslos die Blutdrucksteigerung fehlt.

Die klinische Beobachtung ergab aber bald, daß man den Satz nicht umkehren und nicht folgern darf, daß in jedem Falle, in welchem Blutdrucksteigerung fehlt, eine degenerative Nephrose vorhanden sein muß. Wir fanden auch häufig Formen, die klinisch und histologisch sich unzweifelhaft als entzündlich erweisen und doch die Blutdrucksteigerung dauernd vermissen lassen.

Es handelt sich dabei um eine Gruppe von meist hämorrhagischen Nephritiden, die sich klinisch weniger als histologisch voneinander unterscheiden, aber auch da vielfach Übergänge untereinander aufweisen.

1. Als Repräsentant kann die embolische Herdnephritis Löhleins dienen, welche die Endocarditis infectiosa fast regelmäßig begleitet. Hier handelt es sich um Kokkenembolien. Die pathogene Ursache wird dadurch besonders deutlich, daß sich die Kokken an den Herzklappen ansiedeln und als kleine Bröckel von Reinkultur in den Kreislauf gelangen.

2. Dieser embolischen Herdnephritis ist als eine histologisch zwar recht verschiedene, aber prinzipiell gleichartige Form an die Seite zu stellen, die septisch interstitielle Herdnephritis, wie sie Reichel bei Scharlach beobachtet hat; auch hier ist die Grundkrankheit eine septische Infektion, die embolisch-infektiöse Natur der einzelnen Infiltrate unzweifelhaft. Zum Unterschied von der vorigen Herdnephritis kommt es hier nicht zu einer lokalen Anreicherung und Reinkultur der im Blute kreisenden Mikroorganismen. Sie bilden daher keine embolischen Pfröpfe, die ein Vas afferens oder eine Glomerulusschlinge verstopfen können, sondern nur kapillare Embolien, deren Nachweis im Zentrum der interstitiellen Herde vielfach nicht zu erbringen ist.

3. Es kommt nun aber noch eine 3. Form der hämorrhagischen Nephritis ohne Blutdrucksteigerung vor, von gleicher Ätiologie wie die letztgenannte herdförmige, aber auch wie die diffuse Glomerulonephritis mit Blutdrucksteigerung. Es handelt sich auch hier stets um septisch-infektiöse Prozesse, wie Scharlach, Angina, Erysipel etc., ohne daß es in jedem Falle gelänge, die Infektionserreger im Blute nachzuweisen. Wohl aber gelingt dieser Nachweis wie es scheint regelmäßig im Harne (Scheidemandel).

Diese Form ist klinisch sehr häufig, kommt aber nur außerordentlich selten zur Sektion. In den wenigen autoptisch verifizierten Fällen hat die histologische Untersuchung den herdförmigen Charakter der Erkrankung bestätigt, den die Klinik wegen des Fehlens der Blutdrucksteigerung angenommen hatte.

Diese Form hat mit den beiden obenerwähnten Formen das gemeinsam, daß es sich um eine herdförmige Entzündung handelt, mit der diffusen Nephritis das gemeinsam, daß es sich um eine Glomerulonephritis handelt.

Das diffuse Auftreten der Entzündung bei jener spricht dafür, daß ein im Blute gelöstes, wenn auch von denselben Mikroorganismen stammendes Toxin das entzündliche Agens bildet, das herdförmige Auftreten bei dieser dafür, daß das chemotaktisch wirkende Agens im Blute suspendiert, an die korpuskulären Elemente der Entzündungserreger gebunden ist. Die diffuse Entzündung spricht für eine toxische, die herdförmige für eine infektiöse Ursache.

Wir müssen demnach die herdförmige Glomerulonephritis — bei der es übrigens mit Vorliebe auch zu interstitiellen Infiltraten kommt — den beiden anderen embolisch infektiösen Herdnephritiden an die Seite stellen. Alle drei bilden zusammen eine pathogenetisch einheitliche Gruppe, die der infektiös-herdförmigen Nephritis. Ihre histologischen Differenzen werden bedingt durch die Verschiedenheit in der Virulenz der Keime und der Form ihrer Verschleppung.

Damit lehrt uns die Kontrolle des Blutdrucks trotz der gleichen Ätiologie eine zweite, wichtige, in der Pathogenese begründete Unterscheidung zu treffen, und von der diffusen — toxischen — Entzündung mit Blutdrucksteigerung die herdförmige — infektiöse — ohne Blutdrucksteigerung zu trennen.

Bei der großen Regelmäßigkeit, mit der die diffuse Glomerulonephritis, zur Blutdrucksteigerung führt, erscheint die Annahme gestattet, daß die Blutdrucksteigerung an die diffuse entzündliche Beteiligung der Glomeruli, bzw. der Nierengefäße gebunden ist, und daß sie bei den eben besprochenen hämorrhagischen Formen deshalb fehlt, weil die entzündliche Erkrankung nur herdförmig auftritt.

Die Unterscheidung der beiden Hauptgruppen ohne Blutdrucksteigerung, der Nephrose von der herdförmigen Nephritis wird dadurch erleichtert, daß bei dieser das fehlt, was die Nephrose in zweiter Linie charakterisiert, das Ödem und die hochgradige Albuminurie, dagegen fehlt bei jener in der Regel nicht die Hämaturie, die den entzündlichen Formen eigen ist.

Die Bezeichnungen akut, subakut oder chronisch sind, wie Müller schon hervorgehoben hat, als Einteilungsprinzip nicht zu gebrauchen, sondern nur auf den einzelnen Fall jeder Kategorie anwendbar.

Im praktischen Gebrauch enthalten sie sowohl eine prognostische Bedeutung, als auch ein Urteil über das Stadium, in welchem sich der Kranke befindet, als auch ein Urteil über die Krankheitsdauer, als auch ein Urteil über den Krankheitsbeginn und -Verlauf.

Wenn man die letztere Bedeutung im Sinne hat, so muß man die Mehrzahl aller Nephrosen, auch wenn sie noch ganz frisch sind, als chronisch bezeichnen. Dabei kommt man wieder mit der Bedeutung chronisch = nicht heilbar in Konflikt. Infolgedessen sprechen wir bei der heilbaren Nephrose von chronischem Verlauf und verstehen unter einer chronischen Nephritis eine nicht geheilte und auch nicht mehr heilbare Entzündung. Diese Bedeutung ist wohl die gebräuchlichste und es erscheint am zweckmäßigsten, das Beiwort chronisch für die Fälle zu reservieren, welche aus einer nicht abgeheilten Nephritis oder Nephrose hervorgegangen, längere Zeit stationär geblieben sind und keine Aussicht auf Ausheilung mehr bieten. Daß damit dem subjektiven

Ermessen reichlich Spielraum bleibt, liegt auf der Hand. Wir brauchen aber vorläufig für diejenigen Fälle das Beiwort chronisch, die wir abgrenzen müssen als nicht ausgeheilte Nephritiden von den sogenannten sekundären Schrumpfnieren, den „Endstadien", welche sich durch ganz bestimmte Eigenschaften in der Nierenfunktion von den chronischen Formen unterscheiden.

Die chronischen Formen zu kennen ist auch deshalb wichtig, weil oft ein frisch zur Beobachtung kommender Fall zunächst als akute Nephritis imponiert, sich aber doch aus dem weiteren Verlauf als eine chronische, im Stadium der Verschlimmerung oder mit akutem Nachschub entpuppt.

2. Die sog. interstitiellen indurativen Formen.

Das klassische Syndrom der sog. chronischen interstitiellen Nephritis ist Herzhypertrophie und Blutdrucksteigerung.

Hier war es die systematische Prüfung der Nierenfunktion, welche uns zwang, unter den chronischen Hypertensionen zwei Hauptgruppen zu unterscheiden, eine gutartige kardiale Gruppe, mit gut erhaltenem Wasserausscheidungs- und Konzentrationsvermögen, und eine bösartige, renale Gruppe, mit gestörter Nierenfunktion, verzögerter Wasserausscheidung und Unfähigkeit der Konzentration.

a) Die anatomische Untersuchung hat ergeben, daß die gutartige, kardiale Gruppe restlos alle diejenigen Fälle umgreift, welche Ziegler und Jores als rote Schrumpfniere oder rote Granularniere, arteriosklerotischen, nicht entzündlichen Ursprungs herausgegriffen haben; aber nicht nur diese, sondern auch ihre Vorstadien.

Die anatomische Bezeichnung rote „Schrumpf"-Niere ist für diese Form viel zu eng. Denn wir finden fast in der Mehrzahl dieser Fälle von gutartiger Hypertonie noch keine Schrumpfung der Niere und oft noch nicht einmal Granulierung der Oberfläche (John).

Nach den histologischen Untersuchungen meines früheren Mitarbeiters John und nach den im anatomischen Teil niedergelegten Erfahrungen von Fahr kann es aber gar keinem Zweifel unterliegen, daß wir hier bei der gutartigen Gruppe von Hypertonieen nur verschiedene Stadien eines und desselben pathologischen Prozesses zusammenfassen. Wir finden bei diesem ganz ungeheuer häufigen Krankheitsbilde bald normal große, bald leicht granulierte, bald wenig, bald stark geschrumpfte, bald grob gelappte Nieren mit einzelnen Infarktnarben; bald gar kein, bald wenig, bald viel neugebildetes Bindegewebe, entweder kaum vereinzelt, oder häufiger, oder sehr zahlreich Glomeruli verödet.

Allen gemeinsam sind zwei charakteristische Merkmale:

1. Elastisch hyperplastische Wucherung der Intima der Nierengefäße mit oder ohne Degenerationserscheinungen, Verfettung und hyaliner Entartung des neugebildeten elastischen Gewebes der Intima. Also Präsklerose und Arteriosklerose der Nierengefäße in den verschiedensten Graden.

2. Das Fehlen degenerativer Erscheinungen am nichtbeteiligten Parenchym und das Fehlen irgend erheblicher Entzündungserscheinungen.

Der Kranke bietet, wie schon vor vielen Jahren Leyden hervorgehoben hat, ein rein kardiales Krankheitsbild mit verschieden starkem Einschlag von arteriosklerotischen Zügen, je nachdem sich diese gleichsinnige Erkrankung außer in den Nieren, auch in den Herz-, Hirn- oder peripheren Gefäßen lokalisiert.

b) Die zweite Gruppe, die sich durch die Erscheinungen der Niereninsuffizienz von der ersten Gruppe unterscheidet, und die wir daher als

renale den kardialen als bösartige den gutartigen Formen gegenübergestellt haben, enthält vor allem die sog. sekundären Schrumpfnieren.
Anatomisch finden wir bei diesen das Narbenstadium einer Entzündung,
und, wie Jores hervorgehoben hat, alle Übergänge zur chronischen Glomerulonephritis mit starken Veränderungen am Parenchym.

Auch hier ist die Bezeichnung sekundäre „Schrumpf"-Niere zu eng,
denn wir finden dieselben klinischen Symptome und das charakteristische
Verhalten der Nierenfunktion, die fehlende Variabilität — als Ausdruck der
maximalen Arbeit des Nierenrestes —, auch bei schweren unausgeheilten subchronischen Nephritiden, welche zwar zu einer Ausschaltung eines großen Teils
der sekretorischen Elemente, aber noch nicht zu wirklicher Schrumpfung geführt haben.

Ferner ist die Bezeichnung „sekundäre" Schrumpfniere zu eng, wenn
man sie auf das Endstadium der chronischen diffusen Glomerulonephritis
beschränken wollte. Denn zu den sekundären Schrumpfnieren gehören doch
auch diejenigen Formen ohne Blutdrucksteigerung, welche sich aus einer degenerativen Parenchymerkrankung mit oder ohne Amyloid unter Schrumpfung
des neugebildeten Bindegewebes entwickelt haben, und auch diejenigen Schrumpfnieren, welche vielleicht den Ausgang einer akuten herdförmigen, nicht ausgeheilten Nephritis bilden könnten. Aschoff hat freilich früher geglaubt, die
genuine Schrumpfniere auf derartige akute interstitielle Nephritiden zurückführen zu können, doch würde man diese Fälle, wie ich Löhlein beipflichte, als
sekundäre Schrumpfnieren im Anschluß an eine akute interstitielle Nephritis
zu bezeichnen haben.

Damit sind aber die Formen, die der zweiten, bösartigen Gruppe der sog.
Schrumpfnieren mit Niereninsuffizienz angehören, noch nicht erschöpft. Es
fehlt noch das Krankheitsbild, das der Kliniker als genuine Schrumpfniere bezeichnet, das sich durch den hohen Grad der Blutdrucksteigerung einerseits von der Mehrzahl der sekundären Schrumpfnieren, durch die Erscheinungen
der Niereninsuffizienz: Polyurie, Verzögerung der Wasserausscheidung und
Konzentrationsunfähigkeit andererseits von der gutartigen Hypertonie, der einfachen Nierensklerose unterscheidet. Das Krankheitsbild setzt sich demnach
klinisch aus zwei Komponenten zusammen, aus den kardialen Erscheinungen
der Nierensklerose und den nephritischen Symptomen der sekundären Schrumpfniere. Es wurde bisher von den Unitariern als letztes Stadium der Entzündung
(gleich sekundäre Schrumpfniere, mit der es oft verwechselt worden ist,) angesehen, von den Dualisten als eine überaus schleichende, primäre, interstitielle
Nephritis gedeutet, welche in langsamen Schüben nach einander kleine zer-
streute Bezirke in den Nieren ergreift.

Histologisch finden wir nun die beiden Komponenten, die das klinische
Krankheitsbild charakterisieren, wieder: 1. Die starke Arteriosklerose der kleinen
und kleinsten Gefäße, wie bei der gutartigen Sklerose und 2. frischere oder ältere
entzündliche Veränderungen an den Glomerulis, degenerative am Parenchym,
wie bei der sekundären Schrumpfniere aber in herdförmiger Anordnung
(Fahr).

Derartige histologische Befunde sind sicherlich auch früher schon erhoben
worden. Der Befund an der Leiche konnte aber nicht zu prinzipieller Bedeutung
für das Leben gelangen, ohne den klinischen Nachweis, daß die unkomplizierte
Arteriosklerose der kleinen Gefäße keine, die mit entzündlichen Veränderungen
komplizierte Arteriosklerose schwere Funktionsstörungen macht.

Es ist denn auch von seiten der Anatomen (Jores) die Bezeichnung
„genuine Schrumpfniere" bis jetzt synonym mit der der roten Granularniere
für die klinisch durchaus gutartigen Fälle von blander Sklerose gebraucht worden,

während der Kliniker unter der genuinen Schrumpfniere ein Krankheitsbild von düsterster Prognose versteht.

Für den Anatomen war das Problem der genuinen Schrumpfniere durch die schönen Untersuchungen von Jores geklärt, für den Kliniker verdunkelt worden. Durch die Beobachtung von Fahr, daß in einem Falle ältere bindegewebige Prozesse, deren Beziehungen zum Gefäßsystem nahe lag, mit frischeren entzündlichen Veränderungen vergesellschaftet waren, erschien dem Kliniker mit einem Male das Wesen der genuinen Schrumpfniere in helles Licht gerückt. Und unsere weiteren gemeinsamen Untersuchungen brachten uns die Sicherheit, daß nunmehr auch für die genuine Schrumpfniere die so lange vermißte Übereinstimmung zwischen Klinik und pathologische Anatomie erreicht worden ist.

Es gibt auf dem Gebiete des Morbus Brighti kein besseres Beispiel für die Notwendigkeit der gemeinsamen Arbeit zwischen Klinik und pathologischer Anatomie, als die Aufdeckung der Pathogense der genuinen Schrumpfniere.

Ich habe diese Form als Kombinationsform bezeichnet im Einklang mit dem Pathologen, denn wir sehen das Wesen der genuinen sc. malignen Schrumpfniere der Kliniker darin, daß sich nephritische Prozesse kombinieren mit einer älteren, ursprünglich gutartigen Arteriosklerose der kleinen und kleinsten Nierengefäße.

Es erscheint bemerkenswert, daß die Fälle von Kombinationsform sich alle dadurch auszeichnen, daß speziell die kleinsten Gefäße in besonders hohem Grade von der Arteriosklerose betroffen sind, in höherem Grade, als in der Mehrzahl der gutartigen, kardial verlaufenden Sklerosen. Doch kommen, wenn auch seltener, gutartige, blande Hypertonien, sogar ohne Schrumpfung vor, bei denen die arteriosklerotischen Veränderungen sich ebenfalls auf die kleinsten Gefäße erstrecken und ebenso hochgradig gefunden werden, wie bei der Kombinationsform, so daß Grad und Ausdehnung der Arteriosklerose keinen prinzipiellen Unterschied darstellen (vgl. anat. Teil S. 66). Es ist möglich, ja wahrscheinlich, daß diese starke Störung der Nierenzirkulation das Auftreten der aufgepfropften, nicht diffusen, sondern herdförmigen, nephritischen Veränderungen begünstigt, und sicher, daß diese nicht infektiösen Ursprungs sind, wie die gewöhnlichen herdförmigen Nephritiden, sondern toxischen bzw. autotoxischen Schädigungen entspringen. Soviel läßt sich jedenfalls an der Hand ganz frischer Fälle mit Sicherheit sagen, daß die starken Gefäßveränderungen fraglos als das Primäre, das weitaus Ältere, aufzufassen sind und daß die typischen Erscheinungen der „interstitiellen Nephritis" die Blutdrucksteigerung und Herzhypertrophie schon lange vor dem Auftreten der entzündlichen Komponente bestanden haben.

Wenn wir die Entwicklung dieser immer weitergehenden klinischen Differenzierung der früher als parenchymatös und interstitiell unterschiedenen Hauptgruppen und das histologische Substrat der einzelnen Formen tabellarisch — etwas schematisiert — zusammenstellen, so erhalten wir folgendes Bild (s. S. 78):

Aus dieser Zusammenstellung geht hervor, daß wir unmöglich an der Zweiteilung von parenchymatös und interstitiell festhalten können, denn wir sehen, worauf Weigert schon mit Nachdruck hingewiesen hat, bei den sog. parenchymatösen Formen bei längerer Dauer regelmäßig interstitielle Veränderungen, ja wir finden sogar unter der Gruppe der parenchymatösen Formen die interstitiellen herdförmigen Nephritiden und umgekehrt unter den sog. interstitiellen, die Sklerosen, deren Interstitium noch gar nicht verändert zu sein braucht.

Tabelle I.

Differentialdiagnostisches Schema.

Klin. Symptom der	Erscheint gebunden an die	Kommt vor bei	Sie werden unterschieden durch das Symptom der	das unterscheidende Symptom
„parenchymatöse" Nephritiden				
Wassersucht	Epitheldegeneration	der reinen Degeneration (Nephrose)	Blutdrucksteigerung	fehlt
		der echten Entzündung (Nephritis)		ist vorhanden
Hämaturie	Entzündung	der herdförmigen Nephritis	Blutdrucksteigerung	fehlt
		der diffusen Nephritis		ist vorhanden
„interstitielle" Nephritiden				
mäßige Blutdrucksteigerung und geringe Herzhypertrophie	diffuse Beteiligung der Nierengefäße	der chron. diffusen Glomerulonephritis	Konzentrationsunfähigkeit	fehlt
		dem Endstad. derselben = sekundäre Schrumpfniere		ist vorhanden
Konzentrationsunfähigkeit = Maximalleistung des Nieren restes	Ausschaltung eines großen Teils der sekretorischen Elemente	dem Endstadium der Nephrose = sek. nephrotische Schrumpfniere	Blutdrucksteigerung und Herzhypertrophie	fehlt
		dem Endstadium der Nephritis = sek. nephrit. Schrumpfniere		ist in mäßigem Grade vorhanden
		dem Endstadium der Kombinationsform		ist in hohem Grade vorhanden
Hochgradige Blutdrucksteigerung und starke Herzhypertrophie	diffuse Arteriosklerose der Nierensgefäße	der gutartigen Hypertonie, d. blanden Sklerose	Störung der Nierenfunktion bis Konzentrationsunfähigkeit	fehlt
		der bösartigen Kombinationsform, Sklerose plus Nephritis		ist in verschiedenem Grade vorhanden
		der sek. nephrit. Schrumpfniere plus sek. Arteriosklerose der Nierengefässe		ist in höchstem Grade vorhanden

Selbst die Zusammenfassung der indurativen Formen unter dem Begriffe der Schrumpfnieren ist prinzipiell unrichtig, weil die Schrumpfung ganz ininkonstant und das einzige ist, was wir nicht sicher diagnostizieren können. Die Sklerosen z. B. sind in der Mehrzahl der Fälle noch nicht geschrumpft. Ebenso können wir die für die sekundäre „Schrumpfniere" charakteristische Funktionsstörung, bei der die normale Variabilität der Harnabscheidung aufgehoben ist, auch finden, ohne daß schon Schrumpfung eingetreten ist, und umgekehrt Schrumpfung finden, ohne daß die charakteristische Funktionsstörung der „Schrumpfniere" eingetreten ist.

Dieser Verlust der Variabilität der Harnabscheidung ist das wesentliche, das charakteristische Merkmal; unwesentlich ist, ob die Niere geschrumpft ist oder nicht. Die Funktionsstörung ist nach unserer klinischen Auffassung bedingt durch die Ausschaltung eines großen Teils der spezifischen Nierensubstanz; wir haben sie als die typische Form der Diurese des Nierenrestes anzusehen und können dieselbe Erscheinung bei subakuten, subchronischen, wie bei ganz chronischen Fällen von Nephritis, bei alten Nephrosen und bei Kombinationsformen finden.

Wir bezeichnen daher diese hyposthenurischen Formen besser nach dem funktionellen Verhalten als Endstadien, und sie gehören prinzipiell zu den Formen, deren Ausgang sie bilden.

Es ergibt sich aber aus der Zusammenstellung auch, daß eine Einteilung nur nach klinischen oder gar funktionellen Gesichtspunkten ohne die Hilfe der pathologischen Anatomie unmöglich ist.

Auf die Ätiologie nimmt unsere Einteilung keine Rücksicht. Die Ätiologie eignet sich aber noch weniger als Einteilungsprinzip, weil wir sie bei einem großen Teil der Formen nicht kennen, bei einem anderen Teil für verschiedene Formen die gleiche Ätiologie finden. Z. B. treffen wir nach Scharlach und Angina etwa ebensooft die herdförmige, wie die diffuse Entzündung, bei Tuberkulose die diffuse, herdförmige Glomerulonephritis und die Nephrose mit und ohne Amyloid. Es wird sich sogar zeigen, daß jede der verschiedenen entzündlichen Formen bei der gleichen Ätiologie auftreten kann und die gleiche Form bei verschiedener Ätiologie.

Nachdem nun aber die histologische Untersuchung gezeigt hat, daß den verschiedenen klinischen Formen in der Regel auch ein bestimmt charakterisiertes anatomisches Bild entspricht, so steht nichts mehr im Wege, nach pathologisch-anatomischen Gesichtspunkten einzuteilen, aber nicht nach dem Ort der Läsion, sondern nach der Art der Erkrankung, d. h. es steht nichts mehr im Wege eine pathogenetische Einteilung zu treffen, und drei Hauptgruppen zu unterscheiden:

Degenerative, entzündliche und arteriosklerotische Prozesse. In dieser Dreiteilung lassen sich alle in der obigen Zusammenstellung unterschiedenen Formen unterbringen. Wir wollen die degenerativen nach dem Vorschlage von Müller als Nephrosen, die entzündlichen als Nephritiden und die arteriosklerotischen als Sklerosen bezeichnen.

Unsere Einteilung soll demnach lauten:

Tabelle II.

Pathogenetisches System der Brightschen Nierenkrankheiten.

A. Degenerative Erkrankungen: **Nephrosen**, genuiner und bekannter Ätiologie, mit und ohne amyloide Entartung der Gefäße.

    I. Akuter Verlauf.

    II. Chronischer Verlauf.

    III. Endstadium: Nephrotische Schrumpfniere ohne Blutdrucksteigerung.

    Unterart: Nekrotisierende Nephrosen.

B. Entzündliche Erkrankungen: **Nephritiden.**

    1. Diffuse Glomerulonephritiden mit obligatorischer Blutdrucksteigerung. Verlauf in drei Stadien:

I. Das akute Stadium,	Alle 3 Stadien können verlaufen:
II. Das chronische Stadium ohne Niereninsuffizienz.	a) ohne nephrotischen Einschlag;
	b) mit nephrotischem Einschlag, d. h. mit starker und diffuser
III. Das Endstadium mit Niereninsuffizienz.	Degeneration des Epithels („Mischform").

    2. Herdförmige Nephritiden ohne Blutdrucksteigerung.

        a) Die herdförmige Glomerulonephritis.

            I. Akutes Stadium.

            II. Chronisches Stadium.

        b) Die (septisch-)interstitielle Herdnephritis.

        c) Die embolische Herdnephritis.

C. Arteriosklerotische Erkrankungen: **Sklerosen.**

    I. Die blande, gutartige Hypertonie = reine Sklerose der Nierengefäße.

    II. Die Kombinationsform: Maligne genuine Schrumpfniere = Sklerose plus Nephritis.

Es versteht sich von selbst, daß wir damit rechnen müssen, nicht nur Typen, sondern auch Übergangsformen anzutreffen, und daß wir auch gemischten Affektionen begegnen werden. Letztere können oft der Diagnose große Schwierigkeiten bereiten; am wenigsten ist dies bei der typischen „Mischform" der Fall. Dagegen kann eine arteriosklerotisch bedingte Blutdrucksteigerung bei der Nephrose die Diagnose auf ganz falsche Fährten lenken, und ebenso kann eine Arteriosklerose der Nierengefäße, die sich auf dem Boden einer alten sekundären nephritischen Schrumpfniere sekundär etabliert hat, die praktisch unwichtige Unterscheidung von einer älteren Kombinationsform unmöglich machen.

Auf die Unterteilung der drei Hauptgruppen, die verschiedenen Formen der Nephrose, die auch klinisch in der Regel mögliche Unterscheidung einer extrakapillären und intrakapillären Nephritis, wird im speziellen Teil näher einzugehen sein.

A. Die Nephrose.

Für den Histologen fallen unter den Begriff der Nephrose nicht nur diejenigen der bisher als parenchymatöse Nephritiden bezeichneten Formen, die ohne Blutdrucksteigerung und ohne Glomerulitis verlaufen, sondern alle degenerativen Nierenveränderungen überhaupt, die Nekrose, die trübe Schwellung und die hyalin-tropfige Entmischung, die Verfettung. Klinisch bieten aber nur die beiden letztgenannten degenerativen Veränderungen das bekannte Bild der sog. chronisch-parenchymatösen Nephritis, der Nephrose im engeren, klinischen Sinne.

Die Nekrosen stellen klinisch und histologisch einen besonderen Typus dar und sollen daher im Anhang für sich besprochen werden.

Die trübe Schwellung, die vom Histologen als das 1. Stadium der Nephrose bezeichnet wird und als Vorstadium der eigentlichen Nephrose betrachtet werden kann, ist etwas ungemein Häufiges. Sie kann z. B. bei allen fieberhaften Krankheiten auftreten und kommt klinisch entweder gar nicht, oder als Albuminurie und ev. Zylindrurie zum Ausdruck. Sie entspricht dem, was man als febrile Albuminurie oder als ,,leichte Nierenreizung" bezeichnet, und hat nur differentialdiagnostische Bedeutung.

Bisweilen können solche rasch vorübergehenden Albuminurien freilich einen besorgniserregend hohen Grad erreichen, z. B. einen Nephrotyphus vortäuschen. Bei Pneumonie haben wir einmal eine Albuminurie von 12 $^0/_{00}$ beobachtet, ohne daß p. m. mehr als trübe Schwellung gefunden wurde.

Zur klinischen Bedeutung erheben sich die degenerativen Veränderungen erst dann, wenn das von dem Histologen als II. bezeichnete Stadium der hyalintropfigen Entmischung und Verfettung erreicht wird.

Wir finden dann das im folgenden zu schildernde typische Krankheitsbild der eigentlichen Nephrose, das z. T. dem der früheren Amyloidniere z. T. dem der alten chronischen parenchymatösen Nephritis entspricht. Doch enthielt diese, wie in der Einteilung erwähnt, auch die hypertonischen Formen der großen weißen Niere, nephritischen Ursprungs, die wir als Mischform bezeichnen werden.

Ätiologie: Die Ätiologie der eigentlichen Nephrose ist viel enger begrenzt, wie die des Vorstadiums, der trüben Schwellung, z. T. ganz unbekannt, so daß wir eine Gruppe als genuine Nephrosen denen bekannter Ätiologie gegenüberstellen müssen. In beiden Fällen kann es sich wegen der diffusen Ausbreitung der degenerativen Prozesse nicht wie bei der gleichfalls ohne Blutdrucksteigerung verlaufenden herdförmigen Nephritis um eine Infektion, sondern nur um eine Giftwirkung handeln.

Die folgende Tabelle gibt eine Übersicht über die Ätiologie unserer Fälle, für die drei Verlaufsarten getrennt, aus der schon hervorgeht, daß die Nephrosen weniger häufig zur Beobachtung gelangen wie die Nephritiden und Sklerosen.

Tabelle III.

	Akuter Verlauf	Chron. Verlauf	Endstadium	
genuine	—	7	—	
Schwangerschaft	2	—	—	
Diphtherie	7	—	—	
Tuberkulose	—	15	3	
Lues	2	5	—	
chron. Eiterung	—	3	—	
Pankarditis, Viridanssepsis	—	2	—	
Staphylokokkensepsis	1	—	—	
Masern	1	—	—	
Sarkomatose	—	1	—	
Sublimat	6	—	—	
	19	33	3	Sa. 55

Die genuinen Nephrosen scheinen ziemlich selten zu sein, bieten
aber das reinste Bild der degenerativen Nierenerkrankungen. Über ihre
Ätiologie wissen wir nichts. In einem Falle war Arbeit im Nassen als mut-
maßliche Ursache angegeben worden. Vielleicht spielt eine erbliche Disposition,
Krankheitsbereitschaft der Niere eine Rolle. In diesem Sinne läßt sich die
Beobachtung verwerten, daß in einer Familie zwei Knaben, beide mit dem Eintritt in die Entwicklungsjahre, an der gleichartig verlaufenden Nephrose erkrankten; ferner die Beobachtung, daß nach vollständiger Ausheilung bei der
Nephrose mit Vorliebe Rückfälle eintreten.

Häufiger als die genuinen Nephrosen treffen wir degenerative Nierenerkrankungen, deren Ätiologie uns bekannt ist. Reine Nephrosen finden wir
bei der Diphtherie, selten anscheinend auch bei Masern und septischen
Infektionen. Die häufigsten Ursachen sind die Tuberkulose der Drüsen
und der Knochen, seltener der Lunge und chronische Eiterungen; auch
sekundäre und tertiäre Lues kommen als ätiologische Momente in Betracht.
Wir selbst haben nur zwei rasch abheilende Fälle mit luetischer Ätiologie
gesehen und unter den fünf chronischen einen eigenartigen Fall mit ganz chronischem, dem der genuinen Nephrose vollkommen gleichendem Verlauf bei einem
Manne, der vor 11 Jahren eine regulär behandelte Lues durchgemacht hatte.
Hier schloß sich das schwere Krankheitsbild aber aus scheinbarer Gesundheit
heraus an einen Unfall an. Der Patient war aus Stockwerkhöhe auf das Kreuz
gefallen und hatte sich eine ziemlich starke Kontusion ohne äußere Verletzung
zugezogen. Als er drei Wochen später zum ersten Male aufstand, bemerkte
er eine Schwellung der Füße, und es entwickelte sich in wenigen Tagen ein allgemeiner Hydrops, der monatelang anhielt und das typische Krankheitsbild
der „genuinen" Nephrose.

Eine größere Reihe von Fällen rein degenerativer Nierenerkrankung ohne
Blutdrucksteigerung ist in allerjüngster Zeit von Munk aus der Kraus schen

Klinik beschrieben worden, aus denen hervorgeht, daß der Syphilis eine große Bedeutung für die Ätiologie der Nephrosen zukommt.

Wahrscheinlich können auch noch andere Infektionskrankheiten, z. B. Typhus, Paratyphus zu stärkeren Degenerationsprozessen an den Nieren führen. Ob die degenerative Nierenerkrankung bei der Cholera als toxische Nephrose anzusprechen ist, oder infolge länger anhaltender Asphyxie der Niere entsteht, vermögen wir nicht zu sagen.

Von endogenen Intoxikationen, die nicht auf einer Infektion beruhen, sind die Schwangerschaft zu erwähnen und die dyskrasisch-kachektischen Zustände, die bei malignen Tumoren auftreten und in der Literatur für die Ätiologie des Amyloids mitherangezogen werden.

Experimentell lassen sich durch eine große Anzahl von Giften Nierenveränderungen erzeugen, die nicht als entzündlich, sondern als degenerativ zu bezeichnen sind; doch ist es bisher noch nicht gelungen, eine dem menschlichen Krankheitsbilde gleichende chronische Nephrose im Tierexperiment zu erzielen. Beim Menschen scheint jedoch bei geringgradiger Quecksilbervergiftung ein der Nephrose ähnliches Krankheitsbild vorzukommen (vgl. S. 93). Die in der Regel zu beobachtenden schweren Grade der Quecksilbervergiftung führen aber zu einer vollständigen Nekrose der Epithelien, deren klinische Erscheinungen von denen der degenerativen Erkrankung ganz verschieden sind.

Symptomatologie: Das Krankheitsbild der klassischen Nephrose wird beherrscht von den Ödemen. Die Ursache des Ödems ist zu suchen in einer pathologisch gesteigerten Durchlässigkeit der Blutgefäße, und diese wiederum entspringt allem Anschein nach dem Einfluß von Substanzen, welche bei der Degeneration der Nierenepithelien entstehen und in den Kreislauf gelangen.

Die Ödeme können bei der genuinen Nephrose die denkbar höchsten Grade erreichen. Stets sind die serösen Höhlen mitbeteiligt. Sie sind sogar Prädilektionsstellen der Ödeme und können ausschließlich hydropisch sein, wenn zu Beginn oder gegen Ende der Erkrankung das Unterhautzellgewebe noch oder wieder trocken ist. Bei entsprechender Behandlung kann der Hydrops sich allein auf einen langanhaltenden, nach Punktion stets wiederkehrenden Ascites beschränken. Doch zeigt sich auch hier die Ödembereitschaft bei jeder Gelegenheit, wo ein ödembeförderndes, d. h. die Gefäßdurchlässigkeit erhöhendes Moment hinzutritt (Stauung, Thrombose). Selbst kleine funktionelle Änderungen des Gefäßtonus können Ödem erzeugen, z. B. Weinen: Lidödem, Pilocarpin neben Speichelfluß, Wangen- und Parotisödem.

Die Ödemflüssigkeit sowie die punktierten Transsudate zeigen ein außerordentlich charakteristisches Verhalten.

Sie sind milchig getrübt, „pseudochylös", in dünner Schicht wäßrig und durchsichtig, in dickerer Schicht von bläulichweißer Farbe und einem Aussehen als ob Wasser einige Tropfen Milch zugemischt wäre.

Diese milchige Trübung rahmt nicht auf und verschwindet nicht beim Schütteln der Transsudate mit Äther.

Die gleiche chylusähnliche Trübung findet sich auch im Blutserum. Die trübende Substanz der Transsudate stammt daher aus dem Blute und ist nach Bernert und Weil als eine Globulin-Lipoidverbindung aufzufassen.

Vermutlich stammt diese abnorme Beimengung aus den verfetteten Nieren, aus denen die pathologischen Fettsubstanzen durch die Lymphgefäße dem Blute zugeführt werden. Dafür spricht wenigstens der Nachweis doppelbrechender Lipoide in den Interstitien und Lymphgefäßendothelien derartiger Nieren (Löhlein).

Als zweite charakteristische Eigenschaft dieser Transsudate ist ihre wäßrige Beschaffenheit und Eiweißarmut hervorzuheben. Es handelt sich fast um eine physiologische Kochsalzlösung.

Der Eiweißgehalt der Punktate ist stets außerordentlich gering, $\frac{1}{4}$—$\frac{1}{2}$ $^0/_{00}$, höchstens 1 $^0/_{00}$ nach Essbach. Den Stickstoffgehalt fanden wir 0,036—0,12 %, den Kochsalzgehalt konstant in der Konzentration des Blutes 0,62—0,7 %, das spezifische Gewicht überstieg nie 1010.

Der Harn zeichnet sich aus durch ein eigentümlich schmutziges graugelbes oder graubräunliches Aussehen, er ist bisweilen wenig, bisweilen außerordentlich intensiv gefärbt bis zum Schwarzbraun und läßt ein starkes Uratsediment fallen. Er ist meist trübe, dickflüssig und weist ein enorm hohes spezifisches Gewicht von 1030—1050 auf. Die Reaktion ist sauer. Der Harn vergärt aber sehr leicht. Dabei kann die Reaktion so stark alkalisch werden, daß die Eiweißbestimmung nach Essbach negativ ausfällt.

Die Menge ist sehr stark vermindert und kann monatelang unter $\frac{1}{2}$ Liter in 24 Stunden betragen. Mengen von 300, 200 und noch weniger in 24 Stunden sind nichts Seltenes.

Der Eiweißgehalt des Harnes ist auf der Höhe der Erkrankung stets enorm hoch, 10, 20, 35 ja 50 $^0/_{00}$, durch Stickstoffbestimmung ermittelt, wurden beobachtet.

Das Sediment ist außerordentlich verschieden und auch im einzelnen Falle sehr wechselnd. Anfangs findet man bisweilen massenhaft Zylinder aller Art und verfettete Elemente, Fettkörnchenkugeln, verfettete Epithelien und Leukocyten. Im weiteren Verlauf ist das Sediment oft auffallend spärlich; Leukocyten sind wohl stets vorhanden, Zylinder bisweilen nur vereinzelt, verfettete Epithelien nicht regelmäßig. Ihr Inhalt erweist sich im Polarisationsmikroskop als doppeltbrechend (Munk). Makroskopisch sichtbare Blutbeimengung, also das, was wir Hämaturie nennen, fehlt stets. In seltenen Fällen sind ganz vereinzelt mikroskopisch rote Blutkörperchen zu sehen. Doch ist das entschieden die Ausnahme. Das Fehlen von Blut im Urin ist ein wichtiges und charakteristisches Merkmal der degenerativen nicht entzündlichen Erkrankungen.

Nierenfunktion: Die Prüfung der Wasserausscheidung mit der Methode des Wasserversuches, wobei 1500 ccm Wasser im Laufe einer halben bis 1 Stunde getrunken werden, ergibt im Stadium der starken Ödeme, der hochgradigen Oligurie entsprechend, eine scheinbar sehr schlechte Funktion, und es werden eventuell in 4 Stunden, ja selbst in 24 Stunden nur einige 100 ccm ausgeschieden. Tritt dagegen die Krankheit in das Stadium ein, in welchem die Tendenz zur Ödembildung nachläßt, so kann der Wasserversuch eine ziemlich gute Wasserausscheidung ergeben, selbst dann, wenn noch Höhlenhydrops und Neigung zu Oligurie besteht.

Die schlechte Wasserausscheidung liegt bei der Nephrose nicht an dem Unvermögen der Niere, sondern an der Durchlässigkeit der Gefäße, welche es verhindern, daß das Wasser überhaupt bis zur Niere gelangt (vgl. S. 121). Bisweilen steht die gute Wasserausscheidung in einem überraschenden Gegensatz zu dem Grad der vorhandenen Ödeme.

Beispiel: In einem Falle von genuiner Nephrose, den wir vom 17. V.—15. XII. 09 in Behandlung hatten, und der anfangs enorme Ödeme später nur noch Höhlenwassersucht, insbesondere hochgradigen Aszites aufwies, wurden folgende Resultate beim Wasserversuch erhalten.

am   2. VI. werden v. 1500 ccm Wasser i. 4 St. 180, i. 24 St.   315 ccm ausgeschieden
„ 11. IX.   „   „ 1320 „   „   „ 4 „ 184, „ 24 „   250 „   „
„ 26. X.   „   „ 1500 „   „   „ 4 „ 885, „ 24 „   1310 „   „
„ 29. X.   „   „ 1500 „   „   „ 4 „ 915, „ 24 „   1590 „   „
„ 23. XI.   „   „ 1500 „   „   „ 4 „ 965, „ 24 „   1415 „   „

Dabei sank das spezifische Gewicht, das anfangs 1044 erreichte, in den letzten Wasserversuchen auf 1002.

Die ersten beiden Wasserversuche stammten aus der Zeit der stärksten Ödembereitschaft, in der die Kranke 200—400 ccm Urin in 24 Stunden ausschied, an einzelnen Tagen auch nur 58 und 65 ccm, die letzten drei Wasserversuche aus dem Stadium des Höhlenhydrops. In einem anderen Falle von luetischer (?) Nephrose nach Trauma (cf. S. 82) der bei hochgradigen Durchfällen 600—850 ccm in 24 Stunden ausschied, wurde schon in Beginn der Erkrankung, im ödematösen Stadium ein relativ guter Ausfall des Wasserversuches erhalten:

$8\frac{1}{2}$—$9\frac{1}{2}$ Uhr 1500 ccm Wasser nüchtern getrunken
<table>
<tr><td>10</td><td>„</td><td>490!</td><td>ccm</td><td>spez. Gew.</td><td>$1003\frac{1}{3}$,</td><td>Farbe hell</td></tr>
<tr><td>$10\frac{1}{2}$</td><td>„</td><td>215</td><td>„</td><td>„   „</td><td>$1003\frac{1}{3}$</td><td>„   etwas heller</td></tr>
<tr><td>11</td><td>„</td><td>130</td><td>„</td><td>„   „</td><td>1003</td><td>„   sehr hell</td></tr>
<tr><td>$11\frac{1}{2}$</td><td>„</td><td>65</td><td>„</td><td>„   „</td><td>$1007\frac{1}{3}$</td><td>„   noch recht hell</td></tr>
<tr><td>12</td><td>„</td><td>65</td><td>„</td><td>„   „</td><td>1007</td><td>„   noch recht hell</td></tr>
<tr><td>$12\frac{1}{2}$</td><td>„</td><td>80</td><td>„</td><td>„   „</td><td>1008</td><td>„   etwas dunkler</td></tr>
</table>
1045 in 4 Stunden.

Ganz ähnlich steht es mit der Kochsalzausscheidung. Im Stadium der wachsenden Ödeme ist die prozentuale und absolute Kochsalzausscheidung enorm niedrig und sinkt bis auf Spuren. Im Stadium der abnehmenden Ödeme oder des Wassergleichgewichtes kann der Harn einen etwa normalen Prozentgehalt an Kochsalz von 1% erreichen, ja überschreiten. Die absolute Kochsalzausscheidung ist aber auch dann noch, solange die Oligurie besteht, stets ungenügend.

Dagegen ist die prozentuale Stickstoffausfuhr ganz auffallend über die Norm gesteigert, und der N-Gehalt des Harnes hält sich um 2—3%! — auch nach Ausfällung des Eiweißes.

Bei der im schwersten Stadium meist herabgesetzten Nahrungsaufnahme dieser Kranken wird durch diese enorm hohe N-Konzentration des Harnes trotz der hochgradigen Oligurie auch absolut eine ausreichende N-Ausfuhr erreicht. Wir haben wenigstens bei diesen Formen nie eine erheblichere N-Retention beobachtet.

Die Funktionsprüfung der Niere, mit den von Schlayer angegebenen Methoden, ergibt kein verwertbares Resultat. Schlayer hat im Tierexperiment gefunden, daß durch die bekannten Nierengifte zwei prinzipiell verschiedene Formen toxischer Nephritis erzeugt werden können, eine „vaskuläre" Nephritis einerseits, bei welcher die Gefäße in erster Linie und vorwiegend geschädigt sind, so daß sie weder auf die bekannten Gefäßgifte, Adrenalin, Coffein, noch auf Diesereize ansprechen, und eine „tubuläre" Nephritis andererseits, bei welcher die Epithelien schwer geschädigt sind, die Gefäße aber erregbar bleiben oder sogar übererregbar werden. Schlayer fand ferner, daß die vaskulären Nephritiden (nach Arsen und Cantharidin) intravenös injizierten Milchzucker schlecht, und zwar stark verzögert ausscheiden, Jodkali dagegen innerhalb der normalen Zeit von 40 bis allerhöchstens 60 Stunden, während die tubulären Milchzucker innerhalb der normalen Zeit von 5—6 Stunden, Jodkali dagegen stark verzögert ausscheiden. Auf Grund dieser Tierversuche hat Schlayer

auch die beim Menschen vorkommenden Nephritiden in vaskuläre und tubuläre
unterschieden, wie er ausdrücklich hervorhebt, nur nach funktionellen Gesichtspunkten; und er bezeichnet als vaskuläre Nephritiden diejenigen, welche von
den körpereigenen Stoffen Wasser, von den körperfremden Milchzucker schlecht
ausscheiden, als gemischte oder vaskulo-tubuläre solche, welche außerdem auch
von den körpereigenen Stoffen Kochsalz, von den körperfremden Jod schlecht
ausscheiden. Reine tubuläre Fälle, welche Milchzucker gut, Jod schlecht ausscheiden, wie die experimentellen Tiernephritiden nach Chrom, Uran, Sublimatvergiftung, sind von Schlayer bisher nicht beschrieben worden.

Histologisch stellen die von uns Nephrosen genannten rein degenerativen
Nephropathien in ihren genuinen Formen den Typus dessen dar, was man als tubuläre Nephritis im Gegensatz zur vaskulären bezeichnen könnte. Die Funktionsprüfung nach Schlayer ergibt aber merkwürdigerweise, daß auch die nicht
mit Amyloid komplizierten reinen Nephrosen Milchzucker bisweilen schlecht,
z. T. sehr schlecht ausscheiden, Jod dagegen meist gut oder kaum verlängert.

Die Möglichkeit läßt sich nicht ohne weiteres abstreiten, daß das funk
tionelle Verhalten in direktem Gegensatz steht zum histologischen, und daß
bei den Nephrosen einerseits die Tubuli zwar anatomisch stark verändert,
funktionell und sekretorisch intakt, die Gefäße andererseits zwar anatomisch
intakt, aber funktionell geschädigt sind. Diese paradox erscheinende Auffassung
hat sogar eine gewisse Berechtigung. Denn wir haben Grund anzunehmen,
daß bei der Nephrose eine allgemeine Schädigung der Gefäße insofern besteht,
als die Neigung zum Ödem eine gesteigerte Durchlässigkeit aller Gefäße verrät.
Andererseits steht die gute Funktion, die sich in ausgezeichneter Stickstoff-
und gelegentlich hochprozentiger Kochsalz- und guter Wasserausscheidung
dokumentiert, in sehr auffallendem Mißverhältnis zur Schwere der histologischen
Schädigung.

Das unerwartete Verhalten der Nephrosen gegen Milchzucker und Jod
kann aber auch darin begründet sein, daß wir es bei den menschlichen Nierenerkrankungen, sowohl bei den entzündlichen, wie bei den degenerativen, mit
ganz andersartigen pathologischen Prozessen zu tun haben, wie bei den
toxischen Nierenveränderungen des Tierexperimentes.

Soviel geht jedenfalls aus unseren Untersuchungen hervor, daß die
Schlayersche Methode der Funktionsprüfung eine Trennung der beiden wichtigsten Hauptformen der menschlichen Nephropathien, der vaskulär entzündlichen, von den degenerativ epithelialen Formen nicht gestattet.

Eine „Übererregbarkeit" der Nierengefäße konnte bei den Nephrosen nicht
festgestellt werden.

Die Untersuchung des Blutes ergibt. wie mein Mitarbeiter Keller
gefunden hat, in den frischen Stadien der Erkrankung zur Zeit der stärksten
Ödeme keine Hydrämie, im Gegenteil, das Blut ist abnorm konzentriert.
Die Zahlen der roten Blutkörperchen halten sich an der oberen Grenze
der Norm, die Viskosität kann erhöht sein. Diese Tatsache allein beweist
schon, daß das Ödem nicht auf einer Wasserretention infolge ungenügender
Wasserausscheidung beruht, sondern daß umgekehrt die schlechte Wasserausscheidung als Folge des Wassermangels im Blute anzusehen ist. In den
späteren Stadien kommt es regelmäßig zu einer starken Hypalbuminose
bei normaler Zahl der Erythrocyten, einer Abnahme des Eiweißgehaltes im
Blute, die man wohl vielfach fälschlich als Hydrämie gedeutet hat. Wir
zweifeln nicht, daß sie auf die starken, langandauernden Verluste an nativem
Eiweiß zurückzuführen ist, wie Bartels schon vermutet hat.

Das Blutserum ist meist milchig getrübt, „pseudochylös" wie die
Ergüsse.

Der Reststickstoff im Blute wurde, wie schon erwähnt, niemals stärker erhöht gefunden. Es wurde stets das gesamte Blut, nicht nur das Serum enteiweißt nach der Methode von Rona und Michaelis. Werte von 80 mg Rest N in 100 Blut sind schon selten. Werte von über 100 mg kamen nur kurz ante mortem vor, oder dann, wenn durch eine Komplikation Anurie eintrat. In 2 derartigen Fällen kam es zu Anurie und Azotämie, in einem Falle infolge von Cavakompression durch eine riesige Pyonephrose, im anderen Falle infolge von Cavathrombose durch mächtige tuberkulöse Lymphdrüsen. In beiden Fällen wiesen stark erweiterte und geschlängelte Bein- und Bauchhautvenen intra vitam auf das Bestehen dieser Komplikation hin.

Anurie infolge der reinen Nephrose wurde selbst bei den schwersten Fällen mit hochgradigster Oligurie niemals beobachtet.

Urämie: Ebensowenig kam es jemals zu einer Niereninsuffizienz, einer echten Urämie infolge von Harnintoxikation, wie sie sich bei den chronisch entzündlichen Formen in schwerer Dyspepsie, Schwäche und Hinfälligkeit, Muskelzucken und großer Atmung äußert.

Bemerkenswerterweise haben wir selbst auch in keinem Falle eklamptische Krämpfe bei den Nephrosen gesehen. Auch nicht sichere eklamptische Äquivalente. In einem unserer Fälle von genuiner Nephrose werden Äquivalente in der Anamnese erwähnt: Kopfschmerz, Erbrechen und kurze Bewußtlosigkeit. Ferner ist uns ein Fall bekannt geworden, den wir nicht selbst gesehen haben. Es handelt sich um den Bruder eines unserer typischen Fälle von genuiner Nephrose (vgl. Krankengeschichte S. 96), der ein Jahr vor ihm ebenfalls im 15. Lebensjahre und ebenfalls nach $^5/_4$ jähriger Dauer der ganz gleichartig verlaufenden Nierenkrankheit gestorben ist. Nach der uns vorliegenden Krankengeschichte, dem Sektionsbericht und dem histologischen Befund müssen wir auch diesen Fall zu den Nephrosen rechnen. In diesem Falle nun traten während des Krankheitsverlaufes vielfach die allerheftigsten eklamptischen Krämpfe auf. Zugleich wird aber angegeben, daß sowohl bei diesem, wie bei unserm oben erwähnten Falle, dessen Anamnese eklamptische Äquivalente erwähnt, exorbitante Ödeme, insbesondere des Kopfes, bestanden haben.

An anderer Stelle (S. 130) ist ausgeführt, daß und warum wir die eklamptischen Krämpfe und Äquivalente auf Hirnödem zurückführen, dessen Auftreten anscheinend durch eine Blutdrucksteigerung wesentlich begünstigt wird. Das Fehlen der Blutdrucksteigerung ist daher ein wichtiger Grund für die Seltenheit eklamptischer Zustände bei der Nephrose. Es schließt aber ihr Vorkommen nach den beiden erwähnten Krankheitsberichten nicht aus. Wir sehen daher den Grund für das Ausbleiben der eklamptischen Zufälle in unsern Fällen auch mit darin, daß es uns in jedem Falle gelungen ist, durch eine strenge antihydropische, insbesondere nicht nur Kochsalz-, sondern auch wasserarme Diät, die Ödeme zu beherrschen.

In drei Fällen schwerer Nephrose wurde eine eklamptische Urämie vorgetäuscht durch organische Erkrankungen, die ohne die Autopsie nur zu leicht unsere Überzeugung von der Seltenheit eklamptischer Symptome hätten erschüttern können. So erklärten sich Kopfschmerz und Schwindel in einem Falle aus einem Konglomerattuberkel der Pons, linksseitige Hemiplegie mit positivem Babinski, Koma, Sopor bei einer 34 jährigen Frau, die vor 8 Jahren Lues gehabt hatte und an schwerer Lungentuberkulose litt, aus einem Erweichungsherd im Corpus striatum.

In einem dritten Falle, in dem die Nierenerkrankung, bei mehreren Krankenhausaufenthalten dauernd verfolgt, immer mehr an Intensität zugenommen hatte, traten epileptiforme Krämpfe auf, Zuckungen in den Armen und Beinen mit vorhergehendem Aufschrei und folgender langdauernder Bewußtlosigkeit. Auch eklamptische Äquivalente, transitorische Hemiparese und Aphasie wurden beobachtet. Die Autopsie ergab einen Tumor im rechten Temporallappen.

Allgemeinsymptome: Die Haut weist eine eigentümlich helle, oft bläulich-weiße Farbe auf. Die hochgradige Blässe steht in grellem Gegensatz zu dem objektiven Blutbefund, der bei denjenigen Nephrosen, bei denen nicht eine konsumierende Grundkrankheit oder Kachexie das Blutbild beeinflußt, also speziell bei den genuinen, stets eine Anämie vermissen läßt.

Der Appetit ist meist herabgesetzt, wenigstens in den Stadien der starken Ödembereitschaft. In den späteren Stadien kann er besser, ja vorzüglich sein.

Besonders bemerkenswert ist die Neigung zu Durchfällen. Vor allem in den ersten Krankheitsstadien der stärksten Oligurie und stärksten Gefäß-durchlässigkeit kommen profuse, schmerzlose, wäßrige Darmentleerungen vor, die man als vikariierende Wasserausscheidungen ansehen kann und wohl in Parallele mit dem Ödem auf abnorme Durchlässigkeit der Darmgefäße zurück-führen muß.

Zu den wichtigsten Kriterien der Nephrosen gehört das Fehlen jeder Blutdrucksteigerung und jeder Herzhypertrophie.

Differentialdiagnostisch wichtig sind die scheinbaren Ausnahmen von der Regel. Wir sahen gelegentlich, aber nur bei älteren Individuen, die klinisch und ätiologisch als Nephrosen angesprochen werden mußten, konstante oder vorübergehende mäßige Steigerung des Blutdrucks. Die histologische Unter-suchung ergab, daß eine Arteriosklerose der Nierengefäße vorlag, die die Blut-drucksteigerung verständlich machte.

Veränderungen im Augenhintergrunde wurden in keinem Falle beob-achtet.

Das Allgemeinbefinden leidet im Anfang kaum, später mehr unter dem starken Ödem, das sie ganz hilflos macht. Die Kranken leiden psychisch mehr wie physisch unter dem trostlosen Einerlei des ewig gleichbleibenden, scheinbar hoffnungslosen Zustandes, und ihr Lebensmut sinkt von Woche zu Woche tiefer. Auch fühlen sich die Kranken öfters müde, schwach und elend und magern im Laufe der monatelangen, einförmigen Krankheit stark ab. Doch wird dies durch die Neigung zum Ödem verdeckt und tritt erst nach der voll-ständigen Entwässerung zutage.

Verlauf: Der Beginn ist stets so schleichend, daß weder der Kranke, noch die Umgebung einen bestimmten Tag oder auch nur eine bestimmte Woche als Termin des Krankheitsbeginnes angeben kann. Appetitlosigkeit und Müdigkeit werden wohl beobachtet und im Verein mit der Blässe der Haut auf Blutarmut bezogen, bis Ödeme der Füße oder morgendliches Lidödem die Untersuchung des Urins veranlaßt, der sich dann gewöhnlich schon stark eiweißhaltig erweist. Die Ödeme nehmen nun bei der gewöhnlich einge-schlagenen Milchdiät enorm zu und beherrschen bald das ganze Krankheits-bild. Der weitere Verlauf ist verschieden. Bei der Schwangerschaft sowie bei frischer oder rezidivierender Lues II mit luetischer Angina und bei der Diphtherie sahen wir einen relativ raschen Ablauf der Nephrose. Die Ödeme weichen sofort einer antihydropischen, salz- und wasserarmen Diät, und es tritt bald Heilung ein.

Bei der Diphtherie tritt die Ödemtendenz weniger stark in die Erscheinung. Bei schweren Fällen, die der Grundkrankheit unterliegen, machte sich allerdings eine Ödembereitschaft schon deutlich bemerkbar durch frühzeitige Trans-sudate in den serösen Höhlen, es kam aber bei der Kürze der Zeit und der Schluckstörung, die eine reichliche Wasseraufnahme unmöglich machte, nicht zu stärkerem Hydrops. Bei den minder schweren Fällen tritt Heilung ein, ohne daß ein hydropisches Stadium durchschritten wird.

Bei den Nephrosen aber, die sich auf der Basis ausgesprochen chronischer Grundkrankheiten entwickeln, also bei Tuberkulose, chronischer Eiterung, alter Lues und insbesondere bei den genuinen Nephrosen, ist der Verlauf ein ausgesprochen chronischer, chronisch in dem Sinne, daß ein gleichartiges Krankheitsbild ohne jede Veränderung über Wochen und Monate bestehen bleibt, ohne daß damit die Möglichkeit der Heilung ausgeschlossen ist. Bei diesen Formen mit ausgesprochen chronischem Verlauf lassen sich drei Stadien unterscheiden, ein I. hydropisches, ein II. ödemfreies und ein III. Endstadium.

Das hochödematöse Stadium kann viele Wochen, ja monatelang bestehen bleiben und schneller, oder sehr allmählich — zum Teil hängt dies auch von der Art der Behandlung ab — in ein Übergangsstadium übergeben, in dem die Ödeme zurücktreten und sich auf den Höhlenhydrops, insbesondere auf einen Aszites beschränken. Auch in diesem Übergangsstadium kann der Kranke wochen- und monatelang verharren, um, wenn nicht interkurrent der Tod eintritt, in das zweite Stadium ohne Ödeme einzutreten. In diesem ödemfreien Stadium kann das subjektive Befinden durchaus gut sein, die Albuminurie aber noch lange Zeit bestehen bleiben. Aus dem ersten oder zweiten, dem ödematösen oder ödemfreien Stadium kann sich dann, wenn nicht vollständige Heilung eintritt, unter Anhalten der Albuminurie das dritte Stadium entwickeln, das dem der sekundären nephrotischen Schrumpfniere entspricht und klinisch durch Polyurie und Konzentrationsbeschränkung charakterisiert ist.

Vergleicht man den klinischen Ablauf der Erscheinungen mit den histologischen Zustandsbildern, so entspricht das I. ödematöse Stadium durchaus dem II. des Histologen, dem Stadium der hyalin-tropfigen Degeneration und Verfettung. Das II. ödemfreie Stadium entspricht nur ungefähr dem III. histologischen Stadium der entzündlichen Reaktion im Zwischengewebe. Doch ist hier die Übereinstimmung wenig scharf. Es kann das Ödem schon verschwunden sein, wenn die Reaktion im Zwischengewebe noch sehr gering ist und umgekehrt.

Genauer ist die Übereinstimmung zwischen dem III. klinischen, dem Endstadium und dem IV., dem Narbenstadium des Histologen.

Das histologische Stadium der trüben Schwellung macht wie erwähnt klinisch überhaupt keine Erscheinungen oder nur passagere Albuminurie und ev. Zylindrurie, jedenfalls niemals Ödeme.

Welche Form und Ausdehnung der degenerativen Veränderungen für die enorme Entwicklung der Ödeme einerseits und ihr vollständiges Zurücktreten andererseits verantwortlich zu machen ist, konnte noch nicht ermittelt werden. Es kommt sowohl starke granuläre Degeneration, als ausgedehnte Verfettung des Epithels, nicht nur bei ödematösen, sondern auch bei ödemfreien Fällen vor.

Der typische Verlauf aus einem chronisch-hydropischen Stadium durch ein Übergangsstadium mit Höhlenwassersucht in ein ödemfreies Stadium tritt uns am häufigsten bei den genuinen Nephrosen entgegen, kommt aber auch bei den Formen bekannter Ätiologie vor. Jedoch sind bei letzteren Abweichungen vom typischen Verlauf häufiger, und zwar in dem Sinne, daß die ödemarmen oder ödemfreien Stadien, die wir bei den genuinen Nephrosen erst nach günstigem Verlauf und wirkungsvoller Behandlung zu sehen bekommen, hier von vornherein auftreten, ohne daß ein Stadium schwerer Ödeme vorausgegangen wäre. Es kommen hier alle möglichen Variationen vor, Nephrosen, die ursprünglich stark ödematös, sehr bald in das ödemfreie Stadium übergehen und darin verbleiben bis zum Übergang in das Bild der nephrotischen Schrumpfniere; oder Fälle, die nur mit leichtem Höhlenhydrops verlaufen und schließlich ganz ödemfreie Fälle, die sich nur durch das Fehlen der Blutdrucksteigerung, das Fehlen der Hämaturie und durch die hochgradige Albuminurie als Nephrosen erweisen. Dementsprechend kann es auch zur nephrotischen Schrumpfniere kommen, ohne daß der Kranke je ein ödematöses Stadium seiner Krankheit durchgemacht hat.

Der Übergang in das III. Stadium ist selten, und es bedarf diese Form der nephrotischen Schrumpfniere ohne Blutdrucksteigerung noch eingehenderen Studiums. Sie hat mit den sehr viel häufigeren nephritischen Schrumpfnieren nur die Polyurie und die Konzentrationsunfähigkeit gemeinsam, aber alle anderen Schrumpfnierensymptome fehlen. Statt der Herzhypertrophie finden wir ein abnorm kleines, braun-atrophisches Herz, es fehlen Blutdrucksteigerung, Retinitis albuminurica und Urämie. Die Albuminurie ist bei ödemfreien Fällen meist gering, kann aber bei noch vorhandener Ödembereitschaft trotz sehr großer Harnmengen noch ganz bedeutende Grade erreichen, bis zu 10 $^0/_{00}$ und darüber, und bei interkurrentem Fieber noch höher steigen.

Wasser wird gut oder bei noch vorhandener Ödembereitschaft leicht verzögert ausgeschieden; bei Trockendiät steigt das spezifische Gewicht des Harnes kaum über 1013—1015. Einen Verlust der Verdünnungsfähigkeit dagegen, d. h. eine erheblichere Schädigung des Wasserabscheidungsvermögens, wie sie beiden schweren Formen der der sekundären nephritischen Schrumpfniere regelmäßig beobachtet wird, haben wir bei den sekundären nephrotischen Schrumpfnieren nie gesehen. Im Gegenteil, die spezifischen Gewichte der spontan gelassenen Portionen sind gewöhnlich abnorm niedrig, 1005, 1003.

Steigerung und Herabsetzung der NaCl-Zufuhr wird wie bei den nicht geschrumpften Nephrosen in der Ausfuhr nur langsam beantwortet, so daß erst nach Tagen der Retention oder der Mehrausscheidung Gleichgewicht eintritt, ohne daß aber ein deutlicher hydropigener Einfluß der gesteigerten NaCl-Zufuhr zu konstatieren wäre.

Eine N-Retention mit Anstieg des Rest-N im Blute haben wir bei diesen Formen im Gegensatz zu den sekundären nephritischen Schrumpfnieren nicht beobachtet.

Jod wurde nicht oder kaum verlängert, Milchzucker enorm verzögert ausgeschieden.

Die Hyposthenurie ist bei diesen Formen von besonderem theoretischem Interesse, ihre Erklärung noch nicht sicher möglich. Es ist hier das histologische Substrat einer maximalen Tubulusdiurese, wie es sich bei den nephritischen Schrumpfnieren in Form der erweiterten Kanälchen und abgeplatteten Epithelien präsentiert, nicht so deutlich augesprochen, wie bei jenen.

Das gut erhaltene Verdünnungsvermögen und das besonders niedrige spezifische Gewicht des polyurischen Harnes sprechen vielleicht dafür, daß es sich hier um eine kompensatorische Mehrarbeit der in der Mehrzahl meist gut erhaltenen Glomeruli handelt, bei Reduktion der Tubuli, und Schädigung ihrer Leistungsfähigkeit die freilich bei den früheren Stadien der Nephrose auffallend gut erhalten bleibt. Doch läßt sich diese Abnahme der tubulären Leistungsfähigkeit bis jetzt nur vermuten, nicht beweisen und auch nicht angeben, welche Diuresereize die hypothetische glomeruläre Polyurie auslösen.

Ausgang: In keinem unserer sämtlichen Fälle von Nephrose ist die Nierenkrankheit die Ursache des Todes gewesen.

Das Schicksal der Nephrosen bekannter Ätiologie hängt im wesentlichen von der Prognose und dem Verlauf der Grundkrankheit ab. Bei den Fällen von Nephrose im Anschluß an Tuberkulose und Eiterung haben wir eine Heilung nicht beobachtet. Bei Diphtherie scheint, wenn nicht die Schwere der Infektion durch die Beteiligung des Herzens zum Tode führt, Heilung die Regel zu sein. Auch bei der genuinen Nephrose kann Heilung eintreten, selbst nach monatelangem Verlauf. Den Übergang in nephrotische Schrumpfniere haben wir bei dieser Form noch nicht gesehen. 4 von unseren Fällen starben, und zwar alle an der gleichen Todesursache: an einer infektiösen Pneumokokken-Peritonitis, die sich im Anschluß an eine Bronchitis bzw. Pneumonie entwickelt hatte.

Die Bronchitis ist eine häufige und nach unseren Erfahrungen sehr zu fürchtende Komplikation der Nephrose. Die ödemdurchtränkten Gewebe geben, wie es scheint, einen guten Nährboden ab. Vielleicht spielt auch die Durchlässigkeit der Gefäße eine Rolle für die Neigung zur Verschleppung der Infektion nach der Bauchhöhle. Ausdrücklich sei bemerkt, daß es sich bei den Nephrosen nicht um die aseptische Entzündung der serösen Häute handelt, die bei den sekundären entzündlichen Schrumpfnieren und den malignen genuinen Schrumpfnieren so häufig sind, sondern um ausgesprochene Infektionen.

Zwei **Komplikationen** verdienen noch besonderer Erwähnung: Das Amyloid und die Arteriosklerose der Nierengefäße. Die histologische Untersuchung ergibt, daß bei einem großen Teil der Fälle von Nephrose bekannter Ätiologie, und zwar bei Tuberkulose und chronischen Eiterungen, Tumorkachexie und Lues, die degenerativen Prozesse am Nierenepithel mit amyloider Degeneration der Gefäße im allgemeinen und der Nierengefäße im besonderen vergesellschaftet sind.

Man hat früher geglaubt, die **Amyloidniere** als eine besondere Form der Nierenerkrankung abtrennen zu können. Mit Unrecht, denn das klinische Bild der Nephrose mit Amyloid unterscheidet sich in keiner Weise von dem der Nephrose ohne Amyloid, und das Bild der Amyloidschrumpfniere entspricht durchaus dem Bilde der nephrotischen Schrumpfniere ohne Amyloid. Wie im anatomischen Teil ausgeführt, besteht auch histologisch keinerlei Abhängigkeit der nephrotischen Prozesse von der Amyloidentartung der Gefäße.

Das Wesentliche im klinischen, wie im anatomischen Bilde ist der degenerative Prozeß an den Epithelien, und wir können die Amyloidentartung der Gefäße lediglich als eine unwesentliche Komplikation der Nephrose betrachten, die sich aus dem klinischen Bilde nicht diagnostizieren, höchstens aus Erscheinungen von Amyloid in anderen Organen (Milz, Leber) vermuten läßt. Von seiten der Niere könnte man vielleicht hochgradige Zylindrurie mit verwerten für die Annahme der Komplikation einer Nephrose mit Amyloid.

Alles was in den Lehrbüchern als charakteristisch für Amyloid beschrieben wurde, gilt ebenso für die Nephrose ohne Amyloid. Insbesondere entspricht die landläufige Schilderung des Harnbildes bei Amyloid durchaus dem der hyposthenurischen Polyurie bei der sekundären nephrotischen Schrumpfniere. Aber dieses Bild ist keineswegs an das Vorkommen von Amyloid gebunden, sondern kann auch ebenso ohne Amyloid beobachtet werden. Die Neigung zu wäßrigen Durchfällen ist gleichfalls in keiner Weise charakteristisch für Amyloid, sondern findet sich fast bei jeder schwereren Nephrose, insbesondere bei ganz frischen, nachweislich amyloidfreien genuinen Nephrosen in ausgesprochenstem Maße.

Noch weniger läßt sich klinisch ein Unterschied feststellen zwischen amyloider und hyaliner Entartung der Glomerulusschlingen auf dem Boden der Nephrose.

Wichtiger ist die Komplikation der Nephrose mit Arteriosklerose der Nierengefäße. Sie bringt einen, der reinen Nephrose ganz fremden Zug in das Krankheitsbild, die Blutdrucksteigerung, welcher unter Umständen viel Verwirrung stiften kann und auch schon gestiftet hat. Es kann in solchen Fällen oft schwierig oder gar unmöglich sein, intra vitam mit Sicherheit zu sagen, ob es sich um eine mit Arteriosklerose komplizierte Nephrose handelt, oder um eine „Mischform" der echten vaskulären Nephritis mit starken degenerativen Veränderungen am Nierenepithel.

Anhang.

Die nekrotisierenden Nephrosen.

Man sollte erwarten, das klinische Bild der degenerativen Nephrose in reinster Form bei denjenigen toxischen Nephropathien wie der Chrom- oder Sublimatniere zu finden, bei denen nach den vorliegenden experimentellen Untersuchungen insbesondere von Schlayer primär und vorwiegend die Epithelien der Tubuli geschädigt werden. Das ist aber nicht der Fall. Prinzipiell gehören zwar in der Tat auch diese Formen der toxischen Nephropathien zu den degenerativen Nierenerkrankungen, zu den Nephrosen. Das klinische und histologische Bild weicht aber ganz wesentlich von dem eben geschilderten der menschlichen Nephrose ab.

Hier Ödem ohne Störung der Nierenfunktion, dort schwerste Schädigung der Nierenfunktion ohne Ödem.

Hier trübe Schwellung, tropfige Entmischung und Fettbeladung der noch funktionsfähigen Zelle, dort Nekrose, Zelltod und Vernichtung ihrer Funktion.

Deshalb erscheint es gerechtfertigt, diese durch exogene Gifte bedingten degenerativen Nephropathien als nekrotisierende Nephrosen oder Nekrosen gesondert zu besprechen.

Im Tierexperiment ist es bisher noch nicht gelungen, durch die bekannten „tubulären" Gifte eine der menschlichen Nephrose auch nur ähnliche Erkrankung zu erzeugen. Entweder ist die Vergiftung leicht, dann wird sie unter Regeneration der geschädigten Epithelien rasch überwunden, oder sie ist schwer, dann tritt keine chronische Nephropathie, sondern eine Nekrose ein. Das gleiche sehen wir auch in der Regel bei den toxischen Nephrosen der menschlichen Pathologie, deren Prototyp die Sublimatnekrose darstellt. Aber gerade bei der menschlichen Sublimatniere kommen, wie es scheint, Fälle vor, die der Nephrose sehr nahestehen.

Symptomatologie: Das pathognomische Symptom der Nephrose, das Ödem, fehlt bei der Sublimatnekrose, und zwar gerade dann, wenn, wie in der Regel, Anurie eintritt. Ich habe aber vor Jahren ein Kind von 1½ Jahren — leider nur konsultativ — gesehen, bei dem nach einer Kalomelmedikation ein universeller Hydrops sich eingestellt hatte, der spontan verschwunden und nach wiederholter Kalomeldarreichung zum 2. Male aufgetreten war.

Ferner hat einer unserer 6 klinisch beobachteten Fälle 4 Tage nach der Entlassung in der Rekonvaleszenz ein Gesichtsödem bekommen. Ein ganz eklatanter Fall findet sich in der Literatur bei Ascoli erwähnt. Er führt ihn nur als Beweis an, daß Ödeme sehr rasch auftreten, er scheint mir aber mit Rücksicht auf die Ätiologie von prinzipieller Bedeutung zu sein:

„Es handelte sich um einen Mann, der wegen der raschen Entwickelung ausgebreiteter wassersüchtiger Schwellungen zugleich mit allgemeinem Unwohlsein, Lenden- und Unterleibsschmerzen am 1. XII. das Krankenhaus aufsuchte. Man fand bei der Aufnahme seinen Harn sehr trübe und schmutzigrot, reichliche Mengen Eiweiß, Blutzellen und Nierenzylinder enthaltend; die körperliche Untersuchung zeigte das Bestehen ausgebreiteter Ödeme, die insbesondere auch die Gesichtshaut und die Lider nicht freiließen, über den Lungen die Zeichen eines diffusen Katarrhs, betreffs der Unterleibsorgane Meteorismus und Diarrhöe. Alle diese Erscheinungen führte der Kranke nun mit Bestimmtheit auf den 27. vorigen Monats zurück, an welchem Tage er bei der Desinfektion eines Zimmers tätig gewesen; dabei hatte er durch mehrere Stunden in einer Atmosphäre sich aufgehalten, in welcher zu jenem Behufe reichlich Sublimatlösung verspritzt wurde.

Schon während der Arbeit war er von Übelkeiten, metallischem Geschmack im Munde, Unwohlsein und Leibschmerzen überfallen worden; am selben Tage wurde er bettlägerig, der Harn sparsam, und merkten seine Angehörigen eine geringe Gedunsenheit seines Gesichts, die am folgenden Morgen noch deutlicher und auffallender wurde, während nun auch die Schwellung des übrigen Körpers sich ausprägte."

Über den weiteren Verlauf ist leider nur mitgeteilt, daß Pat. nach etwa einem Monat die Klinik fast vollkommen genesen verließ.

Derartige Beobachtungen sind trotz ihrer Seltenheit geeignet, die Kluft zu überbrücken, die zwischen der Nephrose und der Nekrose besteht und weisen darauf hin, daß der große Unterschied im klinischen und histologischen Verhalten nicht prinzipiell sondern nur graduell bedingt ist. Übrigens wird auch im histologischen Bilde unserer Fälle von Sublimatnekrose stellenweise hyalintropfige Degeneration und Verfettung der Epithelien erwähnt.

Der Harn: Bei der nekrotisierenden Sublimatnephrose kann man die allerverschiedensten Harnbefunde erheben, auch hier glauben wir Übergänge zur Nephrose konstatieren zu können.

Typisch für die Sublimatvergiftung ist die vollständige Anurie. Sie tritt bei schwerster Vergiftung sofort ein und bleibt bis zum Tode bestehen. Bei der leichtesten Vergiftung haben wir zu Beginn Polyurie mit geringer Albuminurie beobachtet, die verschwand, ohne daß es zu Oligurie und Anurie gekommen wäre.

Bei etwas schwererer Vergiftung aber schließt sich an die Polyurie eine Periode von Oligurie an, bei der der Harn ganz dem Bilde entspricht, das wir von der Nephrose kennen: Hochgradige Albuminurie und hohe Stickstoffwerte, hohes spezifisches Gewicht und — sicherlich auch extrarenal bedingte — niedrigste Kochsalzwerte.

Die folgende Tabelle (s. S. 94) gibt die wichtigsten Daten des eigenartigen Falles wieder. Die Kranke hatte am 5. X. 1911 4 Sublimatpastillen in einer Tasse Wasser gelöst getrunken, sofort diese und die vom Arzt verordneten 2 Liter Milch erbrochen und wurde unmittelbar darauf zum Krankenhaus gebracht.

Es verdient besonders erwähnt zu werden, daß trotz der unzweifelhaften schweren „tubulären" Schädigung und trotz der minimalen NaCl-Ausscheidung Jod in 58 Stunden ausgeschieden wurde.

Bei noch schwererer Vergiftung tritt gleich Oligurie, die Anurie aber, die wiederum einer Oligurie weicht, erst nach Tagen ein. Hier sehen wir im Gegensatz zur Nephrose vor und nach der Anurie ein Stadium der Niereninsuffizienz. Der Harn der beiden oligurischen Perioden ist von niedrigem spezifischen Gewicht, relativ arm an Kochsalz und arm an Stickstoff. Letzteres fällt besonders ins Gewicht bei der auf die Anurie folgenden Periode, bei der der Rest-N im Blute schon auf hohe Werte angestiegen ist. Der Wiedereintritt der Diurese kann bei der ungenügenden Menge und Konzentration des auf die Anurie folgenden Harnes unter Umständen, wie das klinische Beispiel S. 107 zeigt, den Tod unter starker Azotämie nicht aufhalten.

Tabelle IV.

Da-tum X	Kör-perge-wicht	Blut-druck	Harn-menge	spez. Gewicht	Alb.	Sediment	NaCl	N	Bemer-kungen
5.	72.0	95	2000 i. 16 St.	1010	++	gran Zyl. in Menge verfett. Epith. verfett. Leukoc.	1.02%	—	Sublimat im Urin + RN. 37 mg in 100 Blut
6.	—	85	1705	1005	1/2%	kein Sang.	—	—	—
7.	69.5	98	W.V.1160 (325) C.V. 385	1003 1032!	2/3% 17%	— —	— 0.06	— 1.9%	Jodkali nach 57 St. ausge-schieden
8.	70.7	94	650	1023	—	—	—	1.8%	Sacch. +
9.	—	93	750	1022	11% gewogen 8%	—	—	1.8%	Sacch. —
10.	—	92	800	1017	8 1/2%	sehr reichl.	0.012	1.2	—
11.	—	—	1400	1009	2/3%	—	0.39	1.2	—
12.	—	96	1750	1012	1/6%	—	0.74	0.8	—
13.	72.5	92	2000	1013	—	Reichl. verfett. Leukoc. u. Zyl.	0.7	0.7	—
14.	—	—	1450	1012	Alb. Spur	—	0.7	—	—
15.	72.5	94	1550	1013	Alb. 0	zahlr. Zyl. verfett. Leukoc. spärl. Ery-throc.	0.7	—	geheilt entl. 8 Tage nach d. Entl. Ge-sichtsschwel-lung

Für den unglücklichen Ausgang ist freilich die Niere und ihre Konzentrationsunfähigkeit nicht allein verantwortlich zu machen. Der Eintritt der zur Kompensation nötigen Polyurie wird auch hier durch extrarenale Einflüsse verhindert. Die Oligurie, die erst die Konzentrationsunfähigkeit gefährlich macht, beruht wenigstens in dem als Beispiel angeführten Falle sicherlich zum großen Teil auf dem enormen Wassermangel, der infolge unstillbaren Erbrechens und anhaltender dysenterischer Durchfälle eingetreten war. Aber die Konzentrationsunfähigkeit bei Oligurie und hohen Rest-N-Werten beweist, daß hier die Anspruchsfähigkeit der in Regeneration begriffenen Niere für Harnstoff stark vermindert ist. Die N-Konzentration des Harnes erreicht z. B. in dem mitgeteilten Falle ante mortem nur 0,8 % bei 316 mg Rest-N. Auch hier trifft die Absonderung eines hyposthenurischen Harnes mit dem histologischen Befunde von erweiterten, wie ausgepinselt aussehenden Kanälchen und endothelartig abgeplatteten Epithelien zusammen, ein Befund, dem wir noch öfter bei Hyposthenurie begegnen werden.

Auch der Eiweißgehalt des Harnes ist je nach dem Grade der Vergiftung verschieden. Er stieg bei dem mittelschweren, tabellarisch angeführten Fall, rasch zu bedeutender Höhe an und fiel in wenigen Tagen auf 0 herab. Bei den schweren Fällen mit Oligurie und Hyposthenurie ist er geringer, in jedem Falle verschwindet er bald mit Wiedereintritt der Diurese.

Das Sediment ist enorm reichlich und reichhaltig, enthält Zylinder aller Art, nekrotisierte und verfettete Epithelien und verfettete Leukocyten, bei Wiedereintritt der Diurese auch rote Blutkörperchen.

Der Blutdruck: Das Verhalten des Blutdruckes ist von besonderem Interesse. Es ist in der Literatur mehrfach über Blutdrucksteigerung bei der Sublimatniere berichtet, von anderen wieder das Vorkommen jener bezweifelt worden.

In dem S. 107 als klinisches Beispiel aufgeführten Falle war eine ganz deutliche und erhebliche Blutdrucksteigerung eingetreten, bis zu 160 mm Hg, was bei dem elenden Allgemeinzustande besonders viel heißen will.

Das scheint im Gegensatz zu stehen zu dem eingangs formulierten Axiom, daß die rein degenerativen Nierenerkrankungen ohne Blutdrucksteigerung verlaufen. Bei dem anderen tabellarisch geschilderten Falle dagegen, der als Zwischenstufe zwischen Nekrose und Nephrose angesehen wurde, fehlt wiederum die Blutdrucksteigerung ebenso vollständig, wie bei den Nephrosen.

Die Erklärung für die Blutdrucksteigerung, die bei manchen Fällen von Sublimatvergiftung beobachtet wird, ist nicht in dem pathologischen Prozeß in der Niere, sondern in der Komplikation mit Anurie zu suchen.

Jede länger dauernde Anurie, gleichgültig welchen Ursprungs sie ist, führt zu einer mit dem Grade der azotämischen Vergiftung allmählich wachsenden Blutdrucksteigerung.

Diese ist aber nicht wie bei der Nephritis und den Sklerosen, die uns in den folgenden Kapiteln beschäftigen werden, als eine Folge der Insuffizienz der Nierengefäße, sondern als eine Folge der Harnvergiftung anzusehen, also nicht direkt, sondern indirekt von dem Zustand der Niere abhängig, nicht renal, sondern gewissermaßen extrarenal bedingt.

Urämie: Die Krampfurämie kommt bei der Sublimatnekrose nicht vor. Das Bild der Harnvergiftung, das sich bei länger dauernder Anurie anderer Provenienz zu entwickeln pflegt, wird bei der Sublimatnekrose stark überdeckt und verschleiert durch die Symptome der Quecksilbervergiftung. Dadurch, daß bei dieser die schwersten gastrointestinalen Symptome nie ausbleiben, wird das Bild so kompliziert, daß es kaum möglich ist, einzelne Symptome herauszugreifen und auf die Anurie zu beziehen.

Am ersten mag noch Benommenheit, wenn solche auftritt, als urämisch gedeutet werden, vielleicht auch das ungeheure Schwächegefühl, das z. B. in dem mitgeteilten Falle bei vollständig klarem Sensorium die Kranke absolut hilflos machte. Die Muskeln waren gänzlich erschlafft, die Reflexe verschwunden. Die Patientin konnte den Kopf nicht bewegen und kaum einen Finger rühren.

Das hochgradige Erbrechen und die beständigen Durchfälle finden in der Verschorfung des Magens und des Dickdarmes ihre Erklärung. Die letzteren können durch den enormen Wasserverlust ein choleraähnliches Symptomenbild herbeiführen mit heftigsten krampfartigen Schmerzen in den Extremitäten. Kurz das reine Bild der Harnsperre ist bei der Sublimatnekrose nicht zu erwarten. Das Krankheitsbild wird durch die Quecksilbervergiftung und die Inanition so verwischt, daß man bisweilen nicht sagen kann, ob der Tod an Harnvergiftung, oder an Hg-Vergiftung eingetreten ist.

Der Verlauf ist stets ungünstig und die Vergiftung tödlich, wenn rasch Anurie einsetzt. Je später die Harnabsonderung stockt, um so größer ist die Aussicht, daß sich rechtzeitig wieder eine genügende Diurese einstellt.

Fälle, die im Beginne Polyurie aufweisen, oder den nephroseähnlichen Verlauf nehmen mit Oligurie bei erhaltener Konzentrationsfähigkeit, sind stets weniger schwer und gehen wohl immer in Heilung über.

Unsicher ist der Ausgang, wenn auf die Anurie eine Periode der Hyposthenurie folgt. Da hängt das Schicksal des Kranken davon ab, ob es gelingt, die durch die gastrointestinale Verschorfung, durch Diarrhöe und Erbrechen bedingte Wasserverarmung zu beseitigen und eine Polyurie zu erzwingen.

Klinische Beispiele zur Nephrose.

I. Frc. . .nn, Theodor, 15 Jahre alt, Schüler.

Klinische Diagnose: **genuine Nephrose**; Tod infolge von Pneumokokkenperitonitis.

I. Aufnahme: Anamnese: Ein Bruder starb mit 15 Jahren an Nierenentzündung (nach der Krankengeschichte und den histologischen Präparaten, die uns freundlicherweise zur Verfügung gestellt wurden, handelte es sich ebenfalls um eine Nephrose). Patient selbst hatte als Kind Lungenentzündung, vor 6 Jahren Gelenkrheumatismus, vor 4 Jahren und vor 1 Jahr Blinddarmentzündung, nicht operiert.

Am 29. I. 10 in der Schule plötzliches Unwohlsein, Schwäche und Schwindelgefühl. Der Mutter war jedoch bereits 10 Tage vorher eine Schwellung der Augenlider aufgefallen, die sie, mit derartigen Erscheinungen von der Erkrankung ihres anderen Jungen her wohl bekannt, sofort veranlaßte, zum Arzte zu gehen. Der Arzt untersuchte den Urin und fand ihn eiweißfrei, desgleichen am 25. I. 10. Vom 29. I. ab lag Patient zu Bett mit krampfartigen Schmerzen im Bauch, profusesten Durchfällen und Erbrechen. Am 30. I. Albumen im Urin vorhanden, Urinmenge ca. 800, häufiger Urindrang bei Entleerung nur kleiner Portionen. Bei der Aufnahme keine Diarrhöe und Übelkeit mehr, kein Kopfschmerz.

Status praesens vom 7. II. 1910: Gut genährter Junge von seinem Alter entsprechender Größe und Entwickelung. Auffallend mageres Gesicht, ausgesprochene Blässe der Haut und der Schleimhäute. Zunge leicht weißlich belegt. Keine sichtbaren Ödeme. Beiderseitiger Pleuraerguß von ca. Höhe der Breite einer Hand, Perikarderguß, beträchtlicher Aszites.

Leber 2 Querfinger unter Rippenbogen, sonst kein abnormer Organbefund. Nervensystem ohne Störung.

Urin: Tagesmenge 550 ccm, spezifisches Gewicht 1030, Albumen: $10^0/_{00}$, beim Stehen setzt der Urin Massen von Uratsalzen ab. NaCl: 0,1%, N: 2,6%.

Sediment: Enthält spärlich Zylinder, keine Blutbestandteile.

Blutdruck: 120/58 mm Hg.

Körpergewicht: 51 Kilo.

Verlauf: In den ersten Tagen nach Krankenhausaufnahme noch Ansteigen des Höhlenwassers und Gewichtes auf 53,1 kg am 12. II. Am gleichen Tage Blutdruck 116/60 mm Hg. Urinmenge 375 ccm, spezifisches Gewicht 1031 (vorher schon 1035), Albumen 12 $^0/_{00}$; NaCl: 0,09%. Von da ab Sinken des Körpergewichtes ohne Vermehrung der Diurese, wobei jedoch die Kochsalzkonzentration stark ansteigt, und zwar am 13. II. auf 0,13, am 14. auf 0,34, am 15. auf 0,68, am 16. auf 0,88, am 17. auf **1,15%**. Nunmehr wieder langsames Absinken der NaCl-Konzentration bis 0,1% am 1. III. 10. Dabei verharren die Urinmengen unverändert auf 300—400 und das Gewicht bleibt bei NaCl-freier Kost und Beschränkung der Flüssigkeitszufuhr auf 400—500 ccm konstant. Danach setzt ein neuer Anstieg der NaCl-Ausscheidung ein; am 5. und 6. III. 10 werden Konzentrationen von **1,58** resp. **1,64%**

erreicht. An denselben Tagen Vermehrung der Urinmenge auf je 800 ccm. Am 8. III. werden sogar 1050 ccm Urin entleert mit einem NaCl-Gehalt von 1,3%. Schon am 11. III. ist aber die Diurese wieder auf 475 ccm gefallen und nimmt noch weiterhin ab, während die Kochsalzausscheidung sich bis zum 1. IV. auf einer Höhe von um 1,0% hält. Von diesem Termine ab Diurese äußerst knapp 350, dann nur noch **200** ccm, und der Kochsalzgehalt sinkt auf 0,2% und weniger. Am 6. IV. hatte Patient in Bade einen Schwächeanfall, wobei er krampfartige Zuckungen mit dem rechten Arme ausführte. Am 11. IV. klagte er morgens über heftige Leibschmerzen, die 5 Uhr nachts ganz plötzlich aufgetreten waren. Die Temperatur — bislang stets normal — stieg auf 38,3⁰. In Anbetracht, daß Patient schon mehrfach Attacken von Appendizitis durchgemacht hatte, wurde vom Chirurgen die Diagnose Blinddarmentzündung gestellt und am gleichen Tage noch operiert. Es fanden sich alte Veränderungen des Wurmfortsatzes, aber keine frische Appendizitis. Aus dem Bauche entleerte sich eine größere Menge schwach milchig getrübter Flüssigkeit. Im kleinen Becken fanden sich einige eitrige Flocken. Ein Ausgangspunkt für die Eiterung wurde nicht gefunden.

Während des bis jetzt skizzierten Krankheitsabschnittes verhielt sich das spezifische Gewicht des Urins je nach der Menge wechselnd, das geringste spezifische Gewicht am Tage der größten Diurese betrug jedoch immerhin 1028, an den Tagen mittlerer Diurese (400 ccm) erreichte es meist 1040, an den Tagen geringster Harnproduktion wurden aber Werte bis **1050** festgestellt. Ebenso exorbitante Werte erreichte auch die Albuminurie, von anfangs 10⁰/₀₀ steigerte sich der Albumengehalt des Urins auf 20⁰/₀₀ am 1. III. 10. Bei stärkerer Diurese fielen die Eiweißwerte bis auf 5⁰/₀₀, um aber dann wieder die frühere Höhe zu erreichen, ja bedeutend zu überschreiten; nach Esbach wurden zu Anfang April bis 27⁰/₀₀ bestimmt. Da die Esbachsche Methode, besonders wenn es sich um große Eiweißmengen handelt, sehr ungenau ist, und die beim Verdünnen notwendigen Multiplikationen die Fehler noch um ein Vielfaches steigern, den gewonnenen Zahlen demnach nicht viel mehr Bedeutung zukommt, wie die Feststellung einer sehr hohen Eiweißprozentzahl, so erachteten wir es für nötig, mehrfach den Eiweißgehalt aus der Eiweißstickstoffzahl des Urins zu berechnen. Dabei kamen noch viel höhere Zahlen heraus wie die nach Esbach gewonnenen. Am 1. IV. betrug danach der Eiweißgehalt des Urins 39⁰/₀₀, am 10. IV. sogar **51⁰/₀₀.** Bemerkenswert ist, daß der Albumengehalt des Harns jedesmal auf Theozinverabreichung anstieg, ohne daß die Diurese zu- oder abnahm.

Die Stickstoffkonzentration des Urins bewegte sich meist um 2%, sank nie unter 1,3%, an den Tagen geringster Diurese erhob sie sich bis auf 3,2%, einschließlich des Harneiweißes.

Die Wasseransammlungen gingen, nach einem kurzen Anstieg zu Anfang, in der Zeit der etwas gebesserten Wasserdiurese und der bis auf übernormale Werte gesteigerten Salzdiurese etwas zurück, verschwanden aber keineswegs ganz. Bei der Laparotomie am 11. IV. konnte der chyliforme Charakter des Peritonealtranssudates nachgewiesen werden. Die Pleura wurde zwecks Feststellung der Art des Ergusses punktiert. Das Punktat war fast wasserhell, in dickerer Schicht leicht opak milchig getrübt. Spezifisches Gewicht 1008, Albumen 0,75⁰/₀₀, NaCl 0,7%.

Ein Wasserversuch ließ sich nicht durchführen. Nach dem Trinken von 1 Liter Wasser setzten bei dem Patienten, der schon ohnehin oft zahlreiche wässrige Durchfälle hatte, sofort profuse wässrige Stuhlentleerungen ein.

Augenhintergrund ohne jeglichen pathologischen Befund.

Blutdruck ausnahmslos niedrig: 116, 122, 108, 112 mm Hg.

Vom Tage der Operation ab stiegen die Urinmengen auf 700—800 ccm, spezifisches Gewicht 1014—1017, Albumen 10⁰/₀₀, NaCl in kaum nachweisbaren Spuren. Am 23. IV. betrug die Diurese sogar 1100 ccm, an den folgenden Tagen 800—900 ccm, Kochsalz 0,1—0,25%, Albumen wieder im Steigen. Am 3. V. Albumengehalt bereits 30⁰/₀₀ bei 500 ccm Diurese. Diese Höhe der Eiweißausscheidung blieb bestehen bis Mitte Mai, wobei die Diurese sich auch wieder langsam bis auf 250—450 ccm pro die verminderte. Dabei wieder starke Durchfälle. Am 6. V. Öffnung eines großen Abszesses, der sich am Skrotum gebildet hatte. Langsamer Heilungsverlauf der Bauchwunde, aus der noch immer Aszites der beschriebenen Art hervorquillt. Am gleichen Tage klagte Patient über heftiges Stechen in der Brust und hatte Fieber bis fast 39⁰. Probepunktion der Pleura ergibt die gleiche Flüssigkeit wie früher, keinen Eiter. Schmerzen in der Brust und im Bauche nunmehr wechselnd Tag für Tag. Anwachsen der Wasseransammlung.

Vom 17. V. an begann unter erneutem Einsetzen von profusen Durchfällen die Diurese wieder zu steigen, und der nach Schluß der Bauchwunde stark angewachsene Aszites nahm ab. Der Patient, der sich bis dahin furchtbar matt und elend gefühlt hatte, lebte dabei sichtlich auf. Vom 23. bis 30. V. wurden täglich Urinmengen von 1100—1500 ccm entleert (Zufuhr ca. 1000 ccm). Der Kochsalzgehalt des Urins betrug aber nach wie vor kaum 0,1%, er stieg dann aber vom 29. V. ab an, betrug an diesem Tage 0,44, an den nächsten 0,5 bis 0,7%. Dabei weiteres Steigen der Diurese bis 2600 ccm, Absinken des Eiweißes auf 1⁰/₀₀ und darunter. Gewichtsabnahme seit Einsetzen der guten Diurese (17. V. bis 9. VI.) 10,5 Kilo. Höhlenwasser verschwunden. Nunmehr rasche Hebung des Kräfte- und Ernährungszustandes. Patient hat einen ganz außergewöhnlichen Appetit, nimmt innerhalb von 14 Tagen 8 kg zu und kann am 27. VI. als g e h e i l t entlassen werden. Albumen noch in Spuren, normale Wasser- und Kochsalzausscheidung. Das Sediment, das immer nur vereinzelte Zylinder enthalten hatte, läßt jegliche pathologische Formbestandteile vermissen. Blutdruck wie bei allen Messungen normal, 112/60 mm Hg.

Von irgend einer besonderen therapeutischen Beeinflussung der Krankheit, auf die die plötzliche Besserung zurückgeführt hätte werden können, kann nicht die Rede sein.

Ein Moment verdient jedoch, in dieser Beziehung zweifellos besondere Beachtung: Der vormals aus der noch nicht völlig verheilten Bauchwunde hervorquellende Aszites enthielt stets P n e u m o k o k k e n i n R e i n k u l t u r, desgleichen der Eiter des Skrotal- abszesses und ebenso auch der Eiter eines riesigen Bauchdeckenabszesses, der sich in der zweiten Hälfte des Mai bildete und am 13. V. sich spontan entleerte. Dieser Abszeß stand in direkter Kommunikation mit der Peritonealhöhle. Als er nach aussen perforierte, schoß zugleich mit dem Eiter die milchige Aszites mit hervor. Es bestanden in jener Zeit stets Beschwerden von seiten des Abdomens, wie reißende Schmerzen, insbesondere nach dem After hin, auch vorübergehende Stuhl- und Windverhaltung, zu einer eigentlichen, schweren Peritonitis kam es jedoch wider Erwarten nicht. (Die Koinzidenz der Pneumokokkeninfektion des Aszites mit der Resorption des Höhlenwassers und der Gesundung des Patienten mußte den Verdacht eines kausalen Zusammenhangs beider Momente erwecken. Ob der große Abszeß im Sinne eines Fixationsabszesses günstig gewirkt hat, steht dahin).

II. A u f n a h m e. Am 15. VII. wurde Patient wiederum zum Krankenhause gebracht. Bei der zu Hause fortgesetzten genauen Kontrolle des Urins, der bei der Entlassung nur noch Spuren von Albumen enthielt, war ein Rückgang der Menge und eine bedeutende Ver- mehrung des Albumens bemerkt worden. Der Patient hatte bei der Neuaufnahme ein etwas pastöses Gesicht aber keine sichtbaren Ödeme. Die Haut war wieder auffallend blaß.

U r i n: 500 ccm pro 24 Stunden, spezifisches Gewicht 1044, Albumen 8⁰/₀₀, Sanguis 0, Sediment: Massen von Uraten, keine Formelemente. NaCl: 0,06%, N: 1,5%.

B l u t d r u c k: 110/55 mm Hg.

K ö r p e r g e w i c h t: 44,2 Kilo.

V e r l a u f: Nach 3 Tagen Albumen bereits 28⁰/₀₀, am 5. Tage 35⁰/₀₀. Die Urinmenge sinkt bis auf 200—300 ccm. Das Gesicht wird stark pastös, sonst treten aber infolge starker Einschränkung der Flüssigkeitszufuhr keine Ödeme auf. Schnell ansteigender Aszites. Am 7. VIII. entsteht eine Thrombose der rechten Schenkelvene. Das Bein wird schnell ödematös, wobei ein erhebliches Z u r ü c k g e h e n d e s A s z i t e s zu bemerken ist. Das Albumen steigt auf ca. 40⁰/₀₀ an. NaCl-Ausscheidung um 0,15%. N-Ausscheidung 2,0—2,8%. Dieser Zustand dauerte unverändert an bis zum 15. IX. 1910. Am 6. IX. war der Aszites so stark angestiegen und die untere Rückenpartie sowie die Innenseite der Oberschenkel dermaßen geschwollen — Unterschenkel und Knöchel dabei absolut ödemfrei! —, daß zu einer Punktion des Abdomens geschritten werden mußte. Die Aszitesflüssigkeit hatte ein wäßriges, schwach m i l c h i g e s Aussehen: Spezifisches Gewicht 1009. Albumen ½⁰/₀₀, NaCl: 0,7%, N: 0,12%. Am Tage nach der Punktion waren die Rücken- und Oberschenkel- ödeme fast völlig verschwunden, der Leib aber wieder stark mit Flüssigkeit gefüllt. Vom 15. IX. ab setzte ein schnelles Ansteigen der Kochsalzwerte des Urins ein. Am 19. ist bereits ein NaCl - Gehalt von 0,9% erreicht, der mehrere Tage anhält und sich noch bis 1,0% steigert bei einer regelmäßigen täglichen Urinausscheidung von 250 ccm mit 25 bis 35⁰/₀₀ Albumen. Dann noch einige Tage 0,55% Kochsalz, weiterhin ca. 0,4%, dabei Diurese unter 200 ccm.

Am 3. Oktober 2. Bauchpunktion (4 Liter milchig wäßriger Flüssigkeit, spezifisches Gewicht 1007, Albumen = 0, nach E s b a c h nicht meßbar). An demselben Tage noch schnellt die NaCl-Konzentration des Harnes auf 0,9% hinauf, bei 220 ccm Urin. Von dem nächsten Tage an wird 11 Tage lang das Kochsalz in einer Konzentration von über 1,0% (bis 1,25%) ausgeschieden, wobei die Urinmenge zwischen 250 und 400 ccm schwankt, Albumen: 25 bis 30, bis 42⁰/₀₀.

Am 6. Oktober ist der Aszites bereits wieder hoch angestiegen, Rücken- und Ober- schenkelödem aber völlig verschwunden. Erneute Bauchpunktion (2 Liter, spezifisches Gewicht 1007, Albumen-Spur, NaCl: 0,73%). Vom 16. X. ab sinken die NaCl-Werte wieder langsam ab. Am 30. X. beträgt die NaCl-Ausscheidung nur noch 0,1%. Dann setzt eine erneute Steigerung ein, am 9. und 16. XI. 0,95%. Von da ab wieder Sinken bis 0,08% am 26. XI. Danach NaCl-Ausscheidung längere Zeit 0,15—0,25, höchstens 0,3%, erneute Steigerung auf hohe Werte beginnt mit dem 21. XII. Anfang Januar wieder Abfall auf 0,15%. Erneute Steigerung beginnt am 20. I. 11 und hält noch bei der Entlassung am 3. II. 11 an.

Weitere Bauchpunktionen wurden ausgeführt am 28. X., am 16. XI., am 8. XII., am 12. I., am 27. I. und am 2. II. 1911. Die Punktionsflüssigkeit hatte stets das gleiche Aussehen wie vorher, wäßrig-milchig mit einem Eiweißgehalt von ca. ¹/₅⁰/₀₀. In der Wasserdiurese kamen in all den Monaten bei stets stark eingeschränkter Flüssigkeitszufuhr keine bedeutenderen Schwankungen mehr vor, 250 bis 350 ccm pro die war sozusagen der Durchschnitt, zuweilen wurde noch weniger Urin gelassen (150, 120), vereinzelt etwas mehr, 400, auch einmal 450 ccm. Das spezifische Gewicht betrug dabei 1030 bis 1049, der Albumengehalt des Urins meist um 25—30 $^0/_{00}$, auch mehr, bis 40 $^0/_{00}$, zeitweise weniger, herab bis 12 $^0/_{00}$. Die Stickstoffprozentzahlen waren unverändert außergewöhnlich hoch, 2,5 bis 3,4%. Urinsediment war stets spärlich, selten wurden Zylinder gefunden.

Ausscheidung körperfremder Substanzen:

1. Milchzucker. Es werden 20 ccm einer 10%igen Milchzuckerlösung intravenös injiziert. Qualitativ ist noch nach 6 Stunden im Urin Zucker schwach nachweisbar, quantitativ 4 Stunden, d. h. nur die eine, während der ersten 4 Stunden gesammelte Urinportion ergibt im Polarimeter R-Drehung. Die daraus zu berechnende Milchzuckermenge beträgt nur 0,084 g! Die Milchzuckerausscheidung erfolgte also ganz außerordentlich schlecht.

2. Jod: Nach Einnehmen von $\frac{1}{2}$ g Jodkali ist die Jodausscheidung im Urin nach 67 Stunden beendet.

Blutdruck: Stets niedrig, 110 bis 120, einmal 124 mm Hg.

Im Blutstatus fallen die hohen Hämoglobin- und Viskositätswerte auf.

Hgl. 28. VII.: 95%; 30. VIII.: 85 %; 29. IX.: 110% (nach Plesch 72% — sehr hoch —); 10. I. 11: 85%. Viskosität nach Heß 25. X.: 4,7.

Patient verließ am 3. II. 11 ungeheilt das Krankenhaus. Sein Zustand hatte sich in keiner Weise geändert. Er war furchtbar blaß, hatte einen nur durch Punktion zu beseitigenden Aszites, leichte, oft wechselnde Schwellungen im Gesicht, — auf Pilokarpin starke ödematöse Schwellungen der Ohrspeicheldrüsen, nach Weinen Schwellung der Lider —, nicht die Spur von Ödemen an Füßen und Unterschenkeln, sehr häufig wäßrige Durchfälle und beinahe eben so oft Bronchitis.

Auch nach der Heimkehr trat keine Veränderung des Zustandes ein, bis Patient ganz plötzlich am 30. III. 1911 an einer foudroyanten Pneumokokkenperitonitis erkrankte, der er am 1. IV. 11 erlag.

Autopsie: Gesamtbefund: Diffuse, fibrinös-eitrige Peritonitis (Pneumokokken), Trübung des Leberparenchyms. Blutungen am Perikard. Typische Nephrose. (Vgl. Abbild. 1, S. 12.)

Nierenbefund: Die Nieren sind beide vergrößert, die linke etwas mehr wie die rechte, die Kapsel ist leicht abziehbar, die beiden Nieren erscheinen deutlich geschwollen. Die Oberfläche ist glatt, im ganzen von schmutziggraugelblicher Farbe. Man bemerkt an der Oberfläche zahlreiche, deutlich sich abhebende, weißgelbliche Fleckchen und Streifchen. Derartige Fleckchen und Streifchen lassen sich auch auf der Schnittfläche, im Bereich der Rinde erkennen. Die Rinde ist breit, von gelblichem, lehmigem Aussehen. Die Substanz ist von ziemlich weicher Konsistenz, die Zeichnung völlig verwaschen. Die Pyramiden heben sich durch bräunliche Farbe sehr deutlich von der graugelblichen Rinde ab. Von den Rändern der Pyramiden strahlen in die Rindensubstanz kranzförmig angeordnete, gelbliche, fleckweise etwas mehr bräunlich gefärbte Streifchen. Das Gewicht der linken Niere beträgt 170 g.

Histologisch: An den Kanälchen, namentlich auch an den gewundenen Harnkanälchen starke Verfettungen, granuläre Degeneration gleichfalls vorhanden, aber gegen die Verfettung an Stärke sehr zurücktretend. Zwischen den Kanälchen beträchtliche Entwickelung von Granulationsgewebe, das die Kanälchen, die vielfach erweitert sind, umscheidet und auseinanderdrückt. Im Interstitium stellenweise Kalkablagerung. Glomeruli zeigen zarte Schlingen in mäßigem Füllungszustand. Gefäße im ganzen intakt, nur an einzelnen Gefäßen beginnende hyperplastische Intimaverdickung (vgl. Abb. 14 u. 15 auf Tafel VII u. VIII).

II. Geh. . .rdt, Peter, 22 Jahre alt.

Klinische Diagnose: genuine Nephrose, + infolge Pneumokokkenperitonitis.

Anamnese: Patient stammt aus gesunder Familie, hatte mit 2 Jahren Ruhr, später nie krank gewesen, hatte niemals Halsentzündung, auch nicht zu Beginn seiner jetzigen Erkrankung.

Am 23. VII. 1912 bemerkte Patient eine Schwellung der Füße. 2 Tage später traten Rückenschmerzen auf, die den Patienten zum Arzt führten. Dieser stellte Nierenentzündung fest und schickte den Patienten zum Krankenhaus. Allgemeinbefinden ungestört.

Status praesens vom 26. VII. 1912:

Mittelgroßer, kräftig gebauter, gut genährter junger Mann. Hautfarbe weißlich blaß. Gesicht gedunsen, Schwellung der Augenlider, Ödeme am Kreuzbein, über dem Sternum, an den Bauchdecken und den Unterschenkeln. Mittelstarker Aszites. Pleura und Perikard frei.

Bronchitis diffusa. Herzbefund normal, Druckempfindlichkeit der Nierengegend. Leberrand 2 Querfinger unter Rippenbogen. Nervensystem ohne Befund.

Urin: 550 ccm, spezifisches Gewicht 1019. Albumen 8 $^1/_4$°/$_{00}$, Sang. 0. Im Sediment nicht allzuviel gekörnte und hyaline Zylinder. Keine roten Blutkörperchen, keine verfetteten Nierenepithelien.

Blutdruck: 132/80 mm Hg.

Augenhintergrund: ohne Befund.

Körpergewicht: 60,7 Kilo.

Verlauf: In den ersten Tagen bei ausgesprochener Oligurie weiteres Anwachsen der Hydropsie. Vom 29. VII. ab schwinden die Ödeme ziemlich schnell bei Urinmengen von 1200—2000 ccm. Die Wasserzufuhr betrug in diesen Tagen 800—1200, höchstens 1500 ccm.

Am 7. VIII. war das Körpergewicht um 6,0 Kilo gesunken. Der Eiweißgehalt des Urins betrug aber immer noch 5—7°/$_{00}$. Die Harnkonzentration, die vorher 1024 erreicht hatte, war bis auf 1012—1015 heruntergegangen. Der Kochsalzgehalt des Urins, der z. Zt. der Oligurie 0,58% betragen hatte, erhob sich bei den stark vermehrten Urinmengen bis auf 1,4%. Die Stickstoffkonzentration dagegen, die anfangs 1,0% überstiegen hatte, sank ab. Vom 7. VIII. ab ließ das Körpergewicht nur noch ganz geringfügige Schwankungen nach oben und unten erkennen, stärkere hydropische Anschwellungen wurden von da ab bis zu dem Entlassungstage am 14. I. 1913 nicht mehr beobachtet.

Die Urinmengen hielten sich selbst bei erhöhter Wasserzufuhr auf normaler Höhe, und auch die Kochsalzausfuhr entsprach bei salzarmer Nahrung der Zufuhr, desgleichen ließ sich keine Störung der Stickstoffelimination nachweisen. Der Eiweißgehalt des Urins betrug in den ersten der Ödemausschwemmung folgenden Wochen zumeist 6—7, auch 8—9°/$_{00}$ und sank dann allmählich auf 2 bis höchstens 3°/$_{00}$ ab. Zur Zeit der Ödemausschwemmung wurde im Urinsediment an 3 aufeinanderfolgenden Tagen eine geringe Beimengung von roten Blutkörperchen bemerkt. Während der ganzen übrigen Beobachtungszeit war der Urin stets blutfrei. Makroskopisch ließ sich auch an den erwähnten 3 Tagen die hämorrhagische Beschaffenheit des Urins nicht feststellen. Die Zylindrurie verschwand schon am 12. VIII. 1912, nur ganz vereinzelt wurde später nochmal ein hyaliner oder gekörnter Zylinder gefunden, auch hin und wieder einmal ein Fetttröpfchenzylinder. Mitte September enthielt das Sediment mehrere Tage lang ziemlich reichlich verfettete Nierenepithelien und auch in den späteren Wochen wurden solche zumeist aber nur in geringer Zahl im Harnsediment beobachtet.

Der Blutdruck betrug 126, 120 mm Hg. und hielt sich dauernd auf normaler Höhe, meist 115—118, vereinzelt aber auch etwas höher, bis 128. Der Augenhintergrund wurde mehrfach kontrolliert, stets als normal befunden.

Wasserversuche: Am 29. VII. 12: Getrunken 1500 ccm Wasser, ausgeschiedene Menge in 4 Stunden 1316, in 24 Stunden 1980 ccm.

Am 21. VIII. Getrunken 1500 ccm Wasser,
     ausgeschiedene Menge in 4 Stunden 1705 ccm.
        ,,   ,, ,, 24 ,,   2217 ccm.

Konzentrationsversuche: Am 30. auf 31. VII.
(bei Ausschwemmung der Ödeme) höchstes spezifisches Gewicht 1024
Am 12. VIII.   ,,   ,,   ,,   1026
,, 17. IX.   ,,   ,,   ,,   1027
,, 8. X.   ,,   ,,   ,,   1031.

Rest-Stickstoff am 29. VII. 29 mg in 100 g Blut.

Milchzuckerversuch am 4. IX. 12: Ausscheidungsdauer 5 Stunden bei 68% Menge.

Jodversuche: Am 3. VIII. 12 Ausscheidungsdauer 48 Stunden
,, 3.   IX. 12   ,,   52   ,,
,, 28.   X. 12   ,,   48   ,,
,, 12.   XI. 12   ,,   46   ,,
,, 17.   XII. 12   ,,   40   ,,

Seit dem 4. IX. 1912 erhielt Patient zu seiner salzarmen vegetarischen Diät eine Zulage von 3 g Kochsalz. Im Verlauf von 8 Tagen stieg das Gewicht um 2 Kilo an. Dabei stellten sich Ödeme an den Schienbeinen ein, und das Gesicht nahm ein gedunsenes Aussehen an. 3 Tage nachdem die Salzzulage fortgelassen war, waren die Ödeme bereits wieder verschwunden und das Gewicht um 1,5 Kilo gesunken. Am 6. X. 12 stellten sich auf mehrtägige Verabreichung von 20 g Natr. bicarbonicum (Urin alkalisch) wiederum leichte Ödeme ein, die aber trotz weiterer Darreichung am 10. X. nicht mehr sichtbar waren. Eine Salzzulage von 10 g am 11. X. ließ sie jedoch sofort wieder in Erscheinung treten, trotzdem an diesem Tage bei einer Konzentration von 1,28% 16,58 g Kochsalz durch den Urin ausgeschieden wurden. Auch dieses Ödem schwand binnen 4 Tagen, trotzdem Patient noch dauernd Natr. bicarbonicum erhielt. Bemerkenswert war hierbei, daß die gesamte Gewichtszunahme bei der Bildung dieses Ödems nicht mehr wie 0,6 Kilo betrug, bei der Ausschwemmung das Körpergewicht jedoch um 4 Kilo sank. Eine Kochsalzzulage von 10 g am 27. X. 12 führt, nachdem die Kochsalzzufuhr seit 4 Tagen auf ca. 3 g eingestellt war, nicht zu Ödem.

Patient schied an dem gleichen Tage jedoch in Maximo nur 1,5 g von dem zugeführten Kochsalz aus, und erst nach 3 Tagen glich die Ausfuhr wieder der Einfuhr. Das Körpergewicht nahm dabei um 1,5 Kilo zu. Nach mehrtägiger Verabreichung von salzhaltigem Brot, worauf die Kochsalzausfuhr sofort auf 7 g pro Tag anstieg, stellten sich wieder leichte Ödeme an den Schienbeinen ein. Die Gewichtszunahme betrug dabei nur 0,6 Kilo. Nach Vertauschen des kochsalzhaltigen mit kochsalzfreiem Brot verschwand das Ödem wieder, und das Körpergewicht sank um 0,9 Kilo. Eine Kochsalzzulage von 10 g am 11. XI. führte zu dem gleichen Ergebnis, wie die am 27. X.: Ausscheidung verschleppt über 3 Tage. Dabei aber Auftreten von Knöchel- und Gesichtsödem, ohne nachweisbare Gewichtsvermehrung. Das Ödem war im Verlauf von 3 Tagen verschwunden.

Vom 19. XI. ab wurde die Kochsalzzufuhr auf 6 g gesteigert. Schon am 2. Tage traten wieder Gesichts- und Knöchelödeme auf, die im Verlauf von 8 Tagen restlos verschwanden, ohne daß der Salzgehalt der Nahrung vermindert worden wäre. Auch bei der Bildung dieser Ödeme trat keine Gewichtsvermehrung auf. Nach Steigerung der Kochsalzzufuhr auf 9 g blieb Patient ödemfrei, nahm aber an Körpergewicht um 1 Kilo zu und retinierte Kochsalz in kleinen Mengen. Auf Zufuhr von 13 g Kochsalz kam es wieder binnen wenigen Tagen zu leichter Ödembildung. In den ersten Tagen blieb die Kochsalzausscheidung um 4—5 g hinter der Zufuhr zurück, stieg aber dann bis auf Werte an, die der Zufuhr entsprachen, oder sie sogar überschritten. Nach 8 Tagen war das Körpergewicht um 3,4 Kilo gestiegen. Dann nahm es bei starker Polyurie im Laufe von 5 Tagen wieder um 3,4 kg ab trotz gleichbleibender Kochsalzzufuhr und die Ödeme verschwanden. Weiterhin blieb Patient bei einer Kochsalzzufuhr von 15 g dauernd ödemfrei, schied im Harn das zugeführte Kochsalz restlos aus und war absolut beschwerdefrei. Am 14. I. trat er aus der Behandlung aus und übernahm eine Wärterstelle im Krankenhaus.

II. Aufnahme. Am 21. I. 1913 trat er erneut in Behandlung. In der Nacht vom 19. auf 20. I. war er mit bloßen Füßen über kalte Steinfließen gegangen und hatte auf denselben noch längere Zeit gestanden. Andern Morgens fühlte er, daß er Fieber hatte. Abends wurde er von heftigem Erbrechen befallen. Am Morgen des folgenden Tages waren die Füße und das Gesicht geschwollen, und Patient hatte starke Leibschmerzen. Bei der Aufnahme des Status fand sich eine sehr starke ödematöse Schwellung des Gesichts, besonders der Augenlider und der untersten Partien der Wangen. Ferner waren Ödeme nachweisbar an den Knöcheln, an den Schienbeinen und an den abhängigen Partien der Oberschenkel, geringes Prästernalödem, auffallend starke Schwellung in der Kreuzbeingegend. Außerdem war deutlich ein peritonealer Erguß festzustellen. Es bestand eine schwere diffuse Bronchitis und eine katarrhalische Entzündung der Mund- und Rachenschleimhäute. Herzbefund, abgesehen von hoher Frequenz, normal.

Puls klein, Blutdruck 130/90 mm Hg.

Auftreibung und überaus große Schmerzhaftigkeit des Abdomens.

Nervensystem ohne Befund.

Urin: 24stündige Menge 800 ccm, spezifisches Gewicht 1020, Albumen 14⁰/₀₀, Sanguis +. Im Sediment hyaline und Fetttröpfchenzylinder, Erythrozyten und Leukozyten. Die Leukozytenzahl im Blute betrug 19 700. Temperatur 38,9⁰.

Probepunktion des Bauches, hellgelbliche Flüssigkeit, die nach kurzem Stehen eine beträchtliche Menge Eiter absetzt. Die darüberstehende Flüssigkeit ist rein weißlich, milchig getrübt, enthält 0,643% Kochsalz und 0,042% Stickstoff. In dem Eiter fanden sich massenhaft Pneumokokken.

Eröffnung des Bauches, Drainage. Die Temperatur fiel in den nächsten Tagen nicht ab, aus dem Bauch entleerte sich dauernd eitrige Flüssigkeit von dem vorbeschriebenen Aussehen. Das Ödem des Gesichts verschwand, dagegen nahmen die Ödeme an der unteren Extremität rapid zu.

Am 25. I. erfolgte der Exitus unter den Erscheinungen der Herz- und Gefäßparalyse.

Die Urinmenge betrug in diesen Tagen 800 bis 1500 ccm. Das höchste beobachtete spezifische Gewicht war 1027, der Eiweißgehalt war 12—14⁰/₀₀. Der Kochsalzgehalt des Urins nahm von Tag zu Tag ab. Am 1. I. erreichte er noch 0,18%, am letzten betrug er nur noch 0,035%. Die Stickstoffausscheidung dagegen erreichte stets Werte über 1%. Der höchste Wert betrug 1,64%. Das Sediment enthielt stets sehr reichlich Leukozyten, hyaline und gekörnte Zylinder, meist auch verfettete Epithelien und eine reichlichere Anzahl von roten Blutkörpern. Der Blutdruck hielt sich bis zum letzten Tage auf der Höhe von 132 mm Hg.

Der Rest-N des Blutes betrug kurz vor dem Tode 75 mg %.

Autopsie: Gesamtbefund: Nephrose, beginnende braune Atrophie des Herzens. Eitrige Peritonitis. Eitrige Pleuritis. Bronchopneumonie.

Nieren makroskopisch: Die Nieren sind beträchtlich vergrößert, (links 260, rechts 250 g). Die Kapsel ist dünn und leicht lösbar, die Oberfläche völlig glatt, von gelbbräunlicher, durch zahlreiche, kleinere und größere, gelbliche Fleckchen unterbrochener Farbe. Die Konsistenz ist morsch, Substanz leicht zerreißlich. Die Rinde ist auffallend breit, von ockergelber Farbe, in die Rinde sind zahlreiche, feine, opake Streifchen eingesprengt. Die Rinde hebt sich sehr scharf gegen die dunkelbräunlichen Pyramiden ab. Die Zeichnung der Rinde ist verwaschen. An der Schleimhaut des Nierenbeckens bemerkt man vereinzelte, flache, bräunliche Blutungen.

Nieren mikroskopisch: Starke Verfettungen an den gewundenen Harnkanälchen, spärliche an den Glomeruli. Tropfige Degeneration an den Kanälchen stellenweise vorhanden, aber geringfügig. Glomeruli blutarm, Schlingen gequollen, eigentliche entzündliche Veränderungen fehlen.

Interstitien verbreitert, enthalten vielfach kleinere und größere Infiltrate; in den Kanälchen Zylinder (hyaline und granulierte) in ziemlicher Menge. Daneben geronnenes Eiweiß und stellenweise Leukozyten. Gefäße intakt (vgl. S. 25).

III. Gra. .sz, Walter, 19 Jahre alt.

Nephrose bei **frischer Lues:** geheilt.

Anamnese: Vor 12 Tagen erkrankte Patient an Angina. 6 Tage darauf bemerkte er, daß die Füße angeschwollen waren. Zur gleichen Zeit entwickelte sich an der Glans penis ein Ulcus durum. Die Schwellung der Beine wurde stärker, und es entstanden auch im Gesicht Ödeme.

Status praesens vom 10. X. 1910:

Kräftig gebauter Patient, in ausreichendem Ernährungszustand. Stärkstes Ödem des Gesichts und der ganzen unteren Extremitäten, etwas geringere am ganzen Rumpfe und an den oberen Extremitäten. Skrotum ebenfalls ödematös geschwollen. Kein Höhlenwasser. Hautfarbe blaß, Roseola luetica. Schwellung der Hals- und Leistendrüsen. Weißliche Pfröpfe auf beiden Tonsillen. Normaler Lungen- und Herzbefund. Leber und Milzvergrößerung. Nervensystem ohne Störung.

Wassermann +.

Blutdruck: 120/80 mm Hg. Augenhintergrund ohne Befund.

Albumen $1/4^0/_{00}$, Sanguis O. Im Sediment hyaline, granulierte und Epithelzylinder, Leukozyten und verfettete Epithelien.

Verlauf: Rascher Rückgang der enormen Ödeme. Danach Behandlung mit Salvarsan. Am 9. XI. Entlassung.

Tag	Gew. kg	Blutdr. mm Hg	Harnm. ccm	Konz.	Alb. $^0/_{00}$	Sang.	Zyl.	NaCl $^0/_0$	NaCl gesamt	N $^0/_0$	N gesamt	Jod. u. Milchz.
10. X.	—	120	700 (16. Std.)	1026	1/4	0	viel	1,5	10,5	1,75	12,3	—
11. „	—	—	2300	1013	1/4	„	„	0,74	17,0	1,56	35,9	—
12. „	84,7	114	5500	1011	Spur	„	einz.	0,71	39.3	1,36	74,8	J. 48
13. „	79,6	108	**6250**	1012	„	„	„	0,75	**46,9**	1,29	80,6	—
14. „	74,0	—	5100	1012	0	0	—	0,74	37,7	1,27	64,8	—
15. „	69,3	—	2850	1017	—	—	—	0,88	25,0	1,22	34,8	—
16. „	67,2	100	1450	1025	Spur	0	0	0,87	**12,6**	1,29	18,7	—
17. „	67,6	—	950	1026	„	0	0	0,64	189 g	1,60	322 g	—
19. „	67,2	105	700	1030	„	0	0	0,52		1,91		—
20. „	66,5	98	900	1028	—	—	—	—				—
30. „	66,6	—	—	—	Spur	—	einz.	—	—	—	—	—
9. XI.	—	105	—	—	Hauch	0	0	—	—	—	—	—

Pat. hat in 7 Tagen mehr als 35 Pfd. Wasser, 189 g NaCl und 322 g N ausgeschieden!

IV. Mer. .l, Barbara, Dienstmädchen, 15 Jahre alt.

Klinische Diagnose: **Nephrose** infolge **Lungentuberkulose. Pneumokokkenperitonitis.**

Anamnese: Schon als Kind an Stechen auf der Brust gelitten, im vorigen Jahre wurde eine Lungentuberkulose festgestellt. Seit ½ Jahre müde und matt, stets fiebernd. Vor 4 Wochen bekam Patientin dicke Füße; seit 14 Tagen bemerkt sie eine Schwellung des Leibes. Vor 4 Tagen schwollen die Augenlider an, so stark, daß Patientin fast nichts mehr sehen konnte. Häufig Kopfweh, kein Erbrechen, keine Sehstörungen. Seit 3 Wochen Durchfall. Appetit gut.

Status praesens vom 20. II. 1912: Ziemlich großes, grazil gebautes Mädchen in stark reduziertem Ernährungszustand. Patientin macht einen schwerkranken Eindruck. Hautfarbe blaß, Lippen, Hände und Füße zyanotisch. Das Gesicht ist leicht gedunsen, die Augenlider sind nur wenig geschwollen, es besteht eine starke Schwellung der Rückenhaut bis herauf zum unteren Skapularwinkel und eine solche der Brusthaut bis herauf zur Klavikula. Starker Aszites, starkes Ödem der Bauchhaut. Die Genitalgegend und die unteren Extremitäten sind höchstgradig, die oberen beträchtlich geschwollen. An Kopf und Hals kein abnormer Befund. Vorgeschrittene Tuberkulose der Lunge mit Kavernenbildung. Herzbefund normal, Sensorium frei, Nervensystem ohne Befund.

Urin: Tagesmenge 260 ccm, spezifisches Gewicht 1029, Albumen $18^0/_{00}$, Sanguis 0, Sediment: Massenhaft granulierte und hyaline Zylinder, keine verfetteten Epithelien. Blutdruck: 105/70 mm Hg. Hgl.: 56%. Erythrozyten 4 500 000. Leukozyten 30 000. Körpergewicht: 49,2 kg.

Zahlreiche, dünnflüssige Stuhlentleerungen. Tbc. im Stuhl 0. Temperatur über 38,0°.

Verlauf: Schneller Verfall und Exitus am 6. III. 12 unter den Zeichen der Herzschwäche.

Urin-Ausscheidung immer sehr gering, 150—380 ccm, einmal auch 500 ccm. Spezifisches Gewicht maximal 1030.

Die NaCl-Ausscheidung erreichte am 1. Tage 0,4%, dann schwankte sie zwischen 0,12 und 0,2% oder ein wenig darüber. N-Prozentzahlen immer hoch, 1,1 bis 2,0%.

Rest-N des Blutes am 21. II. 1912 60 mg %.

Albumengehalt des Urins 16 bis $20^0/_{00}$. Während zu Anfang im Sediment große Mengen von Zylindern enthalten waren, fanden sich später überhaupt keine mehr oder nur ein Exemplar in einem ganzen Präparat.

Wasserversuch am 21. II. 12: Von 1500 ccm Wasser werden in den ersten 4 Stunden nur 190 ccm ausgeschieden.

Konzentrationsversuch: Höchstes spezifisches Gewicht der getrennt aufgefangenen Urinportionen **1036**.

Ausscheidung körperfremder Substanzen:

Milchzucker: Qualitativ ist nach Injektion von ca. 20 ccm 10%iger Milchzuckerlösung noch nach 16 Stunden Milchzucker im Urin nachweisbar. Quantitativ ist die Bestimmung unmöglich, da Patientin Urin verloren hat.

Jod: Ist noch 130 Stunden nach Einnahme von $\frac{1}{2}$ g Jodkali im Urin nachzuweisen.

Am 21..II. wurde eine Punktion des Bauches vorgenommen, wobei 3750 ccm Flüssigkeit entleert wurden. Sie sah opaleszierend milchig trüb aus, enthielt nur $1^0/_{00}$ Albumen, 0,6% NaCl und hatte ein spezifisches Gewicht von 1011. Nach dieser Punktion verschwanden allmählich die Beinödeme fast vollkommen, während der Bauch wieder an Umfang zunahm. Am 27. I. 12 wurde eine zweite Bauchpunktion vorgenommen. Die entleerte Flüssigkeit sah genau so aus wie bei der ersten Punktion; spezifisches Gewicht 1011, Albumengehalt $1^0/_{00}$, NaCl 0,64%. Im Sediment fanden sich ziemlich viel Leukozyten und im gefärbten Präparat zahlreiche Pneumokokken (kulturell und durch Tierversuch identifiziert).

Eine Erhöhung des Blutdruckes wurde nie festgestellt (100 mm Hg).

Der Augenhintergrund wies eine abnorme Stelle auf: fraglicher Chorioideal-Tuberkel. Von sonstigen Veränderungen war er frei.

Autopsie: Gesamtbefund: Tuberkulosis pulmonum mit Kavernenbildung. Ausgedehnte Amyloidbildung (Niere, Leber, Milz, Pankreas, Nebennieren, Darm). Braune Atrophie des Herzens. Nephrose.

Nierenbefund: Nieren von mittlerer Größe, die rechte vielleicht etwas vergrößert. Gewicht der linken Niere beträgt 150 g. Kapsel leicht lösbar, Oberfläche glatt, Substanz quillt aus der Kapsel ziemlich stark vor. Substanz ist von weicher Konsistenz, Rinde ist stark verbreitert und hebt sich durch schmutziggelbbräunliche Farbe, in die zahlreiche, graugelbliche Flecken und Streifchen eingesprengt sind, sehr scharf von den bräunlichen Pyramiden ab. Die Nierenzeichnung ist völlig verwaschen.

Histologisch: Amyloid, Interstitien etwas verbreitert, ganz spärliche, kleinzellige Infiltrate, beträchtliche granuläre Degeneration. Starke Verfettungen in den gewundenen Harnkanälchen. Gefäße im ganzen intakt. Hyperplastische Intimaverdickung stellenweise angedeutet (vgl. Abb. 24, 25, 26 auf Tafel XII u. XIII).

V. Ke. .el, Adolf, 33 Jahre alt.

Klin. Diagnose: **Nephrotische Schrumpfniere** infolge **Lungentuberkulose.**

Anamnese: Als Kind ein Exanthem, Keuchhusten und Diphtherie. Vor 4 Jahren Rheumatismus, vor 2 Jahren eine Magenstörung.

Die jetzige Erkrankung besteht seit 4 Wochen. Patient klagt über Husten und Schluckbeschwerden, allnächtliches Frostgefühl, Verschlimmerung des Hustens, Müdigkeit. Arzt konstatierte Lungentuberkulose und Nierenentzündung. Bei Anstrengung Herzklopfen, keine Anfälle von Kurzatmigkeit, niemals Schwellung des Gesichtes oder der Beine bemerkt.

Status praesens vom 29. XI. 1909:

Kleiner, schmächtig gebauter Mann, in schlechtem Ernährungszustand. Haut und Schleimhäute blaß. Tuberkulose des linken Oberlappens. Herzbefund normal. Abdomen frei von Aszites, Leber um 2 Querfinger vergrößert. Keine Ödeme.

Urin: Tagesmenge 1260 ccm, spezifisches Gewicht 1012, Sanguis 0. Sediment enthält zahlreiche Leukozyten, Nierenepithelien und überaus reichlich Zylinder jeglicher Art.

Blutdruck 120/55 mm Hg.

Temperatur ständig erhöht.

Verlauf: Nach ca. 3 wöchigem Fieber war Patient dauernd fieberfrei. Der Lungenbefund änderte sich nicht wesentlich, subjektiv fühlte sich Patient aber wohler und wurde am 25. I. 1910 entlassen. Am 15. III. 1910 kam er jedoch wegen erheblicher Verschlimmerung seiner Lungenbeschwerden wieder zur Aufnahme. Die Tuberkulose der linken Lunge hatte an Intensität und Ausdehnung gewonnen, und auch in der rechten Lunge wurden tuberkulöse Veränderungen nachgewiesen. Die Tuberkulose nahm einen rapiden Verlauf und führte am 20. V. 1910 zum Exitus.

Ödeme: Bestanden nie.

Wasserausscheidung entsprach stets den zugeführten Mengen. Das Flüssigkeitsbedürfnis war bei kochsalzarmer Diät normal. Bei Kochsalzzulage vermehrte es sich bedeutend, so daß stark erhöhte Urinmengen daraus resultierten.

Wasserversuche: Am 12. XII. Von 1500 ccm Wasser in 4 Stunden 495 ccm ausgeschieden. Tagesmenge 1135.

Am 22. XII. 4stündige Ausscheidung 890 ccm, Tagesmenge 1290
„ 29. „ „ „ „ 1160 „ „ 1800.

Am 11. I. 4stündige Ausscheidung nach Trinken von 1500 ccm Wasser + 10 g NaCl 1430 ccm, Tagesmenge 3095 ccm.

Am 21. III. 4stündige Ausscheidung 550 ccm, Tagesmenge 900 ccm
„ 12. IV. 5 „ „ 760 „ „ 1450 „
„ 3. V. 5 „ „ 520 „ „ 1236 „

Konzentration: Das spezifische Gewicht des Harns variierte zwischen 1006 und 1011 bis 1012. Beim Konzentrationsversuch wurden auch keine höheren spezifischen Gewichte des Urins erreicht.

Kochsalzausscheidung war entsprechend der geringen Zufuhr meist klein. Bei stärkerer Kochsalzzufuhr wurden aber Prozentzahlen bis über 1,0% beobachtet. Die Stickstoffausscheidung erreichte maximal 0,90%. Sanguis enthielt der Urin nie.

Der Albumengehalt betrug anfänglich zumeist 1—1½, zuletzt 2—3⁰/₀₀.

Zylinder wurden im Harne stets sehr reichlich gefunden.

Verfettete Epithelien in wechselnder Zahl.

Blutdruck war stets niedrig. Nach der ersten Messung wurde stets ein Druck von 104—108 mm Hg. festgestellt, später mit zunehmender Kachexie sank der Blutdruck ab bis auf 80 mm Hg.

Augenhintergrund normal.

Autopsie: Gesamtbefund: Tuberculosis pulmonum mit Kavernenbildung im linken Oberlappen. Obliteratio pericardii. Nephrotische Schrumpfniere mit Amyloid. Amyloid der Leber. Septische Milz. Chronische Leptomeningitis. Tuberkulöse Darmgeschwüre.

Nieren makroskopisch: Beide Nieren sind stark verkleinert, das Gewicht der rechten beträgt 75, das der linken 60 g. Die Kapsel haftet der Unterlage fest an, die Oberfläche ist unregelmäßig höckerig, granulierte Stellen wechseln mit glatten ab. Die Substanz ist von fester Konsistenz, die Rinde schmal. Die Zeichnung ist völlig verwaschen.

Nieren mikroskopisch: Starke Bindegewebsentwickelung, in der Hauptsache herdförmig. Harnkanälchen in Form von kleinen Inseln erhalten. Kanälchen vielfach erweitert. An den gewundenen Harnkanälchen vielfach degenerative Prozesse. Keine nennenswerten Verfettungen, sehr viele Glomeruli verödet, viele in Verödung begriffen. Die erhaltenen vielfach vergrößert, Wucherungen der Schlingen. Geringe Bildung von Amyloid. Reichlich Zylinder, beträchtliche hyperplastische Intimaverdickung an den mittleren Gefäßen, an den kleineren fehlt sie völlig oder ist nur sehr gering (Abb. 16, 17, 18 auf Tafel VIII u. IX).

VI. Ha. . . nn, Helene, 22 Jahre alt, Dienstmädchen.

Klin. Diagnose: **Nephrotische Schrumpfniere** infolge **Knochentuberkulose.**

Anamnese: Mutter wahrscheinlich, 1 Bruder sicher an Tuberkulose gestorben. Patientin selbst hatte mit 8 Jahren Knochenfraß am rechten Arm, wodurch eine Versteifung des Ellenbogengelenkes entstand. Später bleichsüchtig. November 1910 wurde sie wegen allgemeiner Mattigkeit und Blutbrechen in hiesige Krankenhaus aufgenommen. Es wurde eine mäßig ausgedehnte Tuberkulose der Lunge festgestellt und das Mädchen in die Lungenheilstätte eingewiesen. Dortselbst 16 Wochen behandelt, ohne daß eine Besserung eingetreten wäre. Am 18. V. 1911 kommt Patientin wieder ins Krankenhaus mit Klagen über Mattigkeits- und Schwächegefühl, Kopfschmerz und Schmerzen im Rücken, in der Nierengegend.

Status praesens vom 19. V. 1911: Mittelgroße Patientin in reduziertem Ernährungszustand. Haut und Schleimhäute sehr blaß, keine sichtbaren Ödeme. An der Tibia bleiben jedoch auf Fingerdruck schwach ausgeprägte Dellen stehen. Es besteht eine Lungentuberkulose 2. Grades. Herzbefund normal. Bauch ohne Befund. In der rechten Nierengegend ist eine deutliche Klopfempfindlichkeit vorhanden, aber keine Schwellung, kein palpabler Tumor. Wirbelsäule ohne Klopfschmerz. Rechtwinklige Ankylose des rechten Ellenbogengelenkes. 8 cm lange Narbe am distalen Humerusende. Nervensystem ohne Befund.

Urin: Menge 2000 in 24 Stunden, spezifisches Gewicht 1007, Albumen 1 $\frac{1}{2}^0/_{00}$, Sanguis 0. Sediment: Viele Leukozyten, nur vereinzelte Zylinder. NaCl: 0,2%, N: 0,64%. Blutdruck: 108/76 mm Hg. Hgl. 54%. Körpergewicht 47,3 kg.

Verlauf: Die Tuberkulose der Lunge blieb stationär, die Schmerzhaftigkeit in der rechten Nierengegend erwies sich bald als hervorgerufen durch eine tuberkulöse Spondylitis der beiden ersten Lendenwirbel, die nach Verlauf von ca. 3 Wochen bereits zu schweren motorischen und sensiblen Störungen an den unteren Extremitäten führte. Später komplette Lähmung beider Beine, sowie Blasen- und Mastdarmlähmung. Unter Kräfteverfall Exitus am 7. XII. 1911.

Während dieser ganzen 6 $\frac{1}{2}$ Monate langen Beobachtungszeit bestand eine annähernd normale Wasserausscheidung. Die Urinmengen entsprachen den aufgenommenen Flüssigkeitsmengen, jedoch hatte die Patientin ein etwas gesteigertes Flüssigkeitsbedürfnis, wodurch auch die Norm etwas übersteigende Urinmengen resultierten, so daß schließlich eine nicht sehr starke, aber doch zweifellose Polyurie bestand.

Wasserversuch am 23. V. 1911: 1500 ccm Wasser getrunken. Binnen 4 Stunden 1220 ccm ausgeschieden.

Desgleichen am 12. VI. 1911: 1500 ccm Wasser getrunken, binnen 4 Stunden 1040 ccm ausgeschieden.

Desgleichen am 24. VIII. 1911: 1500 ccm Wasser getrunken, binnen 4 Stunden 928 ccm ausgeschieden.

Das spezifische Gewicht des Urins war stets niedrig, anfangs meist 1006 bis 1008. Es sank im Laufe der Krankheit allmählich noch weiter. In den letzten Monaten betrug es fast ohne Ausnahme nur 1002 bis 1003.

Die Konzentrationsversuche ergaben, daß auch bei kleinen Urinmengen das spezifische Gewicht nicht anzusteigen vermochte:

Am 26. V. 11 bei 555 ccm Urin pro 24 Stunden hat keine Einzelportion ein höheres spezifisches Gewicht wie 1013.

Am 30. V. 11 bei 402 ccm Urin pro 24 Stunden hat keine Einzelportion ein höheres spezifisches Gewicht wie 1015.

Am 13. VI. 11 höchstes spezifisches Gewicht 1012.
„ 26. X. 11 „ „ „ 1008.
„ 30. X. 11 „ „ „ 1010.
„ 31. X. 11 „ „ „ 1009.

Der Albumengehalt des Urins stieg in den ersten Tagen bis auf 6$^0/_{00}$. Dann hielt er sich wochenlang auf 2—4$^0/_{00}$, zuweilen war er auch wieder etwas höher. Seit Anfang September jedoch war ein deutliches Absinken des Eiweißgehaltes zu konstatieren, $\frac{1}{2}$ bis 1$^0/_{00}$ stellte den Durchschnitt dar. In den letzten Wochen nahm das Eiweiß noch weiterhin ab, und in den letzten Tagen befanden sich nur noch Spuren davon im Harn. Blutbeimengung fand sich im Harn niemals. Das Sediment enthielt in den ersten Wochen sehr viele verfettete Nierenepithelien, späterhin nur vereinzelte; stets zahlreiche Leukocyten, Zylinder wurden jedoch niemals in größerer Zahl gefunden.

Der Kochsalzgehalt des Urins war sowohl bei gewöhnlicher, wie bei salzarmer Kost in den ersten Monaten der Beobachtungszeit niedrig, meist 0,1—0,2%, vereinzelt maximal 0,3%. Anfang August stieg die prozentuale NaCl-Ausscheidung vorübergehend bis 0,7%, ohne daß sich eine Änderung des Gesamtzustandes im übrigen hätte konstatieren lassen, nur gingen die inzwischen zu beträchtlicher Stärke angewachsenen Beinödeme etwas zurück. Das Gesichtsödem, das bald nach der Aufnahme entstanden war, blieb unverändert bestehen bis zum Ende.

Die N-Werte des Harns waren nie sehr hoch, was in Anbetracht der stets sehr reichlichen Urinproduktion und bei der geringen N-Aufnahme auch nicht anders zu erwarten war. Mehrfach wurden jedoch Werte von 0,6 bis 0,7%, einmal auch ein solcher von 0,9% beobachtet.

Der Rest-N-Gehalt des Blutes erwies sich bei 2 Untersuchungen am 1. VII. (20 mg) und 25. XI. (26 mg) als niedrig.

Ausscheidung körperfremder Substanzen:

Milchzucker: Nach intravenöser Injektion von 20 ccm 10%iger Milchzuckerlösung ist in keiner der danach entleerten Urinportionen Zucker nachweisbar — geprüft nach Nylander, Trommer und polarimetrisch.

Jod: Am 31. V. 11 $\frac{1}{2}$ g Jodkali per os, nach 48 Stunden kein Jod mehr im Urin nachweisbar.

Am 15. VI. 11 nach 50 Stunden kein Jod mehr im Urin nachweisbar.
„ 26. X. 11 „ 52 „ „ „ „ „ „ „

Der Blutdruck ließ jegliche Steigerung vermissen; nur eine vereinzelte Messung ergab 130 mm Hg. Alle übrigen Werte lagen unter 110 mm Hg.

Die Untersuchung des Blutes ergab eine stete langsame Abnahme der Hämoglobin- und Erythrozytenwerte.

Der Augenhintergrund blieb frei von pathologischen Veränderungen.

Autopsie: Gesamtbefund: Tuberkulöse Karies der Wirbelsäule mit Einbruch in den Wirbelkanal. Tuberculosis pulmonum. Nephrose. Beginnende Nierenschrumpfung. Fettleber. Tuberkulose beider Nebennieren. Großer tuberkulöser Abszeß an der linken Seite der Lendenwirbelsäule.

Nierenbefund: Die Nieren sind verkleinert, ihre Kapsel haftet der Unterlage ungemein fest an. Das Gewicht der linken Niere beträgt 105, das der rechten 120 g. Die Oberfläche der Nieren ist glatt, die Substanz von fester Konsistenz, die Rinde von graugelb- licher, die Pyramiden von graubräunlicher Farbe. Die Schnittfläche hat ein etwas opakes Aussehen, die Zeichnung ist verwaschen.

Histologisch: Beträchtliche Verfettungen an den gewundenen Harnkanälchen. Granuläre Degeneration nur an manchen Stellen in geringem Maße vorhanden. An den Glomerulis Quellung der Schlingen, stellenweise Kernvermehrung. Verbreiterung der Interstitien. Beginnende interstitielle Prozesse zwischen den Harnkanälchen. Gefäße intakt, kein Amyloid (vgl. S. 25).

VII. He. .er, Friedrich, 37 Jahre alt, Maurer.

Klinische Diagnose: **Nephrose** nach **Diphtherie.** Paralyse.

Anamnese: Patient, starker Potator, leidet bestimmt seit Frühjahr 1911 an progres- siver Paralyse, war bereits damals im Krankenhause und bot keinerlei Erscheinungen von seiten der Niere.

Seit dem 17. X. 12 besteht eine Halsentzündung.

Status praesens vom 21. X. 1912:

Kräftig gebauter Mann in mäßigem Ernährungszustand. Diphtherie des Rachens (bakteriologisch Diphtheriebazillen in Reinkultur).

Lunge, Herz und Abdomen ohne Befund.

Nervensystem: Paralysis progressiva. Wassermann +. Keine Hydropsien.

Urin: 400 ccm pro 24 Stunden. Spezifisches Gewicht 1025. Albumen 5⁰/₀₀, Sanguis 0. NaCl: 0,18%, N: 2,6%. Sediment enthält sehr reichlich weiße, aber keine roten Blut- körper, mäßig viele granulierte Zylinder.

Blutdruck: 120/70 mm Hg.

Verlauf: Die Rachendiphtherie heilt nach wenigen Tagen ab. Am 28. X. 12 stellte sich eine Lähmung des Gaumensegels ein, es entsteht eine diffuse Bronchitis. Die Herz- aktion wird irregulär und inäqual.

Am 5. XI. links hinten unten Bronchopneumonie.

Am 9. XI. Bronchopneumonie rechts hinten unten, Verschlechterung der Herz- tätigkeit, systolisches Geräusch an der Mitralis und Akzentuation des II. Pulmonaltons. Leberschwellung, Zyanose.

Am 13. XI. Nachweis eines rechtsseitigen Pleuraergusses.

Am 14. XI. Exitus.

Die Urinmengen schwankten zwischen 400 und 750 ccm pro 24 Stunden, nur am Tage vor dem Tode wurden 1100 ccm Harn entleert. Das Albumen stieg von anfangs 3 ½—5⁰/₀₀ langsam an bis auf 15 und 20⁰/₀₀. Das spezifische Gewicht des Harnes betrug meist 1025—1030, stieg aber vereinzelt noch höher, bis 1037. Der Kochsalzgehalt des Urins war zuerst niedrig, hielt sich bei stets NaCl-armer Kost und äußerst geringer Nahrungsaufnahme auf ca. 0,2%, sank dann noch weiter ab bis 0,02%. Ende der zweiten Krankheitswoche stieg er aber auf 0,6%, um bei Eintritt der Pneumonien wieder bis auf Werte unter 0,1% abzufallen. Von einer einmaligen Kochsalzgabe von 5,0 g wurden 3,4 g ausgeschieden. Die N-Konzentration der Harnes war dagegen dauernd sehr hoch. Während der ganzen Beobachtungszeit wurde nur einmal 1,1% gefunden, sonst nie unter 2,0%, meist 2,4%, vereinzelt 2,7 und 2,8% (bei 4,5 und 5,0⁰/₀₀ Albumen).

Der Rest-N im Blute betrug am 23. X. 40 mg %, am 9. XI. 26 mg %.

Der Blutdruck wurde niemals höher, wie 120 mm Hg gefunden, meist betrug er um 110 mm Hg.

Sichtbare Ödeme bildeten sich bei dem Kranken nicht, doch war die Flüssigkeits- zufuhr stets sehr knapp, es bestanden hochgradige Schluckbeschwerden. Meist wurden nicht mehr wie 1000 ccm zugeführt, zuweilen nur 600, 500, 420, 350 oder 320 ccm pro 24 Stunden (inklusive Speiseflüssigkeit).

Wasserversuch am 31. X. 1912: Von 1500 ccm Wasser werden in den ersten 4 Stun- den nur 300 ccm ausgeschieden.

Jod schied Patient vor Ablauf von 48 Stunden aus.

Auf eine Injektion von ca. 2 g Milchzucker wurde 14 Stunden lang Zucker im Urin nachgewiesen.

Das Urinsediment enthielt ständig granulierte Zylinder in mäßiger Menge, aber nie Erythrozyten.

Autopsie: Gesamtbefund: Aortitis luetica. Bronchopneumonie in beiden Unter- und im linken Oberlappen. Bronchitis. Frische Pleuritis beiderseits. Nephrose. Defekt des linken Hodens. Chronische Leptomeningitis. Verschmälerung der Hirnwindungen.

Nieren makroskopisch: Die Nieren sind vergrößert (Gewicht der linken 190, das rechten 165 g). Die Kapsel haftet der Unterlage ziemlich fest an, die Oberfläche ist glatt. Substanz von elastischer Konsistenz, von mittlerem Blutgehalt. Oberfläche und Schnittfläche haben gelbbräunliche Farbe. Die Rinde ist breit, hebt sich deutlich gegen die etwas dunklere Pyramidensubstanz ab. Das Parenchym ist etwas trübe. In der rechten Niere findet sich dicht unter der Oberfläche ein etwa haselnußgroßer, mit scharfer Linie gegen die Umgebung abgesetzter Herd, der aus strukturlosen Massen besteht und gelbliche, opake Schnittfläche zeigt.

Nieren mikroskopisch: Deutliche granuläre Degeneration in den gewundenen Harnkanälchen I. Ordnung, stellenweise Verfettungen ebenda und in den Interstitien, Verfettungen z. T. doppeltbrechend. Ziemlich reichlich Zylinder. An den Glomerulis Kapselexsudate. Glomeruli blutreich, frei von entzündlichen Veränderungen. An den Gefäßen etwas hyperplastische Intimaverdickung (vgl. Abb. 9, Tafel V).

Sublimatnekrose.

VIII. Ru . . rf, Bertha, 35 Jahre alt, Kellnerin.

Anamnese: Patientin hat am 30. Dezember 1909 Sublimat genommen, wieviel, war nicht in Erfahrung zu bringen. Sofort nach dem Einnehmen Erbrechen. Nach Einlieferung ins Krankenhaus Magenspülung.

Status praesens vom 31. XII. 1909: Grazil gebaute Patientin in leidlichem Ernährungszustand. Keine Ödeme. Stomatitis mercurialis. Foetor ex ore und Schwellung der Submaxillardrüsen. Befund der inneren Organe normal. Nervensystem ohne Störung.

Urin: Patientin läßt spontan keinen Urin. Bei der Katheterisierung erweist sich die Blase als leer.

Blutdruck: 100/60 mm Hg.

Körpergewicht: 48,5 kg.

Verlauf: Am 1. I. 1910. 30 ccm Urin spontan entleert; hat Pat. am 2. I. 1910 keinen Tropfen, am 3. I. 10 wieder 30 ccm, am 4. I. gar keinen Urin, am 5. I. 27 ccm, am 6. I. 250 ccm, von spezifischem Gewicht 1015, mit einem Albumengehalt von 6 $^o/_{oo}$, NaCl 0,4%, N 0,53%. Am nächsten Tage steigt die Urinmenge noch etwas, am 10. I. beträgt sie 600, am 11. I. 750 ccm, Albumenmenge nur noch $^1/_2^o/_{oo}$. Die Kochsalzwerte sind aber dauernd niedrig, am 7. I. 0,3%, dann sinken sie weiter ab bis am 11. I. auf 0,1%. Die N-Werte halten sich sehr konstant, auf der Höhe von 0,65 und 0,68%. Am letzten Tage erreichen sie 0,78%.

In der Nacht vom 11. auf 12. I. 10 tritt ganz plötzlich im Kollaps der Tod ein. Das Allgemeinbefinden der Patientin war bislang gar nicht schlecht gewesen, trotz reichlicher, blutiger Stuhlentleerungen. Das Wiedereinsetzen und Ansteigen der Diurese hatte auch zur Hoffnung berechtigt, die Patientin durchzubringen.

Der Rest-N im Blute war aber stark angestiegen. 2. I. 10 50 mg %, am 4. I. 162 mg %, am 11. I. 316 mg % und Blutdruck vom 4. I. ab im Ansteigen.

Es betrugen am 31. XII., 1. 2. 3. 4. 5. 6. 7. 8. 9. 10. 11. Jan.

der RN	. 50 mg	.	162 mg	.	.	.	.	.	.	.	.	316 mg in 100 Blut
der Blutdruck:	100 .	.	.	.	135	140	135	136	153	160	150	155 mm Hg

Autopsie:

Gesamtbefund: Leichte Schwellung der Magenschleimhaut. Hämorrhagien im Dünndarm und Dickdarm. Trübe Schwellung beider Nieren. Intimaveränderung in der Art. coron. cord. Leichte Hypertrophie des linken Ventrikels.

Nierenbefund: Die Kapsel läßt sich leicht abziehen. Die Rindensubstanz erscheint etwas verbreitert, von hellbräunlichroter Farbe. Die Zeichnung, radiäre Streifung in der Rindensubstanz, ist sehr deutlich. Die Markkegel sind dunkelbraunrot und etwas geschwollen und setzen sich von der Umgebung deutlich ab. Sonst ohne auffallende Besonderheiten.

Histologisch: Verbreiterung der Interstitien. Kleinzellige Infiltrate. Deutlich Kalk in Kanälchen. Die Kanälchen sind fast durchweg mit kubischem Epithel ausgekleidet, das aber vielfach degenerative Veränderungen und granuläre Degeneration zeigt, stellenweise, namentlich dort, wo Kalk in den Kanälchen liegt, ist die Auskleidung ganz flach, endothelartig. Glomeruli im ganzen intakt, stellenweise Kapselexsudate. Schlingen vielfach auffallend stark mit Blut gefüllt, Gefäße intakt.

B. Die Nephritiden.

Ätiologie der Nephritiden.

Die Ätiologie der hämatogenen Nephritiden ist eine so einheitliche, daß sie nicht für jede Form gesondert, sondern nur für alle Formen, herdförmige wie diffuse, gemeinsam abgehandelt werden kann. Die wichtigsten Tatsachen in der Frage der Ätiologie der entzündlichen Nierenerkrankungen lassen sich in folgende zwei Sätze zusammenfassen:

1. Die pathogene Ursache jeder Nephritis fast ohne Ausnahme ist eine bakterielle Infektion.

2. Die verschiedenen Formen und Stadien der Nephritis haben die gleiche Ätiologie

1. Weitaus die größte Rolle in der Ätiologie der verschiedenen Formen der Nephritis spielt die Infektion mit Streptokokken, in zweiter Linie kommen Pneumokokkeninfektionen in Betracht.

Bei der Scharlachnephritis, der diffusen wie der herdförmigen ist wohl auch der Streptokokkus der Erreger.

Die übrigen Infektionskrankheiten spielen in der Ätiologie nur eine geringe Rolle. Der Influenzabazillus scheint bisweilen echte hämorrhagische Nephritis auszulösen, vielleicht auch der Kolibazillus; es ist aus der Klinik von Denecke in Hamburg sogar ein Fall von PurpuraEndocarditis mit embolischer Herd-nephritis durch Bakterium Koli beschrieben worden (Lippmann).

Es gibt kaum eine Infektionskrankheit, bei der nicht auch einmal eine Nephritis beobachtet worden wäre, so wie es bei jeder Infektion auch zu dem Vorstadium der Nephrose, zur trüben Schwellung kommen kann.

Bei manchen Infektionskrankheiten scheinen sowohl echte Nephrosen wie echte Nephritiden aufzutreten, z. B. bei Typhus, Diphtherie, Tuber-kulose, Masern, Lues. Wie weit dabei die degenerativen Nierenverände-rungen als die spezifischen anzusehen sind, wie weit für die entzündlichen Mischinfektionen mit Streptokokken eine Rolle spielen, bedarf noch besonderer systematischer Untersuchungen. Bei der Tuberkulose würde man geneigt sein, an diese letztere Möglichkeit zu denken, wenn nicht Beobachtungen von Chauffard, Röpke u. a. Autoren vorlägen, daß Tuberkulininjektionen Nephritis haemorrhagica auslösen können. Aber sogar bei den Nephritiserregern-katexochen, bei Streptokokkeninfektionen, kommen auch Nephrosen vor; ich meine nicht nur die starke, neben der diffusen Entzündung einhergehende Degeneration, die uns veranlaßt hat, von nephrotischem Einschlag bzw. von Mischformen zu sprechen, sondern wir sehen sogar gelegentlich bei der in-folge von Viridans-Endokarditis auftretenden embolischen Herdnephritis diffuse degenerative Epithelveränderungen, welche anzeigen, daß neben der Infektion eine von den embolischen Herden unabhängige toxische Schädigung Platz gegriffen hat.

Es ist nicht anzunehmen, daß die Verschiedenheit der Reaktion auf das krankmachende Agens auf der histologischen Verschiedenheit der reagierenden

Gewebselemente beruht, und daß auf die gleiche Noxe das Gefäßbindegewebe mit entzündlicher, das Epithel mit degenerativer Veränderung antwortet. Gegen diese Auffassung spricht wenigstens die Tatsache, daß es ganz reine und schwerste degenerative Veränderungen des Epithels gibt ohne entzündliche Reaktion am Gefäßbindegewebe und umgekehrt schwere Entzündung ohne Degeneration.

Wahrscheinlich sind es nicht identische sondern verschiedene Gifte, die bei der gleichen Infektion in dem einen Fall degenerative, in dem anderen entzündliche Veränderungen auslösen.

Die experimentelle Pathologie gibt uns noch keine klare Antwort, unter welchen Bedingungen die verschiedenen Erreger so gleichartige, die gleichen Erreger so verschiedene Wirkungen entfalten. Man hat zwar mit einer großen Anzahl von Bakterienprodukten, insbesondere mit filtrierten Kulturen experimentell Nierenschädigungen erzeugt, aber bisher weder eine dem menschlichen Krankheitsbilde genau gleichende akute diffuse Glomerulonephritis mit Blutdrucksteigerung, noch eine typische Nephrose mit Ödem künstlich hervorzurufen vermocht.

Es kommen auch nicht nur die Endotoxine der Krankheitserreger als mögliche Quelle der entzündlichen oder degenerativen Nierenveränderungen in Betracht; die Infektion ist nicht die krankmachende Ursache, sondern nur eine der Bedingungen, unter denen eine Nierenerkrankung entsteht, und selbst diese eine Bedingung wird wieder je nach der Schwere der Infektion, nach Zahl und Virulenz der Keime verschieden wirksam sein. Eine andere wichtige Bedingung ist aber auch die Reaktion des Organismus, und man kann daran denken, daß bei den mit dem Vorgang der Immunisierung verknüpften Abbauprozessen aus dem Erreger, oder aus krankhaft veränderten, „parenteral verdauten" Geweben (Abderhalden) besonders wirksame Giftstoffe entstehen.

So könnte man, um nur ein Beispiel zu nennen, sich vorstellen, daß die Toxine der Tuberkelbazillen vielleicht für die entzündlichen Nierenveränderungen, die Abbauprodukte der nekrobiotischen verkästen Gewebe für die degenerativen verantwortlich zu machen sind.

Aus dem Gesagten geht hervor, wie wenig wir bis jetzt über die allgemeine Ätiologie der Nierenerkrankungen, d. h. über diejenigen Bedingungen wissen, unter denen degenerative oder entzündliche Veränderungen auftreten, und wie wenig es möglich ist, die beiden Reaktionen der Nieren auf krankmachende Einflüsse nach ätiologischen Gesichtspunkten auseinanderzuhalten.

2. Mehr läßt sich über die spezielle Ätiologie der entzündlichen Nierenerkrankungen sagen, über die Art der infektiösen Grundkrankheiten und über die Häufigkeit, mit der bei den einzelnen Infektionen diffuse oder herdförmige Entzündungen der Niere beobachtet werden. Aber auch hier erweist sich eine Unterteilung in die verschiedenen Formen und Stadien nach ätiologischen Gesichtspunkten als unmöglich, denn es können bei der gleichen Ätiologie die verschiedensten Formen auftreten.

Es ist nicht einmal möglich zu sagen, daß eine Verlaufsart oder eine Form der Nephritis für irgend eine der infektiösen Ursachen typisch sei. Es läßt sich weder als Regel aufstellen, daß z. B. bei der Pneumonienephritis „nie Hämaturie, Blutdrucksteigerung und Ödeme auftreten", noch behaupten, daß bei Abdominaltyphus — der übrigens in unserer Tabelle fehlt — nie Anurie vorkäme (F. Müller). Letzteres Vorkommnis habe ich einmal vor Jahren gesehen; bei Pneumonie haben wir wiederholt, wenn auch relativ selten, echte diffuse hämorrhagische Nephritiden beobachtet.

Die diffusen oder herdförmigen Pneumonienephritiden unterscheiden sich im klinischen Bilde und Verlauf ebensowenig von den typischen diffusen oder herdförmigen Scharlachnephritiden oder Anginanephritiden, wie die septisch-interstitiellen Nephritiden bei Pneumokokkenangina und Pneumokokkensepsis von denen bei Streptokokkensepsis.

Die folgende Tabelle enthält eine Übersicht über die Ätiologie unserer Fälle, und zwar für alle Stadien und Formen getrennt. Sie zeigt in eindrucksvoller Weise, daß die Ätiologie fast für alle Formen und Stadien gemeinsam ist.

Natürlich liefert jede derartige, nur ein relativ beschränktes Material einer einzelnen Klinik umfassende Zusammenstellung ein ganz unvollständiges und durch zufällige und örtliche Bedingungen verzeichnetes Bild, dessen Unterlagen z. T. wie alle anamnestisch erhobenen Angaben subjektiven Auffassungen und Irrtümern von Arzt und Patienten unterliegt.

Immerhin gibt dieses Bild eine gewisse Vorstellung von der Bedeutung der Infektion im allgemeinen und der Bedeutung einzelner Infektionen im besonderen für die Ätiologie der Nephritiden.

Tabelle V.

Synopsis der Ätiologie der Nephritiden.

	A. Diffuse Nephritis			B. Herdförmige Nephritis				
				a) herdf. Glomerulnephritis		b) interstitielle	c) embolische	
	I. akutes Stad.	II. chron. Stad.	III. Endstadium	I. akutes Stad.	II. chron. Stad.	Herdnephritis	Herdnephritis	
Angina	17	7	13	11	4	1	—	53
Scharlach	19	2	—	6	4	4	—	35
Infiz. Wunden . . .	7	3	1	2	—	2	2	17
Erysipel	1	—	1	3	—	—	—	5
Gelenkrh. + Endocardit.	2	1	2	1	—	—	5	11
Purpura	2	—	—	1	—	—	—	3
Erkältung, Influenzaartige Erkrankungen. Otitis, Rhinitis . .	8	5	6	1	3	—	—	23 147
Pneumonie, Bronchitis, Empyem, Pleuritis .	6	—	1	3	—	3	—	13
Tuberkulose	3	1	—	1	1	—	—	6
Gastroenteritis + Weilsche Krankheit . .	—	1	—	2	—	—	—	3
Malaria	—	1	—	—	—	—	—	1
Blei	—	—	3	—	—	—	—	3
Schwangerschaft . .	4	2	1	—	—	—	—	7 179
Unbekannt	2	9	10	1	2	—	1	25
	71	32	38	31	14	10	8	204

So wünschenswert die exakte Feststellung der Erreger in jedem Falle akuter Nephritis gewesen wäre — sie wurden nur in einem kleinen Teil der Fälle gesucht, bei fast allen Fällen von septischer oder embolischer Herdnephritis im Blute, bei einigen diffusen und herdförmigen Nephritiden im Harne gefunden, — so geht doch aus der Zusammenstellung die überragende Bedeutung der Streptokokkeninfektion ohne weiteres hervor. Wir gehen wohl nicht fehl, wenn wir Streptokokkeninfektionen als Ätiologie annehmen für die meisten Anginen, — in einigen Fällen wurden Pneumokokken als Erreger festgestellt —, für alle Fälle von Scharlach, Erysipel, infizierte Wunden, Purpura, Gelenkrheumatismus und Endokarditis, — bei letzteren wurde meist der Streptococcus mitior seu viridans (Schottmüller), in einem Falle der Streptococcus mucosus gefunden —, und ebenso für die meisten Fälle von Erkältung oder influenzaartiger Erkrankung einschließlich Otitis und Rhinitis, — auch bei Erkältungsnephritiden sind schon Streptokokken im Harn nachgewiesen worden.

Ob Staphylokokken, deren Verschleppung gewöhnlich Nierenabszesse erzeugt, auch Nephritiden hervorrufen, wäre noch besonders festzustellen; der Nachweis der Kokken im Harn ist gerade bei Staphylokokken nicht absolut beweisend.

Es geht ferner aus der Tabelle die ungeheure Bedeutung der Tonsillen als Eingangspforte der nierenschädigenden septischen Infektionen hervor. Etwa ein Viertel aller Nephritiden bekannter Ätiologie stammt allein von einer Tonsillitis.

Wenn wir dazu noch berücksichtigen, daß die Scharlachnephritis wohl ebenfalls von der Scharlachangina ausgeht, daß der Primäraffekt der Purpura, des Gelenkrheumatismus und der Endokarditis meist in einer Angina zu suchen ist, daß für die sog. Erkältungskrankheiten, die influenzaartigen Erkrankungen einschließlich Rhinitis, Otitis media, die Infektion in der Regel von dem lymphatischen Rachenring ausgeht, so erhalten wir das bemerkenswerte Ergebnis, daß fast in Dreiviertel aller Nephritiden bekannter Ätiologie, in ca. 125 von 179 Fällen, die Mandeln bzw. der lymphatische Rachenring die Eingangspforte für den Entzündungserreger bilden.

In 17 Fällen erfolgte die Infektion durch eine Verletzung der Haut und ging z. B. von einem infizierten kleinen Splitter im Finger, von einem komplizierten Knochenbruch oder sonst einer infizierten Wunde, von einem Ekzem, Decubitus, einer Skabies aus.

Das Erysipel finden wir seltener in der Ätiologie, aber auch hier wieder als Quelle diffuser und herdförmiger Nephritiden. Ein typischer Fall von sekundärer Schrumpfniere war auf ein vor 22 Jahren überstandenes Erysipel zurückzuführen.

Bemerkenswert ist auch, wie selten die pleuropulmonalen Erkrankungen, die doch ein so großes Kontingent der Krankenhauspatienten stellen, zu Nephritiden führen.

Eine spezifische Neigung, nur eine besondere Form von Nephritis zu erzeugen, kommt keinem Infektionserreger und keiner Infektionsquelle zu. Nicht einmal dem Streptococcus mitior seu viridans (Schottmüller) kann man die spezifische Neigung vindizieren, auf dem Umwege über die chronische Endocarditis infectiosa embolische Herdnephritiden zu erzeugen. Denn auch diese Spezifität ist nur scheinbar und darin begründet, daß dieser Erreger besonders häufig zu einer infektiösen Endokarditis führt. Doch kommen, wenn auch seltener, Endokarditiden und embolische Herdnephritiden, die durch andere Mikroorganismen bedingt sind und umgekehrt auch bei der Viridanssepsis gelegentlich eine diffuse Glomerulonephritis mit Blutdrucksteigerung (Baehr) oder eine septische Herdnephritis vor.

Sehr auffällig erscheint in unserer Tabelle die große Neigung der Angina, die geringe des Scharlachs, zu chronischen Nephritiden und deren Endstadien, den sekundären Schrumpfnieren zu führen.

Warum bei der gleichen Infektion in einem Falle eine toxische diffuse, im anderen eine herdförmige infektiöse Nephritis entsteht, wissen wir nicht. Die Art der Erreger oder der Eintrittspforte spielt dabei keine Rolle, vielleicht aber die Virulenz der Keime und der Grad der immunisatorischen Reaktion des Organismus. Charakteristisch für die herdförmig infektiöse Nephritis ist das sofortige Auftreten gleichzeitig mit der Infektion, charakteristisch für die toxisch diffuse das spätere Auftreten zu einer Zeit, in der sich bereits immunisatorische Vorgänge abspielen. Am deutlichsten ist dies bei Scharlach; hier tritt die diffuse Nephritis bekanntlich erst in der dritten Woche auf, die infektiöse herdförmige ohne Blutdrucksteigerung sahen wir dagegen mehrfach sofort im Beginn, ja einmal noch vor dem Exanthem sich einstellen.

Auch die interstitielle Scharlachnephritis, die ja in der Regel infolge der begleitenden Sepsis zum Tode führt, ist in der ersten Woche schon ausgebildet.

Ähnliches ist bei der Angina zu beobachten. Die herdförmig infektiöse Nephritis tritt gleichzeitig mit der Angina auf, die diffuse gewöhnlich nach Ablauf derselben. Durch Eingriffe an den Tonsillen werden die Erscheinungen der herdförmigen Glomerulonephritis regelmäßig zunächst und zwar sofort gesteigert. Die gleiche Beobachtung kann man aber bisweilen auch bei der diffusen Nephritis machen. Sicherlich handelt es sich auch bei ihr oft neben der diffusen Giftwirkung um eine lokale Infektion, mit Ausscheidung der Infektionserreger im Harn, um ein Zusammentreffen von Infektion mit Intoxikation, wenn man will um eine diffuse und zugleich herdförmige Nephritis.

Auch bei der Nephritis läßt sich wie bei der Nephrose eine familiäre Neigung zur Nierenerkrankung beobachten. So sahen wir zweimal bei zwei Geschwistern hämorrhagische Nephritiden verschiedener Ätiologie auftreten. Bei dem einen Geschwisterpaar hatte das 12jährige Mädchen mit sechs Jahren Scharlach gehabt mit Nephritis, die abheilte aber nach einem Jahr und nach fünf Jahren rezidivierte mit bleibender Hämaturie. Der 14jährige Bruder hatte viel an Halsentzündung gelitten und bekam mit 13 ½ Jahren eine hämorrhagische Nephritis im Anschluß an eine starke Angina, gab aber an, auch früher schon roten Urin bei Gelegenheit seiner Halsentzündungen beobachtet zu haben.

Bei dem anderen Geschwisterpaar kam der eine Bruder 6 Tage später als der andere in das Krankenhaus; bei dem letzteren war eine Angina, bei dem ersteren eine eiternde Wunde am Fuß die Infektionsquelle.

Eine große Rolle spielte früher die Erkältung in der Ätiologie der Nephritis, unterstützt durch die Vorstellung von einer „gewissen geheimnisvollen Beziehung zwischen Haut und Niere" (Krehl). In der Tat wird bisweilen die Angabe, daß kurz vor dem Ausbruch der Nephritis eine Kälteeinwirkung auf die Haut, speziell auf die Füße stattgefunden hat, z. B. Arbeiten im Nassen, nächtlicher Gang mit nackten Füßen auf kalten Steinfließen, u. a. m. sehr präzis gemacht. Doch lassen sich gleich bestimmte Angaben auch in der Anamnese von anderen Erkältungskrankheiten — Angina, Otitis — erheben, an deren infektiöser Natur nicht zu zweifeln ist.

Bartels führt z. B. in folgendem Falle die akute Nephritis mit Bestimmtheit auf eine notorische Erkältung zurück, weil die Krankheit der Ursache sozusagen auf dem Fuße folgte: Ein Patient hatte sich nach einer durchtanzten Winternacht berauscht und halb entkleidet bei offenem Fenster aufs Bett geworfen und war eingeschlafen. Als er wieder erwachte, waren seine Glieder steif vor Frost. Von Stunde an fühlte er sich krank, und als Bartels ihn wenige Wochen später zuerst sah, war bereits sein ganzer Körper hydropisch geschwollen und der Urin stark blutig gefärbt.

Als Gegenstück nur ein Beispiel von vielen: Wir sahen kürzlich einen ganz analogen Fall ohne Nephritis. Ein Meisterschaftsruderer hatte sich, nachdem er sportlich tätig gewesen war, halb angekleidet, allerdings nicht berauscht, bei offenem Fenster aufs Bett geworfen und war eingeschlafen. Als er nachts 2 Uhr wieder erwachte, waren seine Glieder ganz steif vor Frost. Es war ihm so kalt, daß er sich mit einem rauhen Tuche noch 20 Minuten den Körper abrieb, um warm zu werden. Am anderen Tage spürte er Schmerzen im rechten Ohr, die gegen Abend sehr heftig wurden, bis nachts um $\frac{1}{2}$1 Uhr sich Eiter entleerte. Der Kranke machte eine sehr schwere, hochfieberhafte Otitis durch, die den Eindruck einer schwersten septischen Allgemeininfektion machte, ohne daß Nierenstörungen auftraten.

Wenn auch die Frage nach dem Zusammenhang zwischen Kälteeinwirkung und Infektion noch gänzlich ungeklärt ist, so ist doch anzunehmen, daß auch die Erkältungsnephritiden auf dem Umwege über eine Infektion entstehen, wie dies für manche Fälle durch die bakteriologische Untersuchung des Harnes erwiesen ist.

Lüdke konnte im Urin von Patienten, bei denen, angeblich nach schweren Erkältungen, eine akute Nephritis aufgetreten war, einige Male zahlreiche virulente Streptokokken nachweisen, ohne daß bei den Kranken die Zeichen einer Streptokokkeninfektion sonst zur Erscheinung gekommen wären.

Auch die viel zitierte, „den Zusammenhang mit der stattgehabten Erkältung recht illustrierende" Beobachtung von Dickinson läßt nachträglich keine andere Deutung als die einer Infektion zu.

Ein herrschaftlicher Kutscher, früher stets gesund, hatte bei strenger Kälte 8 englische Meilen im Schnee waten müssen. Schon am folgenden Tage begannen die Füße und Knöchel zu schwellen, Peliosis auf der Haut sich zu zeigen, und der zuvor völlig normale Harn wurde an Menge in 24 Stunden auf 2 Unzen reduziert, war beinahe schwarz gefärbt, trübe, hatte 1023 spezifisches Gewicht und ließ ein Sediment fallen, in dem Blutkörperchen und Nierenepithelien sich fanden.

Das Auftreten der Peliosis beweist hier mit Sicherheit den infektiösen Charakter der Erkrankung.

Die Versuche von Siegel der bei Hunden durch Eintauchen der Füße in 4^0 kaltes Wasser eine Erkältungsnephritis erzeugt haben will, bedürfen dringend einer histologischen und bakteriologischen Nachprüfung.

Die experimentellen Angaben über den Einfluß der Hautabkühlung auf die Niere widersprechen sich. Koloman-Müller fand eine Zunahme der Diurese, Wertheimer eine deutliche Abnahme des Nierenvolums und der Nierendurchblutung bei Kälteapplikation auf die Haut. Mehr wie einen begünstigenden, disponierenden Einfluß wird man der Erkältung in der Ätiologie der Nephritis nicht einräumen können. Das gleiche dürfte wohl von traumatischen Insulten, die die Nierengegend treffen, gelten.

Eine Ausnahmestellung in der Ätiologie der Nephritis nimmt die Schwangerschaft ein. Es kommt bei der sog. Schwangerschaftsniere sowohl eine rein degenerative Erkrankung ohne Blutdrucksteigerung mit starker Ödembereitschaft, also eine Nephrose vor, als auch besonders bei den zu Eklampsie neigenden Formen ein Krankheitsbild, das einer typischen diffusen Glomerulonephritis allerdings mit sehr starkem nephrotischen Einschlag entspricht, ein Bild, das wir klinisch als Mischform bezeichnen müssen. Histologisch ist aber das Wesen dieser mit Blutdrucksteigerung und starker Ödembereitschaft verlaufenden Schwangerschaftsnephritis noch ebensowenig geklärt, wie ihre Pathogenese. Wir haben Fälle gesehen, die entzündliche Veränderungen an den Glomerulis aufwiesen, andere, und zwar mehr, bei denen auffallend wenig an den Glomerulis, sicher histologisch keine diffuse Entzündung derselben gefunden wurde.

Eine Erklärung für diese Differenz im klinischen und histologischen Bilde vermögen wir noch nicht zu geben. Es könnte sich um eine mehr vaskuläre Entzündung der kleinen Gefäße ohne stärkere Beteiligung gerade der Glomeruli handeln, — bei chronischen Fällen dieser Art sieht man ebenfalls nur geringe Glomerulus-, aber starke Gefäßveränderungen, — es könnte aber auch sein, daß die zur Nephrose sich hinzugesellende Blutdrucksteigerung auf einem spezifischen plazentaren Toxin beruht und gar nicht renal bedingt ist. Für die letzte Möglichkeit sprechen die Fälle von „Eklampsie ohne Nephritis" und die histologischen Befunde an den anderen Organen.

Ganz ähnlich liegen vermutlich die Dinge bei der chronischen Bleivergiftung, deren klinisches Bild schon oft mit dem der Eklampsie in Parallele gestellt worden ist.

Das klinische Bild der Bleiniere gleicht in manchen Fällen vollständig dem der sekundären Schrumpfniere, in anderen dem der Kombinationsform, einer mit entzündlichen und degenerativen Veränderungen gepaarten Sklerose. Nach Müller kommt auch ein mehr subakuter Verlauf, der unseren Mischformen entsprechen würde, vor. Auch bei der Bleiniere wird vermutlich das Bild der diffusen Nephritis mit Blutdrucksteigerung nur vorgetäuscht, ohne daß wirkliche diffuse entzündliche Prozesse vorliegen, durch eine spezifische Wirkung des Bleis auf die Gefäße, speziell die der Niere, die sich in erheblicher Steigerung des Blutdrucks und starker Tendenz zur Arteriosklerose äußert. Für diese Auffassung spricht auch die Angabe von F. Müller, „daß einerseits die Epithelien der gewundenen Harnkanälchen bei der Bleiniere stets schwere Degenerationserscheinungen zeigen, andererseits die Verdickung der Gefäßwände und die Verengerung ihres Lumens so hohe Grade erreicht, wie man sie bei anderen Formen der angiospastischen Schrumpfniere kaum zu sehen bekommt".

Bei beiden nichtinfektiös bedingten Nierenerkrankungen, der Blei- und Schwangerschaftsniere ist das Auftreten einer herdförmigen Nephritis nicht beobachtet worden.

Daß der Alkohol in der Ätiologie der entzündlichen Nierenerkrankungen mehr wie eine zur Infektion disponierende Rolle spielt, glauben wir nicht.

1. Die diffuse Glomerulonephritis.

I. Das akute Stadium.

Symptomatologie: Das pathognomonische Symptom der typischen diffusen Glomerulonephritis ist die Blutdrucksteigerung. Ihr Auftreten bei einer akuten Nierenerkrankung gestattet ohne weiteres, die Diagnose einer diffusen Nephritis zu stellen und eine degenerative Nephrose auszuschließen, wenn nicht die Komplikation einer Nephrose mit einer arteriosklerotischen Hypertonie oder einer Nekrose (Sublimat) mit anurischer Hypertension vorliegt.

Die Blutdrucksteigerung fehlt 1. bei den herdförmigen entzündlichen Nierenerkrankungen, 2. sie kann fehlen bei sehr leichten diffusen Glomerulonephritiden, oder schon abgeklungen sein, wenn ein schnell abheilender Fall zur Beobachtung gelangt; 3. die Blutdrucksteigerung kann ausbleiben, wenn extrarenale Einflüsse, wie hohes Fieber, schwere septische Allgemeininfektion, toxische Herz- und Gefäßschwäche, die universelle Gefäßreaktion hintanhalten.

Die Blutdrucksteigerung kann rasch einsetzen, in wenigen Stunden die Höhe erreichen und ebenso rasch verschwinden. In der Regel aber steigt der Blutdruck langsam an und fällt langsam ab, er geht meist den übrigen Erscheinungen der Nierenentzündung — soweit sie im Harnbilde zum Ausdruck gelangen — parallel, doch kommen auch nach Abklingen der typischen Harnveränderungen noch nachträgliche Blutdrucksteigerungen vor und Spätanstiege in der Rekonvaleszenz, z. B. beim Aufstehen, die auf eine, die Nephritis überdauernde Labilität des vasomotorischen Systems hinweisen.

Der Grad und die Dauer der Blutdrucksteigerung sind sehr verschieden in den einzelnen Fällen; nicht ohne Einschränkung kann man aus der Höhe der Blutdrucksteigerung, mehr noch aus der Dauer auf die Schwere der Nierenentzündung schließen.

In der Regel fällt die Akme der Blutdrucksteigerung mit der Höhe der Nierenentzündung zusammen, dagegen überdauert gewöhnlich der pathologische Harnbefund die Blutdrucksteigerung und klingt langsamer wie diese ab. Im umgekehrten Falle beweist Fortdauer der Blutdrucksteigerung auch bei günstigstem Harnbefund mit Sicherheit, daß der nephritische Prozeß noch nicht zur Ausheilung gekommen ist. Fast immer hält sich der Blutdruck unter den Werten von 180—200 mm Hg, die bei der konstanten Hypertonie der Nierensklerose die Regel bilden. Eine Durchschnittszahl läßt sich aber nicht angeben, auch nicht eine besondere Vorliebe einzelner Formen bestimmter Ätiologie für die höheren oder niedrigeren Blutdruckwerte, wie aus Tabelle VI hervorgeht. (Tabelle VI s. S. 116.) Wir fanden demnach als Maximalwerte 20mal 140—160, 21mal darüber und 26mal darunter. Die Dauer der Blutdrucksteigerung kann bei akuten, ausheilenden Fällen Stunden, Tage, Wochen, ja Monate betragen.

Tabelle VI.

Ätiologie	Es hatten maximale Blutdruckwerte von					darüber	Sa.
	— 120	— 140	— 160	— 180	— 200		
Angina	2	6	4	4	1	—	17
Scharlach . . .	3	4	7	5	—	—	19
Infizierte Wunden	3	1	2	1	=	—	7
Erysipel	—	—	1	—	—	—	1
Gelenkrheum. und Endocarditis . .	1	1	—	—	—	—	2
Purpura	—	—	1	—	1	—	2
Erkältung etc. . .	1	—	2	3	2	—	8
Pneumonie etc. .	1	1	1	1	2	—	6
Tuberkulose . . .	—	—	2	—	—	1	3
Unbekannt . . .	2	—	—	—	—	—	2
	13	13	20	14	6	1	67

Ödem: Man hat früher das Ödem für ein pathognomonisches Symptom der akuten Nephritis gehalten. Mit Unrecht. Es gibt schwere und schwerste Fälle von akuter Glomerulonephritis, die nur mit Hypertension und ganz ohne Ödem verlaufen, und entweder ödemlos im akuten Stadium sterben, oder in das chronische Stadium übergehen, und schließlich an Niereninsuffizienz zugrunde gehen, ohne je an Wassersucht gelitten zu haben.

Andererseits gibt es schwere Fälle von akuter Glomerulonephritis mit höchstgradiger Wassersucht, die an Ausdehnung, Intensität und Hartnäckigkeit dem klassischen Hydrops nicht nachsteht, den wir als charakteristisch für die degenerative Nephrose kennen gelernt haben. In solchen Fällen (vgl. Klin. Beisp. XVIII, S. 142) findet der Anatom neben der echt entzündlichen Glomerulitis die gleichen schweren degenerativen Veränderungen am Epithel wie bei der Nephrose, und er ist, wie aus dem anatomischen Teil (S. 30 u. 50) hervorgeht, geneigt, dem Kliniker in der Annahme beizustimmen, daß hier eine Kombination von Nephritis mit Nephrose vorliegt, die wir in folgendem als Mischform bezeichnen wollen. Wir halten daher das Ödem nicht für ein nephritisches, sondern für ein nephrotisches Symptom, ohne aus dem Auge zu verlieren, daß wir über die Natur und Herkunft des chemischen Agens, das bei der Nephrose in der Niere entsteht und die Kapillarendothelien schädigt bzw. abnorm durchlässig macht, noch nichts weiter wissen, als daß eine auffallende Koinzidenz besteht zwischen Ödembereitschaft und schwerer Epitheldegeneration. (Vgl. auch Tabelle VII S. 120.)

Zwischen diesen beiden Formen, der reinen diffusen Glomerulonephritis ohne Ödem und der „Mischform" mit Ödem, gibt es nun zahllose Übergänge, von einer leichten Gedunsenheit des Gesichtes an bis zur höchstgradigen Wassersucht; doch ist daran festzuhalten, daß im Rahmen der Glomerulonephritis die Blutdrucksteigerung allein das obligatorische Symptom darstellt, das Ödem nur ein fakultatives.

Stärkeres Ödem, das mehr wie 10% des Körpergewichtes entspricht, finden wir etwa in der Hälfte der Fälle, geringe hydropische Anschwellungen in der anderen Hälfte häufiger wie gar kein Ödem. Im allgemeinen treffen wir die höchsten Grade des Hydrops bei den schwereren Formen der Nephritis, man kann daher in manchen Fällen einen gewissen Parallelismus konstatieren zwischen Stärke des Hydrops, Höhe der Blutdrucksteigerung und Schwere der Nierenentzündung, doch ist von einem gesetzmäßigen Verhalten in diesem Sinne nicht die Rede. Es kommen auch hochgradige Hydropsien mit geringer Blutdrucksteigerung bei leichten, d. h. schnell ausheilenden Nephritiden vor und schwere Fälle mit hoher Blutdrucksteigerung, ohne oder mit geringem Hydrops. Dieses differente Verhalten entspricht etwa der Beobachtung des Histologen, daß in manchen Fällen Grad und Ausdehnung der degenerativen Prozesse übereinstimmen mit den Befunden an den Glomerulis, in anderen Fällen nicht, so daß auch der Histologe in letzteren den Eindruck gewinnt, daß die beiden Prozesse, die entzündlichen und degenerativen, mehr nebeneinander hergehen und weniger voneinander abhängig sind.

Stärke und Dauer der Hydropsie sind sowohl untereinander, als auch in den einzelnen Fällen sehr verschieden und auch nicht abhängig von der Dauer der Blutdrucksteigerung. Nur bei den Glomerulonephritiden mit sehr ausgeprägtem „nephrotischen Einschlag", bei den typischen „Mischformen", ist gewöhnlich der Hydrops sehr hochgradig und sehr hartnäckig.

In der Regel überdauert die Blutdrucksteigerung den Hydrops, namentlich in den Fällen, in welchen die Wassersucht der Behandlung leicht zugänglich und schnell zum Schwinden zu bringen ist. Doch wird bei leichteren Fällen auch das umgekehrte Verhalten beobachtet, daß die Blutdrucksteigerung abklingt, noch ehe der Hydrops geschwunden ist.

Vielleicht kommt es sogar bei der typischen Mischform vor, daß die Glomerulonephritis ausheilt, während die begleitende Nephrose bestehen bleibt.

Das Blut: Die Kranken sehen meist blaß aus. Doch ergibt die Blutuntersuchung bei den akuten Stadien der Nephritis nicht regelmäßig eine Anämie. Die Angabe in der Literatur, daß das Blut bei akuter insbesondere hydropischer Nephritis eine Blutverdünnung aufweist, bedarf einer sorgfältigen Nachprüfung. Die Bezeichnung Hydrämie ist sehr verwirrend. Die Annahme einer wirklichen Blutverdünnung ist nur da gerechtfertigt, wo wir die Suspension dünner, die Zahl der roten Blutkörperchen verringert finden. Dagegen ist man nicht berechtigt, aus einer Abnahme des Eiweißgehaltes auf eine Hydrämie zu schließen. Diese bei Nephrosen wie bei Nephritiden oft zu konstatierende Hypalbuminose kann bei normaler Blutkörperchenzahl beobachtet werden und ist daher sicher nicht als Ödem des Blutes, sondern als eine Folge des beständigen Verlustes von nativem Serumeiweiß anzusehen. Man hat diesen Verlust früher sehr gering angeschlagen und gemeint, er könne mit wenigen Gramm Nahrungseiweiß gedeckt werden. Es darf aber nicht übersehen werden, daß alles Nahrungseiweiß erst gespalten und in die kleinsten Bruchstücke zerschlagen wird, und daß daher alles in Verlust gehende native Eiweiß erst durch Aufbau und Synthese neu gebildet werden muß, ein Vorgang, der sicherlich bei einem schweren, mit Appetitlosigkeit und Abmagerung einhergehenden Krankheitszustande notleiden muß.

Echte Hydrämie kommt aber in der Tat auch bei der diffusen Glomerulonephritis gelegentlich vor, aber nicht etwa bei den stark hydropischen Fällen — diese verhalten sich genau wie die genuinen Nephrosen — sondern gerade bei den anhydropischen Formen mit schwerer Störung des Wasserausscheidungsvermögens.

Milchige, „pseudochylöse" Beschaffenheit des Blutserums und der
Ergüsse wie bei den Nephrosen kommt wieder nur den Fällen zu, die wir als
Mischform, als Nephritiden mit nephrotischem Einschlag bezeichnet haben.

Herz: Bei der akuten diffusen Nephritis wirken zwei Faktoren in ent-
gegengesetztem Sinne auf das Herz ein: Die Blutdrucksteigerung und die Ödembereitschaft. Durch hohe Grade von Hypertension wird die Herzarbeit gewaltig
gesteigert, dagegen durch starke Gefäßdurchlässigkeit und Ödembereitschaft
vermindert. Bei starkem nephrotischen Einschlag kann daher das Herz trotz
der Blutdrucksteigerung auch nach mehrwöchentlicher Krankheitsdauer kaum
oder gar nicht hypertrophisch und dilatiert gefunden werden; bei geringer
Ödemtendenz dagegen sehen wir unter Umständen schon nach wenigen Tagen,
ja fast momentan eine verstärkte Herzaktion, hören akzentuierte 2. Töne an
der Basis, präsystolischen Galopp und ev. ein systolisches Geräusch an der Spitze.
Der Spitzenstoß rückt nach unten und außen, die Herzdämpfung wird leicht
verbreitert, und man fühlt bisweilen sogar schon bei der akuten Nephritis den
ominösen Rückstoß der Herzspitze in der Diastole, wenn der Herzmuskel unter
der Drucksteigerung erlahmt. Auch bei der Autopsie kann schon auffallend
früh, z. B. nach 8 Tagen Dilatation und Hypertrophie des Herzens gefunden
werden, die bei längerem Verlauf der Krankheit die Regel bilden und nur bei
starkem nephrotischen Einschlag ausbleiben.

Es hängt auch sehr davon ab, wie früh der Kranke in Behandlung kommt,
und wieweit diese auf das Herz Rücksicht nimmt, ob ernstere Erscheinungen
von seiten des Herzens auftreten. Bisweilen steht kardial bedingte Atemnot
mit blutig gefärbtem Auswurf ganz im Vordergrund des Krankheitsbildes,
ja es kann sogar schon im akuten Stadium der hypertonischen Nephritis ein
Versagen des Herzens das Ende herbeiführen (s. Beispiel XVII, S. 141).

In einem kürzlich beobachteten Falle war die Nephritis nach einer Angina
erst übersehen und dann mit reichlich Milch und Fachinger Wasser behandelt
worden. Der Kranke, der nur geringe Ödembereitschaft aufwies, bekam eine
so hochgradige Dyspnoe, daß er nur mit kleinen Schritten gehen konnte, alle
Augenblicke stehen bleiben mußte, im Bett nur noch aufrecht sitzend existieren
konnte und sich vor Atemnot nicht mehr zu helfen wußte. Im Krankenhause
aufgenommen, zeigte er hochgradigste Dyspnoe und Orthopnoe. Das Atemgeräusch war weithin hörbar und von dicht pfeifenden und brodelnden Geräuschen
begleitet, der Expirationsstoß kaum fühlbar. Der 2. Aortenton war verstärkt
und metallisch klingend, der 2. Pulmonalton noch lauter akzentuiert. Nach
24 Stunden war unter Trockendiät bereits die Dyspnoe verschwunden und
wieder ein leidlicher Exspirationsstoß vorhanden. Der Erfolg der Flüssigkeitsbeschränkung beweist eklatant die kardiale Natur der schweren Orthopnoe
und wirft ein grelles Licht auf die Gefahren einer schematischen Milch- und
Trinkkur bei der hypertonischen diffusen Glomerulonephritis.

Der Harn. Das sicherste Zeichen der entzündlichen Vorgänge in den
Nieren ist die Blutbeimengung zum Harn.

Bei der akuten Glomerulonephritis ist der Harn fast ausnahmslos hämorrhagisch. Die Blutbeimengung wird fast nie dauernd, nur selten im Anfang
vermißt; dann stellt sie sich im Abklingen des Prozesses ein und deutet auf ein
Freiwerden der Blutpassage in den, infolge der vaskulären Entzündung blutleer
gewordenen Glomeruluskapillaren (Sörensen).

Bisweilen ist das Blut nur mikroskopisch, gewöhnlich aber schon für das
bloße Auge erkennbar und bestimmt die Farbe des Harnes, die von fleisch-
wasserähnlich in allen Nuancen des Rot bis zum Schwarzrot variieren kann.
Bei schwächerer Blutbeimengung kann er grünlich schimmern oder schmutzig
gelb gefärbt sein. Fehlt die makroskopisch sichtbare hämorrhagische Be-

schaffenheit, so ist der Harn meist weniger gefärbt als normal, graugelblich, getrübt und läßt ein Uratsediment ausfallen, das die morphotischen Bestandteile und oft auch Blutfarbstoff mit sich reißt, unter Bildung eines schmutzig bräunlichen Niederschlags.

Von ganz seltenen aber wichtigen Ausnahmen abgesehen, enthält der Harn bei der diffusen Nephritis immer Eiweiß, aber gewöhnlich in viel geringerer Menge wie bei der Nephrose. Es gibt recht schwere Fälle von diffuser Glomerulonephritis mit sehr geringer Albuminurie. Bei sinkender Harnmenge, Nachlaß der Herzkraft, kann der Eiweißgehalt ansteigen und, besonders bei Ausbruch einer eklamptischen Urämie, vorübergehend enorm hohe Grade erreichen.

Der Eiweißgehalt wechselt also sehr. Im allgemeinen ist aber die Albuminurie bei der Nierenentzündung um so geringer, je reiner die Glomerulonephritis in Erscheinung tritt und um so größer, je mehr die nephrotischen Züge das Bild beherrschen.

Aus der folgenden Tabelle VII (s. S. 120) ergibt sich eine sehr deutliche Beziehung zwischen den nephrotischen Symptomen der Albuminurie und Hydropsie zu den histologischen Befunden von degenerativen Veränderungen am Epithel.

Bei der ausgesprochenen Mischform allein finden wir demnach die hohen und höchsten Eiweißwerte im Harn, die uns bei der Nephrose begegneten.

Da diese Formen mit mächtigem Hydrops, erheblicher Albuminurie und starker Blutdrucksteigerung stets schwere Fälle darstellen, so trifft für diese die übliche Auffassung zu, daß der Grad der Albuminurie der Intensität der Nierenaffektion parallel geht. Aber auch nur für diese. In der Regel läßt weder der Grad der Albuminurie, noch der Grad der Hämaturie einen Schluß zu auf die Schwere der Nephritis.

In ganz seltenen Fällen kann besonders im Anfang nicht nur das Blut, sondern auch das Eiweiß im Harne ganz fehlen, besonders bei der Scharlachnephritis, was zu der Annahme eines Hydrops scarlatinosus inflammatorius ohne Nephritis Veranlassung gegeben hat. Im weiteren Verlauf stellt sich aber regelmäßig die Albuminurie ein.

Die Harnmenge ist im akuten Stadium der diffusen Nephritis regelmäßig vermindert, auch dann, wenn keine deutliche Ödembereitschaft besteht. Diese Beschränkung der Harnabsonderung ist ein Frühsymptom, und kann sehr hohe Grade erreichen, so daß in 24 Stunden nur wenige hundert ccm oder noch weniger produziert werden. In ganz schweren Fällen tritt vollständige Anurie ein, die fast stets das Schicksal der Kranken besiegelt.

Je niedriger das spezifische Gewicht bei kleinen Harnmengen, um so schwerer die Nierenschädigung; hohe spezifische Gewichte bei Oligurie sprechen mehr für eine extrarenal bedingte Wasserretention. Nykturie wird gelegentlich als Frühsymptom angegeben und ist wohl durch nächtliche Resorption okkulter Ödeme bedingt. Der Nachturin ist bisweilen heller und blutärmer, als der des Tages.

Nicht selten gibt ein sehr lästiger Harndrang und die häufige und schmerzhafte Entleerung geringer Mengen dem Kranken Veranlassung, seine Aufmerksamkeit dem Urin zuzuwenden und dessen rote oder schwarze Farbe zu entdecken.

Sediment: Der Harn ist stets sauer und trübe. Das Sediment enthält neben Blutkörperchen, die meist fragmentiert oder ausgelaugt erscheinen, Leukocyten, häufig Mikrokokken, Zylinder der verschiedensten Art und bei stärkerer Miterkrankung des Epithels auch verfettete oder mit doppelbrechendem Lipoid beladene Nierenepithelien und Detritus.

Tabelle VII:

Diagnose	Epithelbefund	Ödem	Albumen $^0/_{00}$
Ka . . . r, herdförmige akute Glomerulonephritis (Kl. Bsp. XXXII)	Verfettungen mäßigen Grades, keine tropfige Entmischung.	—	$3/4$
K . . . l, desgl.	Degenerative Veränderungen nicht nennenswert.	kardiales	$1/2$
We . . . r, desgl.	Verfettung an den gewundenen Harnkanälchen nur ganz spärlich, keine hyalintropfige Degeneration	—	deutliche Trübung
Sch . . . t, desgl.	An den Kanälchen keine nennenswerten degenerativen Veränderungen	—	Spur
Ger . . . t, desgl.	Degenerative Veränderungen an den Kanälchen kaum der Rede Wert. Hier und da etwas Fett und doppelbrechende Substanz und stellenweise ganz geringe Tropfenbildung in den Epithelien. In der Umgebung einiger stärker veränderter Glomeruli auch stärkere Tropfenbildung in den Hauptstücken.	wenig oder gar keines	$2 3/4$
St . . . f, desgl.	Trübe Schwellung mit Übergang zur tropfigen Entmischung, vielfach deutliche tropfige Entmischung	,,	9
Gro . . . . . tz, akute diffuse Glomerulonephritis	An den Epithelien der gewundenen Harnkanälchen reichl. Kernverdoppelungen, sonst keine nennenswerten Veränderungen	kardiales	$1/4$
Ja . . . i, desgl.	An den Epithelien keine nennenswerten Veränderungen	—	kein Eßbach
v. d. B . . k, desgl.	Reichlich Verfettungen, spärliche hyalin-tropfige Entartung an den gewundenen Harnkanälchen	mittelstark (kardial?)	2
Gute . . . . , subakute extrakapilläre Glomerulonephritis (Kl. Bsp. XVII)	An den Epithelien herdweise Verfettungen. Tropfige Degeneration spärlich.	stark (kardial?)	7
Dei . . . . r, desgl. (Kl. Bsp. XVI)	Ziemlich erheblich tropfige Degeneration der Epithelien, Verfettungen geringfügig.	,,	12
Ra . . . . , subakute, vorwiegend intrakapilläre Glomerulonephritis (Mischform)	Epithelien der Harnkanälchen vielfach verfettet. In den Lumen desquamierte Epithelien.	sehr stark	16
Er . . . . , desgl. (Kl. Bsp. XVIII)	Ausgedehnte Verfettungen, namentlich auch an den gewundenen Harnkanälchen. Hyalintropfige Degeneration nicht nachzuweisen. Vielfach doppeltbrechende Substanz in den Interstitien und in den Epithelien der Hauptstücke. In den Kanälchen Zellen, die mit doppeltbrechender Substanz beladen sind. Vielfach Schwellung der Epithelien und Desquamation.	,, ,,	16
Ho . . . . n, Mischform im III. Stadium (sekundäre Schrumpfniere) (Kl. Bsp. XXVI)	Enorme Verfettung und Ablagerung doppeltbrechender Substanz in den Epithelien und Interstitien, vielfach tropfige Degeneration.	,, ,,	12

Die Nierenfunktion: Die systematische Prüfung des Wasserausscheidungsvermögens der Niere mit Hilfe des Wasserversuches, d. h. der Prüfung des Vermögens der Niere, eine plötzliche große Wasserzufuhr per os mit einer schnellen Abscheidung quantitativ zu beantworten, begegnet bei den Fällen von Glomerulonephritis, welche mit Ödembereitschaft kompliziert sind, den gleichen Schwierigkeiten wie bei der Nephrose und beim hydropischen Herzkranken oder bei anderen Formen von abnormer Wasserretention, wie z. B. Thrombosen, Ascites usw. Wir müssen streng unterscheiden zwischen exogenem und endogenem Wasserangebot, zwischen intravaskulärer und extravaskulärer, zwischen extrarenal und renal bedingter Wasserretention, zwischen Wasserabscheidung und Wasserabscheidungsvermögen.

Bei einer Schädigung der Kapillarendothelien als deren Folge oder Ausdruck die Ödembereitschaft anzusehen ist, haben wir es mit einem abnorm gesteigerten Wasseraustritt aus den Gefäßen und einer abnorm herabgesetzten Wasseraufnahme, Wasserresorption aus den Maschen und Spalten des Gewebes zu tun.

Dadurch gelangt auch bei erhöhtem exogenem Wasserangebot nur ein kleiner Teil des Wassers bis zur Niere. Der größere Teil entweicht durch die Gefäße und bleibt in den Gewebsspalten liegen. Hier ist die Wasserretention eine extravaskuläre und extrarenal bedingt, die geringe Wasserabscheidung also nicht Folge gestörter Nierenfunktion, sondern Folge der gestörten Kapillarfunktion.

Anders, wenn keine abnorme Gefäßdurchlässigkeit, keine Schädigung der Kapillarfunktion besteht. Dann gelangt das aufgenommene Wasser, nur vorübergehend in den Geweben gespeichert, restlos in das Blut; das endogene Wasserangebot ist gleich dem exogenen. Der Wasserspiegel im Blute steigt und löst die Diurese aus. Ist das Wasserabscheidungsvermögen der Niere aber geschädigt, so kommt es zu einer intravaskulären Wasserretention, einer Hydrämie. Diese allein beweist, daß die Wasserretention nicht extrarenal, sondern renal bedingt ist. Zur Prüfung des Wasserabscheidungsvermögens der Niere bliebe also bei vorhandener Ödembereitschaft nur die intravenöse Zufuhr von Wasser übrig. Aber selbst dabei werden wir nicht eine quantitative Ausscheidung erwarten dürfen, — denn die entstehende Hydrämie steigert den Austritt von Wasser aus den Gefäßen —, sondern wir werden uns genau wir bei der Zufuhr des Wassers per os mit einer qualitativen Reaktion begnügen müssen, und aus der Steilheit des Diureseanstiegs unsere Schlüsse ziehen.

Bei Fällen, die ohne Ödembereitschaft verlaufen, oder bereits entwässert sind, ist dagegen die quantitative Verwertung des Wasserversuches möglich. Sie ergibt, daß das Wasserausscheidungsvermögen der Niere bei der Glomerulitis in vielen Fällen durchaus gut, ja abnorm gesteigert ist, so daß mehr als die eingeführte Wassermenge in 4 Stunden entleert wird: der Wasserversuch ist überschießend. Wir haben dies in ausgesprochenem Maße nur bei Kranken gesehen, die im Begriffe waren, Ödeme zu entleeren. Bei diesen wirkte die einmalige grosse Wasserzufuhr sichtlich günstig, mobilisierend. In anderen Fällen aber, und das ist wohl die Mehrzahl der Schwereren, finden wir, daß das Vermögen der Niere schnell große Mengen Wassers auszuscheiden gelitten hat. Und zwar läßt sich diese Störung sogar dann nachweisen, wenn, wie das im Stadium der Ödementleerung der Fall zu sein pflegt, eine Polyurie besteht. Die Folge dieser Störung ist aber nicht eine bleibende Wasserretention, sondern eine Verzögerung der Wasserabscheidung, eine Verteilung der Arbeit auf 24 Stunden, eine Änderung im Tagesablauf der Diurese in dem Sinne, daß die normalen Schwankungen der Diurese mehr ausgeglichen werden. In solchen Fällen muß man mit der Wasserzufuhr vorsichtig sein, da sie bei verschleppter Diurese und gesteigertem Blutdruck das Herz gefährdet.

Bei ganz schweren Fällen kommt es zu einem völligen oder fast völligen Versagen der Wasserabscheidung, zu hochgradiger Oligurie und Anurie. Aber gerade diese Fälle beweisen ebenso wie andere Fälle von nicht nephritischer Anurie, daß das Ödem nicht die Folge einer Störung der Nierenfunktion, einer renal bedingten Wasserretention sein kann. Denn gerade in diesen Fällen kann es zur Hydrämie kommen ohne Ödem, während wir bei der nephrotischen, extrarenal bedingten Ödembereitschaft, Ödem finden ohne Hydrämie (vgl. S. 86).

Bezüglich der Kochsalzausscheidung sind die gleichen Gesichtspunkte zu berücksichtigen. Wie bei der Wasserabscheidung können wir nicht aus der quantitativen NaCl-Ausscheidung in 24 Stunden einen Schluß auf die Güte der Funktion ziehen, sondern nur aus der qualitativen, aus der Fähigkeit, den prozentigen NaCl-Gehalt der Norm entsprechend zu steigern. Es kann bei einer Entleerung von 10 g in 24 Stunden die Funktion der NaCl-Ausscheidung schwer gestört, bei Entleerung von 3 g in 24 Stunden best erhalten sein, wenn in ersterem Falle die Harnmenge 2 oder 3 Liter, im anderen 200 oder 300 g beträgt. Die quantitative NaCl-Abscheidung ist in hohem Maße von der Harnmenge abhängig, da die gesunde Niere allerhöchstens das NaCl bis 1,8% konzentrieren kann.

Als Maßstab der Funktion kann daher nur die Höhe der prozentischen NaCl-Ausscheidung bei Herabsetzung der Harnmenge angesehen werden, und darnach ist das NaCl-Ausscheidungsvermögen in der Regel nicht schwer, oft gar nicht geschädigt.

Diese Auffassung steht in grellem Gegensatz zu der Lehre, daß bei der Nephritis eine Insuffizienz der Niere für NaCl bestehe, und daß die NaCl-Retention die eigentliche Ursache der Ödeme sei.

Allein auch in dieser Hinsicht verhält sich die Kochsalzausscheidung genau so wie die Wasserausscheidung. Es ist richtig, daß bei allen hydropischen Nephritiden, wie bei den Nephrosen und anderen Hydropsien, die NaCl-Ausscheidung im Harne ebenso herabgesetzt ist wie die Wasserausscheidung.

Aber diese NaCl-Retention ist ebensowenig wie die Wasserretention renal bedingt, sondern extrarenal. Im lebenden Organismus tritt niemals Wasser aus den Gefäßen, sondern nur eine physiologische Salzlösung. Bei abnormer Ansammlung von Wasser in den Gewebsspalten muß also auch aus osmotischen Gründen Salz zurückgehalten werden. Auch dieses Salz wird wie das Wasser extravaskulär retiniert, gelangt gar nicht an die Schwelle der Niere, und es sinkt die NaCl-Ausscheidung auf fast Null oder Null, ohne daß das Ausscheidungsvermögen der Niere für NaCl auch nur tangiert zu sein braucht. Läßt die Schädigung der Kapillaren nach, kommt die Resorption der extravaskulär deponierten und retinierten Salzlösung in Gang, so ist mit einem Schlage die Niere in der Lage gut NaCl auszuscheiden. Dabei läßt sich in manchen Fällen, wie bei der Wasserausscheidung, noch eine leichte Funktionsstörung nachweisen, wenn die Konzentration des NaCl nicht 1% erreicht. Doch können wir das schwer beurteilen, da wir die Höhe des endogenen NaCl-Angebotes nicht kennen, und es für den Kranken zweifellos besser ist, wenn man nicht durch Kochsalzbelastung grob den Heilungsverlauf stört, den man vielleicht erst durch eine möglichst nierenschonende und NaCl-arme Diät eingeleitet hat. In der Regel ist jedenfalls bei der akuten Glomerulonephritis das NaCl-Ausscheidungsvermögen nicht wesentlich beeinträchtigt. Wir haben oft Werte von 0,8, 1,0, ja 1,3 % auf der Höhe der Erkrankung bei anhydropischen Fällen beobachtet, im weiteren Verlauf freilich stets durch kochsalzarme Diät die NaCl-Ausscheidung herabgedrückt.

Stickstoff-Ausscheidung. Die absolute N-Ausscheidung ist gar nicht abhängig von extrarenalen Einflüssen und weniger abhängig von der Harnmenge wie die NaCl-Ausscheidung, da die maximale N-Konzentration schon in der Norm bis über 2%, bei den Nephrosen bis zu fast 3% steigen kann. Es kann daher bei Einschränkung der N-Zufuhr schon mit 200 ccm Harn in 24 Stunden eine genügende N-Ausfuhr erzielt werden kann, vorausgesetzt, daß die Niere so maximale N-Konzentration leistet.

In manchen Fällen von Glomerulonephritis ist in der Tat die N-Ausscheidung nicht gestört, es kommen Konzentrationen von 1,5, 2, 2,5% vor.

N-Konzentrationen um und unter 1% können bei herabgesetzter Urinmenge bereits eine Schädigung der Nierenfunktion bedeuten. Je nach dem exogenen und endogenen Stickstoffangebot kann es dabei schon zu einer N-Retention kommen. Auf Grund der N-Ausscheidung im Harn ist ein sicheres Urteil nur durch die schwierig durchzuführende und sehr mühsame Stickstoffbilanz im Stoffwechselversuch möglich. Aber selbst da sind grobe Täuschungen nicht ausgeschlossen. Es kann bei einer der Einfuhr entsprechenden N-Ausfuhr Gleichgewicht vorgetäuscht werden, wenn abnormer Eiweißzerfall besteht, und trotz des scheinbaren Gleichgewichtes N im Blute und der Ödemflüssigkeit retiniert werden.

Viel einfacher und sicherer läßt sich die Funktion der N-Ausscheidung aus dem Grade der N-Retention im Blute beurteilen, durch Bestimmung des Nicht-Eiweiß- oder Reststickstoffes im Blute. Der R.-N. besteht zum größten Teile aus Harnstoff (v. Jaksch, Strauß, Hohlweg), und dieser unterscheidet sich sehr wesentlich von den Elektrolyten, insbesondere dem NaCl dadurch, daß er alle Membranen des Organismus durchdringt und darum keine osmotischen Spannungsdifferenzen erzeugt. Während daher der prozentige Salzgehalt in Blut- und Gewebsflüssigkeit nie so hoch steigt, daß der osmotische Druck des Blutes sich ändert, steigt der RN-Gehalt in Blut und Gewebsflüssigkeit bei einer Insuffizienz der N-Ausscheidung gleichmäßig an, und der Prozentgehalt des Blutes oder der Ödemflüssigkeit an Nicht-Eiweiß-Stickstoff gibt bei den stets stickstoffarm ernährten Kranken ein sicheres Maß für den Grad der bestehenden Funktionsstörung. Doch auch hier ist die absolute Größe der Retention davon abhängig, ob Ödeme bestehen oder nicht. Die gleiche absolute N-Retention kann bei ödemlosen akuten Fällen schon einen bedrohlich hohen Wert für den RN in 100 Blut erzeugen, die bei hydropischen in den vielen Litern Ödemflüssigkeit sich fast verliert und kaum als RN-Steigerung zum Ausdruck kommt.

Man kann die N-Ausscheidung als die einzige lebenswichtige Funktion der Niere ansprechen. Versagen der Wasser- und NaCl-Ausscheidung bedroht höchstens das Herz und kann indirekt dadurch gefährlich, die Gefahr aber durch Trockendiät beseitigt oder vermieden werden. Versagen der N-Ausscheidung führt aber regelmäßig zu einer tödlichen Azotämie, und diese Gefahr kann auf die Dauer durch N-arme Nahrung nicht verhütet werden.

Es ist nicht wahrscheinlich, daß es gerade der Hauptbestandteil des RN, der Harnstoff ist, dessen Anhäufung im Blute schließlich tödlich wirkt. Erfahrungsgemäß geht aber die tödliche Niereninsuffizienz stets mit Ansteigen des RN einher, und so kann dieser als Indikator für den Grad der Insuffizienz dienen. Umgekehrt ist in einem tödlich endenden Falle dann, wenn kein erheblicher Anstieg des RN im Blute nachzuweisen ist, der Schluß gestattet, daß der Tod nicht infolge von Niereninsuffizienz eingetreten ist.

Normalerweise beträgt der RN 20—40 mg in 100 g Blut. Bei tödlicher Niereninsuffizienz infolge von akuter oder subakuter Nephritis kann der RN wie bei der Anurie 200—300 mg in 100 ccm Blut erreichen. Leichte Erhöhungen von 50, 60—100 mg sind bei der akuten Nephritis nicht selten, der höchste Wert, den wir bei einem zur Ausheilung kommenden Fall beobachtet haben, war 195 mg.

Spezifisches Gewicht. Die Bestimmung des RN im Blute ist die einzige sichere Methode zur Prüfung der Frage, ob eine Niereninsuffizienz besteht. Als ein Ersatz für diese in der allgemeinen Praxis nicht ausführbare Methode kann die Prüfung der Konzentrationsfähigkeit der Niere mit Hilfe der einfachen Bestimmung des spezifischen Gewichtes des Harnes dienen. Doch ist die Beurteilung der Resultate schwieriger, und die Prüfung der Konzentrationsfähigkeit nicht immer möglich.

Es gibt zwei Möglichkeiten, aus dem spezifischen Gewicht einen Anhaltspunkt zur Beurteilung der Nierenfunktion zu gewinnen: 1. kann man die spontanen Variationen des spezifischen Gewichts in den einzelnen Portionen, die in 24 Stunden gelassen werden, bestimmen, 2. den Grad der Variabilität des spezifischen Gewichts, und zwar durch Feststellung der maximalen, bei Trockenkost zu erreichenden Konzentration.

Man hat die gleichmäßige Entleerung eines dünnen Harnes ohne größere Variationen der osmotischen Spannung oder, was gleichbedeutend ist, des spec. Gewichts als Hyposthenurie (v. Korányi) bezeichnet und angegeben, daß jede Nephritis sich durch Hyposthenurie auszeichne. Diese Angabe trifft ebenso wenig zu, wie die andere, daß das spezifische Gewicht des Harnes bei der Nephritis stets höher als normal, zuweilen abnorm hoch sei. Die letztere Angabe beruht wohl auf einer Verwechslung mit der Nephrose. Doch kommen hohe spezifische Harngewichte bei der Nephritis vor. Wenn Hyposthenurie besteht, so kann diese eine wahre oder eine falsche sein. Das letztere ist der Fall im Stadium der Ödementleerung, wenn das endogene Wasserangebot das exogene übertrumpft. Dann entspricht diese Form der Harnabscheidung nur der endogenen Zufuhr und ist von der Funktion unabhängig. Eine andere Form der falschen Hyposthenurie kann herrühren von einer leichten Störung der Wasserabscheidung und dem Unvermögen, rasch die zugeführten Flüssigkeitsmengen abzuscheiden. Vielleicht kann auch durch eine Übererregbarkeit der Nierengefäße eine Hyposthenurie vorgetäuscht werden, die Schlayer als vasculäre Hyposthenurie bezeichnet hat.

In diesen Fällen von falscher Hyposthenurie besteht eine gewisse Tagespolyurie, die bei der akuten Nephritis an sich als günstiges Symptom zu bewerten ist und im Gegensatz zur chronischen Nephritis im Endstadium eine Niereninsuffizienz ausschließt.

Diese durch Ödemresorptions- oder Trinkpolyurie vorgetäuschte Hyposthenurie erlaubt es nicht, aus der geringen Variabilität des spezifischen Gewichtes der einzelnen Harnportionen auf eine wirkliche Konzentrationsunfähigkeit der Niere zu schließen. Die wahre Hyposthenurie, das Unvermögen der Niere einen konzentrierten Harn abzusondern ist nur zu erkennen durch die Prüfung der Konzentrationsfähigkeit bei Trockenkost. Die Anstellung dieser Probe ist nicht möglich im Stadium der Ödementleerung, nicht nötig im Beharrungs- oder Bildungsstadium der Ödeme. Da befindet sich die Niere permanent im Konzentrationsversuch.

Natürlich ist wie beim Gesunden die Bewertung der Konzentration abhängig von der Harnmenge. Ein spezifisches Gewicht von 1024 kann schon eine Störung der Konzentrationsfähigkeit bedeuten, wenn die Harnmengen so klein sind, wie z. B. bei der Nephrose. Die zu verlangende Konzentration würde in solchem Falle die bei den Nephrosen beobachtete von 1030—1040 sein.

Bei den „Mischformen" kommen wohl auch gelegentlich annähernd so hohe Harnkonzentrationen bzw. spezifische Gewichte vor wie bei der Nephrose.

Im allgemeinen gilt aber für die schwereren Formen der Glomerulonephritis die Regel, daß die Konzentrationsfähigkeit der Niere leidet, und zwar um so mehr, je stärker und ausgedehnter die Glomeruli erkrankt sind.

Ein Mißverhältnis zwischen Harnmenge und spezifischem Gewicht, z. B. 1020 oder 1015 spezifisches Gewicht bei 4—500 ccm Harn, läßt schon auf eine gewisse Insuffizienz der Niere schließen, sicher ist diese eingetreten, wenn nur mehr wenig Harn von niederem spezifischem Gewicht abgesondert wird, d. h. Hyposthenurie und Oligurie besteht.

Die Prüfung der Konzentrationsfähigkeit bei Einschränkung der Flüssigkeitszufuhr ist eine sehr wertvolle Ergänzung des Wasserversuches. Beide Proben fallen häufig gleichsinnig aus und gestatten ein gutes Urteil über das Fortschreiten der Besserung und der Wiederherstellung der Nierenfunktion. Bei sehr guter Wasserausscheidung hat eine Störung der Konzentration weniger zu bedeuten. Bei schlechtem Ausfall des Wasserversuches kann eine leidlich gute Konzentration noch eine annähernd ausreichende Schlackenausfuhr garantieren. Starke Herabsetzung der Konzentration und starke Schädigung des Wasserausscheidungsvermögens gestatten bei einer subakuten Nephritis den Schluß, daß eine schwere extrakapilläre Nephritis vorliegt mit schlechter Prognose (vgl. Fall XVI und XVII S. 140 und 141).

Tabelle VIII (S. 126) enthält noch 4 Beispiele für den Ausfall des Wasser- und Konzentrationsversuchs.

Bei 1. ist der Ausfall beider Versuche normal, bei 2. ist die Wasserausscheidung etwas verzögert, die Konzentration geschädigt, 3 und 4 stammen von demselben Falle: bei 3 fallen beide Versuche sehr schlecht aus, bei 4. ist die Wasserausscheidung quantitativ gut, qualitativ verzögert, die Konzentration noch deutlich beeinträchtigt.

Eine echte, auch bei Trockenkost anhaltende Zwangspolyurie, die man vielleicht auf eine Übererregbarkeit der geschädigten Nierengefäße hätte zurückführen können, haben wir im akuten Stadium der diffusen Nephritis nie, bei ihrer Abheilung selten gesehen, und kaum je trotz sehr zahlreicher Versuche eine vermehrte Anspruchsfähigkeit auf Diuresereize.

Die Milchzucker- und Jodausscheidung. Die Milchzuckerausscheidung ist bei den akuten diffusen Glomerulonephritiden regelmäßig verlängert; der Grad der Ausscheidungsverlängerung variiert in weiten Grenzen. Bei einem sehr schnell abheilenden Falle fanden wir z. B. die Elimination von $81\,^0/_0$ des Zuckers bereits in 6 Stunden beendet, bei einem sehr schweren, zum Tode führenden Falle dagegen zeigte sich die Ausscheidungsfähigkeit der Niere für Milchzucker aufs schwerste geschädigt. Es erschien überhaupt kein Zucker im Harn. In erster Linie ist also wohl, wie es Schlayer angibt, der Zustand der Nierengefäße für den Ausfall der Milchzuckerprobe maßgebend. Wir halten es aber doch für sehr wahrscheinlich, daß daneben auch die Ödemtendenz nicht unbeträchtliche Einflüsse auszuüben vermag. In der Eliminationsdauer treten sie weniger zutage, wie in der quantitativen Ausscheidung. Die stark ödematösen Fälle weichen in dieser Beziehung häufig ganz deutlich von den weniger ödematösen ab. Bei leichtem Ödem stellten wir immer große Zuckermengen im Harne fest, bei starkem Ödem niedere (32,15 %), wenn nur die Ödemtendenz tatsächlich noch in ausgesprochenem Maße bestand, und die Kranken sich nicht bereits in voller Entwässerung befanden. In diesen Fällen waren die wiedergefundenen Milchzuckermengen wieder hoch. In jedem Falle wird aber durch die Verzögerung der Milchzuckerausscheidung die Erkrankung der Nierengefäße bestätigt. Ihr Vorhandensein ergibt sich jedoch auch schon aus Hypertension und Hämaturie. Die Auffassung der Fälle wird somit durch die Anstellung des Milchzuckerversuches nicht gefördert. Im Gegenteil.

Tabelle VIII.

Zeit	Von 1500 ccm Wasser, nüchtern von 7—8 Uhr getrunken. werden ausgeschieden:						Derselbe Fall wie 3. 6 Wochen später.	
	1. Ausfall normal.		2. Verzögert.		3. Schlecht.		4. Besser.	
8 Uhr	145	1008	100	1015	50	1018	300	1006
8 ½	524	1002	60	1015			250	1002
9	352	1001	250	1004	50	1018	350	1002
9 ½	310	1002	300	1003			265	1001
10	184	1003	100	1006	50	1016	165	1002
10 ½	50	1006			60	1016	40	1004
11	25 ⎫		100	1011			45	1006
11 ½	20 ⎬ 1010						40	1007
12	20 ⎭		60	1015	55	1016	20	
	1630	1004	970	1010	265	1017 ⅓	1475	1004

Konzentration:

Zeit	1.		2.		3.		4.	
3	60	1017	60	1021	80	1017	Höchste Konz. 1019. Mit Konzentrationsbeschränkung entlassen Aug. 1912. 1913 gesund vorgestellt.	
5	18 ⎫		80	1017	130	1013		
7	22 ⎬ 1026		150	1015	90	1018		
9			40	1019	116	1016		
12	28 ⎫		50	1018	200	1017		
Nachts	20 ⎬ 1027		60	1017	200	1018 ⅔		
7	32 ⎭		70	1015	100	1017		
			510		950	1017		

| Nephritis nach Angina im Abklingen. BD 90 mm, Alb. im Konz.-Vers. 2⁰/₀. Erythrocyten+. | Nephritis nach Angina. BD 160 mm. Alb. 4 ⁰/₀₀. Makrosk. Sang. +. | Nepritis nach Angina. BD 144 mm. Alb. ¼ ⁰/₀₀. Makrosk. Sang. +. | |

Die akuten diffusen Glomerulonephritiden unterscheiden sich nach dem Ausfall des Milchzuckerversuches weder von den herdförmigen Nephritiden noch von den Nephrosen, noch von den Sklerosen, wovon später die Rede sein wird, ja nicht einmal von den leichten, praktisch sicher bedeutungslosen „Schädigungen" der Niere nach Infektionskrankheiten, die in der Rekonvaleszenz nach Frank und Behrenroth eine Verlängerung der Milchzuckerausscheidung aufweisen.

Ein weiterer, schwerwiegender Nachteil der funktionellen Prüfung mit Hilfe des Milchzuckerversuches besteht darin, daß die intravenöse Milchzuckerinjektion trotz aller Kautelen gerade bei den akuten diffusen, vielleicht in noch erhöhtem Maße bei den disseminierten Glomerulonephritiden, eine schädigende Wirkung auszuüben vermag, weshalb wir von der weiteren Ausführung von Milchzuckerversuchen gänzlich Abstand genommen haben. Die schädliche Wirkung der intravenösen Einverleibung von Milchzucker zeigt sich in einer kurzen Zeit nach der Injektion auftretenden Verstärkung der Hämaturie, die von Stunde zu Stunde zunehmend, die allerhöchsten Grade erreichen kann und oft viele Tage ja Wochen anhält. Wenn dabei Allgemeinerscheinungen und Fieber fehlen, so kann man als Ursache dieses unliebsamen Effektes Verunreinigung der benutzten Lösung ausschließen. Überdies tritt die Hämaturie immer nur bei Glomerulusentzündungen auf, nie bei andersartigen Fällen, selbst wenn es bei diesen, wie dies ja selbst bei subtilster Bereitung der Milchzuckerlösungen nicht immer ganz vermeidbar ist, vereinzelt einmal zu Fieber, Schüttelfrost und sonstigen recht heftigen Reaktionen kommt.

Nach diesen Erfahrungen hüteten wir uns, klinisch ausgeheilten Fällen weiterhin noch eine Milchzuckerreaktion zuzumuten. Auf Grund eigener Versuche haben wir daher kein ausreichendes Urteil darüber, ob nach klinisch scheinbar abgelaufener Nephritis der Milchzucker ein Nochvorhandensein einer Gefäßschädigung anzeigt, die zu akuten Neuerkrankungen disponiert. Wir verfügen nur über 3 zweimalige Untersuchungen auf Milchzuckerausscheidung, wobei jeweils die zweite nach Ablauf der Erkrankung ausgeführt wurde. Einmal war an die Stelle einer sehr starken Ausscheidungsverlängerung ein als normal zu bezeichnendes Resultat getreten. Der Mann blieb weiterhin, soweit wir erfahren konnten, gesund. Zweimal fiel der zweite Versuch nur ganz unbedeutend besser aus, wie der erste. Der eine Fall erkrankte nach kurzer Zeit von neuem, der andere blieb nierengesund, trotzdem er an schwerer Lungentuberkulose litt und somit ständig der Gefahr einer Neuinfektion der Niere ausgesetzt war.

Aus dem Ausfall der Jodprobe einen Schluß auf das funktionelle Verhalten der Tubuli zu ziehen, erscheint uns ebenfalls nicht gerechtfertigt, nachdem sich bei den schwersten Formen „tubulärer Nephritis", unseren Nephrosen, eine gute Jodausscheidung findet. Dazu kommt, daß bei den „vaskulären, d. h. bei den diffusen Glomerulonephritiden, bisweilen eine starke Verlängerung der Jodausscheidung, bis zu 80 und 100 Stunden beobachtet wird, ohne daß wir Veranlassung haben, etwa eine besonders starke Miterkrankung der Tubuli anzunehmen.

Wir fanden z. B. in einem schweren Falle, der 4 Monate zur Ausheilung brauchte, am Ende der 1. Woche im schwer ödematösen Stadium 0,5 Jodkali nach 60 Stunden ausgeschieden. In der 7. Woche, als alle Ödeme verschwunden waren, betrug die Dauer der Jodausscheidung 54 Stunden, in der 11. Woche 90 und 97 Stunden, und das zu einer Zeit, in der der Blutdruck zur Norm abgefallen, die Albuminurie auf Spuren zurückgegangen war. 1 Monat später war die Jodausscheidung wieder in 60 Stunden beendet.

In einem anderen Falle leichtester Scharlachnephritis, der in 14 Tagen vollständig ausgeheilt war, wurde das Jod auf der Höhe der Erkrankung in 67 Stunden, gegen Ende in 61 Stunden ausgeschieden.

Auch eine Gleichsinnigkeit zwischen NaCl- und Jodausscheidung ließ sich nicht feststellen. Bei der Nephrose fanden wir sehr herabgesetzte NaCl-

Ausscheidung bei guter Jodausscheidung, — was für unsere Auffassung von
extrarenal bedingter NaCl-Retention spricht —; bei den Nephritiden sieht man
gute NaCl- und schlechte Jodausscheidung, z. B. wurde bei einer NaCl-Konzentration von 1 % das Jod in einem Falle in 79 Stunden, in einem anderen in
81 Stunden ausgeschieden.

Nach unseren Erfahrungen sind Ödem und hochgradige Albuminurie
viel sicherere Anzeichen einer starken Miterkrankung der Epithelien, als die
Verlängerung der Jodausscheidung.   Denn diese „funktionelle" Methode kann
negativ ausfallen, wenn die Tubuli schwer erkrankt sind, und positiv, wenn die
Erkrankung sich auf die Glomeruli bzw. die Gefäße beschränkt.

Für die Prüfung der Nierenfunktion im allgemeinen ist die Jod-
probe eher verwendbar (F. Müller), aber sie leistet als Methode zur Erken-
nung der Niereninsuffizienz nicht mehr, eher weniger, als die Wasser- und
Konzentrationsprobe.

Häufig ist bei Störung der Konzentrationsfähigkeit die Jodausscheidung
verlängert, aber nicht regelmäßig.   Jedenfalls bessert sich in der Regel mit Ausheilung der Nephritis auch die Jodausscheidung, sie kann sich aber auch dann
wieder herstellen, wenn der Fall nicht ausheilt, sondern in das chronische Stadium
übergeht.

Allgemeinsymptome: Das Allgemeinbefinden ist meist gestört, aber in
einer so wenig charakteristischen Weise, daß die Ursache oft verkannt wird,
wenn nicht Ödem auf die Niere hinweist. Müdigkeit und Abgeschlagenheit,
Appetitlosigkeit, gesteigerter Durst werden oft geklagt, kommen aber auch
oft im Verlaufe der Grundkrankheit, einer „Influenza" oder „Erkältung" vor
und werden nur zu leicht auf verzögerte Rekonvaleszenz bezogen oder für
chlorotische Erscheinungen gehalten.   Zu Beginn kann sehr heftiges Erbrechen
auftreten und ist wohl dann reflektorisch ausgelöst und dem hartnäckigen
Erbrechen an die Seite zu stellen, das bei reflektorischer Anurie durch Stein
oder akute Nierenschwellung (Glaucoma renis) beobachtet wird.   Häufiger
ist das Erbrechen aber wohl, zumal wenn schon Gesichtsödem besteht, zerebral
bedingt, und dann fast stets von Kopfschmerz begleitet und als eklamptisches
Äquivalent zu betrachten.

Fieber und Frost kommen vor, sind aber wohl ebenso wie die nicht selten
zu beobachtende Milzschwellung mehr auf die infektiöse Grundkrankheit,
beim Scharlach z. B. auf die Lymphadenitis, als auf die Nephritis zu beziehen;
wenigstens können auch schwere Fälle von Nephritis ganz fieberlos verlaufen.

Leider fehlen bisweilen alle subjektiven Symptome, und nur die zum
Grundsatz erhobene Gewohnheit, bei jedem Kranken den Urin auf Eiweiß zu
untersuchen, schützt den Arzt vor dem folgenschweren Ereignis, daß eine
Nephritis übersehen oder zu spät erkannt wird.

Unter den klinischen Beispielen zeigt Fall XXIV (S. 177), wie eine schwerste
(extrakapilläre) Nephritis ganz symptomlos verlief und vom Patienten so wenig
beachtet wurde, daß er bis zum Auftreten einer tödlichen Niereninsuffizienz,
d. h. bis 8 Tage vor seinem Tode, in seinem Berufe als Modellschreiner weiter-
arbeitete.

Veränderungen des Augenhintergrundes kommen bei der akuten
diffusen Glomerulonephritis nur sehr selten zur Beobachtung und fehlen in
der Regel auch dann, wenn als eklamptisches Äquivalent eine Amaurose eintritt.
Bei starker und anhaltender Hirndrucksteigerung kommt eine echte Papillitis
vor; eine Neuroretinitis albuminurica wird bei der Schwangerschaftsnephritis und bei den schweren Formen der akuten diffusen Glomerulonephritis
gelegentlich beobachtet, aber, wie es scheint, nur bei excessiver Blutdruck-

steigerung. Weniger selten sind kleine Blutungen im Augenhintergrund bei Fällen von starker Blutdrucksteigerung.

Heftiges Nasenbluten kommt gelegentlich vor. Stärkere Blutaustritte in Haut und Schleimhäute, wie sie bei manchen chronischen Nephritiden auftreten, sind bei den akuten Formen meist nicht auf die Nephritis, sondern auf die ihr bisweilen zugrunde liegende Peliosis rheumatica zu beziehen.

Urämie: Auf das große Teilproblem der Urämie, die ganz allgemein auf eine Störung der Nierenfunktion zurückgeführt wird, kann hier nur ganz kurz eingegangen werden. Es werden im ärztlichen Sprachgebrauch eine ganze Reihe von Symptomen als urämisch bezeichnet, die mit Niereninsuffizienz nichts zu tun haben können, weil sie auch ohne solche zur Beobachtung kommen.

Die Hauptschwierigkeit in dieser viel diskutierten Frage bestand darin, daß wir bisher keine sichere Methode zur Prüfung der Nierenfunktion besaßen, d. h. keine Methode, die es gestattete, mit Sicherheit Niereninsuffizienz anzunehmen oder auszuschließen. Von dem Standpunkte ausgehend, daß die einzig lebenswichtige Funktion der Niere in der N-Ausscheidung besteht, haben wir in allen Fällen den Stickstoffspiegel im Blute systematisch bestimmt. Unsere Erfahrungen an vielen Hunderten von Rest-N-Bestimmungen im Blute haben uns gelehrt, daß wir in der Rest-N-Erhöhung ein sicheres Anzeichen für den Nachlaß der Nierenfunktion besitzen, und daß wir Niereninsuffizienz ausschließen können, wenn die Rest-N-Erhöhung fehlt. Nachdem diese Basis gewonnen war, sind wir in der Lage, die sog. urämischen Erscheinungen in 2 Gruppen einzuteilen und zu unterscheiden:

1. Solche, die nur bei Niereninsuffizienz, d. h. bei erhöhtem Rest-N-Spiegel im Blute auftreten und
2. solche, die auch ohne Niereninsuffizienz, ohne Erhöhung des Rest-N im Blute auftreten können.⌡

Wir sind der Meinung, daß nur diejenigen Erscheinungen den Namen „urämisch" verdienen, welche ausschließlich bei Niereninsuffizienz beobachtet werden. Und die klinische Beobachtung hat ergeben, daß diese Erscheinungen identisch sind mit denjenigen, welche auch bei langdauernder Anurie auftreten und auf Harnvergiftung bezogen werden müssen.

Widal hat sie als die Manifestation der großen Azotämie bezeichnet. Diese echt urämischen Symptome der Harnvergiftung sind: enge Pupillen, dyspeptische Erscheinungen, große Müdigkeit, Hinfälligkeit, Schwäche, Apathie und Benommenheit, urinöser Foetor ex ore, allgemeine Übererregbarkeit und Überempfindlichkeit der Muskulatur mit Muskelzucken und Sehnenhüpfen, große Atmung und Temperaturabfall. In jedem Falle von echter Urämie finden wir den Rest-Stickstoff des Blutes stark erhöht.

Von dieser Symptomengruppe der echten Urämie sind streng abzutrennen alle diejenigen Erscheinungen, welche auch ohne Niereninsuffizienz auftreten und daher auch nicht auf diese zurückgeführt werden können. Im Mittelpunkte dieser Symptome stehen zerebrale Reiz- und Ausfallserscheinungen und zwar sind es gerade die bekannten großen epileptiformen Krämpfe, welche auch ganz ohne Niereninsuffizienz beobachtet werden können. Wir wollen zum Unterschiede von der Harnvergiftung diese als eklamptische Urämie bezeichnen, und die kleineren nur einzelne Bezirke des Zentralnervensystems betreffenden Reiz- oder Ausfallserscheinungen als eklamptische Äquivalente.

Die eklamptischen Krämpfe können genau wie bei der genuinen Epilepsie, oder auch nach Art der Jacksonschen Epilepsie verlaufen, nur einzelne Gliedmaßen oder nur eine Seite befallen und von entsprechenden transitorischen Lähmungen gefolgt sein. Die eklamptische Urämie kann mit Koma beginnen

oder aufhören. Als eklamptische Äquivalente sind ferner zu erwähnen eine Amaurose oder eine Hemiopie, transitorische Hör- und Sprachstörungen, vorübergehende Lähmungen, halb- oder doppelseitige Steigerung der Reflexe besonders
mit Auftreten des Babinskischen Phänomens, Nackensteifigkeit, Kernigsches
Symptom und als häufigstes Äquivalent, zugleich als wichtigster Vorbote Kopfschmerz und Erbrechen.

Wir nehmen an, daß es sich bei den eklamptischen Phänomenen um
eine Steigerung des Hirndruckes, erkennbar an dem oft enorm gesteigerten
Lumbaldruck und um ein extra- oder intrazelluläres Ödem der Zentren, um
eine „Hirnschwellung" (Reichardt) handelt, deren höchste Grade bei der
puerperalen Eklampsie zur Beobachtung gelangen.

Daß es in solchen Fällen auch zu einem Absinken des Lumbaldruckes,
ja zum Versiegen der Lumbalflüssigkeit kommen kann, das lehrt die Betrachtung des Horizontalschnittes, eines solchen in der Schädelkalotte gelassenen
Gehirns. Man sieht dabei, darauf hat Loeschke mich aufmerksam gemacht,
einen vollständigen Verschluß der Gehirnventrikel als Folge der Schwellung
des Gehirns, das das Schädeldach prall ausfüllt.

Widal hat diese eklamptischen Erscheinungen auf eine Schwängerung
der zerebralen oder bulbären Zentren mit Chloriden zurückgeführt und als
Chlorurämie bezeichnet, während Vaquez sie bezieht auf spasmodische
Kontraktionen der Gehirngefäße unter dem Einfluß einer Überproduktion
von Adrenalin, einer „Hyperepinéphrie".

Wir glauben, daß diese Vorstellung von Vaquez, daß Gefäßkrämpfe eine
Rolle spielen, weniger für die eklamptisch urämischen Erscheinungen zutrifft,
als für eine dritte Gruppe von Symptomen, welche bei der habituellen
Hypertonie beobachtet, und gleichfalls als urämisch bezeichnet werden. Wir
wollen diese bei der Sklerose genauer zu schildernden Phänomene als pseudourämische bezeichnen; sie haben mit den eklamptischen das gemeinsam, daß
sie ohne Niereninsuffizienz, d. h. ohne Rest-N-Erhöhung vorkommen, und daß
sie in letzter Linie wohl auch auf Sauerstoffmangel der nervösen Zentren zurückgeführt werden müssen. Bei den pseudourämischen Erscheinungen nehmen
auch wir eine spastische Gefäßkontraktion einzelner Gefäßgebiete unter dem
Einfluß von Hypertonie und Arteriosklerose an (s. S. 233); bei der eklamptischen Urämie aber, bei welcher ebenfalls in der Regel eine Blutdrucksteigerung
dem Ausbruch der Symptome vorausgeht, dürfte, wenn überhaupt der Tonus
der Gefäße bei der Hirnschwellung eine Rolle spielt, eine passive Überdehnung
der Hirngefäße mit konsekutiver Erhöhung der Transsudation und Bildung
von Hirnödem besser die Beobachtung erklären, daß Lumbalpunktion und
Trockendiät die Erscheinungen sehr günstig, Kochsalz- und Wasserzufuhr dagegen ungünstig beeinflußt.

Die eklamptische Urämie kommt ziemlich häufig, besonders bei jugendlichen Individuen, die echte Urämie, d. h. die Harnintoxikation recht selten
bei dem akuten Stadium der diffusen Glomerulonephritis zur Beobachtung.
Letzteres deshalb, weil so schwere Nephritiden, die schon im akuten Stadium
zu Niereninsuffizienz führen, nur sehr selten vorkommen.

Die Prädilektion der Jugendlichen für die eklamptische Urämie harmoniert
gut mit der Angabe von Reichardt, daß das kindliche Gehirn eine abnorm
große Neigung zeigt, sich auf irgendwelche pathologischen Reize hin zu vergrößern, bzw. anzuschwellen.

Das Auftreten der eklamptischen Urämie ist von der Schwere der Nephritis
unabhängig. Sie kommt auch bei recht leichten Formen, die rasch zu voller
Ausheilung gelangen, zur Beobachtung.

Leichte Grade von Hydrops im Verein mit Neigung zu stärkerer Blutdrucksteigerung disponieren zu eklamptischer Urämie. Sie bleibt gewöhnlich aus bei ganz fehlender und bei sehr hochgradiger Ödembereitschaft, wie sie die Mischformen aufweisen.

In der Regel geht eine Extrasteigerung des Blutdrucks dem eklamptischen Syndrom voraus. Wie diese zustande kommt, ob als erstes eklamptisches Äquivalent infolge Sauerstoffmangel der lebenswichtigen Zentren, die auf jede Störung der Blutversorgung mit Blutdrucksteigerung antworten (Naunyn, Cushing), oder ob diese nicht vielmehr als Ursache der eklamptischen Syndrome anzusehen ist, wissen wir noch nicht.

Als Vorboten sind besonders Kopfschmerzen mit oder ohne Erbrechen zu erwähnen und eine prämonitorische Steigerung der Reflexe, insbesondere das Auftreten des Babinskischen Phänomens (Curschmann). Es versteht sich von selbst, daß die eklamptischen Phänomene sich auch zu einer Niereninsuffizienz hinzugesellen und mit echter Urämie zusammen vorkommen können (s. Fall XXIV, S. 177) und daß diese Kombination, die an sich — abgesehen von der puerperalen Eklampsie — durchaus gute Prognose der eklamptischen Urämie sehr trübt. Als Beispiele für die eklamptische Urämie ohne Stickstoffretention sind auf S. 134 und 136 die Fälle X und XII mitgeteilt.

Beginn, Verlauf, Dauer und Ausgang: Der Beginn der diffusen Nephritis ist nicht einheitlich. Als typisch für die toxische Genese ist eine „Inkubationszeit" von 1—3 Wochen anzusehen. Beim Scharlach ist dieses verspätete Auftreten im Verlauf der 3. Woche nach der Infektion ja ganz bekannt. Hier kann man, da die Kranken während der Rekonvaleszenz in Behandlung stehen, und tägliche Urinkontrolle wohl nirgends unterlassen wird, den Tag des Beginnes genau bestimmen und beobachten, daß z. B. ein leichtes Ödem schon am 1. Tage der Nephritis d. h. an dem Tage erscheint, an welchem zum ersten Male Albumen im Harn auftritt. Bisweilen läßt sich das auffallende Intervall zwischen Infektion und Auftreten der Nephritis auch bei der Anginanephritis beobachten. Bei einer Krankenschwester z. B., die eine abszedierende Angina durchgemacht hatte, war der Urin, als sie 14 Tage nach Beginn der Erkrankung geheilt entlassen wurde, noch frei von Albumen. 10 Tage später, also nach ca. 3 wöchentlichem Intervall setzte die Nephritis mit leichten Knöchelödemen, Herzklopfen, Atemnot und Husten ein. Gewöhnlich bleibt der Beginn der Nephritis unbekannt. Wenn man den Beginn der Nephritis vom Auftreten der Ödeme ab datiert, so kann man öfters ein Intervall von 1, 2 und 3 Wochen zwischen Angina und Nephritis konstatieren. In anderen Fällen aber fehlt dieses Intervall, und die Nephritis tritt unter Ödem und Hämaturie schon in wenigen Tagen nach Beginn der Infektion ein. Zum Beispiel wurde in einem Falle von Halsentzündung mit Abszeß schon am 2. Tage der tiefrote Urin vom Kranken bemerkt, am 5. Tage die Nierenentzündung konstatiert, und Blutdrucksteigerung von 149 mm Hg festgestellt. Gewöhnlich nehmen die Symptome rasch zu. In wenigen Tagen oder gar in Stunden kann sich das ganze Bild der Nephritis insbesondere der eklamptischen Urämie entwickeln.

In anderen Fällen ist der Verlauf gerade entgegengesetzt, ganz schleichend, wie bei der Nephrose. Ein solcher Fall, der auch sonst klinisch und histologisch ganz als Mischung von Nephritis mit Nephrose imponierte, ist auf S. 142 mitgeteilt (Fall XVIII).

In einem anderen Falle begann 10 Tage nach einer Handverletzung die Nephritis mit Schmerzen im Kreuz. Erst nach weiteren 8 Tagen trat Schwellung des Gesichtes und wieder 1 Woche später erst Erbrechen auf.

Der Verlauf ist in erster Linie abhängig von der Schwere der Erkrankung, in zweiter davon, ob die Krankheit frühzeitig entdeckt und behandelt wird.

Sehr selten ist die Nephritis so schwer, daß sie in wenigen Tagen im ganz

akuten Stadium zum Tode führt. Wir haben diesen perakuten Verlauf nur
einmal gesehen bei einer Pneumonie mit Pneumokokkämie. Die begleitende
Nephritis verlief unter hochgradiger Oligurie und Konzentrationsbeschränkung,
mit Rest-N-Anstieg von 43 auf 309 mg, innerhalb von 8 Tagen zum Tode.

· Wenn die Gefahr der akuten Niereninsuffizienz überwunden ist, so hängt
der weitere Verlauf davon ab, wie schwer die Funktion der Nieren geschädigt
wird. Dies wiederum ist abhängig von der Intensität des Entzündungsprozesses an den Glomerulis, und dieser erreicht um so höhere Grade, und setzt um
so schwerere Veränderungen, je weniger früh eine zweckmäßige Behandlung begonnen hat. Klingt der akute Prozeß nicht bald ab, bleiben die Glomerulusschlingen längere Zeit blutleer, so treten, wie dies im anatomischen Teile genauer
geschildert ist, die produktiven und desquamativen, ,,extrakapillären" Prozesse
am Knäuelepithel derart in den Vordergrund, daß irreparable Veränderungen
an den Glomerulis und ihren Kapseln entstehen, welche zu einer vollständigen
Obstruktion und Obliteration der Kapsel führen. Durch diesen Prozeß wird
eine große Anzahl der Glomeruli und damit auch ein großer Teil der zugehörigen Harnkanälchen vollständig ausgeschaltet. Das Resultat ist klinisch
Konzentrationsunfähigkeit und eine mehr minder hochgradige Niereninsuffizienz.

Die Folge dieser schon unmittelbar an das akute Stadium sich anschlie-
ßenden Niereninsuffizienz ist, daß diese Fälle von extrakapillärer Nephritis
je nach der Größe des funktionsfähigen Nierenrestes entweder schon nach Wochen
im subakuten Stadium (s. Fall XVI und XVII, S. 140 und 141) oder aber
nach scheinbarer Genesung im Laufe von Monaten im subchronischen Stadium
an Urämie zugrunde gehen (s. Fall XXXIV. III. Stadium, S. 177).

Wir haben diese schweren, schon im subakuten Stadium zu bleibender
Niereninsuffizienz führenden extrakapillären Formen nur 3 mal und nie bei
solchen Fällen beobachtet, die gleich zu Beginn der Erkrankung in Krankenhausbehandlung gekommen waren, und daher den Eindruck gewonnen, daß eine
frühzeitig einsetzende Behandlung die Dauer und Schwere der akuten Entzündung und damit die Gefahr zu vermindern vermag, daß so schwere und irreparable Veränderungen wie bei der extrakapillären Form der Glomerulonephritis
entstehen.

Dauer und Ausgang: Die große Mehrzahl der Fälle von diffuser Glomerulonephritis kommt bei sorgfältiger Behandlung
zur Ausheilung. Leichte Nephritiden können in wenigen Tagen die Blutdrucksteigerung und Albuminurie verlieren, bei schweren Fällen mit höheren
Blutdruckwerten pflegt die Heilung Wochen zu beanspruchen, bei noch schwereren viele Monate zu dauern. Ödeme schwinden unter diätetischer Behandlung
meist sehr rasch und viel früher, als die Hypertension.

Bei ausgesprochener Mischform mit hochgradiger Ödembereitschaft
ist die Heilungstendenz geringer, der Verlauf ein sehr langwieriger, der Nephrose
ähnlicher. Man hat diese Fälle früher mit der Nephrose identifiziert und beide
Formen als chronisch parenchymatöse Nephritis bezeichnet. Doch kann auch
bei schweren Fällen dieser Art, ebenso wie bei solchen mit starker, langanhaltender
Hypertension und erheblichen Störungen der Nierenfunktion noch nach Monaten,
ja vielleicht noch nach einem Jahre Heilung eintreten.

Auch hier gilt als Regel, je früher und zweckmäßiger die Behandlung einsetzt, um so günstiger der Verlauf, um so geringer die Gefahr, daß das Leiden
nicht ausheilt, sondern in das chronische Stadium übergeht.

An der Niere sterben, wie schon erwähnt, im akuten Stadium nur die
sehr seltenen, ganz schweren, zu hochgradiger Oligurie und Anurie führenden
Formen, ferner im subakuten Stadium die schweren Fälle, bei denen der Prozeß

sich nicht nur intrakapillär sondern auch extrakapillär abspielt, ein Verlauf, der sich höchst wahrscheinlich durch rechtzeitige Behandlung vermeiden läßt.

Das gleiche gilt von den übrigen Gefahren, die der akuten Nephritis drohen. Hier ist an erster Stelle die eklamptische Urämie zu nennen. Es wurde schon erwähnt, daß diese mit der Nierenfunktion nichts zu tun hat, und daß sie ganz leichte Fälle mit bester Nierenfunktion über Nacht befallen, schwere mit Störung der Nierenfunktion verschonen kann. In allen den Fällen, in denen sich nicht die eklamptische Urämie zur echten Harnvergiftung gesellt, ist ihr Verlauf bei entsprechender Behandlung ein günstiger, soweit es sich nicht um puerperale Eklampsie handelt.

Eine weitere Gefahr droht der akuten Nephritis von seiten des Herzens, und es kann bei einer mit dem Leben noch ganz verträglichen Herabsetzung der Nierenfunktion der Tod durch Herzschwäche erfolgen, ein Ausgang, der ebenfalls verhütet werden kann.

Nicht immer möglich ist die Verhütung der sekundären Infektionen, die bei der Nephritis zwar keine solche Rolle spielen, wie bei der Nephrose, aber doch auch gelegentlich das Leben bedrohen können, und zwar ganz besonders wieder bei den Mischformen. Tödliche Peritonitiden haben wir bei der Nephritis allerdings nicht gesehen, aber Erysipel, Pneumonien, Pleuritiden, Meningitiden können als gefährliche Komplikationen den Verlauf in Frage stellen. Besonders gefährlich sind die bei verschleppten hydropischen Fällen bisweilen nicht zu umgehenden Punktionen der Haut, wegen der Möglichkeit einer erysipelatösen Infektion. Um so wichtiger ist es, das Anwachsen des Hydrops zu verhüten, der sich bei rechtzeitiger Behandlung stets sicher beherrschen läßt.

Daß ein ungünstiger Ausgang in manchen Fällen septischer Genese unabhängig von der Nephritis, von dem Grundleiden bestimmt wird, versteht sich von selbst.

Abgesehen von diesen, nicht dem Nierenleiden zur Last zu legenden Fällen und den perakut zum Tode führenden Nephritiden, ist der Verlauf der diffusen Glomerulonephritis in ganz besonders hohem Maße von der Behandlung abhängig. Sie kann nicht nur den günstigen Ablauf der Erkrankung beschleunigen, die mannigfachen Gefahren, die das Leben des Kranken bedrohen, abwenden, sondern auch verhüten, daß sich die schweren Formen entwickeln, und daß eine akute Nephritis in die chronischen Stadien übergeht.

Klinische Beispiele zur diffusen Glomerulonephritis.

I. Stadium.

IX. Ba....n, Martha, 25 Jahre alt, Schwester.

Anamnese: Pat. erkrankte am 6. III. 1912 an **Scharlach**. Am 22. III. war sie fieberfrei, am 25. III. wurde im Urin eine leichte Spur Albumen festgestellt. Am folgenden Tage $\frac{1}{4}$ $^0/_{00}$. An diesem Tage trat auch eine leichte Gedunsenheit des Gesichts auf.

Tag	Gew. kg	Blutdr. mg Hg	Harnm. ccm	Konz.	Alb. $^0/_{00}$	Sang.	Cyl.	NaCl. %	N %	R-N mg %	Jod u. Milchz
27. III.	—	125	750	1021	$\frac{1}{4}$	—	—	0,64	1,0	—	—
29. „	—	125	600	1022	$\frac{1}{2}$	—	—	0,53	1,0	—	—
30. „	58,8	125 Kopf- schmerz **156**	490	bis 1022	$\frac{1}{2}$	—	—	bis 0,8	0,95	—	J. 52
31. „	**55,7**	145	500	bis 1025	$\frac{1}{3}$	—	—	bis 0,78	1,02	—	—

Tag	Gew. kg	Blutdr. mm Hg	Harnm. ccm	Konz.	Alb. º/₀₀	Sang.	Cyl.	NaCl %	N %	R-N mg %	Jod u. Milchz.
1. IV.	55,1	158	685	bis 1026	¼	—	—	0,8	0,76	—	—
2. „	54,3	**162**	W. V. 1335	—	⅕	—	—	0,39	0,56	—	—
3. „	54,0	125	550	1024	¼	—	—	0,96	1,19	—	—
10. „	53,4	122	—	—	Spur	—	—	—	—	—	—
12. „	53,3	120	W. V. 1750	C. V. 1031	—	—	—	—	—	—	—
20. „	—	120	—	—	—	—	—	—	—	—	—

Bis zum 30. III. hat sich Pat. subjektiv ganz wohl gefühlt. Am Morgen dieses Tages war abgesehen von der schon seit mehreren Tagen bestehenden Gedunsenheit des Gesichtes ein deutlich vermehrter Turgor der gesamten Körperhaut aufgefallen, an der Crena ani blieben auf Druck auch Dellen stehen. Die Knöchel waren ödemfrei. Des Morgens betrug der Blutdruck noch 125 mm Hg wie vorher. Nachmittags wurde es Patientin plötzlich schlecht, sie mußte sich übergeben, hatte Kopfschmerzen, fror, ohne Temperatursteigerung. Sie wurde etwas benommen und dösig. Die Reflexe waren dabei stark erhöht, es traten aber keine Krämpfe auf. Der Blutdruck betrug des Abends 150 mm Hg. Auch an den nächsten Tagen war Pat. noch etwas schwer besinnlich, fühlte sich sonst aber leidlich wohl. Am 2. IV. nach dem Wasserversuch ganz freies Sensorium und vollständiges Wohlbefinden. 20. IV. geheilt entlassen.

X. Schr........rger, Josef, 9 Jahre alt.
Anamnese: Pat. hatte nie Scharlach, nie Halsentzündung. (1 Bruder kommt 6 Tage später zur Aufnahme mit akuter Glomerulonephritis im Anschluß an Halsentzündung.) Pat. hatte vor 4 Wochen eine **eitrige Entzündung** an der **linken Fußsohle.** Seit ca. 2½ Wochen fiel den Eltern auf, daß der Junge nicht mehr so munter war, als früher, er sei stets müde und verstimmt gewesen und habe nicht mehr richtig gegessen. Bestimmte Klagen habe er aber nicht vorgebracht. Vor 8 Tagen fiel eine Schwellung des Gesichts auf. Der Arzt stellte Nierenentzündung fest und wies am 5. VII. den Patienten ins Krankenhaus ein.
Status praesens vom 5. VII. 1912:
Dem Alter entsprechend entwickelter Knabe in ausreichendem Ernährungszustand. Es besteht leichte Somnolenz. Pat. liegt fast immer im Halbschlaf, ist unwillig und verstimmt, wenn er geweckt wird, gibt aber auf Fragen Antwort und wird im Laufe der Unterhaltung ganz und gar munter. Keine Muskelunruhe. Haut blaß, gedunsenes Gesicht, leichtes Ödem über der Brust, desgleichen an den Unterschenkeln, an den Knöcheln und der Kreuzgegend. Genitalien ohne Ödeme. Pleuraerguß, kein Ascites. Starker Zungenbelag, Tonsillen o. B. Hebender Spitzenstoß. Nachweisbare Linksverbreiterung des Herzens. Puls gespannt, doppelschlägig, beschleunigt.
Blutdruck: 175 mm Hg.
Leichte Reflexsteigerung, keine Muskelunruhe.
Urin: Trübe, von schmutzigbrauner Farbe, enthält 4½ º/₀₀ Albumen. Im Sediment rote Blutkörper, Leukocyten und reichlich hyaline und granulierte Zylinder.
Verlauf: Am nächsten Tage, am 6. VII. mittags 12 Uhr leichte Zuckungen im rechten Arm. Dabei Kopf und Augen nach rechts gewandt. Zunahme der Benommenheit. Um ½ 3 Uhr **epileptiformer Anfall,** beginnend im rechten Arm, auf alle Extremitäten übergehend, mit Zuckungen im Gesicht und zuckenden Bewegungen der Bulbi. Nach dem Anfall Pupillen mittelweit, reagieren. Reflexe lebhaft, kein Babinski. Lumbalpunktion: Druck 140 mm. Punktat hämorrhagisch, 20 ccm abgelassen. Zunehmende Benommenheit. Abends 6 Uhr Zähneknirschen, schmatzende Bewegungen des Mundes, Deviation des Kopfes und der Augen nach rechts. Die Augen schlagen fortwährend nystagmusartig nach rechts hin bis zur Endstellung aus. Um ½ 7 Uhr nehmen die Zuckungen des Gesichts zu und breiten sich schnell über den ganzen Körper hin aus, sind aber nicht so heftig, wie bei dem ersten Anfall. Dauer des Anfalls 3 Minuten. Nach dem Anfall starke Benommenheit, Babinski beiderseits +. Es besteht jetzt Nackensteifigkeit und starke Schmerzhaftigkeit, beim Versuch, den Kopf nach vorne zu beugen. Kernig positiv. Auf 1 g Chloralhydrat entschiedene Besserung des Zustandes, Nackensteifigkeit und Kernig verschwinden, Benommenheit geringer. RN nur 29 mg!
Über Nacht und am nächsten Tag nur noch ab und zu leichte klonische Krampferscheinungen. Nur in den frühen Morgenstunden des 7. VII. noch ein stärkerer epileptiformer Anfall. Am 8. VII. ist Pat. völlig klar, die Reflexe verhalten sich normal. Die Ödeme haben bereits bedeutend abgenommen, keine Kopfschmerzen.

Am 10. VII. klagt Pat., nachdem er 1000 ccm Wasser zwecks Ausführung eines Wasserversuchs getrunken hat, etwas über Kopfschmerzen und auch über Brechneigung. Tags darauf Befinden ausgezeichnet. Fortschreitende Genesung.

Tag	Gew. kg	Blutdr. mm Hg	Harnm. ccm	Konz.	Alb. %o	Sang.	Cyl.	NaCl %	N %	R-N mg %	Jod u. Milchz.
5. VII.	25,1	**175**	800	1018	4½	makr.	viel	0,75	0,85	—	—
6. „	24,8	160	?	1026	**12**	„	„	0,82	—	**29!**	—
7. „	22,0	165	550	1024	9	„	„	0,89	1,41	—	J. 51
8. „	22,0	142	1150	1012	2½	weniger	wenig	0,33	0,71	—	—
10. „	21,9	148	W. V. 1585	—	½	—	—	—	—	—	—
11. „	20,6	130	—	C. V. **1030**	¼	—	—	—	bis 2,0	—	—
12. „	20,6	108	1100	1016	—	—	—	—	—	—	—
13. „	21,0	114	600	1016	¼	stärker	wenig	0,55	0,96	—	—
15. „	21,4	98	W. V. 1160 (1000 getr.)	—	¼	„	„	—	—	—	—
20. „	22,6	110	2100	1011	Spur	Spur	—	—	—	—	—
27. „	23,6	110	1250	1016	0	einz. Erythr.	0	—	—	—	—
3.VIII.	24,4	—	—	—	0	„	0	—	—	—	—

XI. Schr......rger, Emil, 17 Jahre alt; Bruder des vorigen.

Anamnese: Pat. erkrankte vor 4 Tagen an **Angina**. Er wollte gestern schon wieder die Arbeit aufnehmen, als er eine rote Verfärbung des Urins und eine Schwellung des Gesichts bemerkte. Der Arzt stellte Nierenentzündung fest und schickte den Patienten zum Krankenhaus.

Status praesens vom 11. VII. 1912:

Mittelgroßer, schlanker junger Mann in ausreichendem Ernährungszustand. Gedunsenes Gesicht, ganz geringes Ödem über der Tibia und über dem Sternum. Tonsillen noch geschwollen und gerötet. Herzdämpfung nicht verbreitert, 1. Ton an allen Ostien gespalten, 2. Aortenton nicht deutlich akzentuiert. Puls gut gefüllt, doppelschlägig, von erhöhter Spannung. Blutdruck 158/88 mm Hg. Reflexe verhalten sich normal. Sensorium völlig frei.

Urin: Von schmutzigrotbräunlicher Farbe, Albumen 2½ %o. Im Sediment zahlreiche weiße und rote Blutkörper, spärlich, vorwiegend hyaline Zylinder.

Verlauf: Subjektives Befinden dauernd völlig ungestört. Am 14. VII. sind keine sichtbaren Ödeme mehr vorhanden. Pat. wird am 24. VIII. gebessert entlassen.

Tag	Gew. kg	Blutdr. mm Hg	Harnm. ccm	Konz.	Alb. %o	Sang.	Cyl.	NaCl %	N %	R-N mg %	Jod u. Milchz.
11. VII.	63,7	158	650	1015	2½	makr.	weniger stark	0,23	1,03	—	—
12. „	63,6	150	1400	1014	2	„	„	0,59	0,87	—	—
13. „	62,3	160	W. V. 1400	—	1¾	„	„	—	—	—	—
15. VII.	59,6	165	1800	C. V. 1023	1½	schw.	mehr	0,80	0,69	—	J. 48
17. „	15,4	155	W. V. 1605	—	½	mikr.	—	—	—	—	—
19. „	58,5	144	—	—	¼	—	—	—	—	26	—
22. „	58,4	118	—	—	¼	mikr.	+	—	—	—	—
26. „	60,0	128	—	—	Spur	„	—	—	—	—	—
29. „	60,0	135	maxim.	1030	„	„	vereinz.	—	—	—	—
1. VIII.	59,6	140	—	—	Spur	mikr.	—	—	—	—	—
6. „	61,2	120	—	—	¼	„	—	—	—	—	—
10. „	62,9	138	—	—	¼	„	—	—	—	—	—
14. „	63,7	130	—	—	Spur	einz.	—	—	—	—	—
19. „	64,7	142	—	—	Hauch	einz. Erythr.	—	—	—	—	—
20. „	65,6	149	—	bis 1027	0	„	—	—	—	—	—
24. „	—	—	—	—	0	„	—	—	—	—	—

Bei einer Nachuntersuchung Oktober 1913 Blutdruck, Herz, Urinbefund vollständig normal.

XII. Kr..k, Johanna, 12 Jahre alt.

Vier Wochen vor der Aufnahme ins Krankenhaus erkrankte Pat. an **Scharlach.** Nach 14 Tagen stand sie auf und fühlte sich ganz wohl. Nach weiteren 8 Tagen fiel der Mutter auf, daß das Gesicht des Kindes geschwollen war. In den nächsten Tagen nahm die Schwellung des Gesichtes noch zu, es stellten sich Kopfschmerzen ein, die immer stärker wurden. Besonders stark waren sie in der Nacht vom 9. auf 10. Dezember 1912. Gegen morgen verfiel das Kind plötzlich in Bewußtlosigkeit. Um 8 Uhr morgens erfolgte ein **Krampfanfall,** der 10 Minuten lang dauerte. Nach dem Anfall kehrte das Bewußtsein zurück. Zum Krankenhause gebracht, ist Pat. schläfrig und schwer besinnlich, klagt über starke Kopfschmerzen und darüber, daß es nichts mehr sehe. Weitere Krampfanfälle erfolgen um 10 Uhr und um 11¼ Uhr.

Die klonischen Zuckungen beginnen im linken Arm, befallen aber dann fast gleichzeitig alle Extremitäten und sind auch im Fazialis und Hypoglossusgebiet sehr deutlich. Im ganzen bleiben aber die Zuckungen der linken Seite stärker als die der rechten. Aussetzen der Atmung, starke Cyanose. Pupillen während des Anfalles weit und lichtstarr. Reflexe stark gesteigert, Babinski angedeutet. Direkt nach dem Anfall Lumbalpunktion. Druck **295** mm. RN nur 36 mg.

Status praesens vom 10. XII. 1912:

Gesicht gedunsen, Augenlider leicht geschwollen. Am übrigen Körper bestehen nirgends Ödeme. Auch ist weder Ascites noch Hydrothorax nachweisbar. Scharlachschuppung. Beiderseitige Amaurose (nur schwacher Lichtschein). Starke Schmerzhaftigkeit des Kopfes bei Bewegungen und bei Beklopfen. Schwellung beider und leichter Belag einer Tonsille. Kieferdrüsenschwellung. Leichte diffuse Bronchitis. Normale Herzdämpfung. Spitzenstoß nicht hebend, leises systolisches Geräusch an der Spitze und an der Basis. Keine Akzentuation der 2. Töne.

Leber ein Querfinger unter Rippenbogen.

Reflexsteigerung, positiver Babinski.

Fünf Minuten nach der Lumbalpunktion kommt das Kind wieder zu sich, 2 Uhr nachmittags neuer leichterer Krampfanfall, nach dem ¼ Stunde lang noch vereinzelte blitzartige klonische Zuckungen in einer Extremität auftreten. Dann nochmaliger Krampfanfall und nach einer Pause von 5 Minuten ein weiterer, sehr starker, von 4 Minuten Dauer. Auch danach noch längere Zeit blitzartige Zuckungen einzelner Extremitäten. ½ 4 Uhr nachmittags 2. Lumbalpunktion. Druck **360** mm. Während der Lumbalpunktion drei kurze erneute Konvulsionen, dann sistieren die Krämpfe ca. eine Stunde. Danach erfolgen noch mehrere, um ¾ 8 Uhr abends der letzte Krampfanfall. Die Zahl der Anfälle war 12.

Die Nacht verbrachte die Pat. ganz ruhig, schlafend. Am nächsten Morgen befindet sie sich wohl, und das Sehvermögen ist zurückgekehrt. Der Appetit ist noch einige Tage sehr gering und Pat. noch etwas teilnahmslos mit Neigung zum Schlaf, aber ohne Kopfschmerzen. Am 16. XII. ist das Kind viel munterer und erholt sich von da ab sehr rasch.

Tag	Gew. kg	Blutdr. mm Hg	Harnm. ccm	Konz.	Alb. °/₀₀	Sang.	Cyl.	NaCl %	N %	R-N mg %	Jod u. Milchz.
11. XII.	—	128	320	1026	9	makr. stark	viel	0,26	1,30	**36!**	—
12. „	40,1	95	600	1022	5	„	„	0,13	0,66	—	—
13. „	40,0	99	W. V. 286	—	½	„	„	0,55	1,06	—	—
14. „	39,8	132	C. V. 390	C. V. 1026	¼	„	mäßig viel	0,89	1,3	—	—
15. „	39,1	128	330	1026	½	„	„	0,82	1,46	—	J. 43
16. „	38,5	99	510	1022	½	„	—	0,50	1,08	—	—
17. „	38,5	116	950	1017	¼	„	0	0,60	0,59	24	—
18. „	38,8	107 n. W.V. 127	W. V. 1388 (1250 getr.)	— —	¼	„	—	0,53	0,41	—	—
19. „	37,6	124	C. V. 780	C. V. 1023	¼	„	—	0,90	1,18	—	—
20. „	36,8	105	1150	1011	¼	makr.	„	0,54	0,57	—	—
22. „	37,2	107	880	—	¼	„	—	0,8	0,94	—	J. 54
24. „	—	—	—	—	Spur	mikr.	—	—	—	—	—
27. „	—	—	—	—	—	chem. schw.	0	—	—	—	—

Geheilt entlassen.

XIII. W..., Anna, 27 Jahre alt.

Anamnese: Pat. erkrankte vor 3 Wochen. Zuerst hatte sie nur über Müdigkeit und Schwäche zu klagen, nach wenigen Tagen stellten sich starke Schmerzen in den Gelenken der Extremitäten ein. Nach kurzer Zeit schwanden die Schmerzen wieder und es trat am 11. I. 1912 eine **Halsentzündung** auf, der ein klein-rotfleckiger Ausschlag folgte. Zwei Tage später wurde bei schwerem Krankheitsgefühl hohes Fieber konstatiert und Pat. wegen Hals- und Nierenentzündung dem Krankenhaus überwiesen.

Status praesens vom 15. I. 1912:
Mittelgroße, mäßig genährte Patientin. Makulo-papulöses Exanthem am ganzen Körper. Keine Ödeme. Stark geschwollene Hals- und Inguinaldrüsen. Angina specifica? Deutliche Linksverbreiterung des Herzens. An der Spitze lautes, systolisches Geräusch. Leber und Milz vergrößert. Keine Reflexsteigerung.

Urin: Enthält $\frac{1}{4}$ ⁰/₀₀ Albumen, ist stark hämorrhagisch. Im Sediment außergewöhnlich viele hyaline, granulierte und Wachszylinder.

Blutdruck: 113 mm Hg.

Verlauf: Pat. hatte in den ersten Tagen hohes Fieber, das nach 8 Tagen zur Norm absank. Das Exanthem blaßte rasch ab, nachdem Pat. bei der von dermatologischer Seite die Diagnose Lues gestellt worden war, 0,4 g Salvarsan per Vene erhalten hatte. Die Koinzidenz von Lues mit Scharlach war von vornherein für wahrscheinlich erachtet worden. In der Tat trat auch eine typische Scharlachschuppung ein. Die Angina heilte schnell ab, die Papeln ließen einen noch längere Zeit sichtbaren, bräunlichen Pigmentfleck zurück. Subjektive Erscheinungen, die auf die bestehende Nierenkrankheit zurückzuführen gewesen wären, wurden während der ganzen Behandlungsdauer (bis 22. V. 1912) nicht beobachtet.

Der Augenspiegelbefund war dauernd normal. Vom 11. bis 15. III. machte Pat. nochmals eine leichte Angina durch. Nach der Entlassung suchte Pat. ein Erholungsheim auf und blieb daselbst bis zum 3. VII. 1912.

Acht Tage vor der Entlassung aus dem Erholungsheim hatte Pat., die sich bis dahin sehr wohl gefühlt hatte, wiederum Halsentzündung. Dabei war der Urin am 1. Tage schwarz, am 2. Tage bedeutend heller, rot, am 3. Tage angeblich wieder ganz hell. Da Pat. gar keine Beschwerden hatte, nahm sie nach der Entlassung ihre Tätigkeit wieder auf, stellte sich am 10. VII. 1912 zur Nachuntersuchung vor, da der Urin trüber geworden ist und da Pat. aufgefallen war, daß sie nachts mehr Urin lassen müsse wie früher.

Blutdruck: 155 mm Hg., Alb. +, Sanguis +.

Am 11. VII. ließ sie sich wiederum ins Krankenhaus aufnehmen. Pat. hatte keine subjektiven Beschwerden. Gesundes Aussehen, keine Ödeme. Linksverbreiterung des Herzens, hebender Spitzenstoß, systolisches Geräusch an der Spitze, geringe Akzentuation des 2. Pulmonal-, stärkere des 2. Aortentons.

Blutdruck: 165 mm Hg.

Reflexe verhalten sich normal.

Der Urin enthält $\frac{1}{4}$ ⁰/₀₀ Albumen. Im Sediment finden sich Erythrocyten und mäßig viel granulierte Zylinder.

Augenhintergrund: Normal.

18. bis 21. VII. schwere beiderseitige Angina mit hohem Fieber. Am 24., nachdem die Temperatur bereits wieder zur Norm zurückgegangen war, neuer Temperaturanstieg und Bildung eines zuerst rechtsseitigen, dann auch linksseitigen Tonsillarabszesses, die beide inzidiert werden und aus denen sich reichliche Mengen von Eiter entleeren. Pat. ist erst wieder fieberfrei am 3. VIII. 1912.

Entlassung am 14. VIII. fast geheilt.

Tag	Gew. kg	Blutdr. mm Hg	Harnm. ccm	Konz.	Alb. ⁰/₀₀	Sang.	Cyl.	NaCl %	N %	R-N mg %	Jod u. Milchz.
11. VII.	—	165	—	1026	$\frac{1}{4}$	mikr.	viel	0,72	1,8	—	—
12. „	55,1	155	1200	1019	$\frac{1}{4}$	„	„	0,85	0,98	27	—
13. „	54,7	153	W. V. 1528	C. V. 1033	$\frac{1}{4}$	„	„	—	—	—	J. 48
15. „	54,5	137	—	C.V. 1033	$\frac{1}{4}$	„	—	—	2,26	—	—
16. „	55,4	144	W. V. 1578	—	—	—	—	—	—	—	—
19. „	54,8 (Fieber)	125	600	1021	$4\frac{1}{4}$	makr.	0	0,23	1,20	—	—
15. bis 20. I.	—	— 113	500 bis 1025	bis 900	— $\frac{1}{4}$	— makr. stark	— sehr viel	— 0,3 bis 0,6	—	—	—

Tag	Gew. kg	Blutdr. mm Hg	Harnm. ccm	Konz.	Alb. ‰	Sang.	Cyl.	NaCl %	N %	R-N mg %	Jod u. Milchz.
21. „	—	—	500	—	¼	„	weniger	0,80	—	—	—
22. „	—	—	1400	1016	¼	„	„	0,85	—	—	—
23. bis	—	—	800 bis	bis	—	—	—	—	—	—	—
30. I.	—	114	1300	1024	¼	makr.	wenig bis stark	1,16	—	—	—
31. „	—	—	W. V. 1745	—	¼	„	„	—	—	—	—
1. II.	—	—	—	C. V. 1029	—	—	—	—	—	—	—
3. „	—	—	—	—	—	—	—	—	—	—	J. 48
12. „	—	123	1035	1020	Spur	makr.	wenig stark	—	—	—	—
			10 g NaCl-Zulage, höchste CaCl-Concentr. 1,31								
29. „	—	115	1600	1009	Spur	mikr.	—	—	—	—	J. 48
13. III.	—	127	1700	1017	¼	„	0	—	—	—	—
15. „	—	—	—	—	Spur	0	—	—	—	—	—
28. „			Tonsillenexstirpation.								
	—	—	550	1020	¼	makr.	—	0,59	—	—	—
29. „	—	—	300	1028	¼	„	—	—	—	—	—
31. „	—	135	1500	1010	Spur	0	—	—	—	—	—
19. IV.	—	132	—	—	„	0	—	—	—	—	—
24. „	—	131	W. V. 1640	—	—	—	—	—	—	—	—
25. „	—	131	—	C. V. 1030	—	—	—	—	—	—	J. 48
29. „	—	128	—	—	—	—	—	—	—	—	—
1. V.	—	145 bis 150	1950	1015	minim. Spur	0	0	—	—	—	—
3. „	—	142	2500	—	„	„	„	—	—	—	—
4. „	—	148	—	—	„	„	„	—	—	—	—
6. „	—	152	1740	1014	„	„	„	—	—	—	—
			10 g NaCl-Zulage, höchste NaCl-Konzent. 1,40								
9. „	—	150	—	—	Spur	0	0	—	—	—	—
15. „	—	142	—	—	„	„	„	—	—	—	—
19. „	—	130	—	—	„	„	„	—	—	—	—
22. „	—	136	—	—	„	„	„	—	—	—	—
20. VII.	54,6	116	530	1015	2	makr.	0	0,07	0,75	—	—
22. „	54,4	114	900	1010	1	„	0	0,035	0,70	—	—
23. „	53,1	116	950	1012	1½	„	0	0,08	0,82	—	—
25. „	53,7	117	650	1015	2½	„	viel	0,06	0,97	—	—
27. „	52,0	117	650	1015	2	„	+			—	—
29. „	51,7	—	1020	1015	¾	„	„	0,04	0,71	—	—
31. „	52,3	125	1600	1010	¾	„	0	0,13	0,43	—	—
2. VIII.	51,7	—	1850	1010	½	„	0	0,15	0,47	—	—
10. „	50,5	117	W. V. 1292	C. V. 1014	—	„	—	—	—	—	J. 48
13. „	—	111	2300	1010	¼	„	—	—	—	—	—

Nachuntersuchung X. 1913: Blutdr. 135. Alb. Spur, 0,2‰. Sang. 0.

XIV. Bieg.... ski, Elisabeth, 12 Jahre alt.

Anamnese: Pat. fühlt sich seit ca. 3 Wochen nicht ganz wohl, hatte wenig Appetit, sah blaß aus, ging aber weiter zur Schule. Seit 4—5 Tagen Anschwellung des Gesichts und der Füße. Dabei Fieber. Arzt diagnostizierte Herz- und Nierenkrankheit.

Status praesens vom 9. V. 1912:

Großes, kräftig gebautes Mädchen in gutem Ernährungszustand. Gedunsenes Gesicht, geringes Ödem über dem Sacrum und am Mons pubis. Stärkere Schwellung der rechten großen Labie. Leichte Auftreibung des Abdomens, Fluktuation. Haut blaß, trocken. Pupillen kaum mittelweit, linke eine Spur weiter wie die rechte. Prompte Licht- und Konvergenzreaktion. Tonsillenhypertrophie. Über dem rechten Unterlappen knackende Geräusche, sonst Lunge ohne Befund. Linksvergrößerung des Herzens. Hebender Spitzenstoß. An der Spitze beide Töne unrein. Akzentuation des zweiten Pulmonaltons. Herzaktion beschleunigt, Rhythmusschwankungen. Puls voll, hart, häufig doppelschlägig, inäqual. Leber 1½ Querfinger unter Rippenbogen. Linksseitige alte Koxitis. Steigerung der Patellarreflexe. Augenhintergrund ohne Befund.

    Urin: In 16 Stunden 200 ccm, spez. Gewicht 1026.

    Albumen 1¾ %oo, Sanguis makroskopisch +. Im Sediment viele granulierte Zylinder, Leukocyten vermehrt, zahlreiche Erythrocyten, keine verfetteten Nierenepithelien.

Tag	Gew. kg	Blutdr. mm Hg	Harnm. ccm	Konz.	Alb. %oo	Sang.	Cyl.	NaCl %	N %	R-N mg %	Jod u. Milchz.
9. V. (16 St.)	—	**154**	200	1026	1¾	makr.	viel	1,32	0,89	—	—
10. V.	29,9	148	1000	1010	½	—	—	0,78	0,38	14	—
11. „	29,4	148	W. V. 1780	—	¼	mikr.	+	—	—	—	—
12. „	27,9	136	750	K. V. 1033	Spur	„	wenig	0,99	0,76	—	—
13. „	27,0	120	1050	1016	¼	einige Erythr.	„	0,69	0,92	—	—
15. „	27,5	118	650	1014	Spur	0	0	0,55	0,94	—	48 St.
17 „	26,7	115	300	1023	¼	+	einige	0,66	1,13	—	—
18. „	27,3	113	1500	1019	Spur	+	+	0,8	1,16	—	—
19. „	26,7	—	800	1018	Spur	+	—	0,87	1,04	—	—
20. V.bis 15. VI.	—	106 bis 111	entsprechend	1010 bis 1023	steigend bis 2 %oo	stets zunehmend	in geringer Zahl	wie vorher		—	—

    Pat. hatte seit Beginn ihres Krankenhausaufenthaltes ständig remittierend gefiebert. Im Röntgenbilde fanden sich deutlich verdickte Bronchialdrüsen. Dauernde Klagen über Kopfschmerz.

    Lumbalpunktion am 3. VI. 1912 ergibt: Druck 100, Flüssigkeit klar. Am 9. VI. tritt Erbrechen auf. Das Kind sieht doppelt. In den nächsten Tagen starke motorische Unruhe, aber keine Zuckungen, keine Krämpfe. Starke Hypersensibilität der Haut. Lumbalpunktion: Druck 200. Flüssigkeit klar. Beim Stehen bildet sich ein Fibrinnetz, in dem Tuberkelbazillen nachgewiesen wurden. Im Urin keine Tuberkelbazillen. Chorioidaltuberkel. Milzvergrößerung. Am 13. VI. Bewußtseinsverlust, zuweilen fibrilläre Zuckungen im Gesicht und kurzdauernde klonische Zuckungen in den Extremitäten, zumeist links. Nackenstarre. Dieser Zustand hält an, bis zu dem am 16. VI. erfolgten Tod.

    Klinische Diagnose: Abgeheilte diffuse akute Glomerulonephritis. Miliartuberkulose, Meningitis tuberculosa.

    Autopsie:

    Gesamtbefund: Miliartuberkulose. Tuberkulöse Meningitis. Kleine Solitärtuberkel im rechten Stirnhirn. Tuberkulose der Bronchial- und Mesenterialdrüsen. Tuberkulöse Karies des linken Hüftgelenks. Bronchopneumonie beider Unterlappen. Gallengangstuberkel.

    Nieren makroskopisch: Die Nieren sind etwas vergrößert, Kapsel leicht lösbar, Substanz von mittlerer Konsistenz, Oberfläche glatt. Die Rinde ist breit und hebt sich durch hellgraugelbliche Farbe ziemlich deutlich gegen die dunkleren Pyramiden ab. Das Parenchym ist trübe. Zeichnung nicht ganz deutlich. An der Nierenoberfläche einige Blutpunkte.

    Nieren mikroskopisch: Es fanden sich neben einigen miliaren Tuberkeln Verfettungen an den gewundenen Harnkanälchen und einige kleinere interstitielle Infiltrate. An den Glomerulis stellenweise Kernwucherung. Die Schlingen waren stellenweise blutarm, an anderen Stellen gut mit Blut gefüllt, und die Glomeruli ließen keine Abweichung von der Norm erkennen. Die Blähung der Schlingen fehlte durchweg, in manchen Kanälchen bemerkte man Ansammlung von Blutkörperchen (vgl. S. 32).

    XV. Ph....., Elise, 9 Jahre alt.

    Anamnese: Vor 5 Wochen erkrankte das Kind an Scharlach. Nach 14 Tagen stand sie wieder auf. 8 Tage vor der Aufnahme ins Krankenhaus erkrankte es von neuem unter Leibschmerzen und Durchfall, sowie Erbrechen. In den letzten 3—4 Tagen erbrach das Kind fortwährend, ungefähr alle halbe Stunde. Seit 5 Tagen wurde Schwellung des Gesichts bemerkt, daraufhin vom Arzt Nierenentzündung festgestellt. Nunmehr starker Kopfschmerz, Schwerhörigkeit und Ohrenschmerzen. Nachts Fieberdelirium. Krämpfe wurden nicht beobachtet, dagegen seit 2 Tagen Rückwärtsbeugung des Kopfes.

    Status praesens vom 23. V. 1912:

Graziles, schlecht genährtes Kind. . Scharlachschuppung. Keine Ödeme. Nackenstarre, Opisthotonus, Beine angezogen. Kernig positiv. Sensorium nur wenig getrübt. Abwechselnd tiefer Schlaf oder lebhafte Unruhe. Klagen über Kopfschmerz. Abweichen des rechten Auges, Pupillendifferenz, jedoch einwandsfreie Licht- und Konvergenzreaktion. Diffuse Bronchitis. Beiderseitige Pleuritis. Leichte Linksvergrößerung des Herzens. Lebertumor. Weiche, vergrößerte Milz, Hypersensibilität der Extremitätenmuskulatur.

Bauchdecken-, Patellar- und Achillessehnenreflexe fehlen.

Lumbalpunktion: Druck 400 mm. Flüssigkeit stark getrübt, enthält massenhaft Leukocyten und Diplokokken, die kulturell als Pneumokokken identifiziert werden. Über Nacht Sopor. 24. V. 1912 um Mittag Exitus letalis.

Katheterurin: Wenige Tropfen, enthält stark Eiweiß und hat blutiges Aussehen. Im mikroskopischen Präparat finden sich massenhaft Erythrocyten, massenhaft Leukocyten, viele Zylinder und Nierenepithelien.

Autopsie:

Gesamtbefund: Eitrige Meningitis mit hämorrhagischer Encephalitis. Fibrinöse Pleuritis rechts, fibrinös-eitrige Pleuritis links. Dilatation des linken Ventrikels. Tracheitis. Bronchitis. Akute Nephritis. Trübung des Leberparenchyms. Septische Milz. Schwellung der Bronchial- und Mesenterialdrüsen. Fibrinöse Peritonitis.

Nieren makroskopisch: Die Nieren sind beträchtlich geschwollen. Gewicht der linken 125, der rechten 130 g. Die Kapsel ist leicht lösbar, die Oberfläche glatt. Die Substanz quillt über die Schnittfläche etwas vor; die Rinde hebt sich durch hellbräunliche Farbe von den dunkleren Pyramiden deutlich ab. Die Rinde sieht wie gekocht aus, ihre Zeichnung ist völlig verwaschen. An der Nierenoberfläche bemerkt man bei genauerem Zusehen eine Anzahl ganz feiner Blutpunkte.

Nieren mikroskopisch: Glomerulusschlingen gequollen, in den Schlingen Leukocyten, Kernvermehrung. Vielfach sieht man kleine Infiltrate dicht um die Glomeruli, Blut im Kapselraum vieler Glomeruli und in vielen gewundenen Harnkanälchen. An den Harnkanälchen vielfach granuläre Degeneration, keine nennenswerten Verfettungen. Doppelbrechende Substanz nicht nachzuweisen. Gefäße intakt (vgl. Abb. 32 u. 33, Tafel XVI u. XVII).

XVI. Dei.. er, Wilhelm, 16 Jahre alt, vgl. Abb. 3, S. 33.

6 Wochen vor der Aufnahme ins Krankenhaus hatte Pat. eine schwere **Mandelentzündung mit einem Ausschlag**. Er lag nur 4 Tage zu Bett, erholte sich noch weitere 3 Tage und ging dann wieder seiner Arbeit nach. 8 Tage danach stellten sich Schwellungen am ganzen Körper ein, und es trat Erbrechen auf. 4 Wochen lang wurde Pat. zu Hause an Nierenentzündung behandelt und kam am 10. Oktober 1910 zum Krankenhause wegen heftigen Nasenblutens. Er klagte über große Mattigkeit, Kopfschmerzen bestanden nicht.

Status praesens vom 10. X. 1910:

Stark gedunsenes Gesicht. Deutliche Ödeme an den Knöcheln und an den abhängigen Partien der Oberschenkel. Keine Benommenheit, linksseitiger Pleuraerguß. Verbreiterung des Herzens nach links. Doppelschlägiger Radialpuls.

Blutdruck: 150/95 mm Hg.

Mäßig großer Ascites. Reflexe normal.

Tag	Gew. kg	Blutdr. mm Hg	Harnm. ccm	Konz.	Alb. %o	Sang.	Cyl.	NaCl. %	N %	R-N mg %	Jod u. Milchz.
0. X.	—	150	500	**1015**	10	—	—	0,15	0,94	—	—
1. „	—	—	500	1015	10	makr.	hyal.	0,18	0,98	—	—
2. „	58,5	134	450	1013	9,25	—	gran. u.	0,18	0,71	248	Jod
3. „	58,2	130	850	1013	12	dunkel- braun	mas- senhaft Wachs- cyl.	0,15	—	—	nach 58 Std. (Exitus) noch nicht ausge- schie- den.
4. „	57,6	140	700	1014	—	—	—	—	—	—	Milchz. stark ver- längert
5. „	56,8	**172**	—	—	—	—	—	—	—	**308**	

Im psychischen Verhalten trat keine Änderung auf. Die Reflexe blieben normal. Am 14. X. klagt Pat. über Kopfschmerz. Erbrechen trat nicht auf. Im Laufe des Tages erfolgte der Exitus. Augenhintergrund ohne Befund. Urinöser Foetor ex ore. Die Atemluft färbt vorgehaltenes Lakmuspapier blau.

Klinische Diagnose: Akute Nephritis diffusa mit Niereninsuffizienz nach 6 Wochen daher extrakapilläre Form.

Autopsie:

Gesamtbefund: Scharlachnephritis. Ausgedehnte bronchopneumonische Herde in beiden Lungen. Dilatation des linken Ventrikels. Trübung des Herzfleisches und des Leberparenchyms. Blutungen in die Substanz der Brücke. Enteritis. Schwellung der Mesenterialdrüsen.

Nieren makroskopisch: Beide Nieren sind beträchtlich vergrößert. Das Gewicht der linken beträgt 225, das der rechten 260 g. Die Kapsel ist ziemlich leicht lösbar, die Oberfläche glatt, übersät von kleinen, dunkelbräunlichen Blutpunkten. Die Rinde ist sehr stark verbreitert, von schmutziggraubräunlichem, an gekochte Substanz erinnerndem Aussehen. Die Pyramiden sind sehr viel blutreicher wie die Rinde und heben sich durch dunkelblaubräunliche Farbe ziemlich deutlich von derselben ab.

Nieren mikroskopisch: Extrakapilläre Glomerulonephritis: An den Glomerulis massenhaft „Halbmonde" in wechselnder Größe, auch im Innern der Schlingen Kernvermehrung, Verklumpung und Hyalinisierung der Schlingen. Schlingen außerordentlich blutarm, sehr viele Glomeruli völlig blutleer. Ziemlich beträchtliche kleinzellige Infiltrate. Reichlich hyaline Zylinder in den vielfach erweiterten Kanälchen. Ziemlich erhebliche tropfige Degeneration. Verfettungen geringfügig. Interstitien vielfach verbreitert. Gefäßveränderungen unbedeutend. Stellenweise hyperplastische Intimaverdickung (vgl. Abb. 37, 38, 39 auf Tafel XIX u. XX). ·

XVII. Gu..., 40 Jahre alt, Missionar.

Anamnese: Vor 8 Jahren machte Pat. eine kurzdauernde Nephritis durch, nach der er dauernd eiweißfrei war und sich bei Aufenthalt in den Tropen vollständig gesund und kräftig fühlte.

Seit 3 Wochen leidet Pat. an einer langsam stärker werdenden Atemnot mit Husten und Auswurf. 9 Tage vor Aufnahme ins Krankenhaus deutliche Verschlimmerung. Sehr starker Luftmangel, so daß Pat. nicht mehr schlafen kann. Schon seit 3 Wochen besteht eine leichte Schwellung der Füße. Vom Arzte wurde Nephritis festgestellt. Vor 4 Tagen Doppelsehen, heftige Kopfschmerzen und sehr eingenommener Kopf. An diesem Tage auch Schwellung des Gesichts. In den letzten Tagen Stärkerwerden des Abdomens. Urin anfangs spärlich, von dunkler Farbe, jetzt ist er wieder heller.

Status praesens vom 21. I. 1913:

Sehr kräftig gebauter Mann, in reichlichem Ernährungszustand. Gedunsenes Gesicht, stärkere Schwellung der Unterschenkel und Knöchel, an den sehr fettreichen Bauchdecken, am unteren Teil des Rückens und am Handrücken. Daneben ist die gesamte Körperhaut auffallend straff und prall, bei längerem Druck lassen sich überall kleine Dellen erzeugen. Sehr starke Dyspnoe. Häufig tief seufzendes Aufatmen. Kein Cheyne Stokessches Atmen. Pat. ist sehr unbesinnlich, irrt sich in seinen Angaben. Pupillen mäßig eng, reagieren prompt. Zunge dick, weißlich schmierig belegt. Schwere diffuse Bronchitis. Herz deutlich nach links verbreitert, Akzentuation der 2. Töne. Frequenz erhöht. Arterienpuls gespannt. Blutdruck 190:75 mm Hg. Ausgesprochene Reflexsteigerung.

Verlauf: Zunahme der Bronchitis. Steigerung der Dyspnoe. Am 23. I. Lungenödem. Muskelunruhe und ganz außergewöhnlich starke Reflexsteigerungen. Exitus in der Nacht vom 23. auf 24. I. 1913. Krämpfe traten nicht auf. Das Bewußtsein war während der letzten 36 Stunden schwer getrübt.

Tag	Gew. kg	Blutdr. mm Hg	Harnm. ccm	Konz.	Alb. %o	Sang.	Cyl.	NaCl %	N %	R-N mg %	Jod. u. Milchz.
21. I.	—	190	180	1016	7	makr.	—	0,09	0,99	—	---
22. „	109,	150	70	1020	4	—	—	0,014	0,78	147	—
23. „	109,3	158	0	—	—	—	—	—	—	163	—

Im Sediment massenhaft verfettete Epithelien desgl. Erythrocyten, viele weiße Blutkörper, spärlich granulierte und Zellzylinder.

Klinische Diagnose: Diffuse Nephritis (rezidivierend?) 1. Stadium? Wegen der Schwere der Funktionsstörung wahrscheinlich extrakapillär. Bronchitis, Herzinsuffizienz.

Autopsie:

Gesamtbefund: Subakute Nephritis. Extrakapilläre Form. Milzschwellung. Geringe Herzhypertrophie. Beginnende Arteriosklerose. Bronchopneumonische Herde in beiden Oberlappen. Tracheitis, Bronchitis. Gastritis. Enteritis.

Nieren makroskopisch: Beide Nieren sind stark vergrößert, Gewicht je 225 g. Die Kapsel ist dünn und leicht lösbar, die Oberfläche glatt. Die Venensterne treten hier sehr deutlich vor. Außerdem bemerkt man hier an der Oberfläche feine, stecknadelkopfgroße, bräunliche Blutungen. Die Oberflächliche ist von bräunlicher bis graubräunlicher Farbe, desgleichen die Rinde. Die Rindenzeichnung ist verwaschen, dagegen treten die Glomeruli als feine, grauglänzende Pünktchen schon makroskopisch sichtbar deutlich hervor. Beide Nieren sind von ziemlich fester Konsistenz, stark durchfeuchtet.

Nieren mikroskopisch: Glomeruli beträchtlich vergrößert, sehr kernreich, stark anämisch. Außer der Kernvermehrung im Innern der Schlingen Epithelproliferation, vielfach schon Halbmondbildung und Ausscheidung von Fibrin in die Kapsel. In den Kapseln auffallend viele Leukocyten. In den Kanälchen vielfach reichlich Leukocyten und rote Blutkörperchen. An den Epithelien herdweise Verfettungen. Tropfige Degeneration spärlich. An den Gefäßen nur etwas hyperplastische Intimaverdickung.

XVIII. Frau E., 45 Jahre alt.

Vier Tage vor Pfingsten (1912) klagte Pat. über Schmerzen im Kreuz in der rechten und linken Seite. Am Pfingstsonntag (28. V. 1912) leichter Ohnmachtsanfall, tags darauf wieder vollständig wohl. 10 Tage nach Pfingsten bei den Menses wurde Pat. von krampfartigen Leibschmerzen befallen und fühlte sich sehr elend, lag 2 Tage zu Bett. Als sie wieder aufstand, verspürte sie Atemnot beim Treppensteigen, Müdigkeit in den Beinen und bemerkte eine leichte Schwellung der Füße. Am 17. VI. konstatierte sie ein Stärkerwerden des Leibes. Der Appetit ließ nach, und es stellte sich Brechneigung ein. Am 23. VI. machte sie noch einen größeren Spaziergang. Als sie nach Hause kam, war das linke Bein bis zur Hüfte herauf auffallend stark geschwollen, das rechte weniger. Auch bemerkte Pat., daß ihr Urin dunkler war als sonst. Am nächsten Tage wurde der Urin untersucht und ergab eine stark positive Eiweißprobe. Nach 2 Tagen war auch das rechte Bein stärker angeschwollen. Bei Bettruhe ging die Schwellung der Beine zurück, es schwollen aber auch die Hände an, und der Leib nahm an Umfang zu. Am 1. VII. war das Gesicht so stark geschwollen, daß Pat. kaum aus den Augen sehen konnte, und die Schwellungen breiteten sich auch auf den Rücken aus. In den letzten Tagen vor der Krankenhausaufnahme schwoll auch der Hals an. Zuweilen Atemnot und Herzklopfen.

Status praesens vom 4. VII. 1912:
Blaßgelbe Hautfarbe. Gedunsenes Gesicht, Schwellung der Augenlider. Starkes Ödem beider Beine, der Hüftgegend und des unteren Rückenabschnittes. Prästernalödem. Beiderseitiger Pleuraerguß. Großer Ascites. Schallabschwächung über der rechten Lungenspitze. Am Herzen der Befund einer Mitralstenose. Vergrößerung der Leber. Nervensystem ohne Befund. Sensorium absolut frei. Augenhintergrund normal. Am 11. VII. Gesichtsödeme fast völlig geschwunden, Ascites stärker, sonstige Ödeme unverändert.

14. VII.: Beinödem vermehrt, Patellarreflex links erhöht. Kopfschmerzen. Erneutes Gesichtsödem.

16. VII.: Pat. fühlt sich sehr elend, leichte Atemnot.

Bauchpunktion: 1,5 l. milchig aussehende Flüssigkeit. Spez. Gewicht 1007, Alb. 0,2%.

20. VII.: Ödeme noch stärker geworden. Pat. klagt über Kopfweh, ist sehr schläfrig und teilnahmslos. Temperatursteigerung. Angina catarrhalis.

22. VII.: Entleerung der Ödeme durch Drainage. Es fließen im ganzen 6270 ccm ab. Kochsalzgehalt der Ödemflüssigkeit 0,585%, N-Gehalt 0,128%, abiureter Stickstoff 0,098%.

24. VII.: Temperatur 40⁰ und darüber. Schmerzen im rechten Bein, Erysipel.

27. VII.: Herzschwäche. Exitus. Keine Krämpfe, keine Zuckungen vorhergegangen.

Tag	Gew. kg	Blutdr. mm Hg	Harnm. ccm	Konz.	Alb. %o	Sang.	Cyl.	NaCl %	N %	R-N mgr %	Jod. u. Milchz.
4. VII.	65,3	159	690	1018	8	makr. schwach	viel	0,08	2,04	—	—
5. „	64,5	164	460	1024	8	„	„	0,09	1,27	—	—
6. „	63,9	—	645	1022	8	mikr. stark	—	0,12	1,55	—	—
7. „	63,5	159	420	1026	12	„	—	0,12	1,69	—	—
8. „	62,7	—	520	1025	16	„	—	0,14	1,71	—	—
9. „	62,7	—	440	—	10	„	—	0,11	1,90	82	—
10. „	62,5	—	350	—	16	„	—	0,19	2,17	—	—
11. „	62,7	154	320	bis 1030	14	„	—	0,14	1,98	—	—
12. „	62,5	—	415	—	—	—	+	0,19	2,08	—	—

Tag	Gew. kg	Blutdr. mm Hg	Harnm. ccm	Konz.	Alb. °/₀₀	Sang.	Cyl.	NaCl %	N	R-N mg %	Jod u. Milchz.
14. „	63,0	162	400	bis 1032	3	„	—	0,06	1,92 (entei- weißt)	—	—
15. „	62,5	—	320	1030	11	„	—	0,39	1,73 (entei- weißt)	—	–-
16. „	63,2	142 (Fieber)	285	**1034**	7	—	—	0,06	2,07	63	—
20. „	66,3	133	350	1023	8	—	—	0,035	1,25	—	—
23. „	—	131	1040	1025	8¾	+	bis	0,29	0,18	—	—
24. „	—	—	60	1021	—	0	+	0,13	0,82	—	—
25. „	62,2	136	105	1016	10	—	—	0,18	0,59	—	—
26. „	—	—	60	1015	—	—	—	—	—	—	—
27. „	—	—	—	—	—	—	—	—	Leiche 178		

Klinische Diagnose: Akute diffuse intrakapillare Glomerulonephritis mit starkem nephrotischem Einschlag. (Mischform: Nephritis + Nephrose im 1. Stadium.) Mitralstenose. Sepsis.

Autopsie:

Gesamtbefund: Intrakapilläre Glomerulonephritis. (Mischform.) Geringgradige Mitralstenose. Kleine Blutungen am Perikard. Vergrößerte Leber. Septische Milz. Geringe Verdickungen in der Spitze der rechten Pleura. Schwellung der Mesenterialdrüsen. Hautinfiltrat am rechten Oberschenkel.

Nieren makroskopisch: Beide Nieren sind vergrößert, die rechte wiegt 210, die linke 195 g. Bei beiden Nieren ist die Bindegewebskapsel an einzelnen Stellen verdickt, und gerade hier geht auch beim Abziehen der Kapsel etwas Nierengewebe mit. Im übrigen ist die Kapsel glatt abziehbar. Auf der Schnittfläche zeigt sich ein scharfer Kontrast zwischen der weißgelblich verfärbten Rinde und den mehr dunkelrot aussehenden Markstrahlen. Innerhalb der weißgelblich verfärbten Rinde rötliche Pünktchen. Grenze zwischen Mark und Rinde ziemlich scharf.

Nieren mikroskopisch: An den Glomerulis Kernvermehrung (Fibrinpfröpfchen, Leukocyten in den Schlingen). Stellenweise schon beginnende Halbmondbildung. Mitunter Blut in den Bowmannschen Kapseln und gewundenen Harnkanälchen. Trotz der entzündlichen Veränderungen an den Glomerulis sind die Schlingen noch vielfach gut mit Blut gefüllt. Interstitielle Infiltrate. Hyperplastische Intimaverdickung stellenweise vorhanden, vielfach sind die Gefäßchen aber noch intakt. Ausgedehnte Verfettungen, namentlich auch an den gewundenen Harnkanälchen. Granuläre Degeneration nicht nachzuweisen. Viel doppelbrechende Substanz in den Interstitien und in den Epithelien der Hauptstücke. In den Kanälchen Zellen, die mit doppelbrechender Substanz beladen sind. Vielfach Schwellung der Epithelien und geringe Desquamation. (Nephritis + Nephrose.) (Abb. 29, 30, 31 auf Tafel XV u. XVI.)

II. Die chronischen Stadien der diffusen Glomerulonephritis.

Ätiologie. Die chronische diffuse Glomerulonephritis entsteht ausnahmslos aus einer akuten diffusen Glomerulonephritis und ist gleichbedeutend mit einer nicht ausgeheilten Nephritis. Nicht immer gelingt es freilich dem Arzte, diesen Nachweis zu führen, weil gar nicht so selten das akute Stadium selbst von Kranken übersehen wird, besonders dann, wenn der akute Prozeß ohne Ödem verläuft. Etwa in der Hälfte der Fälle finden wir in der Anamnese die Angabe, daß ein akutes Nierenleiden durchgemacht worden ist.

Die Ätiologie der chronischen Formen ist die gleiche, wie die der akuten. Eine ganz dominierende Rolle spielt die Angina (vgl. die Synopsis der Ätiologie auf S. 110).

Wie häufig eine akute diffuse Nephritis chronisch wird, läßt sich gar nicht angeben. Sicherlich spielt die größte Rolle, ob die akute Erkrankung rechtzeitig entdeckt und streng behandelt wird. Unter unseren 71 akuten diffusen Glome-

rulonephritiden sind 3 chronisch geworden. Unter unseren 70 chronischen Fällen
hat keiner im akuten Stadium eine Krankenhausbehandlung erfahren. In den
meisten Fällen mag daher das unzweckmäßige Verhalten der Kranken, namentlich
vorzeitiges Aufgeben der strengen Bettruhe daran schuld sein, daß die akute
Erkrankung nicht ausheilt. Es sind nämlich keineswegs nur die als schwer
imponierenden Formen, welche chronisch werden. Nur in einem sehr kleinen Teil
der Fälle ist es die Intensität des Prozesses, welche eine Ausheilung unmöglich
erscheinen läßt. So erscheint eine Restitutio ad integrum ausgeschlossen bei
denjenigen schweren Formen, die der Anatom als extrakapillär bezeichnet,
bei denen die Entzündung zu starker Proliferation des Kapselepithels und zu
ausgedehnter „Halbmondbildung" geführt hat. Wir haben aber den Eindruck gewonnen, daß auch diese schweren Grade der Entzündung nur dann
erreicht werden, wenn die Nephritis zu spät erkannt und behandelt wird.

Diese besonders schweren Formen werden auch, wenn sie das akute Stadium
überleben, nicht alt, und man kann annehmen, daß diejenigen Nephritiden,
die in ein jahrelang dauerndes, chronisches Stadium übergehen, alle vorwiegend
intrakapillär sich abspielen.

Einteilung. Der natürliche Verlauf einer chronischen Entzündung, die
nicht in Heilung übergeht, ist die allmähliche Verödung der sekretorischen
Elemente, und das natürliche Ende dieses Vorganges, der je nach der Intensität
der akuten Entzündung sehr verschieden rasch verlaufen kann, ist die Insuffizienz des Organes, mit der das Leben des Individuums nicht mehr vereinbar ist.

Zwei Tatsachen sind nun für das Verständnis der chronischen Nephritiden
von fundamentaler Bedeutung.

1. Die Niere kann diffus entzündlich erkrankt und doch funktionell ausreichend leistungsfähig sein. Die Folge davon ist, daß es eine chronische Form
der Nephritis gibt, die jahre- und jahrzehntelang nicht zu Niereninsuffizienz führt.

2. Bei chronischer diffuser Nephritis kann der minder schwer geschädigte
Teil der Niere sich erholen, sich regenerieren, und für die Funktion des aus-
gefallenen Teiles kompensatorisch eintreten, wobei anatomisch Hypertrophie
der erhaltenen Glomeruli und Erweiterung der Kanälchen mit endothelartiger
Abplattung der Epithelien gefunden wird. Die Folge davon ist, daß es eine
chronische Form der Niereninsuffizienz gibt, die lange Zeit durch Mehr-
leistung des Nierenrestes kompensiert werden kann, ehe das Stadium
der absoluten Niereninsuffizienz den Tod herbeiführt.

Je nach dem Grade und der Ausdehnung der Entzündung kann dieses
Ende schon im subakuten, chronischen oder ganz chronischen Stadium eintreten, d. h. nach Wochen, Monaten oder vielen Jahren. Das anatomische
Substrat der klinisch in die Erscheinung tretenden Niereninsuffizienz kann
daher sehr verschieden sein, und in einer stark vergrößerten, normal großen,
kaum verkleinerten oder enorm geschrumpften Niere bestehen. Für den Arzt
kommt es aber nur darauf an, zu wissen, ob die Leistung der Niere nach Ablauf
der akuten Entzündung genügt oder nicht, und da die Funktion versagen kann,
wenn die Niere noch groß ist, so hat es keinen Sinn, die chronischen Nephritiden
etwa nach dem makroskopisch-anatomischen Befund in geschrumpfte Nieren
und nicht geschrumpfte einzuteilen und die „sekundären Schrumpfnieren"
von den chronischen Formen abzutrennen. Wohl aber können wir die chronischen diffusen Glomerulonephritiden nach dem funktionellen Verhalten
in zwei große Gruppen oder Stadien einteilen, in Formen mit relativ ungestörter
Funktion und Formen mit gestörter Funktion, d. h. in ein früheres, II. und ein

späteres, III. Stadium, wobei wir das akute als I. Stadium rechnen. Dabei müssen wir uns aber zweierlei klar machen:

1. daß fließende Übergänge bestehen und bestehen müssen, weil jede chronische Glomerulonephritis schließlich in das spätere Stadium der Niereninsuffizienz übergehen muß, falls der Träger es erlebt;

2. daß das spätere Stadium der chronischen Insuffizienz sehr verschieden früh eintreten kann; es kann sich unmittelbar an das Abklingen des akuten Prozesses anschließen, oder sich erst nach vielen Jahren ganz allmählich aus dem chronischen Stadium entwickeln.

Es erscheint unlogisch, daß wir auf der einen Seite ein III., ein Spät- oder Endstadium, als das Stadium der Niereninsuffizienz von den „chronischen" Nephritiden abtrennen, auf der anderen Seite relativ frische „subchronische" Fälle ohne Schrumpfung zum Endstadium hinzurechnen, während der Pathologe überhaupt nur „chronische Formen" anerkennen kann. Aber gerade hier leistet die funktionelle Betrachtung mehr, wie die rein anatomische. Naturgemäß sehen wir, da ja die Endstadien aus den chronischen Formen entstehen, alle Übergänge, und es wäre verkehrt, eine scharfe Grenze zwischen den chronischen Nephritiden und ihren Endstadien ziehen zu wollen. Immerhin finden wir an beiden Enden der Entwicklungsreihe Typen, die sich klinisch so deutlich voneinander unterscheiden, daß eine Unterscheidung und gesonderte Besprechung notwendig erscheint. Das wesentliche Unterscheidungsmerkmal ist aber das funktionelle Verhalten, nicht das makroskopisch-anatomische.

Aber auch das histologische Bild gestattet wichtige Einblicke in die Entstehung der charakteristischen Funktionsstörung und meist auch ein richtiges Urteil über den Grad der Funktionsstörung, die intra vitam bestanden ist. In der Regel wenigstens lassen sich auch post mortem nach dem Grade der Zerstörung der Nierenarchitektur und der Erweiterung und Abplattung der restierenden Kanälchen die Formen mit Niereninsuffizienz (III. Stad.) von den chronischen Formen ohne Niereninsuffizienz (II. Stad.) gut unterscheiden, auch dann, wenn die Nieren bei letzteren schon geschrumpft, bei ersteren noch groß sind.

Wenn wir zum besseren Verständnis von den zahlreichen Zwischenstufen, und Übergängen absehen und etwas schematisierend nur die Typen, die Endglieder der Kette ins Auge fassen, so kann man sagen:

Bei der chronischen diffusen Nephritis im II. Stadium sind alle sekretorischen Elemente erkrankt, aber zum großen Teile noch an der Funktion beteiligt, in ihrer Gesamtheit noch leistungsfähig, die Nierenfunktion ist erhalten. Beim III. Stadium ist der größere Teil der sekretorischen Elemente ausgeschaltet und nur der minder schwer erkrankte Rest an der Funktion beteiligt.

Die Verkleinerung der sekretorischen Masse bedingt nun an sich auch bei gesundem Nierenrest einen gewissen Grad von — relativer — Niereninsuffizienz, der durch Maximalleistung des erhaltenen Parenchyms lange Zeit ausgeglichen werden kann. Aber die Sekretion zeigt alle Merkmale der „Diurese des Nierenrestes", die, stets ein Zeichen der latenten oder manifesten Niereninsuffizienz, sich durch den Verlust der Variabilität der Nierenfunktion auszeichnet.

Das wesentliche Merkmal der Funktionsstörung, die für das Endstadium charakteristisch ist, ist die Abnahme der Reservekraft der Niere, die Unfähigkeit, rasch Schwankungen in den Ansprüchen, die an die Niere gestellt werden, zu folgen. Der Nierenrest vermag nur wenig oder gar nicht die qualitative Zusammensetzung des Sekretes zu ändern, er kann nur quantitativ, durch

Vermehrung der Harnmenge eine Mehrausfuhr leisten. Und da auch diese
Fähigkeit, die Harnmenge in der Zeiteinheit zu steigern, beschränkt ist, so
wird die Mehrbeanspruchung nicht rasch wie beim normalen, sondern nur
verzögert beantwortet.

Die normale Niere arbeitet ökonomisch nach dem Prinzip der Arbeits-
teilung zwischen Knäueln und Kanälchen, erledigt rasch Mehranforderungen
mit Hilfe von Reservekräften, und die einen Elemente genießen zu Zeiten
der geringeren Inanspruchnahme gewissermaßen Ruhepausen.

Der insuffiziente Nierenrest arbeitet unökonomisch stets mit allen vorhandenen Elementen, die an Zahl reduziert, Tag und Nacht in Tätigkeit sind
und durch ein beständiges Mehrangebot stunden- und tagelang über Gebühr
belastet werden.

Die normale Diurese verläuft in Kurven, die dem Angebot parallel gehen,
die pathologische Diurese in einer geraden Linie, deren Höhe durch die Summe
des diuresefähigen Materials bestimmt, durch den Zeitpunkt der Zufuhr kaum
alteriert wird.

Das Pathognomonische des Endstadiums ist demnach die Form der Diurese,
die fehlende Variabilität der Nierenfunktion, wie wir sie experimentell (Bradford, Päßler und Heineke) bei weitgehender Verkleinerung der sekretorischen Fläche erzeugen können. Das äußerste Extrem dieser charakteristischen
Form der „Restdiurese" ist eine völlige Konstanz der auf die Zeiteinheit fallenden Urinportionen, sowohl nach Menge wie nach Zusammensetzung, Konzentration im ganzen und im einzelnen.

Zwischen diesen beiden Extremen der vollständig erhaltenen Variabilität
der Nierenfunktion bei der chronischen Nephritis (II. Stadium) und der vollständigen Konstanz der geschädigten Nierenfunktion bei den ausgesprochensten
Formen des III., des Endstadiums, finden wir naturgemäß alle Übergänge.
Wenn wir aber von den Zwischenstufen absehen, die aus dem chronischen
Stadium in das Endstadium übergehen, so können wir doch leicht von den
„chronischen" Formen des II. Stadiums diejenigen als III. Stadien abtrennen,
die sich dadurch auszeichnen, daß es nur schwer oder gar nicht gelingt, die
Niere zur Absonderung eines stärker konzentrierten Harnes zu veranlassen.

Diese Unfähigkeit der Konzentration, die das hervorstechende
Merkmal des „Endstadiums" (III.), d. h. des Stadiums der Niereninsuffizienz
bildet, ist aber nicht etwa eine einfache Funktion der Zeit, des Alters der Nierenerkrankung, sondern sie hängt in erster Linie ab von dem Grad, der Schwere der
Glomerulonephritis, und hier bestätigt die histologische Untersuchung wieder
die klinische Unterscheidung in weitgehendem Maße.

Von der Auffassung ausgehend, daß die Ausschaltung eines großen Teiles
der sezernierenden Elemente das funktionelle Verhalten, die „Restdiurese"
bedingt, haben wir dann, wenn auffallend früh, d. h. bereits nach Monaten
diese Form der konstanten Diurese beobachtet wurde, schon aus dem klinischen Verhalten den Schluß gezogen, daß der glomerulitische Prozeß nicht
nur intra- sondern auch extrakapillär verlaufen müsse, d. h. daß durch
starke Wucherung der Kapselepithelien ein großer Teil der Glomeruli quasi verschlossen, und damit diese, sowie die zugehörigen sekretorischen Elemente
ausgeschaltet werden. Umgekehrt haben wir bei chronischen Formen mit gut
erhaltener Funktion und genügender Konzentrationsfähigkeit oder solchen,
die erst spät, nach Jahren, zur Niereninsuffizienz kamen, klinisch eine intrakapilläre Form der Erkrankung angenommen. Die histologische Untersuchung hat diese Annahmen bis jetzt regelmäßig bestätigt und uns in der
Auffassung bestärkt, daß wir in der Konzentrationsunfähigkeit eine Funktion
der Diurese des Nierenrestes zu erblicken haben.

Wir können demnach bei solchen Fällen, die klinisch dem III., Endstadium, oder dem Stadium der Niereninsuffizienz entsprechen, anamnestisch aber sicher aus einer n o c h   n i c h t   w e i t   z u r ü c k l i e g e n d e n Nephritis hervorgegangen sind, eine subchronische oder chronische extrakapilläre Nephritis annehmen und von einer alten „sekundären Schrumpfniere" wohl unterscheiden.

Wenn wir danach wieder zur alten Stadieneinteilung von F r e r i c h s zurückkehren und die akute Nephritis als erstes, die chronische Nephritis ohne Niereninsuffizienz als zweites und das Endstadium der chronischen Nephritis mit Niereninsuffizienz als drittes Stadium bezeichnen, so tuen wir das nicht etwa in makroskopisch-anatomischem Sinne, sondern nur in klinischem, mit dem ausdrücklichen Vorbehalt, daß im II. Stadium schon stark geschrumpfte, im III. Stadium noch nicht geschrumpfte Nieren vertreten sein können, wenn auch die größere Mehrzahl der Fälle des III. Stadiums der „sekundären" Schrumpfniere entspricht.

a) Das II. Stadium der diffusen Glomerulonephritis.

Die chronischen Formen ohne Niereninsuffizienz.

Symptomatologie. Bei den nicht ausgeheilten diffusen Nephritiden des II. Stadiums mit erhaltener Suffizienz der Nierenfunktion ist es in erster Linie die P e r m a n e n z   d e r   p a t h o g n o m o n i s c h e n   B l u t d r u c k s t e i g e r u n g, die uns vermuten läßt, daß die Nephritis noch weiterbesteht. Wir finden aber auch hier wie im akuten Stadium (vgl. die Gegenüberstellung der maximalen Blutdruckwerte der drei Stadien auf S. 160) sehr verschiedene Werte, sowohl im allgemeinen, wie im besonderen, im einzelnen Falle.

Werte von 200 mm Hg wurden nicht häufig, Werte von 180 etwa in der Hälfte unserer 33 Fälle erreicht oder überschritten. Von diesen kamen aber manche im Laufe der Behandlung vorübergehend auf viel niedrigere Werte, die die obere Grenze der Norm erreichten. Die andere Hälfte der Fälle hatte Werte, die regellos im allgemeinen wie im einzelnen zwischen 120 und 180 schwankten und oft bis zur Norm herabsanken oder diese auch dauernd nur ganz wenig überschritten, solange sie sich in Krankenhauspflege befanden. Bei denjenigen, bei denen eine Nachuntersuchung möglich war, fanden wir in der Regel später wieder einen erhöhten Blutdruck.

Solche Fälle mit ganz geringfügiger Blutdrucksteigerung unter 130 mm Hg und bei Bettruhe normalen Werten bilden den Übergang zu den chronischen herdförmigen Nephritiden ohne Blutdrucksteigerung (vgl. S. 196), gegen die sich eine haarscharfe Grenze der Natur der Sache nach nicht ziehen läßt.

Daß der erhöhte Blutdruck bei interkurrentem Fieber oder bei eintretender Herzschwäche vorübergehend stark absinken kann, fanden wir auch bei diesen Formen bestätigt. Eine gewisse Labilität des Blutdrucks ist auch bei den Fällen, die in Krankenhausbehandlung und bei Bettruhe normale Werte erreichen, nicht zu verkennen. Die gelegentliche Beobachtung einer leichten Herzhypertrophie bei solchen Kranken mit scheinbar normalem Blutdruck ist wohl ungezwungener auf eine Neigung zu Hypertension im gewöhnlichen Leben zurückzuführen, wie auf eine durchaus hypothetische primäre Herzwirkung der chronischen Nephritis (S c h l a y e r).

Die Folgen der Hypertonie auf das H e r z treten bei dem II. Stadium der Nephritis stärker hervor, als bei dem akuten, aber doch meist weniger stark in die Erscheinung wie bei dem III. Stadium. Je stärker die Neigung ist zu Hypertonie, und je länger die Krankheit besteht, desto mehr tritt die Hypertrophie des Herzens, und zwar des linken Ventrikels in den Vordergrund.

Leichtere Grade von relativer Herzinsuffizienz, Atemnot beim Treppensteigen, Engigkeitsgefühl usw. kommen in diesem Stadium nicht selten zur Beobachtung. Die subjektiven und objektiven Erscheinungen gleichen dann denen der einfachen Hypertonie, die im letzten Hauptabschnitte eingehender geschildert werden sollen.

Sehr starke Hypertrophie des linken Ventrikels bildet die Ausnahme. Hypertrophie und Dilatation beider Ventrikel und Corda bovina wie bei der blanden Hypertonie sind bei dem II. Stadium der Nephritis eine Seltenheit und kommen wohl nur dann vor, wenn sich eine Arteriosklerose der Nierenarterien oder Gelegenheitsursachen, wie zum Beispiel starker Bierabusus, zur Nephritis gesellt.

Ödem. Das Ödem ist ebensowenig ein obligatorisches Symptom des II. Stadiums der Nephritis wie des I. Stadiums. Zahlreiche Fälle durchlaufen alle 3 Stadien ohne je wassersüchtige Anschwellungen gehabt zu haben. Im II. Stadium ist das Fehlen des Ödems auch dann die Regel, wenn das akute Stadium von starken Ödemen begleitet war; in einigen Fällen konnte vorübergehend leichte und rasch verschwindende Hydropsie beobachtet werden. In einer Reihe von Fällen dagegen bleibt die Neigung zur Hydropsie, die schon das akute Stadium ausgezeichnet hatte, in mehr oder weniger hohem Grade bestehen, und unter diesen behalten einige während des ganzen Verlaufes den „chronisch parenchymatösen" Charakter bei, der durch ausgebreitete Wassersucht charakterisiert ist, und den wir als nephrotischen Einschlag bezeichnet haben. Diese Fälle zeichnen sich auch durch das andere Symptom der Nephrose, durch die hochgradige Albuminurie und den Reichtum des Sedimentes an verfetteten (ev. doppelbrechenden) Epithelien aus und dokumentieren sich auch post mortem als „Mischformen" mit starker degenerativer Mitbeteiligung des Epithels.

Bei den meisten Fällen dieser Gruppe konkurrierte freilich auch eine allmählich zu Tode führende Herzschwäche als ödembeförderndes Hilfsmoment, und es ist bisweilen ganz unmöglich, intra vitam zu sagen, ob die Ödeme mehr renal oder mehr kardial bedingt sind.

So enorme Grade von Hydrops, wie sie sich noch bei Bartels beschrieben finden, die zu Glottis- und Lungenödem, Bersten der Haut, Gangrän des Scrotums geführt haben, kommen heute nicht mehr vor, weder bei den Nephrosen noch bei den Mischformen, nachdem wir gelernt haben, durch Einschränkung der NaCl und namentlich auch der Wasserzufuhr die Ödeme zu beherrschen.

Der Harn. Bei der chronischen Entzündung treten die Erscheinungen der akuten entzündlichen Vorgänge mehr zurück. Den hämorrhagischen Charakter behält der Harn nur in wenigen Fällen bei, es sind dies besonders die rezidivierenden Formen. Mikroskopisch findet man aber auch im II. Stadium sehr häufig rote und wohl stets weiße Blutkörperchen im Zentrifugat. Das Harnsediment enthält in der Regel auch Zylinder aller Art und um so mehr verfettete Elemente, je mehr der nephrotische Einschlag in die Erscheinung tritt, häufig aber auch verfettete Epithelien, ohne daß hochgradige Albuminurie oder Hydropsie auf stärkere degenerative Prozesse hinweisen.

Die Farbe des Harnes ist meist normal, es ist aber sehr auffällig, daß das Urobilin und seine Vorstufe im Harn nicht oder wenigstens nicht immer in gesteigertem Maße erscheinen, unter Bedingungen, unter denen beim normalen Urobilinurie nie vermißt wird. Insbesondere fehlt bisweilen das Urobilin selbst bei ausgesprochener Herzschwäche.

Der Eiweißgehalt ist bei den ödemfreien Fällen stets gering von Spuren bis 1 oder 2 $^0/_{00}$. Bei den „nephrotischen" Fällen mit Hydropsietendenz dagegen

finden wir genau wie bei den Mischformen des I. und III. Stadiums größere Eiweißmengen von 5—10—15⁰/₀₀. Wie wenig der Grad der Albuminurie ein Urteil
über die Schwere der Nephritis gestattet, zeigt beispielsweise der als Beispiel
mitgeteilte Fall XXI, der wegen schwerer Papillitis mit Blutdruckwerten von
211 mm Hg zur Aufnahme kam. Der Harn enthielt meist nur Spuren Albumen
bis zu einem Höchstwert von 0,3⁰/₀₀ (vgl. S. 153).

Die Nierenfunktion. Damit, daß wir als II. Stadium der Glomerulonephritis
das Stadium ohne Niereninsuffizienz vom III. Stadium mit Niereninsuffizienz
abtrennen, ist nicht gesagt, daß in dem II. Stadium die Nierenfunktion gar
nicht gestört wäre. Es gibt zwar darunter eine ganze Reihe von Fällen, welche
keinerlei Störung der Funktion erkennen lassen, die Mehrzahl weist aber doch
leichte Störungen auf, und wir finden naturgemäß alle Übergänge zum III. Stadium,
da sich auch hier eine scharfe Grenze nicht ziehen läßt und ziehen lassen kann.
Der Funktionsausfall ist aber nicht so hochgradig, daß der Organismus gezwungen wäre, zu der kompensatorischen Form der Diurese, der Polyurie
zu greifen. Die Variabilität der Nierenfunktion ist, wenn auch vielleicht schon
mehr oder weniger eingeschränkt, im großen und ganzen erhalten, und das
drückt dem II. Stadium den Stempel auf.

Dem entsprechend besteht noch keine ausgesprochene Polyurie, dagegen
finden wir im II. Stadium schon häufiger eine Verschiebung der Diurese auf
die Nacht, eine Nycturie, die zum Teil schon ihren Ursprung haben kann in ungenügender Tagesausscheidung, zum Teil aber wohl auch kardialen Ursprungs
ist. Eine sichere Unterscheidung ist hier nicht möglich. Eine wesentliche
Vermehrung des Nachtharnes gegenüber der Tagesmenge spricht für eine kardiale Komponente.

Der Wasserversuch ergibt in der Regel, daß die Fähigkeit, schnell
größere Wassermengen auszuscheiden, wenig gelitten hat. Aber auch hier
deckt eine feinere Analyse schon Störungen auf, insofern als die ½-stündigen
Einzelportionen kleiner werden als bei Gesunden, und die Ausscheidung zwar
auch in 4 Stunden quantitativ ziemlich vollständig erfolgt, aber qualitativ
in weniger steiler Kurve verläuft.

Andererseits finden wir bei Fällen, die dem I. Stadium noch näher stehen
als dem III., dem Endstadium, auch gelegentlich eine überstürzte und überschießende Wasserausscheidung, wie wir sie bei manchen akuten Formen beobachtet haben (Übererregbarkeit?).

Daß bei Ödembereitschaft, sei sie kardialen oder renal-nephrotischen
Ursprungs, der Wasserversuch nicht quantitativ verwertet werden kann, versteht sich nach dem im vorhergehenden Kapitel Gesagten von selbst.

Noch besser als durch den Wasserversuch wird das Erhaltenbleiben der
Variabilität der Nierenfunktion durch den Konzentrationsversuch erwiesen.
Dessen Ausfall ist als maßgebend dafür anzusehen, ob eine chronische Nephritis
sich im II. oder III. Stadium befindet. Die Konzentrationsfähigkeit ist im II. Stadium erhalten, bisweilen normal, bisweilen schon leicht, in einigen Fällen, die
den Übergang zum III. Stadium bilden, schon deutlicher geschädigt. Auch hier
haben wir natürlich keine scharfen Grenzen zu erwarten, sondern eine fortlaufende Entwicklung.

Dementsprechend finden wir im II. Stadium auch in der Regel eine sehr
gute oder mindestens genügende NaCl und N-Ausscheidung. Werte von
1—1,5% NaCl bilden die Regel bei Na Cl-Belastung, und auch die Stickstoffkonzentration, die bis zu 2,4% beobachtet wurde, sinkt nicht unter 1%, so daß
es bei genügender Harnmenge nicht zu einer Erhöhung des Reststickstoffes
kommen kann. Auch hier kommen Ausnahmen vor, z. B.: Erhöhung des RN

bei einer akuteren Exazerbation, oder bei Fällen, die gar nicht ernstlich aus dem akuten Stadium herausgekommen sind, oder sub finem bei Herzschwäche.

Als Regel gilt aber die wichtige Tatsache, daß das II. Stadium der Nephritis ohne Erhöhung der N-Schwelle im Blute verläuft, was ja eigentlich gleichbedeutend ist mit der Definition des II. Stadiums als chronisches Stadium ohne Niereninsuffizienz. Ob dieses Fehlen der RN-Erhöhung im Blute die Ursache dafür ist, daß noch nicht die kompensatorische Polyurie einsetzt, die das III. Stadium charakterisiert, das wagen wir nicht sicher zu entscheiden. Doch scheint uns Manches für diese Annahme zu sprechen.

Die Schlayerschen Methoden ergeben keine Anhaltspunkte, um dieses II. Stadium der chronischen Nephritis nach den beiden anderen Stadien einerseits oder nach der differentialdiagnostisch am meisten in Betracht kommenden sclerotischen Hypertonie andererseits zu unterscheiden.

Die Jodausscheidung ist meist normal, bei manchen Fällen mit oder ohne nephrotischen Einschlag verlängert. Sie war in einem Falle, bei einer sehr leichten Form von bester Funktion, ohne ersichtlichen Grund auf 92 Stunden verlängert, in einem anderen Falle von chronischer Nephritis bei Pleuritis auf 100 Stunden, um nach Abheilung der Pleuritis auf 56 Stunden zurückzukehren.

Die Milchzuckerausscheidung ist bisweilen gut, oder fast gut, trotzdem das vaskuläre Symptom der Blutdrucksteigerung vorhanden ist. In anderen Fällen besonders auch bei bestehender Ödembereitschaft oder Herzschwäche stark verlängert.

Augenhintergrund: Die charakteristischen nephritischen Augenhintergrundsveränderungen kommen im II. Stadium etwas häufiger vor, wie im ersten, aber nur bei Fällen mit exzessiver Blutdrucksteigerung. In einem Falle (Beisp. XXI) wurde eine schwere Papillitis beobachtet, die auf dem einen Auge ausheilte, auf dem anderen zu atrophischen Veränderungen führte.

Urämie. Im 2. Stadium der Nephritis kommen die echte Urämie bzw. Azotämie des III. Stadiums nie, die eklamptischen Insulte des I. Stadiums sehr selten zur Beobachtung. Man wird aber geneigt sein, die gelegentlich geklagten Kopfschmerzen als eklamptische Äquivalente zu deuten, besonders dann, wenn eine Erhöhung des Lumbaldruckes sich nachweisen läßt. Nur ein Fall von chronischer (vaskulärer ?) Nephritis, der klinisch in das 2. Stadium gehört, anatomisch aber sich nicht sicher in die diffusen Glomerulonephritiden einordnen läßt, starb unter dem Bilde einer echten Eklampsie.

Verlauf und Ausgang. Da das wesentlichste Kennzeichen des II. Stadiums in dem Fehlen der Niereninsuffizienz besteht, so liegt schon darin enthalten, daß diese Formen nicht an der Niere sterben. In den Fällen, die letalen Ausgang genommen haben, trat der Exitus einmal an einer interkurrenten Meningokokken-Meningitis, einmal an Eklampsie ein, in den übrigen Fällen an Herzschwäche. Gewöhnlich ist der Verlauf ein günstiger, und die chronische Nephritis des II. Stadiums wird Jahre und Jahrzehnte lang gut ertragen. Sicherlich erreichen manche Fälle überhaupt nicht das III. Stadium, bei anderen nimmt später oder früher die Konzentrationsfähigkeit ganz allmählich immer mehr ab, bis man von einem Übergang in das III. Stadium reden kann. Da dieses auch viele Jahre mit Hilfe der kompensatorischen Polyurie ertragen werden kann, so läßt sich überhaupt kein Urteil abgeben, in welchen Zeiträumen eine nicht ausgeheilte Nephritis, die mit erhaltener Variabilität der Nierenfunktion aus dem ersten Stadium hervorgeht, an Niereninsuffizienz zum Tode führt. Es wird die Sammlung der Erfahrungen Vieler und für den Einzelnen die Erfahrung eines ganzen Lebens nötig sein, um an der Hand von über Jahrzehnte sich erstreckenden methodischen Untersuchungen das Schicksal solcher Fälle und die Dauer der einzelnen Stadien, die Übergänge von dem einen in das andere zu verfolgen.

Die verschiedenen Verlaufsarten lassen sich nach unseren Erfahrungen etwa folgendermaßen gruppieren:

In einem Teil der Fälle wurde die chronische Nephritis als Nebenbefund entdeckt, oder sie wurden uns zur Beobachtung, weil Eiweiß gefunden worden war, überwiesen. In solchen Fällen fehlen gewöhnlich alle subjektiven Beschwerden.

In einer 2. Gruppe handelt es sich um chronisch rezidivierende Nephritiden, in denen ein neuer Nachschub von Hämaturie den Kranken in die Behandlung führt. Solche Fälle können leicht fälschlich für akute angesprochen werden, besonders dann, wenn noch keine ausgesprochene Herzhypertrophie nachzuweisen ist. Eine sehr genaue Erhebung der Anamnese ergibt aber, daß früher schon gleichartige Hämaturien oder ärztlich beobachtete Nierenentzündungen vorangegangen waren. Auf derartige Vorkommnisse hat Watson kürzlich hingewiesen, aus ihnen aber den irrigen Schluß gezogen, daß die meisten scheinbar akuten Nephritiden nur Rezidive latenter chronischer Nierenentzündungen seien.

In einer 3. Gruppe haben die Kranken fortdauernd Allgemeinbeschwerden, wie Kopfschmerz, Müdigkeit, Neigung zu Schwindel, die zum Teil auf chlorotische Blutbeschaffenheit oder auf die Hypertension und gesteigerten Lumbaldruck zurückzuführen sein mögen. Nicht selten wird gerade bei den chronischen Formen direkt über Schmerzen in der Nierengegend geklagt, die bisweilen einseitig, anfallsweise auftreten und erhebliche Grade erreichen können.

In einer 4. Gruppe ist das stets wiederkehrende oder nie verschwindende Ödem das Symptom, das den Kranken beunruhigt und in seiner Arbeitsfähigkeit beeinträchtigt oder ihn dauernd ans Bett fesselt. Nicht scharf zu trennen von dieser Gruppe sind die Fälle, in denen chronische Herzschwäche die Ödemtendenz steigert und ein schweres chronisch hydropisches Krankheitsbild hervorruft, in dem kardiale und renale Komponenten sich vermischen und überbieten, so daß schließlich sich nicht mehr entscheiden läßt, ob eine ante finem unter Erhöhung des RN eintretende Insuffizienz der Niere die Folge der Herzschwäche ist, oder die Folge der fortschreitenden Veröldung der Niere, deren Kompensation infolge der Herzschwäche ausbleibt. Solche Fälle können direkt als Übergangsformen aus dem II. in das III. Stadium aufgefaßt und bezeichnet werden.

Klinische Beispiele zur diffusen Nephritis.

II. Stadium.

XIX. Wint....er, Anna, 27 Jahre alt, Ehefrau.

Anamnese: Patientin hatte als Kind Lungenentzündung, desgleichen im April 1912. Vor 4 Jahren, in der dritten **Schwangerschaft** trat Eklampsie auf. Der Harn enthielt dabei 2 %₀₀ Albumen, granulierte Zylinder, Nierenepithelien und Leukocyten. Nach 9 Tagen war der Harn eiweißfrei, und es fanden sich keine Formelemente mehr (Arztbericht des Wöchnerinnenasyls Mannheim). Nach ca. 3 Wochen nahm Patientin die Arbeit wieder auf, dabei bemerkte sie eine Verschlechterung des Sehvermögens. Es war ihr häufig so, als ob ein Schleier über beiden Augen liege. Dies veranlaßte sie, zum Augenarzte zu gehen, der ein Nierenleiden feststellte. Nach Verlauf von 6 Wochen jedoch war das Sehvermögen wieder gut. In den letzten 4 Jahren war Patientin noch mehrfach gravid, wurde aber jedesmal im 5.—6. Monat wegen Nierenleidens künstlich entbunden. Beschwerden von seiten des Nierenleidens will Patientin aber nicht gehabt haben.

Januar 1913 bekam Patientin plötzlich Schmerzen beim Atmen auf der Brust, der Arzt stellte eine Rippenfellentzündung fest und schickte sie zum Krankenhaus.

Status praesens vom 27. I. 1913.

Mittelgroße, grazil gebaute Patientin, in unternormalem Ernährungszustand. Blasse, gelbliche Gesichtsfarbe. Keine Ödeme.

Kopf und Hirnnerven: Ohne Befund.

Augenhintergrund: Verengte und geschlängelte Gefäße. Residuen einer alten Chorioiditis, keine Retinitis albuminurica.

Pleuritis exsudativa sinistra. Herz: Spitzenstoß im 4. und 5. J. C. R., nicht deutlich hebend. Herzmaße: 4,0: 8,7. Leichter Vorschlag vor dem 1. Ton an der Spitze. Akzentuation der beiden 2. Basistöne. Keine Geräusche. Herzaktion regelmäßig, Frequenz um 90. Peripherer Puls gut gefüllt, stark gespannt.

Abdomen und Extremitäten: Ohne Befund.

Reflexe: Patellarreflexe gesteigert.

Urin: Enthält $\frac{1}{2}$ $^0/_{00}$ Albumen, kein Zucker, kein Blut.

Sediment: Ohne Befund.

Verlauf: Schneller Rückgang des linksseitigen Pleuraergusses.

Entlassung am 22. II. 1913.

Blutdruck: In den ersten Tagen 178 und 175 mm Hg.

Weiterhin schwankend zwischen 140 und 158 mm Hg, vereinzelt auch 137 und 135 mm Hg. Nachdem Patientin das Bett wieder verlassen hat, steigt er auf 166 und 170 mm Hg wiederum an.

Harnmenge: Entspricht der Flüssigkeitszufuhr, dabei Gewichtskonstanz. Nur in den ersten Tagen bei Abnahme des Pleuraergusses mäßige Gewichtsverminderung.

Wasserversuch: In 4 Stunden werden 1354 ccm Urin entleert. Größte Einzelportion nach 1 Stunde: 480 ccm.

Konzentrationsversuch: Nach 2tägiger Durchführung höchstes spezifisches Gewicht **1022**. Pat. verliert dabei 2,3 Kilogramm an Gewicht.

Albumen: 0,2 bis 0,5 $^0/_{00}$.

Das Sediment enthält niemals Erythrocyten. Bei einer Untersuchung einige hyaline Zylinder, niemals verfettete Nierenepithelien.

Na Cl- Ausscheidung: Höchst beobachtete Konzentration 1,06 %.

Stickstoffausscheidung: Höchst beobachtete Konzentration (gelegentlich des Konzentrationsversuchs) **1,49 %**.

Rest- Stickstoff: Zu Anfang 25 mg %, bei Entlassung 30 mg %.

Jodausscheidung: Zu Anfang 100 Stunden, später 56 Stunden.

Milchzucker-Ausscheidung: Qualitativ und quantitativ 6 Stunden. Menge 60 %.

Klinische Diagnose: chronische diffuse intrakapilläre Nephritis im II. Stadium.

XX. Grun.., Wilhelm, 38 Jahre alt, Schlosser.

Anamnese: Pat. hatte mit 12 Jahren **Halsentzündung,** litt daran anschließend an **Nierenentzündung.** Gesicht und Beine waren geschwollen, der Urin war ein ganzes Jahr lang blutig gefärbt. Der Harn soll angeblich sehr viel Eiweiß enthalten haben, und auch nach Verlauf eines Jahres war er noch nicht ganz eiweißfrei.

Im 18. Lebensjahre trat infolge einer Drüsenoperation wiederum Blut im Urin auf, das nach ungefähr $\frac{1}{2}$ Monat wieder verschwand. Seitdem wird Pat. häufig von Kopfschmerzen befallen, war aber sonst beschwerdefrei, bis Mitte Februar 1912. Damals erkrankte er mit Fieber und Schüttelfrost, und es trat wieder Blut im Urin auf. Im Laufe des Jahres 1912 befand er sich wegen Hämaturie und wegen häufigen Kopfschmerzes mehrfach in Behandlung. Es wurde eine Vergrößerung des Herzens und Nierenerkrankung festgestellt. Am 30. XII. 12 soll aber bei der Entlassung aus der Behandlung der Harn kein Blut und kein Eiweiß mehr enthalten haben. Am 9. I. 13 Durchnässung, Frost und allgemeines Unwohlsein. Pat. verspürte Kopfschmerzen und Schmerzen in der linken Rückenseite. Der Urin sah angeblich rotbraun aus.

Pat. kommt deswegen am 11. I. 13 zur Aufnahme.

Er gibt an, nachts 1—2mal Wasser lassen zu müssen. Seine hauptsächlichsten Beschwerden sind: Kopfschmerzen, Schlaflosigkeit und Stechen in der linken Rückenseite.

Status praesens vom 11. I. 13:

Mittelgroßer Mann, in gutem Ernährungszustand. Keine Ödeme, Schmerzempfindlichkeit des Kopfes auf Beklopfen in der Stirngegend, sonst Kopf- und Hirnnerven ohne Befund.

Operationsnarben am Halse und in der linken Axilla.

Normaler Lungenbefund.

Herz: Spitzenstoß in der Mammillarlinie, Dämpfung nach links verbreitert, 1. Ton an der Spitze unrein. Aktion regelmäßig, Frequenz 80.

Abdomen: o. B., rechte Lendengegend druckempfindlich, Reflexe normal.

Verlauf: Blutdruck: am 1. Tage 185, dann 147 bis 150, einmal auch 132, bei der Entlassung am 23. I. 156 mm Hg.

Wasserausscheidung: Bei geringer Zufuhr kleine, bei reichlicher Zufuhr große Harnmengen (bis 3390 ccm).

Wasserversuch am 13. I.: 2483 ccm in 4 Stunden, größte halbstündige Einzelportion 470 ccm, 2 ½ Stunden nach Beendigung der Flüssigkeitszufuhr. Am 21. I. 2010 ccm in 4 Stunden, größte halbstündige Einzelportion 488 ccm 1 Stunde nach Beendigung der Flüssigkeitszufuhr.

Konzentrationsversuch: 1029 !

Albumen: Höchstens 0,2 %₀.

Harnsediment: Enthält vereinzelt Zylinder, wenig Leukocyten, einige Erythrocyten, keine verfetteten Epithelien.

NaCl-Ausscheidung: Bis 1,44 %.

N-Ausscheidung: Bis 1,03 %.

Jod-Ausscheidung: 33 Stunden.

Rest-N 28 mg %.

Augenhintergrund: Normal.

II. Aufnahme am 11. II. 13 wegen Kopfschmerz, Müdigkeit und Rückenschmerzen.

Befund: Wie früher, keine Ödeme.

Blutdruck: 140 bis 156 mm Hg.

Wasserversuch: In 4 Stunden 1640 ccm, größte halbstündige Einzelportion 1 Stunde nach Beendigung der Flüssigkeitszufuhr 430 ccm.

Konzentrationsversuch: 1030.

Der Harn enthält eine Spur Albumen, einige Erythrocyten und Leukocyten, keine Zylinder.

Jod in 40 Stunden ausgeschieden.

21. II. 1913 entlassen.

III. Aufnahme. Am 23. IV. 13 wiederum aufgenommen mit Kopfschmerz und Herzklopfen. Keine Ödeme.

Blutdruck: 144 bis 162 mm Hg.

Wasserversuch: 2328 ccm.

Albumen: Bis ½ %₀.

Im Harnsediment zuerst vereinzelte Erythrocyten, später nur noch wenig Leukocyten, nie Zylinder.

Nach 14 tägiger Behandlung entlassen.

Klinische Diagnose: chronische diffuse (rezidivierende) intrakapilläre Nephritis im II. Stadium.

XXI. Bonn....ter, Josef, 23 Jahre alt, Fabrikarbeiter.

Anamnese: Pat. erinnert sich an keine Kinderkrankheiten, insbesondere hatte er niemals Scharlach. Vor 5 Jahren Blinddarmentzündung, Operation. Vor 3—4 Jahren schwere Halsentzündung, seitdem öfters Attacken von Halsentzündung, aber stets leichteren Grades. Zeichen einer Nierenentzündung sollen niemals bestanden haben. Im übrigen war Pat. vollkommen gesund und arbeitsfähig bis zum Juni 1912. Seitdem fühlt er sich leicht abgeschlagen und müde. Gleichzeitig bemerkte er ein anfangs leichteres, allmählich immer heftiger werdendes Kopfweh, besonders im Hinterkopf, von drückendem Charakter, das ihn Tag und Nacht quälte, so daß er schließlich vollkommen schlaflos wurde. Mit dem Kopfschmerz stellte sich eine starke Abnahme des Sehvermögens ein, zunächst am linken Auge, dann aber am rechten, so daß er schließlich nicht mehr lesen konnte und seine Arbeit aussetzen mußte. Herzbeschwerden hat er niemals verspürt. Eine Schwellung der Füße oder des Gesichts wurde nicht beobachtet. Die Sehstörung steigerte sich derart, daß Pat. schließlich nur noch Lichtschein bemerkte, die Kopfschmerzen wechselten weiterhin an Intensität, waren zuweilen vollkommen verschwunden. Pat. lag dauernd zu Bett. Beim Versuche, aufzustehen, verspürte er starken Schwindel. Seit 16 Wochen Krankenhausbehandlung. Salzfreie Nahrung, Bäder und Injektionen. Das Sehvermögen hat sich in letzter Zeit wieder gebessert, jedoch nur am rechten Auge. Pat. klagt zurzeit über Kopfschmerz von wechselnder Intensität, gelegentliche Schwindelanfälle und Müdigkeitsgefühl. Die Urinausscheidung betrug dauernd 1500 bis 2000 ccm pro die. Der Harn enthielt stets etwas Eiweiß; kein vermehrter Durst.

Status praesens vom 17. II. 1913:

Ziemlich großer Mann, in reduziertem Ernährungszustand. Keine Ödeme. Mäßig ausgesprochene Blässe der Haut. Keine Schmerzhaftigkeit im Bereich des Kopfes auf Druck oder Beklopfen.

Augen: Frei beweglich, kein Nystagmus. Linke Pupille enger, wie die rechte. Licht- und Konvergenzreaktion beiderseits vorhanden, links etwas geringer, wie rechts. Sehschärfe rechts nur wenig, links stark vermindert (Fingerzählen).

Augenhintergrund: (Dr. Bahr) Rechts „Stauungspapille" in Rückbildung. Man sieht noch deutlich einzelne Gefäße in Exsudat eingebettet. In der Makulagegend einige weiße Streifchen, die aber nicht die typische Anordnung wie bei der Retinitis albuminurica zeigen.

Links ausgesprochene Stauungspapille, außerdem lebhaft weiß aussehende Streifen und Fleckchen in der Umgebung der Papille und in der Makulagegend. Auch hier keine typische Spritzfigur.

Tonsillen hypertrophisch, rechte größer als linke, zerklüftet, in der rechten einzelne weißliche Fleckchen.

Lunge: Ohne Befund.

Herz: Spitzenstoß in der Mamillarlinie, in 5. J. C. R., deutlich verstärkt und hebend. Orthodiagraphische Herzmaße: 3 : 7,7 : 18,8 cm.

1. Ton an der Spitze von einem kurzen Geräusch begleitet, und zuweilen mit einem Vorschlag versehen. Systolisches Geräusch an der Herzbasis bei weitem lauter, wie an der Spitze. Es ist hier von schabend kratzendem Charakter. Starke Akzentuation des 2. Aortentons. Herzaktion regelmäßig, Frequenz bis 120.

Abdomen und Extremitäten ohne besonderen Befund. Normale Reflexe.

Verlauf: Bietet keine Besonderheiten. Der allgemeine Zustand besserte sich etwas während der mehrwöchigen Beobachtung. Die Kopfschmerzen verminderten sich, der Appetit war aber dauernd schlecht, und Pat. litt unter auffallend starken Schweißausbrüchen. Im objektiven Befund trat keine Änderung ein, die Pulsfrequenz blieb dauernd hoch, überschritt häufig 120, steigerte sich manchmal bis gegen 140.

Am 12. IV. 1913 wurde Pat. entlassen.

Der Blutdruck betrug am Aufnahmetag 211 mm Hg. Binnen 4 Tagen sank er bis auf 178 und schwankte dann zumeist um 180. In der dritten Behandlungswoche stieg er wieder auf 200 und mehr, bis 226, sank auch wieder auf 190, vereinzelt ca. 180 mm Hg ab.

Wasserausscheidung: Entsprach stets der Zufuhr. Das Körpergewicht zeigte keine gröberen Schwankungen. Im Verlaufe der Beobachtung nahm es ganz langsam um 2 kg ab.

Wasserversuch: 22. II. in 4 Stunden 645 ccm, größte halbstündige Einzelportion 235 ccm, am 25. III. : 295 ccm, alle Einzelportionen ziemlich gleich, am 7. IV. 955 ccm, größte Einzelportion 340 ccm (nach Digitaliskur). Das spezifische Gewicht variierte entsprechend den Harnmengen. Im Konzentrationsversuch erreichte es maximal 1028.

Albumen enthielt der Harn zumeist 0,1 bis 0,2, maximal 0,3 °/₀₀ häufig enthielt er nur Spuren.

Das Sediment wies stets hyaline und granulierte Zylinder auf, bald nur vereinzelte, bald zahlreiche. Verfettete Epithelien wurden fast stets gefunden. Erythrocyten waren fast dauernd in geringer Zahl vorhanden. Während der Entzündung der Wundflächen nach Tonsillotomie reichlichere Blutbeimengung zum Harn.

Na Cl- Ausscheidung: Maximal 1,12 %.

N- Ausscheidung: Bis 2,4 %.

Rest- N: am 18. II.: 19 mg %.

Jod- Ausscheidung: 37 Stunden, 44 Stunden.

Milchzucker - Ausscheidung: Qualitativ 10 Stunden, quantitativ 9 Stunden, Menge 85,4 %.

Klinische Diagnose: Chronische diffuse intrakapilläre Nephritis im II. Stadium.

XXII. Ober...f, Heinrich, 31 Jahre alt, Hausmeister.

Anamnese: Pat. war gesund bis zum Sommer 1908. Damals bemerkte er nach einer militärischen Übung, daß er sich immer sehr müde und matt fühlte. Im Oktober desselben Jahres trat eine Schwellung der Füße auf, die nachts bei Bettruhe jedesmal wieder zurückging. Dabei deutliche Vermehrung der nächtlichen Harnmenge. Diese Schwellungen wurden in den letzten Wochen stärker, weshalb sich Pat. ins Krankenhaus aufnehmen läßt. Sonst ist er beschwerdefrei, leidet insbesondere nicht an Kopfschmerz, hat keine Atemnot und kein Herzklopfen.

Status praesens vom 22. II. 1909:

Mittelgroßer Mann, von kräftigem Körperbau, in gutem Ernährungszustand. Blässe der Haut und Schleimhäute. Geringes Ödem der linken Knöchelgegend und über dem Os sacrum. Kleiner Ascites.

Kopf und Hirnnerven ohne Befund.

Lunge ohne Befund.

Herz: Spitzenstoß im 5. J. C. R., in der Mamillarlinie. Geringe Linksverbreiterung der Dämpfung. Orthodiagraphische Herzmaße: 4,0 : 10,0 : 15,2 cm. Töne rein. 2. Aortenton akzentuiert.

Abdomen: Kleiner Ascites.

Extremitäten und Nervensystem ohne Befund.

Blutdruck: Anfangs **175** bis **185** mm Hg, dann zumeist 155, vorübergehend auch 165 und 175 mm Hg.

Wasserausscheidung: In den ersten 8 Tagen mit normalen bis etwas übernormalen Harnmengen die sehr geringe Zufuhr bedeutend überschießend. Dabei Abnahme des Körpergewichts um 5 kg und Schwinden der Ödeme und des Ascites. Dann entspricht die Harnmenge der Wasseraufnahme, und das Gewicht bleibt konstant. Nachdem Pat. wieder den größeren Teil des Tages außer Bett war, trat eine leichte Vermehrung des Körpergewichts auf, und es stellten sich wieder leichte Knöchelödeme ein, die aber bei reduzierter Flüssigkeitsaufnahme wieder verschwanden.

Die Wasserretention war aus einer Verminderung der Harnmenge nicht mit Sicherheit zu erkennen. Bei der Entleerung des Ödems übertrafen die Harnmengen unverkennbar die Menge des zugeführten Wassers.

Wasserversuche: Zur Zeit des Ödems 900 ccm, größte Einzelportion 198 ccm, später 1240 ccm, größte Menge 256 ccm.

Konzentration: **1026**.

Albumen: Am 1. Tage 10$^0/_{00}$, dann 6—7$^0/_{00}$, nach ca. 14 Tagen absinkend auf 2—3$^0/_{00}$, nach weiteren 4 Wochen 1$^0/_{00}$—2$^0/_{00}$. Bei der Neubildung von Ödem steigt der Eiweißgehalt des Harnes wieder auf 4—5$^0/_{00}$, sinkt dann wieder auf 1—2$^0/_{00}$.

Das Sediment enthielt dauernd zahlreiche Zylinder und vereinzelte Erythrocyten.

Die Kochsalz- und Stickstoffausscheidung stieg (ohne Belastung) auf 0,95 resp. 0,83 % an.

Pat. wurde am 20. V. 1909 gebessert entlassen.

Nachuntersuchung am 25. VI. 1909: Pat. fühlt sich ziemlich wohl, zuweilen sollen abends die Füße etwas angeschwollen gewesen sein.

Organbefund ohne Änderung.

Urin enthält stark Albumen. Das Sediment hyaline und granulierte Zylinder sowie rote Blutkörper.

Blutdruck: 140 mm Hg.

Auch weiterhin hatte Pat. keine ernstlicheren Beschwerden, außer ab und zu Kopfschmerz. Er war imstande, seinem Berufe als Hausmeister dauernd nachzukommen. Der Urin wurde häufig untersucht, er enthielt nie unter 1$^0/_{00}$ Albumen.

Am 2. II. 1912 erkrankte Pat. mit heftigen Kopfschmerzen, Mattigkeit, Abgeschlagenheit und Appetitlosigkeit. Nachts Schüttelfrost, mit folgendem Schweißausbruch. Am nächsten Tage blieb Pat. zu Bett, klagte nur über starke Kopfschmerzen, abends Erbrechen. In der darauffolgenden Nacht war er sehr unruhig, lag manchmal mit stark nach hinten gekrümmtem Kopfe da und delirierte. Morgens völliger Bewußtseinsverlust. Pat. wird mit der Diagnose Urämie zum Krankenhaus geschickt.

II. Aufnahme: Status praesens vom 4. II. 1912:

Pat. ist völlig benommen, reagiert weder auf Anruf, noch auf sensible Reize. Der Kopf ist in die Kissen zurückgebeugt, es besteht jedoch keine deutliche Nackensteifigkeit. Gelblichblasse Gesichtsfarbe. Gesicht nicht gedunsen, auch keine sonstigen Ödeme.

Keine deutliche Reaktion der Pupillen auf Lichteinfall.

Trockene belegte Zunge. Foetor ex ore. Cheyne-Stokessche Atmung.

Lunge: Ohne Befund.

Herzbefund wie früher. Frequenz 140. Temperatur 39,1.

Abdomen: Ohne Befund.

Ab und zu Zuckungen im rechten Arm. Kein erhöhter Muskeltonus.

Reflexe vorhanden, an der oberen Extremität nicht gesteigert, beiderseits Babinskisches Phänomen positiv.

Blutdruck: **209** mm Hg.

Lumbalpunktion: Der Liquor spritzt aus dem 45 cm hohen Steigrohr hoch empor. Er ist stark getrübt. Im Ausstrich massenhaft Leukocyten und intrazellulär gelagerte Gramnegative Diplokokken. Die nähere Untersuchung ergibt Diplococcus Weichselbaum.

$^3/_4$ Stunden später Exitus.

In dem der Blase nach dem Tode entnommenen Urin finden sich spärlich granulierte und hyaline Zylinder, einige rote Blutkörperchen und Leukocyten.

In dem sofort nach eingetretenem Tode entnommenen Blute beträgt der Rest-N 73 mg$^0/_{00}$.

Klinische Diagnose: Chronische diffuse intrakapilläre Nephritis im 2. Stadium und Meningokokkenmeningitis.

Sektionsbefund: Eitrige Meningitis. Subchronische intrakapilläre Nephritis. Herzhypertrophie.

Niere: Makroskopisch: Die linke Niere ist etwas vergrößert, ihr Gewicht beträgt 230 g. Die Kapsel ist leicht lösbar, die Oberfläche glatt, sie zeigt im ganzen eine graugelbliche Farbe. Bei genauerem Zusehen bemerkt man, daß sehr zahlreiche gelbliche Fleckchen und Stippchen in eine hellgelbliche Grundsubstanz eingesprengt sind. Die Substanz ist von ziemlich fester Konsistenz, die Rinde ist sehr breit, von graugelblicher, von intensiv gelblichen Fleckchen durchsetzter Farbe. Die Rinde hebt sich scharf gegen die etwas dunkleren, bräunlichen Pyramiden ab. Die rechte Niere ist etwas kleiner, zeigt im übrigen die gleichen Verhältnisse.

Mikroskopisch: Glomeruli sehr groß, starke Kernvermehrung. Viele Leukocyten, vielfach große hyaline Schollen. Wucherung des parietalen Kapselblattes gering. Halbmonde nur stellenweise. Glomeruli an manchen Stellen schon verödet. Beträchtliche interstitielle Bindegewebsentwicklung, vereinzelte Infiltrate, Zylinder. Im Kapselraum der Glomeruli vielfach Erythrocyten. Verfettungen mit Sudan nur wenig nachweisbar, dagegen im polarisierten Lichte reichlich doppelbrechende Substanz. Starke granuläre Degeneration. Gefäße an manchen Stellen intakt, stellenweise schon ganz ansehnliche hyperplastische Intimaverdickungen (s. Abbildungen 34, 35, 36 auf Tafel VII u. VIII).

XXIII. Sch...r, Otto, 29 Jahre alt, Bahnbeamter.

Anamnese: Pat. war gesund, bis zum November 1909. Damals **erkältete** er sich, wurde heiser und hatte Halsschmerzen und Husten. Es dauerte 6 Wochen, bis sich Pat. wieder wohl fühlte. Auch nachdem verspürte er immer noch Müdigkeit in den Beinen und bemerkte auch einmal, daß seine Augenlider etwas verdickt waren. Seine subjektiven Beschwerden waren aber nicht so stark, daß sie ihn veranlaßt hätten, zum Arzte zu gehen. April 1910 wollte sich Pat. in eine Lebensversicherung aufnehmen lassen. Bei der ärztlichen Untersuchung wurde das Vorhandensein von Eiweiß im Urin festgestellt. Nach längerer Bettruhe und Milchdiät trat keine wesentliche Besserung ein. Deshalb wies ihn der behandelnde Arzt in die medizinische Klinik der Universität Heidelberg ein. Daselbst wurde er vom 23. VI. bis 4. VIII. 1910 behandelt. Es wurde eine Gedunsenheit des Gesichtes, minimales Ödem an den Beinen, eine Verbreiterung des Herzens nach rechts und links, eine Blutdrucksteigerung auf 187 mm Hg festgestellt. Der Urin enthielt zu Anfang 5—7 $^0/_{00}$ Albumen, gegen Ende der ca. 6 wöchentlichen Behandlung 2—4 $^0/_{00}$ Albumen. Im Sediment fanden sich zahlreiche hyaline, weniger granuläre Zylinder. Pat. wurde gebessert entlassen und fühlte sich bis zum Sommer 1911 leidlich wohl. Seit Juli 1011 leidet er unter häufig auftretenden Atembeschwerden, die zeitweise sehr stark waren. In letzter Zeit waren die Atembeschwerden hier etwas geringer.

Pat. wird am 2. XI. 1911 dem Krankenhause überwiesen. Seit Beginn der Erkrankung hat er etwas vermehrten Durst, die Urinausscheidung soll immer normal gewesen sein. Seit Juli 1911 aber mußte Pat. nachts zwei- bis dreimal zum Wasserlassen aufstehen und sein Uringefäß war morgens voll. Krämpfe hat Pat. niemals gehabt, auch nie stärkere oder anhaltende Kopfschmerzen.

Status praesens vom 2. XI. 1911:

Mittelgroßer Mann, in reduziertem Ernährungszustand. Sehr blasse, gelbliche Hautfarbe. Keine sichtbaren Ödeme.

Kopf und Hirnnerven ohne Befund.

Leichte Dämpfung des Perkussionsschalles über dem unteren Teil der rechten Lunge L. h. und Reiben.

Herz: Spitzenstoß im 5. J. C. R., in der Papillarlinie, hebend. Orthodiagraphische Herzmasse: 3,8:11,5:17,0 cm.

Töne rein, präsystolischer Galopp, Akzentuation des 2. Aortentones. Herzaktion leicht arhythmisch, Frequenz erhöht, 118 p. M.

Radialpuls kräftig, leicht unterdrückbar, keine fühlbare Verhärtung des Arterienrohrs. Leber vergrößert, überragt um Handbreite den Rippenbogen. Lebhafte Sehnenreflexe.

Verlauf: Schlaflosigkeit, Husten und etwas Auswurf, vereinzelt Erbrechen aber kein Kopfschmerz. Nachts vorübergehend etwas Atemnot, vereinzelt Atemnot auch etwas stärker, so daß Pat. aus dem Bette geht. Tagsüber ist Pat. meist schläfrig und macht hin und wieder einen leicht benommenen Eindruck, ist immer müde und matt. Mitte November treten leichte Knöchelödeme auf, nachdem das Körpergewicht um 1,4 kg gestiegen ist. Am Tage, nachdem das Ödem bemerkt wurde, Angina mit Fiebersteigerung bis 38,8⁰. Unter Digipuratum Schwinden des Ödems und Gewichtsverminderung um 5,8 kg. In den ersten Tagen des Dezember Klagen über Schmerzen im Hinterkopf. Bis Ende Dezember ist das Körpergewicht wiederum 1,4 Kilo gestiegen. Es ist ein rechtsseitiger Pleuraerguß nachweisbar, der am 24. XII. punktiert wird. Es werden 1000 ccm Flüssigkeit entleert, sie enthält 4 $^0/_{00}$ Eiweiß und hat ein spezifisches Gewicht von 1010. Am 2. Januar 1912 nochmalige Punktion: 600 ccm, Eiweiß 5 $^0/_{00}$, spezifisches Gewicht 1010. Am 19. Januar Fieberanstieg auf 39,4: Bronchitis. Nach 4 Tagen Temperatur wieder normal. Am 30. I. 1912 wird Pat. auf Wunsch entlassen.

Blutdruck: In den ersten Tagen **198** bis 192 mm Hg. Nach Verlauf einer Woche sinkt er auf 160, dann weiterhin auf ca. 150 mm Hg, hält sich dann längere Zeit auf 153 bis 166 mm Hg, steigt Mitte Dezember auf 178, 186 bis 190 mm Hg; in den letzten 4 Wochen betrug er zumeist nahezu 190, vereinzelt bis 196 mm Hg.

Wasserausscheidung: Bei einer Gesamtflüssigkeitszufuhr von 1,5 Litern werden anfangs Urinmengen von 670—1000 ccm entleert, bei erhöhter Flüssigkeitszufuhr 1700 bis 2400 ccm, tritt keine Steigerung der Diurese ein, das Körpergewicht steigt aber nur um 1,4 kg, es treten Knöchelödeme auf. Auf Digitalis Harnmengen von 2800, 2200 ccm und Gewichtsabfall um 5,8 kg. Dabei Schwinden des Ödems. Weiterhin bei Flüssigkeitszufuhr von 1,5 bis 3,0 Liter normale Harnmenge.

Wasserversuch: Zur Zeit der Oligurie in 4 Stunden **160** ccm.

Wasserversuch: Zur Zeit der normalen Harnmenge am 6. XII. in 4 Stunden **760** ccm.

Wasserversuch: Zur Zeit der normalen Harnmenge am 15. I. 12 in 4 Stunden **1080** ccm.

Spezifisches Gewicht: Zur Zeit der Oligurie 1019 bis 1025, später den Harnmengen entsprechend 1007 bis 1020, meist 1015 bis 1018.

Konzentrationsversuch: Höchst erreichtes spezifisches Gewicht **1027**.

Albumen: Zur Zeit der Oligurie 6-9 $^0/_{00}$, später bei mittleren Urinmengen 4—5, bei größeren 2—3 $^0/_{00}$, im Fieber steigt der Eiweißgehalt des Harnes bis auf 11 $^0/_{00}$ an.

Sediment: Enthielt zu Anfang viele Zylinder, später weniger, aber auch bei guter Diurese zuweilen eine größere Anzahl, im Fieber sehr viele Zylinder und sehr reichlich Erythrocyten, die sonst meist überhaupt nicht oder nur in geringerer Anzahl gefunden wurden. Mehrfach wurden im Sediment auch verfettete Nierenepithelien festgestellt.

Na Cl- Ausscheidung: Höchst erreichter Wert 0,89 %.

N- Ausscheidung: Höchster Wert 1,27 %.

Rest- Stickstoff am 4. XI. 1911: 60 mg %, am 16. XI. 45 mg %.

Jod- Ausscheidung: Am 7. XI. 96 Stunden, am 16. I. 12 69 Stunden.

Milchzucker- Ausscheidung: Zuckerreaktion im Harne qualitativ 24 Stunden positiv, polarimetrisch 9 ½ Stunden Rechtsdrehung. Wiedergewonnene Menge 25 % der eingeführten.

Augenhintergrund: Gefäße verengt. Am linken Auge beginnende Spritzfigur an der Macula, rechts im Verlaufe einiger Gefäße mehrere punktförmige retinitische Veränderungen.

Schon wenige Tage, nachdem Pat. das Krankenhaus verlassen hatte, mußte er sich wieder in ärztliche Behandlung begeben. Er schlief schlecht, war appetitlos, hatte schlechten Geschmack im Munde, erbrach zuweilen, hatte großen Durst und nur geringe Urinmengen. Zweimal mußte aus der rechten Pleura durch Punktion Wasser abgelassen werden. Am 21. II. 1912 kam er wieder zum Krankenhaus.

II. Aufnahme. Status praesens vom 21. II. 1912:

Sensorium völlig frei, sehr dürftiger Ernährungszustand, große Schwäche. Pat. ist nur mit Mühe imstande, sich aufrecht zu halten. Schwerleidender Gesichtsausdruck, gelblichfahle Blässe. Nicht sehr starke, aber deutlich nachweisbare Ödeme an Knöcheln und Schienbeinen, am Rücken und an der Bauchhaut.

Augenhintergrund: Wie früher.

Sehr frequente, mühsame Atmung. Rechts Dämpfung bis über den Schulterblattwinkel heraufreichend. Über der Dämpfung abgeschwächtes Atemgeräusch. Diffuse Bronchitis.

Herz: Wie zuvor nach links verbreitert, Töne rein, arhythmische Aktion.

Abdomen: Hepar auctum.

Steigerung der Sehnenreflexe.

Verlauf: Punktion des Pleuraergusses, 1150 ccm, spezifisches Gewicht 1010. Esbach 5 $^0/_{00}$. Darauf Atmung freier und besseres Befinden. Starker Husten. Erhebliche Zunahme der Ödeme. Das Gewicht steigt binnen 5 Tagen um 4,5 Kilo. Die Urinmengen sind dabei 1100 bis 1500 ccm. Die Wasserzufuhr ist aber bei dem starken Durst sehr groß, bis 4500 ccm pro die. Auf Reduzierung der Flüssigkeitszufuhr auf 1000 bis 1500 ccm, Digitalis und Theozin steigen die Harnmengen bis auf 2,75 Liter an, die Ödeme gehen zurück und Pat. nimmt 5 kg ab. Weitere Punktionen der rechten Pleura 5 und 8 Tage nach der ersten: 1200 ccm, Esbach 2 resp. 3 $^0/_{00}$, spezifisches Gewicht 1010 und 1011. Der Pleuraerguß nimmt stets schnell wieder zu, sodaß auch weiterhin in ca. 8 tägigen Abständen Punktionen vorgenommen werden müssen. Der Eiweißgehalt und das spezifische Gewicht des Punktates bleiben sich ganz gleich. Nur in den letzten Wochen findet eine leichte Vermehrung des Eiweißgehaltes bis maximal 12 $^0/_{00}$ statt.

Nach dem Rückgang der Ödeme wird dem Patienten gestattet, wieder größere Flüssigkeitsmengen seinem Durste entsprechend zu sich zu nehmen. Die Urinmengen bleiben dabei deutlich gegenüber der Flüssigkeitsaufnahme zurück. Die Ödeme werden stärker und das Gewicht steigt, innerhalb von 14 Tagen um 5 ½ kg. Auf Digitalis prompter Diureseanstieg bis 2 ½ Liter und Rückgang, aber nicht völliges Schwinden der Ödeme. Digitalis täglich in kleiner Dosis hält dann dauernd die Diurese auf ausreichender Höhe, das Gewicht sinkt binnen 14 Tagen noch um weitere 2 Kilo. Am Tage nach dem Abschluß der protrahierten Digitalsverabreichung erfolgt auf zweimal 0,2 Theozin eine Diurese von 3750 ccm und an dem nächsten Tage ist Pat. nach einem Gesamtgewichtsverlust von 9,7 kg ödemfrei. In den nächsten Tagen jedoch bildet sich bei nicht merklich zurückbleibender Urinausscheidung wieder etwas Knöchelödem, und das Körpergewicht steigt wieder an. Strophantininjektionen bewirken eine leichte Erhöhung der Diurese, so daß das Gewicht etwas abnimmt. 2 Tage danach Auftreten einer linksseitigen Unterlappenpneumonie, es bildet sich Ascites, während das Beinödem fast völlig schwindet. Die Urinmengen sinken auf 850, 550, schließlich 200 ccm. Pat. verfällt, ist ab und zu bewußtlos, phantasiert, erkennt aber am Tage vor dem Tode noch seine Angehörigen; in den letzten Nacht wurden zuckende Bewegungen in der Hand bemerkt, Krämpfe traten nicht auf. In den letzten 2 Tagen dauerndes Erbrechen. Am 6. V. 1912 plötzlicher Exitus.

Während der ganzen Beobachtungsdauer hatte Pat. stets eine starke Neigung zu Erbrechen. Er erbrach häufig literweise. Sein Appetit war stets gering, die Schlaflosigkeit konnte zeitweise mit Erfolg bekämpft werden. Es bestand dauernd starker Durst.

Wasserversuch: Am 3. III. (z. Z. der Polyurie) in 4 Stunden 750 ccm, desgleichen am 15. III. (z. Z. leichter Oligurie) in 4 Stunden 265 ccm.

Das spezifische Gewicht des Harnes schwankte je nach der Größe der Harnmengen zwischen 1010 und 1022.

Auch im Konzentrationsversuch wurde kein höheres spezifisches Gewicht erreicht.

Albumen: Anfangs 10 ⁰/₀₀, bei reichlicher Diurese 5—6 ⁰/₀₀, selten 3—4 ⁰/₀₀, häufig wieder 6—7 ⁰/₀₀, bei kleineren Harnmengen vorübergehend auch 8, 9 und 11 ⁰/₀₀, bei Einsetzen der Pneumonie 12, 14 und 16 ⁰/₀₀.

Sediment: Enthält dauernd Zylinder, anfangs ziemlich reichlich Blut. Nach Verlauf von ca. 4 Wochen ist der Harn blutfrei und bleibt es bis zum Einsetzen der Pneumonie. Zu gleicher Zeit treten auch im Vergleich zu vorher massenhaft granulierte und hyaline Zylinder auf und sehr reichlich verfettete Nierenepithelien, die früher nur vereinzelt gefunden wurden.

NaCl-Ausscheidung: Höchstbeobachteter Wert 0,88 %.

N-Ausscheidung: Höchstbeobachteter Wert 1,03 %.

Rest-Stickstoff im Blute: 23. II. 62 mg; am 30. III. 33 mg, am 5. V. 155 mg %.

Jod-Ausscheidung: Am 1. III. 1912 48 Stunden, am 15. III. 73 Stunden, am 10. IV. 62 Stunden, am 15. IV. 61 Stunden.

Blutdruck: Bei der Aufnahme 152 mm Hg, in den ersten Tagen Anstieg auf 180 mm Hg, von da ab hält sich der Blutdruck dauernd auf dieser Höhe, vereinzelt sinkt er einmal auf 170 ab, vorübergehend, und zwar gerade zu der Zeit, als Pat. sich unter dauernden kleinen Digitalisdosen am besten befand, steigt er bis auf 190, 193 und 196 mm Hg an. Bei Auftreten der letalen Pneumonie Druckabfall auf 160 mm Hg., 2 Tage ante exitum Blutdruck nur noch 124 mm Hg.

Klinische Diagnose: Chronische diffuse intrakapilläre Nephritis des II. Stadiums im Übergang zum III. Stadium (sekundäre Schrumpfniere). Mischform? Chronische Pleuritis und Pneumonie. Herzschwäche.

Autopsie: Gesamtbefund: Chronische intrakapilläre Glomerulonephritis mit beginnender Schrumpfung. Herzhypertrophie. Stauungsorgane. Starke Arteriosklerose und Koronarsklerose. Croupöse Pneumonie des linken Unterlappens. Fibrinöse Pleuritis mit starkem Erguß rechts. Kompressionsatelektase des rechten Unterlappens. Bronchitis. Herzthromben.

Nieren: Sind etwas, aber nur ganz unbedeutend verkleinert, links 140, rechts 145 g. Die Kapsel haftet der Unterlage sehr fest an. Die Nierenoberfläche zeigt eine schwache, aber immerhin schon deutliche Granulierung und im ganzen eine bräunliche, durch einzelne gelbliche Fleckchen unterbrochene Farbe. Die Substanz ist ziemlich fest, die Schnittfläche von schmutzigbräunlicher Farbe. Die Zeichnung der Rinden- und Pyramidensubstanz ist völlig verwaschen.

Nieren mikroskopisch: Glomeruli vergrößert, starke Kernvermehrung, in den Schlingen Leukocyten, Schlingen vielfach verklebt, an vielen Glomerulis schon Entwicklung kleinerer und größerer hyaliner Schollen. Viele Glomeruli ganz oder nahezu verödet. Ziemlich beträchtliche Entwicklung von Granulationsgewebe. Stellenweise beginnende kompensatorische Erweiterung der erhaltenen Harnkanälchen. Beträchtliche Verfettung (ziemlich reichlich doppelbrechende Substanz) und starke hyalin-tropfige Degeneration an den Epithelien. An den Gefäßen ganz ansehnliche hyperplastische Intimaverdickung und Arteriosklerose.

b) Das III. (End-)Stadium der diffusen Glomerulonephritis.

Die chronischen Formen mit Niereninsuffizienz, einschließlich der „sekundären Schrumpfniere".

Das Krankheitsbild des Endstadiums der diffusen Glomerulonephritis, das bisher als sekundäre Schrumpfniere bezeichnet worden ist, ist ein außerordentlich typisches. Es entspricht demjenigen, das man seit Traube als das klassische Bild der Schrumpfniere schlechthin anzusprechen gewohnt ist.

Das pathognomonische Symptom ist die Störung der Nierenfunktion, die chronische, latente oder manifeste, relative oder absolute Niereninsuffizienz. Diese funktionelle Unterscheidung sieht ganz ab von dem Alter des Prozesses, der Größe der Niere, ihrer glatten oder granulierten Oberfläche und dem Grade der Schrumpfung. Denn die Formen, die klinisch die Merkmale der „sekundären Schrumpfniere" aufweisen, entsprechen keineswegs alle dem histologischen Bilde einer „ausgebrannten", stark geschrumpften Niere, sondern der Anatom kann noch eine relativ große, nicht oder kaum geschrumpfte Niere finden in Fällen, die funktionell dem Endstadium entsprachen, und umgekehrt eine relativ kleine und stark geschrumpfte Niere da vorfinden, wo der Kliniker nach dem funktionellen Verhalten von einer chronischen Nephritis des II. Stadiums gesprochen hat.

Es kann nicht genug hervorgehoben werden, daß wir am Krankenbett keinen Aufschluß darüber erhalten, ob und in welchem Ausmaße indifferentes Bindegewebe in der Niere sich entwickelt hat, und inwieweit eine Schrumpfung desselben eingetreten ist. Nur wenn uns das Alter des Prozesses aus der Anamnese genau bekannt ist, können wir darüber eine Vermutung äußern, z. B. mit Sicherheit eine Schrumpfung ausschließen, wenn wir das typische funktionelle Verhalten der „sekundären Schrumpfniere" schon ein Jahr nach der akuten Nephritis finden, oder mit Sicherheit Schrumpfung annehmen, wenn wir bestimmt wissen, daß das charakteristische Endstadium die Folge einer vor 10 oder 20 Jahren durchgemachten Nephritis darstellt. Klinisch, d. h. funktionell, können sich aber beide Fälle gleich verhalten, und die Unkenntnis der Anamnese macht eine Unterscheidung unmöglich.

Das Gros dieser Fälle wird allerdings repräsentiert durch die Fälle von sekundärer Schrumpfniere, die dem Krankheitsbilde der „fortschreitenden Nierenschrumpfung" entsprechen, das von Traube zuerst und meisterhaft geschildert worden ist.

Doch ist dieser möglichst zu vermeidende Begriff der sekundären Schrumpfniere weiter, denn er muß konsequenterweise alle Schrumpfnieren umfassen, die sich im Anschluß an eine primäre, ehemals akute Parenchymschädigung, sei sie degenerativer oder entzündlicher Art, entwickelt haben.

Symptomatologie. Wie bei dem ersten und zweiten Stadium, der akuten und chronischen Form der diffusen Glomerulonephritis, so gehört auch bei dem dritten, dem Endstadium, die Blutdrucksteigerung und Herzhypertrophie zu den obligatorischen Symptomen, ja sie rücken noch mehr in den Vordergrund. Und namentlich die Erscheinungen von seiten des Herzens verleihen dem klinischen Bilde — wenigstens in den älteren und vorgeschritteneren Fällen — das typische Gepräge der unter ausgesprochenster Beteiligung der Kreislaufsorgane verlaufenden klassischen Schrumpfniere.

Die Blutdruckwerte sind im allgemeinen höher als bei den chronischen Formen mit noch erhaltener Nierenfunktion. Werte von 160 — 170 werden selten, meist nur vorübergehend und nur in den früheren Stadien unterschritten, häufig überschritten. Wir haben in 14 von 37 Fällen Werte von über 200 gemessen, ja auch 250, 260 und 1mal 272 mm Hg gefunden.

Eine Gegenüberstellung der maximalen Blutdruckwerte der drei Stadien der diffusen Nephritis ist nicht ohne Interesse. Sie zeigt, daß die Blutdruckwerte nach dem Endstadium zu deutlich ansteigen. Wir finden im II. Stadium häufiger hohe Werte als im I. und im III. Stadium die ganz hohen Werte häufiger als im II. Stadium.

Tabelle VIII.

Maximale Blutdruckwerte	Zahl der Fälle des Stadiums		
	I	II	III
bis 160	46	11	5
161—180	14	6	8
181—200	6	11	10
201—240	1	5	9
240—272			5

Trotzdem erreicht die Herzhypertrophie bei diesen Kranken nur ausnahmsweise so hohe Grade wie bei den blanden Hypertonien, die auf dem Boden reiner Sklerose der Nierengefäße bei sonst gesunden und vollsaftigen Individuen entstehen.

Diese Beobachtung hat schon Jores gemacht und zur Unterscheidung der sekundären Schrumpfnieren von den primären, genuinen verwertet. Im einzelnen Falle kann jedoch dieses Merkmal sehr im Stiche lassen. Ganz unmöglich ist es aber, die hohen und höchsten Blutdruckwerte ausschließlich für die sogenannten genuinen Schrumpfnieren, d. h. für die Sklerosen, in Anspruch zu nehmen.

Histologisch ist freilich, besonders bei den stark geschrumpften Nieren des III. Stadiums der Glomerulonephritis auch eine Arteriosklerose der Nierengefäße etwas sehr Häufiges. Andererseits finden wir noch regelmäßiger eine Stickstoffretention im Blute, die gleichfalls den Blutdruck steigern kann, so daß es unmöglich ist, zu sagen, welcher der beiden pressorisch wirkenden Faktoren, oder ob beide dazu beitragen, den ohnehin bei allen chronischen diffusen Glomerulonephritiden erhöhten Blutdruck noch weiter in die Höhe zu treiben. Der Vergleich des klinischen Befundes mit dem anatomischen spricht mehr für den Einfluß der Arteriosklerose der Nierengefäße, welche bei den chronischen Glomerulonephritiden sehr hohe Grade erreichen kann. Er legt die Vermutung nahe, daß durch die „sekundären" Gefäßveränderungen eine weitere und dauernde Blutdrucksteigerung bedingt wird, welche sich auf die primäre, bescheidenere und weniger konstante Hypertension entzündlichen Ursprungs superponiert.

Die Blutdruckwerte sind im allgemeinen um so konstanter, je höher sie sind und je älter das Nierenleiden. Stärkere Schwankungen wie bei dem II. chronischen Stadium kommen vor bei den niedrigen Werten, ganz ausnahmsweise werden sogar gelegentlich für kürzere oder längere Zeit normale Werte erreicht. Auch für dieses Stadium gilt — natürlich nicht ohne Ausnahme — die Regel, daß die prognostisch günstigen Fälle die niedrigeren Blutdruckwerte aufweisen, wenn nicht etwa Herzschwäche an diesen Schuld ist.

Das linke Herz wird ausnahmslos hypertrophisch, seltener, wie bei der blanden Hypertonie, gleichzeitig dilatiert gefunden. Der Spitzenstoß ist ausgesprochen hebend, in- oder außerhalb der Mammillarlinie zu fühlen.

Wie am Herzen Hypertrophie, so erzeugt die dauernde Blutdrucksteigerung
— wahrscheinlich unterstützt durch toxische Einflüsse — an den großen und
mittleren Gefäßen häufig genug eine klinisch feststellbare Arteriosklerose. Gerade
die chronische Nephritis bildet, wie Marchand in seinem Referate über Atherosklerose hervorgehoben hat, eine besonders wichtige Ursache für das Auftreten
der schweren arteriosklerotischen Veränderungen im jugendlichen Alter. Faber
fand bei drei Nephritikern „in sämtlichen Gefäßen (inklusive Gehirngefäße) selbst
den feinen, bedeutende, sowohl makroskopische als mikroskopische Degenera-
tionsmerkmale, und zwar so stark und so ausgebreitet wie bei keiner anderen
Erkrankung". Faber nimmt an, daß die Nephritis auf zweierlei Weise auf die
Gefäße einwirkt, teils toxisch-infektiös, teils mechanisch. Marchand sieht
als unbezweifelbare Hauptursache der atheromatösen Entartung die Einwirkung
der anhaltenden Drucksteigerung an, während sein Schüler Heineke das
toxische Moment mehr in den Vordergrund rückt auf Grund eines Falles, in
dem nach einjährigem Verlauf der chronischen Nephritis schwere arteriosklerotische Veränderungen, aber nur an den großen Arterien, gefunden wurden. Für
diese und gegen eine rein mechanische Auffassung spricht die Beobachtung,
daß gerade die Nephritis trotz kürzeren Verlaufes oft viel schwerere atherosklerotische Veränderungen der großen Gefäße aufweist, als viele primär
sklerotische und nicht entzündliche Hypertonien, trotz viel protrahierteren Verlaufes und höhergradiger Blutdrucksteigerung.

Um so auffallender erscheint es, daß die arteriellen Symptome,
die bei der Hypertonie und der Kombinationsform eine so große Rolle spielen,
im klinischen Bilde der chronischen Nephritis keinen breiteren Raum einnehmen. Angina pectoris, cerebrale Erscheinungen, periphere Gefäßspasmen
sind nicht häufig zu beobachten.

Eine größere Rolle spielt in dem dritten Stadium der diffusen Nephritis
der funktionelle Zustand des Herzens, das ja auch schon bei den akuten
und chronischen Formen gelegentlich versagen kann; und das renale Krankheitsbild wird oft beeinflußt und getrübt durch die charakteristischen Erscheinungen der relativen Insuffizienz des muskelstarken Herzens.
Sie sollen bei der Besprechung der Sklerose eingehender geschildert werden.

Oft bilden die kardialen Symptome, insbesondere die Dyspnöe, die
einzigen subjektiven Krankheitszeichen. Dann stehen jene auch objektiv im
Vordergrund, präsystolischer Galopprhythmus, präsystolischer oder gar systoli-
scher Venenpuls, Verbreiterung des Herzens auch nach rechts, Leberschwellung,
Transsudate und kardiale Ödeme können den nephritischen Ursprung der Herzschwäche verschleiern. Pulsirregularität ist sehr selten, Pulsus alternans bei den
höheren Blutdruckwerten häufiger zu beobachten.

Ödem. Ödeme kardialen Ursprungs sind sehr häufig, renale sehr selten.
Die Unterscheidung ist freilich recht schwierig und oft erst ex juvantibus zu
treffen; so leicht es gelingt, bei starken kardialen Ödemen ohne renale Erkrankung aus der Farbe und dem Urobilingehalt des Harnes die Entscheidung
zu treffen, so schwer ist es, den renalen Ursprung auszuschließen bei den
Endstadien der chronischen Glomerulonephritis, weil hier der Harn auch bei
kardialer Stauung hell bleibt, und die Bildung und Ausscheidung des Urobilins
allem Anschein nach Not leidet. Hochgradige Leberschwellung und Steigerung
des Venendruckes weisen auf den kardialen Ursprung der Ödeme hin.

Beispiel: Fall H. als unheilbar nierenleidend aufgegeben, kommt mit allerschwersten Ödemen der enorm gespannten Haut, der Beine, der Ge-
schlechtsteile, des Bauches, von 10 stündiger Bahnfahrt stark erschöpft
am 11. V. ins Krankenhaus. Körpergewicht: 89,9 kg. Fühlbarer
Galopprhythmus, II. Pulmonalton lauter als der II. Aortenton. Ortho-

diagraphische Herzmaße: 6,4 : 13,3 : 20,3 cm. Puls regelmäßig, 94. Blutdruck: 178/105, Alternans bei 170 angedeutet. Venendruck rechts 190, links 170 mm H_2O. Leber sehr stark vergrößert, präsystolischer Halsvenen- und Leberpuls. Harn hell, Albumen $3^o/_{oo}$, Urobilin $+$. Sediment: Leukocyten, hyaline und granulierte Zylinder. Rest-N: 61 mg.

Im Laufe der Behandlung, die zuerst in Carellscher Milchkur, später in Trockendiät bestand, gingen die Ödeme rasch zurück, Gewichtsabnahme in 7 Tagen 10 kg. Sie verschwanden völlig nach 3 maliger Injektion von 1 Tropfen Tct. Strophanti, ohne daß bei der schweren renalen Schädigung des Wasserausscheidungsvermögens ein steilerer Dieureseanstieg erfolgt wäre, als durchschnittlich 800 ccm am Tage und 1200 bei der Nacht. Die Gewichtsabnahme betrug nach 20 Tagen **25 kg**, danach blieb das Gewicht konstant. Der Venendruck war nach 12 Tagen auf 88 mm gesunken. Nach Ausschaltung der kardialen Komponente blieb der Kranke ödemfrei, obwohl der Wasser- und Konzentrationsversuch eine schwere Schädigung des Wasserabscheidungs- und Konzentrationsvermögens erwies, und der Patient ist seither unter einer Polyurie von ca. 3 Litern pro die dauernd beschwerdefrei in seinem Geschäfte tätig.

Es kommen aber doch, wenn auch selten, Ödeme renalen Charakters und Ursprungs vor; wir pflegen, wie schon mehrfach erwähnt, solche Fälle, die den Typus beibehalten, den man früher als chronisch-parenchymatös bezeichnet hat, als Fälle mit „nephrotischem Einschlag" zu bezeichnen, oder bei sehr starker Ödembereitschaft als Mischformen im III. Stadium, dem Stadium der chronischen Niereninsuffizienz. Ein klassischer Fall einer derartigen „Mischform" im Endstadium ist auf S. 50 abgebildet und unter den klinischen Beispielen auf S. 182 beschrieben (Fall XXVI). Er bot nicht nur klinisch, sondern auch bei der Autopsie das typische Bild einer Vereinigung von chronischer Nephritis mit Nephrose, makroskopisch die ausgesprochen gelbe Farbe und mikroskopisch enorme Verfettung im Parenchym und in den Interstitien.

Im Gegensatz zu diesen Fällen von Mischform und solchen, in denen wenigstens anamnestisch ein ödematöses Stadium ermittelt werden kann, stehen andere, welche vom Beginn bis zum Ende der Krankheit niemals Ödeme aufzuweisen hatten. Diese oft zu machende Erfahrung ist besonders bemerkenswert; sie zeigt auf das eindringlichste, daß das Ödem nicht zu den obligatorischen Symptomen einer schweren, nicht ausheilenden diffusen Glomerulonephritis gehört. Die Verkennung dieser wichtigen Tatsache hat hauptsächlich dazu geführt, daß man früher sehr häufig sekundäre Schrumpfnieren für primäre, genuine, angesprochen hat, weil kein „parenchymatöses" Stadium voraufgegangen war.

Harn. Noch mehr wie im chronischen Stadium tritt im Endstadium das Symptom der Entzündung, die Hämaturie, zurück. Makroskopisch ist so gut wie nie, chemisch nicht häufig eine Blutbeimengung zum Harne zu erkennen, mikroskopisch sind freilich rote Blutkörperchen, wenn auch nur spärlich, in vielen Fällen, wie bei dem II. Stadium, anzutreffen.

Der Harn ist stets hellgelb gefärbt, die einzelnen Portionen sind von nahezu ganz gleicher Farbe, durch organisiertes Sediment leicht getrübt, ohne Uratsediment. Leukocyten sind in der Regel, Zylinder, hyaline und granulierte in sehr wechselnder Menge, selten gar nicht, verfettete Epithelien oder Detritus häufig im Sediment nachzuweisen. Bei stärkerem nephrotischen Einschlag ist auch hier das Auftreten doppelbrechender Lipoide (Munk) im Sediment zu erwarten.

Der Eiweißgehalt ist meist gering, oft unter 1 $^0/_{00}$. Manchmal ist Eiweiß auch nur in Spuren vorhanden, bei Fällen mit nephrotischem Einschlag kann die Albuminurie aber auch dauernd höhere Werte bis zu 10 $^0/_{00}$ erreichen. Bei Nachlaß der Herzkraft, sinkender Urinmenge und ante exitum ist ebenfalls stärkere Eiweißausscheidung zu beobachten.

Nierenfunktion. Die Nierenfunktion ist in charakteristischer und so typischer Weise gestört, daß wir genötigt sind, das III. Stadium der diffusen Glomerulonephritis, das Endstadium, als das der chronischen Niereninsuffizienz von dem vorhergehenden, II. chronischen Stadium mit gut erhaltener Funktion zu unterscheiden.

Das wesentliche Merkmal einer guten Funktion ist die Variabilität der Funktion, die Unabhängigkeit der Ausscheidung der festen Bestandteile von der Wasserausscheidung.

Das wesentliche Merkmal der gestörten Nierenfunktion ist der Verlust der Variabilität der Funktion, die Abhängigkeit der Ausscheidung der festen Bestandteile von der Wasserausscheidung.

Das pathognomonische Symptom dieser Funktionsstörung ist die Unfähigkeit der Konzentration, die Hyposthenurie. Sie ist mit dem Leben lange Zeit vereinbar, aber nur so lange, als das Wasserausscheidungsvermögen der Niere soweit erhalten ist, daß eine Vermehrung der Harnmenge möglich ist.

Die Polyurie ist die einzige Form, in der die Absonderung eines dünnen Harnes kompensiert, genügende Schlackenausscheidung garantiert werden kann.

Sie hat nichts mit der Blutdrucksteigerung zu tun, und ist nicht, wie Senator noch glaubte, eine von der Herzhypertrophie abhängige „Überkompensation". Denn sie fehlt trotz Blutdrucksteigerung und Herzhypertrophie bei chronischen Nephritiden und Hypertonien mit gut erhaltener Konzentration. Sie wächst — solange das geschädigte Wasserabscheidungsvermögen noch eine Steigerung der Polyurie zuläßt — mit wachsender NaCl- und N-Belastung und sinkt bei Einschränkung der NaCl- und Eiweißzufuhr.

Ob die Hyposthenurie, wie manche glauben, die Folge der Polyurie ist, oder ob, wie wir annehmen, die Polyurie die notwendige Folge der Hyposthenurie ist, ist praktisch unwesentlich.

Wesentlich ist, daß die Polyurie eine obligatorische ist, daß eine chronische Niereninsuffizienz nur so lange latent oder relativ bleiben und ertragen werden kann, als neben der Hyposthenurie Polyurie besteht, und daß die Niereninsuffizienz alsbald manifest, absolut wird, wenn die Polyurie dauernd einer (Pseudo-) Normalurie oder gar Oligurie weicht.

Der Grad der Funktionsstörung ist natürlich in den einzelnen Fällen sehr verschieden; es finden sich alle Übergänge zwischen dem II. und III. Stadium und im III. Stadium mit ausgesprochener Hyposthenurie alle Übergänge von der vollkommenen Kompensation bis zur absoluten Insuffizienz, die sich voneinander nur mehr durch die Fähigkeit, die Harnmengen zu steigern, unterscheiden. Die Fähigkeit der Variation der Harnkonzentration nimmt früher ab wie das Wasserausscheidungsvermögen, je fixierter aber das spezifische Gewicht, um so schlechter wird auch das Vermögen, schnell große Mengen Wasser abzuscheiden.

Den Übergang vom II. zum III. Stadium bilden solche Fälle, bei denen die Harnmenge bereits infolge von Hyposthenurie gesteigert ist, das Wasserausscheidungsvermögen im Wasserversuch sich noch fast als normal erweist. In solchen Fällen pflegt auch die Konzentrationsfähigkeit noch nicht ganz aufgehoben zu sein und es lassen sich im forcierten Konzentrationsversuch noch spezifische Gewichte von 1016, 1017, ja 1018 erzielen.

Mit Abnahme der Nierenfunktion und Abnahme des Konzentrationsvermögens sinkt das Wasserausscheidungsvermögen und steigt zunächst die
Polyurie. Darin liegt kein Widerspruch. Die normale Niere besitzt eine ungeheure Reservekraft für das Wasserausscheidungsvermögen, und selbst eine
erhebliche Abnahme der maximalen Sekretionsgeschwindigkeit läßt immer
noch große Gesamturinmengen in 24 Stunden zu. Mit anderen Worten: Das
Wasserausscheidungsvermögen der gesunden Niere ist so groß — ein Gesunder
vermag im Wasserversuch mit Leichtigkeit 500 ccm in $\frac{1}{2}$ Stunde zu produzieren,
was einer Leistung von 24 Litern in 24 Stunden entspricht —, daß einer Herabsetzung dieses Vermögens sogar auf den zehnten Teil noch eine tatsächliche
24stündige Wasserabscheidung von 2,4 Liter entsprechen kann. Dieser Umstand,
daß auch dann, wenn alle Funktionen der Niere gleichsinnig abnehmen, infolge
dauernder Arbeit des Nierenrestes das durch Quantität des Harnes ersetzt werden
kann, was er an Qualität eingebüßt hat, macht es verständlich, daß die chronische
Niereninsuffizienz jahrelang ertragen werden kann.

Dieser erhebliche Unterschied in der Größe der Reserve für die Ausscheidung
der festen Stoffe einerseits und des Wassers andererseits bedingt auch, daß wir
das Konzentrationsvermögen viel früher beeinträchtigt finden, als das sogenannte
Verdünnungsvermögen (Koranyi). Letzteres hat nichts mit der qualitativen
Abnahme der Kraft zu tun, gegen den osmotischen Druck des Blutes ein hypo-
tonisches Sekret zu liefern, sondern es ist gleichbedeutend mit der Fähigkeit
rasch große Wassermengen auszuscheiden. Je langsamer die Wasserabscheidung
bei maximaler Beanspruchung verläuft, desto mehr mischt sich dem Glomerulus-
sekret das der unausgesetzt und maximal arbeitenden Tubuli bei.

Aus alledem geht schon hervor, daß wir aus der Messung der 24stündigen
digen Harnmengen ebensowenig ein Urteil über die Störung der Wasserausscheidung erhalten, wie wir aus der Feststellung des spezifischen Gewichts der
24stündigen Harnmenge auf eine Konzentrationsunfähigkeit und Niereninsuffizienz schließen können. Das Gewicht der 24stündigen Mengen verschiedener
Tage kann gleich und niedrig sein, ohne daß Konzentrationsunfähigkeit besteht, und die 24stündige Harnmenge kann groß sein, trotz erheblicher Schädigung des Wasserausscheidungsvermögens.

Beweisender für das Vorhandensein einer Störung der Nierenfunktion ist
es schon, wenn die einzelnen, spontan gelassenen Urinportionen bezüglich
des spezifischen Gewichts nur wenig variieren. Noch instruktiver ist der Vergleich der 2stündlich gelassenen Harnportionen. Sicher beweisen läßt sich die
pathologische Form der Diurese durch den Wasser- und Konzentrationsversuch.

Die Wasserausscheidung: Für die quantitative Verwertung des
Wasserversuches ist immer die Frage zu berücksichtigen, ob nicht die Verzögerung der Wasserausscheidung extrarenal durch Ödembereitschaft bedingt
ist; doch spielt diese, wie schon erwähnt, bei der Mehrzahl der chronischen Fälle
im Stadium der Niereninsuffizienz keine erhebliche Rolle.

In manchen Fällen finden wir noch ein leidlich gutes Wasserabscheidungsvermögen, was prognostisch als günstig zu verwerten ist; es gehört zu den größten
Seltenheiten und kommt nur im Übergangsstadium vor, daß der Wasserversuch
überschießend ausfällt. In der Mehrzahl der Fälle hat das Vermögen, schnell
große Mengen Wasser abzuscheiden, merklich gelitten, von einer Übererregbarkeit der Nierengefäße ist keine Rede; in den ungünstig liegenden Spätstadien
wird die Kurve der Harnabscheidung so gut wie gar nicht durch die einmalige
Zulage von 1500 ccm Wasser geändert.

Spezifisches Gewicht: Der Konzentrationsversuch macht bei
dieser Kategorie der chronischen Nephritiden einige Schwierigkeiten, führt

aber zu einem bemerkenswerten und typischen Ergebnis. Trotz völliger Sistierung der Flüssigkeitszufuhr steigt das spezifische Gewicht des Harnes nicht, sondern der Kranke fährt fort, reichlich dünnen Harn abzusondern. Dabei nimmt er stark an Gewicht ab — die Gewichtsabnahme kann 2—3 Kilo betragen —, ein Beweis dafür, daß der Körper aus seinen Gewebsdepots das nötige Wasser liefert, und es stellt sich bald ein heftiger Durst ein, der die Fortsetzung des Konzentrationsversuches unmöglich macht. Die folgende starke Flüssigkeitsaufnahme stellt rasch das alte Gewicht wieder her, und die Harnmenge kann bezeichnenderweise am Dursttage größer sein, als am darauffolgenden Trinktage.

Für das Verständnis der Polyurie ist diese regelmäßig zu machende Beobachtung von großer Bedeutung. Sie zeigt, daß die Polyurie nicht auf einem vermehrten Wasserangebot beruht, sondern daß es sich um eine Zwangspolyurie handelt. Streng beweisend für die Unfähigkeit der Niere, einen Harn von höherer Konzentration abzusondern, ist das Ergebnis des Konzentrationsversuches nicht, weil es fast nie gelingt, die 24stündige Harnmenge unter 800 bis 1000 herabzudrücken. Doch kommen gelegentlich sub finem und bei Nachlaß der Herzkraft kleinere Harnmengen und kleine Einzelportionen vor, ohne daß das spezifische Gewicht des Harnes steigt, so daß wir Grund haben, anzunehmen, daß die insuffiziente Niere tatsächlich nicht konzentrieren kann. Sehr bemerkenswert ist, daß das spezifische Gewicht, das in den Frühstadien mit leidlich erhaltener Wasserabscheidung noch auf 1006, 1005 absinken kann, in den Spätstadien stets um 1010—1013 fixiert bleibt. Der Gefrierpunkt eines solchen Harnes entspricht genau dem des Blutes und die Fixation der Harnkonzentration auf dieser Höhe beweist sowohl im Sinne von Koranyi, daß die Niere nicht mehr imstande ist, osmotische Kondensationsarbeit zu leisten, als auch die Unfähigkeit zu einer isolierten Steigerung der Wasserausscheidung.

Die Kochsalzausscheidung. Während wir bei den Nephrosen und z. T. auch bei den akuten Nephritiden die Beobachtung machen konnten, daß die Kochsalzausscheidung schlecht, das Ausscheidungsvermögen erhalten war, finden wir bei den chronischen Nephritiden des III. Stadiums eine genügende NaCl-Ausscheidung bei herabgesetztem Kochsalzausscheidungsvermögen, also dasselbe paradoxe Verhalten, das uns bei der Wasserausscheidung entgegentritt. So wie hier ein verschlechtertes Wasserausscheidungsvermögen und eine verzögerte Ausscheidung bei der Belastungsprobe mit einer 24stündigen Polyurie zusammenfällt, so sehen wir hier infolge dieser Polyurie eine vollständig ausreichende 24stündige Chlorausscheidung und doch eine Verzögerung derselben beim Belastungsversuch. Eine Zulage von 10 g NaCl wird selbst bei NaCl-armer Kost stark verzögert, erst in 2—3 Tagen ausgeschieden, bei vorgeschrittener Niereninsuffizienz sogar unter Umständen vollständig retiniert.

Die prozentische NaCl-Ausscheidung ist naturgemäß bei den stark polyurischen Fällen niedrig, sie erreicht aber auch beim Konzentrationsversuch fast nie die normalen Werte, und bei schweren Fällen erhebt sie sich kaum über 0,5%.

Wie wenig steigerungsfähig in solchen Fällen die NaCl-Ausscheidung ist, dafür als Beispiel einen Belastungsversuch im Falle XXX in dem die Konstanz der Urinsekretion bereits einen hohen Grad erreicht hat und die Pseudonormalurie bereits an die Stelle der Polyurie getreten war.

Es handelt sich um eine chron. diff. Glomerulonephritis von 20 jähriger Dauer im III. Stadium. (Vgl. klinische Beispiele zum III. Stadium S. 189.) Bei NaCl-freier Kost und ungefähr normaler Diurese werden 10 g NaCl glatt retiniert. Die Ausscheidung betrug an den vorhergehenden Tagen prozentual etwa 0,3 und absolut im Mittel 3,6.

1. Tag: Um 8 Uhr 10 gr NaCl per os:

Zeit	Urinmenge	spez. Gewicht	NaCl %	NaCl ges.	Serumeiweiß
9 Uhr	60 ccm	1011	0,234	0,140	7,15 %
11 ,,	125 ,,	1011	0,269	0,336	
1 ,,	100 ,,	1011 $^2/_3$	0,254	0,254	
3 ,,	90 ,,	1010	0,339	0,305	6,29%
5 ,,	90 ,,	1010	0,316	0,284	
7 ,,	65 ,,	1010	0,292	0,190	6,92%
1 ,,	200 ,,	1009	0,292	0,584	
5 ,,	250 ,,	1009	0,328	0,820	
7 ,,	120 ,,	1009	0,328	0,394	
	1100 ,,			3,307	

2. Tag:

	1280 ccm		0,209	3,989
		bis	0,351	

Auch die Konstanz der Diurese, die Gleichheit der 2 stündigen Urinmengen ist in diesem Beispiel schon sehr ausgesprochen.

In anderen Fällen, in denen wenigstens die Harnmengen noch variieren, läßt sich auch ein Einfluß des NaCl im Sinne einer Steigerung der Harnmenge erkennen, und mit steigender NaCl-Zufuhr wächst allmählich die Polyurie.

Die Stickstoffausscheidung. Die Stickstoffausscheidung steht wie bei der akuten Niereninsuffizienz, auch bei der chronischen im Brennpunkt des ärztlichen Interesses. Von ihr hängt das Schicksal des Kranken ab. Was die Beurteilung der N-Ausscheidung im Harne angeht, so gilt für sie das gleiche, was schon bei der Besprechung der akuten Nephritis hervorgehoben wurde (vgl. S. 123). Es ist nicht möglich, aus dem Vergleich zwischen Einfuhr und Ausfuhr ein sicheres Urteil darüber zu gewinnen, ob und inwieweit die lebenswichtige Funktion der N-Ausscheidung gelitten hat. Dazu kommt die sehr bemerkenswerte Tatsache, daß bei der chronischen Niereninsuffizienz die quantitative Ausscheidung des N — wie die des NaCl und Wassers — vollständig ausreichen, d. h. der Zufuhr entsprechen kann, obwohl ein Belastungsversuch oder die Blutuntersuchung ergibt, daß N retiniert, oder — ebenso wie NaCl und Wasser — nur sehr verzögert ausgeschieden wird. Auch hier sehen wir den gleichen Unterschied zwischen der Ausscheidung (sc. in 24 Stunden) und dem Ausscheidungsvermögen. Selbst die prozentige Ausscheidung des N kann noch relativ gut erscheinen, ja 1% betragen, wenn bereits die tödliche Vergiftung begonnen hat.

Diese Tatsachen sind nur so zu verstehen, daß im Laufe der chronischen Nephritis die Anspruchsfähigkeit der Niere für die diuretisch wirkenden Schlacken immer mehr sinkt, so daß infolgedessen der Stickstoffspiegel im Blute, den wir als Rest-N bestimmen, immer mehr steigt, bis die Katastrophe eintritt.

Man kann eine Erhöhung des Rest-N im nüchtern entnommenen Blute bei zwangloser Ernährung als die Regel für das III. Stadium ansehen. Sie ist ebenso konstant, wie die charakteristische Form der Diurese, die Hyposthenurie, und es ist nicht unwahrscheinlich, daß dieses Ansteigen des Rest-N im Blute neben der Verzögerung der NaCl-Ausscheidung den beständig wirkenden und beständig sich erneuernden Diesereiz bildet, der die Niere zu einer unaufhörlichen polyurischen Diurese zwingt.

Die Höhe des Rest-N im Blute variiert aber sehr, je nach der Größe der Eiweißzufuhr und je nach dem Stadium, in dem sich die chronische Niereninsuffizienz befindet, d. h. je nach der Fähigkeit der Niere zur Polyurie. Wir finden

Werte von 40—60 mg, die an der oberen Grenze des Normalen stehen und Werte von 100—200 mg, die den Ausbruch der Azotämie unmittelbar erwarten lassen.

Je niedriger die Rest-N-Werte, desto weniger steigen sie bei N-Zulage, desto leichter sind sie durch Einschränkung der N-Zufuhr herabzudrücken, desto günstiger die Prognose; je höher die Rest-N-Werte, um so höher steigen sie bei N-Zulage, um so schwerer ist die Anspruchsfähigkeit der Niere geschädigt, um so weniger gelingt es, bei starker Einschränkung der N-Zufuhr die Niere zur Ausschwemmung des retinierten Stickstoffs zu bewegen: Die prozentuale und absolute N-Ausscheidung sinkt, der Rest-N bleibt hoch. Erst dann, wenn im Stadium der Vergiftung der Rest-N steil in die Höhe schnellt, kommt wieder ein Anstieg der N-Ausscheidung im Harne zustande.

Stets werden Schwankungen der Zufuhr nicht plötzlich, sondern nur langsam und allmählich von der Niere beantwortet; bei brüsker Mehrzufuhr steigt die Ausscheidung erst nach Tagen, und sie fällt ebenso langsam ab, wenn plötzlich die N-Zufuhr reduziert wird.

Diese langsame Einstellung auf N-Gleichgewicht ist sehr charakteristisch; sie kommt zum Ausdruck bei Belastungsversuchen mit Harnstoffzulagen. Je vorgeschrittener die Fälle, um so weniger steigt auf eine Zulage von 20 g Urea die prozentische und absolute N-Ausscheidung. In günstiger liegenden Fällen wird die Zulage, seltener unter Erhöhung der Konzentration (vgl. klinisches Beispiel XXVII, S. 186), häufiger unter Steigerung der Polyurie, verzögert ausgeschieden.

Als Beispiel für letzteren Modus:

Peter B . . r , 47 Jahre. Blutdruck 216 : 114 mm Hg. Polyurie von ca. 2500, die bei Kochsalzbeschränkung allmählich auf Normalurie (1500) zurückgeht. Spezifisches Gewicht des Harnes (Albumen $2^0/_{00}$) fixiert zwischen 1008 und 1010, selten 1012. Wasserversuch: Von 1500 ccm in 4 Stunden 820 und 900 ausgeschieden, niedrigstes spezifisches Gewicht 1006. Im Konzentrationsversuch wird in $1\frac{1}{2}$ Tagen 1017 erreicht, unter Gewichtsabnahme von 2 kg. 0,5 Jod in 65 und 98 Stunden ausgeschieden. Milchzuckerausscheidung ganz außerordentlich schlecht, in den ersten 5 Stunden ist Zucker nicht einmal qualitativ nachzuweisen. NaCl-Ausscheidung: absolut 13—20 g pro die, prozentisch 0,5—0,8%. N-Ausscheidung deutlich beeinträchtigt, prozentisch bis 1,1% (bei 96 RN).

RN bei der Aufnahme 83 mg, bei unbeschränkter N-Zufuhr erfolgt Anstieg des RN auf 96 mg, bei N-Beschränkung Abfall des RN auf 51 mg und 42 mg, bei wochenlanger Zufuhr von nur 10 g N bleibt der Nüchternwert des RN auf 41 und 38 mg und steigt bei etwas freierer Zufuhr auf 60 mg. In diesem Stadium Belastungsversuch mit 22 g Urea. Ausscheidung erfolgt deutlich verzögert unter Polyurie.

Datum	N-Zufuhr	N-% i. Harn	Ges. N i. Harn	Urinmenge	
7. I.	11,84	0,487	12,42	2550	
8. I.	12,22	0,495	10,64	2150	
9. I.	11,70	0,439	10,76	2450	
10. I.	12,50	0,428	8,84	2070	
11. I.	11,49 + 11 g	0,467	12,84	2750	22 g Urea-
12. I.	8,10	0,448	12,54	2800	Zulage.
13. I.	5,63	0,462	9,33	2220	
14. I.	5,63	0,372	6,76	1820	

Es entspricht ja nur der hyposthenurischen Form der Diurese bei unseren Fällen von chronischer Niereninsuffizienz, daß wir hier in der Regel niedrigere Werte der prozentischen N-Ausscheidung finden, als bei den Formen des I.

und II. Stadiums, und daß auch im Konzentrationsversuch die N-Ausscheidung im Harn nie zu normaler Höhe ansteigt.

Zur Beurteilung der N-Ausscheidung genügt es aber nicht, die prozentige N-Ausscheidung festzustellen, denn gerade bei der tötlichen Azotämie kommen relativ hohe Werte von 0,9—1% N im Harne vor; wichtiger ist der Grad der N-Retention im Blute und die S p a n n u n g, die zwischen der meist wenig variierenden prozentigen N-Ausscheidung und dem Rest-N-Werte im Blute besteht.

W i d a l hat schon auf die höchst auffallende Erscheinung aufmerksam gemacht, daß die Höhe des Harnstoffspiegels im Blute beim „Brigthiker" von der Eiweißzufuhr abhängig ist, und daß bei Steigerung der Eiweißzufuhr der Harnstoffgehalt des Blutes allmählich, und zwar bei verschiedenen Fällen in verschiedenem Maße wächst, bis zu einem bestimmten, individuellen Niveau, bei dem wieder Gleichgewicht zwischen Einfuhr und Ausfuhr erreicht wird.

Dieses für den einzelnen Fall typische Verhältnis zwischen Harnstoffgehalt des Blutes und Eiweißgehalt der Nahrung hat W i d a l als Index der Harnstoffretention bezeichnet. Er hält den Anstieg des Ureaspiegels im Blute direkt für einen r e g u l a t o r i s c h e n M e c h a n i s m u s, dank dessen die Nierenfunktion sich bessert. Die Niere gewinnt dadurch wieder die Permeabilität, die nötig ist, um die genügende Ausfuhr des Harnstoffes zu garantieren. „Pour triompher de la résistance que les reins opposent au passage de l'urée, le sang se surcharge d'une certaine quantité de cette substance."

Wir halten es nicht für richtig, hier von einem zweckmäßigen Vorgang und von einer Besserung der Nierenfunktion durch die RN-Erhöhung zu sprechen, sondern wir halten diese für den Ausdruck der verminderten A n s p r u c h s f ä h i g k e i t der Nieren für den Diuresereiz des Blutharnstoffes, und wir nehmen an, daß die schwer geschädigten Organe nur langsam und erst auf abnorm gesteigerte Diuresereize mit einer Steigerung der Leistung antworten.

In dieser auffallenden Erscheinung, daß die A n s p r u c h s f ä h i g k e i t der Niere für den Diuresereiz des Blutharnstoffs bei azotämischen Formen abnimmt, liegt es begründet, daß uns der exakteste Stoffwechselversuch, die genaueste Bilanz zwischen N-Ein- und N-Ausfuhr keinen Aufschluß geben kann über den Grad der Niereninsuffizienz. Es kann ein tadelloses N-Gleichgewicht bestehen bei konstanter Erhöhung des Rest-N im Blute.

Wir haben übrigens beobachtet, daß bei den Fällen des III. Stadiums, wenn Ödeme — die ja bekanntlich den Rest-N in derselben Konzentration enthalten, wie das Blut — bestanden und zur Resorption gebracht wurden, regelmäßig ein passagerer Anstieg des Rest-N im Blute erfolgte, in einigen Fällen zu erstaunlicher Höhe, was gleichfalls für eine verminderte Anspruchsfähigkeit und gegen einen regulatorischen Mechanismus spricht.

Für die P r o g n o s e ist der Grad der N-Retention von allergrößter Bedeutung. Sie ist, wie W i d a l schon 1904 gezeigt hat, um so ungünstiger, je größer das M i ß v e r h ä l t n i s ist zwischen dem RN-Spiegel im Blute und der Größe der Eiweißzufuhr bzw. N-Ausfuhr. Ein RN von 70 mg bei gemischter Kost hat nicht viel zu bedeuten. Bleibt aber der RN trotz Einschränkung der N-Zufuhr auf 55—60 g stehen, so ist ein schlimmer Ausgang zu erwarten.

Beispiel: Fall XXV. (Krankengeschichte S. 180). R e s t - N anfangs 83 mg, nach je 8 Tagen 86 und 93 mg, steigt bei der Ödemausschwemmung auf 114 mg. Dabei eine prozentuale N-Ausscheidung im Harn von 0,4—0,5. Nunmehr Zufuhr auf 5—7 g beschränkt. Die prozentuale Ausscheidung sinkt trotz des hohen Rest-N auf 0,3 und die Gesamtausscheidung setzt sich mit der Zufuhr bald ins Gleichgewicht, ohne daß trotz reichlicher Wasserzufuhr eine rasche Ausschwemmung des retinierten Stickstoffs zunächst eintritt. Erst ganz allmählich im Laufe von je einer Woche sinkt der Rest-N auf 72 und 55 mg. Bei der Ausschwemmung inzwischen angesammelter kardialer Ödeme kommt es zu einer ganz vorübergehenden Erhöhung auf 105 mg und in 6 Tagen wieder zu einem Abfall auf 60 mg. Diese Höhe wird trotz reichlicher Diurese und trotz konsequenter Beschränkung der N-Zufuhr auf **3 g**! bei sehr niedriger prozentualer Ausscheidung von 0,2—0,3% dauernd beibehalten: RN nach je 8 Tagen 56 und 67 mg.

Bei der II. Aufnahme beträgt der Rest - N anfangs 94 mg. Trotz weitgehender Beschränkung der N-Zufuhr auf ca. 5 g und dauernd unterhaltener Polyurie tritt bei einer konstanten N-Ausscheidung von 0,3% eine Erhöhung des Rest-N auf 108 und später auf 149 mgr ein (Lumbalpunktat 130 mg). Nunmehr Ausbruch der Urämie und rascher Anstieg des Rest-N auf 221 mg.

Nicht minder wichtig als für die Prognose ist die Bestimmung des Rest-N für die Frage, ob eine im Laufe des Nierenleidens eintretende Verschlimmerung, z. B. ein cerebrales oder viszerales Syndrom als „urämisch" aufzufassen ist oder nicht.

Milchzucker- und Jod - Ausscheidung: Die Milchzuckerausscheidung ist in den Fällen des dritten Stadiums fast regelmäßig stark verlängert. Auf die Frage, ob sich der Ausfall dieser Probe differentialdiagnostisch verwerten läßt, kommen wir bei den Sklerosen zurück (S. 230). Bemerkenswert ist, daß in Frühfällen, wie dies ja schon bei Besprechung des II. Stadiums hervorgehoben wurde, die Milchzuckerausscheidung gut sein kann, obwohl es sich um eine nichtausgeheilte, chronische, allmählich zur Niereninsuffizienz führende „vaskuläre" Nephritis handelt.

Beispiel: Ein 35jähriger Patient hatte vor 8 Jahren Halsschmerzen mit blutigem Auswurf (Tonsillarabszeß), seit 6—7 Jahren nervöse Beschwerden, seit 2 Jahren Schmerzen in der Nierengegend, Nykturie und Polyurie, niemals Ödeme. Vor 2 Jahren war bei dem Patienten im Harne Eiweiß festgestellt worden.

Bei der I. Beobachtung im Jahre 1911 fanden wir: Blutdruck 160 mm Hg, Albumen $\frac{1}{4}$%o bis Spuren, Zylinder, Leucozyten, verfettete Epithelien, Polyurie mäßigen Grades, Konzentration bis 1022 unter starkem Durstgefühl und Gewichtsabnahme von 1 kg. Wasserversuch überschießend, 1940 ccm in 4 Stunden.

Hier wurde der Milchzucker in 5 Stunden quantitativ ausgeschieden, Jod in 53 Stunden.

Bei der II. Aufnahme (1913) fanden wir stärkere Polyurie, Blutdruck 170 mm Hg, Rest-N 46 mg, bei reichlicher Eiweißzufuhr 70 mg. Wasserversuch 1310 und 1490 ccm, Konzentration in 40 Stunden nur 1015, dabei sehr quälender Durst und Abnahme des Körpergewichtes um 1½ kg. Bei einemzweiten Konzentrationsversuch wurde ein spezifisches Gewicht von 1014 erreicht,dabei Gewichtsabnahme um 2½ kg. 0,5 g Jodkali wurden in 96 Stunden ausgeschieden, von 2 g Milchzucker in den ersten 5 Stunden 0,44 g, Trommersche Probe nach 10 Stunden noch positiv.

Hier handelte es sich zweifellos um eine chronische „vaskuläre" Nephritis, mit Übergang vom II. in das III. Stadium. Der Ausfall des Wasserversuchs bei der ersten Beobachtung hätte sogar noch an eine Übererregbarkeit denken lassen können. Der Milchzuckerversuch fiel aber durchaus gut aus, trotz der Schädigung der Nierengefäße, die schon nach der Blutdrucksteigerung und dem weiteren Verlauf mit Sicherheit angenommen werden muß.

Andererseits erscheint es sehr auffallend, daß bei allen Fällen des III. Stadiums, die doch in der Mehrzahl reine, „vaskuläre Schrumpfnieren" darstellen, die Jodausscheidung ebenfalls stark verlängert ist. Relativ gering (74 Stunden) war die Verzögerung der Jodausscheidung gerade in einem Falle von starker tubulärer Miterkrankung, der als Beispiel für eine Mischform des III. Stadiums mitgeteilt und abgebildet worden ist.

Im allgemeinen unterscheiden sich aber die Fälle des III. Stadiums von denen des II. Stadiums durch den Ausfall der Jodprobe in dem Sinne, daß im Stadium der chronischen Niereninsuffizienz in der Tat Jod verlängert ausgeschieden wird. Doch läßt sich der Ausfall nicht etwa nach dem Grade der Verlängerung prognostisch verwerten. In einem Falle, bei dem die tödliche Urämie vor der Türe stand, fanden wir 67½ Stunden, in einem anderen, vor 2 Jahren beobachteten und noch heute lebenden Falle 148 Stunden, in einem 3. Falle bei ein und demselben Patienten das eine Mal 96, das andere Mal 150 Stunden.

Daß ausnahmsweise auch im II. Stadium die Jodausscheidung stark verlängert sein kann, wurde bereits erwähnt, und wir werden bei den Sklerosen sehen, daß auch bei diesen starke Verlängerung der Jodausscheidung ohne Niereninsuffizienz vorkommt.

Allgemeinsymptome: Das Allgemeinbefinden und der Kräftezustand wird in den frühen Stadien der chronischen Nephritis kaum alteriert, in den späteren kommt es häufig zu einem allmählichen Kräfteverfall, bisweilen zur förmlichen Kachexie. Das Fettpolster schwindet, die Muskulatur wird schlaff.

Mit dem Übergang vom II. zum III. Stadium finden wir mit zunehmender Häufigkeit eine Veränderung des Blutbildes. Die Hämoglobinwerte, die bei den Frühstadien noch 70, 80% und mehr betragen, sinken bis auf 50 und 40%, und in gleichem oder auch etwas geringerem Maße nimmt die Zahl der roten Blutkörperchen ab.

Zum Unterschiede von den sklerotischen Hypertonien haben wir in keinem Falle von chronischer Nephritis im III. Stadium eine Anämie vermißt. Gerade bei den Fällen des III. Stadiums mit Schädigung des Wasserabscheidungsvermögens ohne Ödembereitschaft ist sicherlich die Anämie oft vorgetäuscht durch eine Hydrämie. Da aber gleichzeitig die Bedingungen gegeben sind für eine Hypalbuminose, so läßt sich nicht entscheiden, wie weit es sich um eine relative oder um eine absolute Abnahme der roten Blutkörperchen handelt. Haut und Schleimhäute sind blaß; dabei hat die Farbe der Haut meist einen eigentümlichen Stich in das Graugelbliche, oder, bei brünetten Individuen, einen gelblichbräunlichen Unterton. Zuweilen ist in dem abgemagerten Gesicht eine leichte Protrusion der Augäpfel zu beobachten, der Blick erhält dazu durch die Blässe der Konjunktiven etwas Starres, so daß man von einem basedowoiden Gesichtsausdruck sprechen kann.

Die Haare verlieren ihren Glanz, werden struppig und trocken, und neigen zum Ausfallen. Die Haut zeichnet sich durch besondere Trockenheit aus, gelegentlich kommt es zu Hautblutungen. Auch Blutungen unter die Konjunktiven, Nasenbluten, Menorrhagien, sogar Hämoptoe werden infolge der chronischen nephritischen Hypertension beobachtet.

Augenhintergrundveränderungen bilden die Regel bei dem III. Stadium der Nephritis, ihr Fehlen die Ausnahme. Ganz vermißt haben wir sie fast nur in den Fällen, die in relativ frühen Stadien zur Beobachtung kamen. Diese wiesen dann gewöhnlich noch keinen besonders hohen Blutdruck auf. Von den Spätstadien, die ante finem standen, zeigten fast alle Augenhintergrundsveränderungen. In einigen Fällen waren sie auf kleine Blutungen und Plaques beschränkt; die meisten hatten eine ausgesprochene Retinitis albuminurica mit Sehstörungen, die in einem Falle 3 Jahre vor dem Tode zur Entdeckung des Nierenleidens geführt hatten.

Die Neigung zu infektiösen Komplikationen, wie Pneumonie, Pleuritis, haben die Mischformen des III. Stadiums mit den Nephrosen gemeinsam. Die bei allen Formen gegen Ende sehr häufig auftretenden Perikarditiden sind zu den urämischen Symptomen zu rechnen, desgleichen die Störungen von seiten des Digestionsapparates.

Urämie: Die echte Urämie ist der typische und häufigste Ausgang des III. Stadiums der chronischen Glomerulonephritis, sie tritt unaufhaltsam ein, wenn die kompensatorische Polyurie nachläßt.

Schon den alten Ärzten war das Absinken der Harnmenge ohne Ansteigen des spezifischen Gewichts als Vorbote der Urämie bekannt. Das wichtigste objektive Symptom der herannahenden Urämie bietet die Bestimmung des Rest-N im Blute. Doch läßt sich keine scharfe Zahl angeben, welche als Grenze einer noch mit dem Leben verträglichen N-Retention anzusehen wäre.

Wir dürfen nicht vergessen, daß die Summe der Harngifte gar nicht repräsentiert wird durch die Höhe des Reststickstoffes, der zum größten Teil aus dem relativ unschädlichen Harnstoff besteht, und daß dieser Hauptfaktor wahrscheinlich nur der einzige quantitativ faßbare Begleiter der Harngifte ist. Wir sahen demnach, wenn auch selten, Kranke schon bei Rest-N-Werten von 145 mg in 100 g Blut sterben, andere mit 193 mg noch für einige Zeit sich erholen, doch ist bei Rest-N-Zahlen über 100 mg in 100 g Blut stets das Ende in nahe Ferne gerückt. Es kommen freilich im Verlaufe der tödlichen Urämie noch wesentlich höhere Werte vor.

Symptome. Wir sehen bei dem Endstadium der chronischen Nephritis weitaus am häufigsten die Symptome derjenigen Form der Urämie, welche auf der Vergiftung des Organismus mit harnfälligen Endprodukten des Stickstoffwechsels beruht. Schon Widal hat daher diese Form mit Recht als Azotämie streng von den übrigen Erscheinungen getrennt, welche man früher mit ihr zusammen unter dem Sammelbegriff der Urämie subsummiert hat.

Die pathogenetische Trennung der verschiedenen Formen der Nierenerkrankung hat auch die Unterscheidung der verschiedenen Formen der Urämie gefördert und gezeigt, daß für jede Krankheitsgruppe auch eine besondere Form der ,,Urämie" als typisch anzusehen ist. Ausnahmen bestätigen auch hier die Regel, und es kommen auch ,,gemischte" Urämien vor. Während für die Sklerosen die pseudourämischen Cerebralerscheinungen, für die akute diffuse Nephritis die eklamptische Urämie als typisch betrachtet werden kann, ist es das Bild der echten Urämie, die chronische Harnvergiftung, das uns bei dem III. Stadium der diffusen Nephritis am häufigsten und in reinster Form entgegentritt.

Das klinische Bild der Harnintoxikation ist ein ungemein gleichartiges, variiert nur durch die Prävalenz der einen oder anderen Erscheinung und entlehnt seine Grundzüge aus den Erscheinungen der Harnsperre. Im Vordergrund stehen, namentlich zu Anfang, die dyspeptischen Beschwerden und eine damit einhergehende, außerordentliche Schwäche und Hinfälligkeit. Die oft schon seit Wochen neben unstillbarem Durste bestehende Anorexie steigert sich bis zu absolutem Widerwillen gegen jede Nahrungs- und selbst Flüssigkeitsaufnahme; seltener wird das vorher sporadisch aufgetretene Erbrechen zum unstillbaren, und läßt auch in den Zwischenpausen fortwährender Singultus den Patienten nicht zur Ruhe kommen. Die Befriedigung des quälenden Durstes wird durch das Erbrechen gestört, die ausgetrocknete Schleimhaut der Mundhöhle ist mit dicken bräunlichen Belägen bedeckt, die den Patienten durch ihren ekelerregenden Geschmack belästigen und seine Atmungsluft verpesten können. Nie fehlt der charakteristische foetor urinosus ex ore. Mazerationsblutungen des Zahnfleisches und der Nasenschleimhaut sind seltener, als bei der Harnsperre. Durchfälle sind nicht gerade häufig, jedenfalls weniger häufig als die Beobachtung einer Enteritis und Gastritis in tabula. Nicht immer entwickeln sich die dyspeptischen Erscheinungen bis zu dieser Höhe, aber stets und auch unabhängig von ihnen kommt es zu einem schweren Zustand der Müdigkeit und Schwäche.

Trotz außerordentlicher Hinfälligkeit und Apathie verhindert Hautjucken und eine steigende nervöse Reizbarkeit den ersehnten Schlaf, ein kurzes Eindösen wechselt mit fortwährendem schreckhaftem Erwachen, und das Ruhebedürfnis findet keine Befriedigung.

Erst allmählich geht die Apathie in Somnolenz, und diese meist erst zu allerletzt in wirkliches Coma über.

Gleichzeitig mit der psychischen Reizbarkeit entwickelt sich eine ausgesprochene Muskelunruhe. Diese kann sich von gelegentlichen oder dauernd auftretenden blitzartigen, fibrillären bis faszikulären Zuckungen steigern bis zu flüchtigen Kontraktionen größerer Muskelpartien oder ganzer Muskeln, welche zu ausgesprochenem Sehnenhüpfen und selbst gröberen Bewegungseffekten führen. Aber niemals gewinnen diese die elementare Kraft und Ausbreitung welche die epileptiformen Anfälle der eklamptischen Urämie auszeichnen. Mit einer Erregung der motorischen Rindenfelder haben sie sicherlich nichts zu tun; ihre ganze Erscheinungsform und die häufig nachweisbare erhöhte mechanische Erregbarkeit der Muskeln und peripheren Nerven weist vielmehr darauf hin, daß sie in der Peripherie ansetzenden Reizen bzw. einer erhöhten peripheren Erregbarkeit ihre Entstehung verdanken. Die Sehnen- und Periostreflexe sind häufig erhöht, aber das Babinskische Zeichen ist bei der reinen Azotämie nie vorhanden. Diese Muskelunruhe gehört zu den konstantesten und charakteristischsten Symptomen der echten Urämie sowohl, als der Harnsperre; wir haben sie bei 20 urämischen Fällen des III. Stadiums nur 4 mal vermißt.

Der Übergang der Somnolenz in Koma erfolgt häufig erst kurz vor dem Tode, nur ausnahmsweise ein oder gar mehrere Tage zuvor. Erbrechen und Muskelunruhe lassen dann nach, oder sistieren ganz, die Pupillen sind eng, die Atmung ist groß, aber nicht immer so ausgesprochen, wie bei dem Koma der Diabetiker. Immerhin kommt Kußmaulsche Atmung in der allertypischsten Weise nicht nur während des Komas, sondern auch schon tagelang vorher bei vollkommen freiem Sensorium gelegentlich zur Beobachtung.

Gar nicht selten entwickeln sich in den letzten Tagen, wenn das Bild der urämischen Vergiftung in voller Ausbildung besteht, oder auch als Frühsymptom, eine fieberlose Perikarditis; daß sie als eine echt urämische, toxische Entzündung aufzufassen ist und ohne Mitwirkung infektiöser Noxen entsteht, hat Banti zuerst nachdrücklich betont und erwiesen.

Es ist nicht zu verkennen, daß dieser ganze Komplex klinischer Erscheinungen zum Teil wenigstens sich schon vorbereitet in dem chronischen Siechtum der letzten Lebenswochen und -Monate. Dyspeptische Beschwerden und allgemeine Mattigkeit stehen ja schon zu dieser Zeit im Vordergrund. Aber durchaus nicht immer ist die Entwicklung der tödlichen Urämie aus diesem Siechtum heraus eine kontinuierliche und allmähliche. Sie kann mit der Plötzlichkeit einer Katastrophe, selbst für den beobachtenden Arzt überraschend einsetzen, und im Verlauf von wenigen Tagen den Tod herbeiführen. Man kann dann, wie Widal es beschreibt, beobachten, daß in den letzten Tagen der Reststickstoffwert im Blute, trotz — oder vielleicht wegen — der geringen Nahrungsaufnahme rapid in die Höhe schnellt, was auf einen toxisch oder durch Inanition bedingten Eiweißzerfall schließen läßt. Der Versuch, die Inanition durch reichliche Kohlehydratzufuhr aufzuhalten, scheitert an der Appetitlosigkeit der Kranken.

Die Reinheit des soeben geschilderten klinischen Bildes wird zuweilen — und nur ausnahmsweise — gestört und kompliziert, nie aber verwischt, durch

das gelegentliche Auftreten von Erscheinungen, welche der Gruppe der eklamptischen und der Pseudourämie angehören. Wir selbst haben echte epileptiforme Anfälle nur in 5 Fällen beobachtet. Es ist sehr bemerkenswert, daß in
einem Falle (vgl. Beisp. Nr. XXIX, S. 189) der eklamptische Anfall durch eine
Infusion von Natriumsaccharatlösung, in einem zweiten Falle (vgl. Beisp.
XXV, S. 180) durch eine Kochsalzgabe ausgelöst worden ist. In 2 anderen
Fällen handelte es sich um subchronische extrakapilläre Nephritiden, die
½ Jahr und 1 Jahr nach der akuten Nephritis an Urämie starben (vgl. Fall
XXIV, S. 177). In dem 5. Falle fand sich p. m. ein großes subdurales Hämaton
über der einen Hirnhemisphäre.

Nichts spricht mehr gegen die Annahme einer toxischen Genese der eklamptischen Urämie als die Tatsache, daß bei der echten Harnintoxikation die eklamptischen Erscheinungen fehlen oder nur ausnahmsweise auftreten, unter Bedingungen, die die Entstehung eines Hirnödems begünstigen.

Daß cerebrale, kardiale und periphere pseudourämische Erscheinungen
dann auftreten können, wenn eine beträchtliche sekundäre Sklerose der Hirn-,
Herz- und peripheren Gefäße sich etabliert hat, ist ohne weiteres verständlich.
Dann kommt es gelegentlich während der tödlichen Urämie oder auch zu
anderen Zeiten des Verlaufs zu Angina pectoris, Asthma cardiale, zu Cheyne-
Stokesschem Atmen und anderen arteriellen Symptomen von seiten des
Gehirnes und der Peripherie, die im Kapitel Sklerosen eingehender beschrieben
werden sollen.

Doch drängen sie sich bei der chronischen Glomerulonephritis viel weniger
vor, wie bei der chronischen Hypertonie ohne Niereninsuffizienz. Dementsprechend sieht man zerebrale Blutungen oder Erweichungen viel seltener
bei der chronischen Glomerulonephritis, der sekundären Schrumpfniere, obwohl
gerade bei dieser Arteriosklerose nicht nur der Nierengefäße, sondern auch der
größeren Arterien der Peripherie sich sehr häufig entwickelt. Vielleicht liegt
dies daran, daß die hohen und höchsten Blutdruckwerte, die bei der Hypertonie
und Kombinationsform jahrelang bestehen, sich bei der sekundären Schrumpfniere doch wohl erst gegen Ende des Lebens entwickeln.

Verlauf: Der Verlauf ist außerordentlich verschieden, der Ausgang
fast immer gleich. Es bedarf keiner Begründung, daß der Verlauf in vielen Fällen
übereinstimmt mit dem des II. Stadiums, da das Endstadium sich ganz unmerklich an das chronische Stadium anschließt. Die Nierenfunktion nimmt allmählich immer mehr ab, ohne daß dadurch der Verlauf einen anderen Charakter
erhält, oder neue subjektive Erscheinungen außer Nykturie und Polyurie auftreten.

Wie beim II., kommt auch beim III. Stadium ein ganz symptomloser
Verlauf vor. Bei nicht weniger als 9 Fällen unserer Beobachtung traten die
ersten Beschwerden kurz vor dem Ausbruch der tödlichen Urämie auf. In einem
Falle z. B. handelte es sich um eine nichtausgeheilte Schwangerschaftsnephritis,
die vor 6 Jahren entstanden war. Erst 6 Tage vor dem Tode begannen stärkere
Krankheitserscheinungen, außerordentliche Mattigkeit, viel Erbrechen, rasch
zunehmende Sehschwäche, Kopfschmerzen und Schwindel. Die Patientin
kam bereits somnolent, mit großer Atmung, Muskelzucken, Retinitis albuminurica zur Aufnahme und am nächsten Tage an Urämie zum Exitus.

In einem anderen Falle lag die Nierenentzündung 18 Jahre zurück. Danach
bestand vollständiges Wohlbefinden. Die ersten Beschwerden traten 6 Wochen
vor der Krankenhausaufnahme auf, bestanden in Schwellung der Füße, Kurzatmigkeit, Nykturie. Der Kranke wurde mit schwerer Herzinsuffizienz in bereits
urämischem Zustande aufgenommen, die Sektion ergab Nierengewichte von
60 und 50 g und ein Herzgewicht von 530 g.

Derartige Fälle ließen sich noch mehrere anführen und sind auch in den klinischen Beispielen (Fall XXIV, XXVIII, XXIX) enthalten.

Diesen Fällen von symptomlosem Verlauf, die erst im urämischen Stadium zur Beobachtung gelangen, entsprechen andere, die nicht wegen subjektiver Beschwerden den Arzt aufsuchten, sondern zufällig entdeckt wurden und im weiteren Verlauf verfolgt werden konnten. Sie zeigen, daß in der Tat die chronische Glomerulonephritis im III. Stadium viele Jahre lang ohne alle Beschwerden ertragen werden kann. Ich denke hier z. B. an einen Fall, der als Kind von 13 Jahren seine Nephritis bekommen hat, als Mädchen zufällig wiederholt beobachtet und als chronische Nephritis im III. Stadium agnosziert werden konnte, als Frau ohne Störung 2 Wochenbetten durchgemacht hat und sich ohne Diätbeschränkung bei erheblicher Polyurie vollständig wohl fühlt. Oder an einen Arzt, der als Student seine Nephritis akquirierte und mit 47 Jahren noch heute eine durch Polyurie vollständig kompensierte Hyposthenurie aufweist.

Die Neigung zu Rezidiven, der wir bei den chronischen Formen des II. Stadiums häufiger begegnen sind, finden wir im III. Stadium seltener. Es kommen wohl gelegentlich leichte Exazerbationen mit stärkerer Hämaturie vor, ohne aber den ausgesprochenen Charakter einer akuten Nephritis anzunehmen.

Nur in 2 von unseren Fällen ist in der Anamnese erwähnt, daß eine akute hydropische Nierenentzündung scheinbar ausgeheilt war und nach einigen Jahren unter denselben Erscheinungen sich wiederholt hat.

Die größere Mehrzahl der Fälle des III. Stadiums verläuft wie die 3. Gruppe der chronischen Formen, unter mehr oder weniger chronischen oder periodisch wiederkehrenden Allgemeinbeschwerden, die den Kranken immer wieder zum Arzte führen und diesem dadurch Gelegenheit geben, den Verlauf zu verfolgen. Unter diesen Beschwerden stehen an erster Stelle Kopfschmerzen, Schwindel, Flimmern vor den Augen, allgemeine Mattigkeit oder Müdigkeit, die in manchen Fällen erst im letzten Jahre des Lebens, in anderen viele Jahre vor dem Ende den Kranken belästigen, ohne ihn mehr als vorübergehend in seiner Arbeitsfähigkeit zu beeinträchtigen.

Kranke, die in diesem durch Polyurie kompensierten Stadium der latenten Niereninsuffizienz zur Beobachtung gelangen, weisen meist die charakteristische Anämie, das fahlgelbliche Kolorit der chronischen Nierenkranken auf. In gut kompensierten Frühstadien kann dabei die N-Retention im nüchtern entnommenen Blute noch fast fehlen, oder sehr geringfügig sein. In dieser chronisch-anämischen Phase sind auch allgemein nervöse Symptome, Störungen des Schlafes nicht selten. In manchen Fällen wird auch über Schmerzen in der Nierengegend geklagt. Im allgemeinen aber kann der Zustand auch dieser, durch ihre Allgemeinbeschwerden der Behandlung zugeführten Kranken lange Zeit, unter Umständen viele Jahre, stationär bleiben und ihr Befinden bei einem entsprechenden Regime recht erträglich sein.

Wie bei dem zweiten Stadium, so bleibt auch bei dem dritten nur in einer sehr kleinen Anzahl von Fällen die Ödembereitschaft nach der akuten, schon mit starkem Hydrops einhergehende Ersterkrankung dauernd in mehr oder weniger hohem Grade bestehen. So ist z. B. die unter den klinischen Beispielen als Fall XXVI S. 182 angeführte Patientin H., die 1903 eine akute, 1906 rezidivierende Nephritis durchgemacht hat, seit dieser Zeit bis zum Tode (1913) ihre Ödeme nicht mehr los geworden.

Doch gehören renale Ödeme bei dem III. Stadium der Glomerulonephritis zu den Seltenheiten, kardiale dagegen werden häufiger beobachtet. Im allgemeinen treten die kardialen Symptome, welche dem Krankheitsbild die Züge der „Schrumpfniere" verleihen, erst in den späteren Phasen der Erkrankung auf. Die Insuffizienzerscheinungen des muskelstarken Herzens sind in manchen

Fällen der Behandlung noch gut zugänglich, in anderen Fällen leiten sie das Ende ein. Den gutartigen Verlauf der Herzstörungen sehen wir bei den renal gut kompensierten Fällen mit einer noch ausreichenden Wasserausscheidung, den ungünstigen Verlauf in denjenigen Fällen, in denen das Wasserabscheidungs- vermögen so stark gesunken ist, daß eine polyurische Kompensation der Hypo- sthenurie nicht mehr möglich ist.

Es ist die Regel, daß zugleich mit dem Ausbruch der urämischen Symptome auch Insuffizienzerscheinungen des Herzens auftreten. Man könnte daran denken, daß der Nachlaß der Herzkraft das Primäre ist, zu Oligurie führt, und daß infolge des Aufhörens der kompensatorischen Polyurie die Vergiftung einsetzt. Man könnte sich aber auch vorstellen, daß die urämische Intoxikation an dem Nachlassen der Herzkraft schuld ist. Sicherlich ist das Zusammentreffen von Herzschwäche mit tödlicher Urämie nicht ein zufälliges. Es ist aber nicht die Herzschwäche als Ursache der Urämie, und nicht die Urämie als Ursache der Herzschwäche anzunehmen, sondern beide sind die Folge der vorgeschrittenen und schweren Schädigung des Wasserausscheidungsvermögens. Sie ist das Primäre und bedingt einerseits die Überfüllung des Kreislaufs, Steigerung des Venendruckes und Erlahmung des Herzens, andererseits die Zunahme der Intoxi- kation, welche ihrerseits wieder die Herzarbeit steigert. Es ist ein ausgespro- chener Circulus vitiosus, aus dem es keinen Ausweg gibt. Reduktion der Flüssigkeitsaufnahme kann zwar die Herzschwäche bisweilen beseitigen, die Urämie aber nicht aufhalten.

Es ist sehr bemerkenswert, daß dieser renal bedingte, kardiorenale Zusam- menbruch in manchen Fällen erst Jahrzehnte, in vielen Jahre, in einigen schon Monate nach dem akuten Stadium eintritt.

Die Dauer der chronischen Nephritis ist also außerordentlich verschieden. Dem entspricht auch der anatomische Befund, indem nach jahrzehntelangem Verlauf ganz kleine, granulierte, enorm geschrumpfte, nach jahrelangem ev. glatte, kaum geschrumpfte, nach monatelangem Verlauf glatte, große Nieren gefunden werden, obgleich in allen Fällen das klinische Bild — Hyposthenurie, Blutdruck- steigerung und Herzhypertrophie — dem typischen Bilde der sogenannten sekundären Schrumpfniere, d. h. dem III. Stadium der chronischen Glomerulo- nephritis entsprach.

Es ist unmöglich, zwischen diesen ganz gleichartigen Fällen, die sich nur durch die Dauer des typischen Verlaufes unterscheiden, eine Grenze zu ziehen, denn wir haben eine ununterbrochene Reihe vor uns, die von den extrem ge- schrumpften Nieren hinaufreicht bis an das akute Stadium und direkt an dieses anknüpft.

An die allerschwersten, a k u t anurisch zum Tode führenden Fälle schließen sich die schwersten Formen der extrakapillären Nephritis an, welche schon im s u b a k u t e n Stadium zugrunde gehen, an diese die schweren Fälle von über- wiegend extrakapillärer Nephritis, bei denen das III. Stadium unmittelbar aus den akuten hervorgeht. Sie sterben im s u b c h r o n i s c h e n Stadium, 1/2, 3/4 bis 1 Jahr nach der akuten Nephritis — wir haben 4 derartige Fälle beobachtet.

An diese Formen schließen sich nun wieder die minder schweren intra- kapillären Fälle an, die 3 Jahre, 6, 10, 20 und mehr Jahre nach dem akuten Stadium sterben.

Gerade der histologische Befund der nach akutem, subakutem, subchroni- schem und relativ kurzem chronischem Verlauf zum Tode führenden Fälle, in denen die Schrumpfung des Bindegewebes noch nicht das Bild verwischt, lehrt, daß für die Dauer des Verlaufes einzig und allein die S c h w e r e d e r a k u t e n, n i c h t z u r A u s h e i l u n g g e k o m m e n e n E r k r a n k u n g ausschlaggebend ist.

Von dieser ist abhängig die Größe des funktionsfähigen Nierenrestes, nach dieser wiederum richtet sich die Fähigkeit zur polyurischen Kompensation des Ausfalles. In jedem Falle kommt es nachträglich zu einer langsamen,
aber unaufhaltsamen, weiteren Verkleinerung des Nierenrestes, sei es durch einen
unter der Asche des ausgebrannten Gewebes weiterglimmenden chronisch entzündlichen Prozeß, sei es durch ganz allmähliche Narbenschrumpfung und Verödung.

Die Regeneration und Hypertrophie der weniger geschädigten Elemente
vermögen dieser allmählichen Verkleinerung des Nierenrestes auf die Dauer
nicht die Wage zu halten, doch werden sie das Ende um so länger hinausschieben,
je größer die Reserve gewesen ist, mit der die Niere aus dem akuten Angriff
hervorgegangen war.

Wir müssen annehmen, daß die Abnahme der Leistungsfähigkeit der
geschädigten Niere um so langsamer erfolgt, je weniger schwer die Entzündung
war und je größer der funktionsfähige Nierenrest beim Austritt aus dem akuten
Stadium gewesen ist.

Den verschiedenen Verlauf der einzelnen Formen kann man sich folgendermaßen graphisch klarmachen:

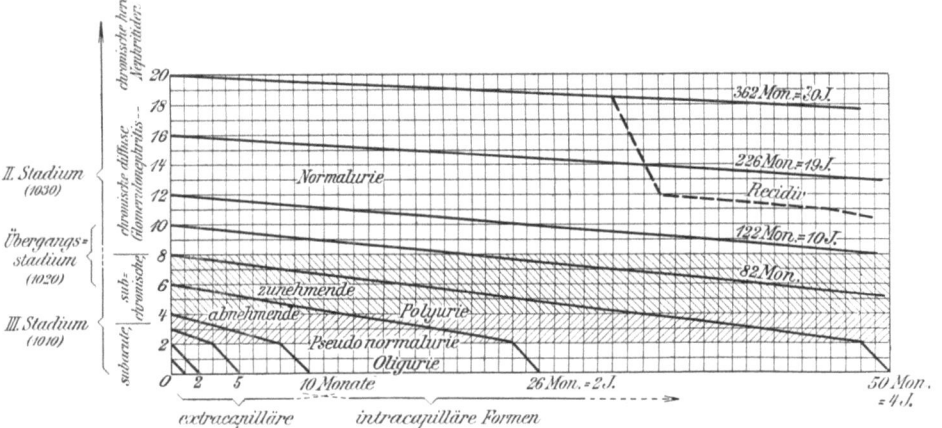

Diagramm des schematisierten Krankheitsverlaufes der chronischen Nephritiden.

Auf der Ordinate sei die Größe des Nierenrestes in willkürlich angenommenen
Zahlen, etwa als Prozente der normalen Nierenmasse aufgetragen, auf der
Abszisse die Zeit in Monaten, innerhalb der die Nephritis zum Tode führt. Um
durch irgend ein Zahlenverhältnis zum Ausdruck zu bringen, daß die sekundäre
Verödung umso langsamer fortschreitet, je größer der Nierenrest ist, wird will-
kürlich angenommen, daß bis zum Aufhören der kompensatorischen Polyurie
die Zeiten im quadratischen Verhältnis zu den Zahlen stehen, welche die Größe des
Nierenrestes andeuten sollen. Es nimmt also z. B. der mit 4% bezeichnete Nierenrest in 4 Monaten, der mit 10% bezeichnete Nierenrest in 10 Monaten um eine
Einheit ab. Es ist ferner angenommen, daß bei einer gewissen Kleinheit des
Nierenrestes, z. B. willkürlich bei 8%, die Einschränkung der Konzentrationsfähigkeit eine zunehmende Polyurie bedingt, welche mit fortschreitender Abnahme
des Nierenrestes wieder abnimmt, um bei der willkürlich angenommenen Reduktion des Nierenrestes auf 2% in Pseudonormalurie und Oligurie überzugehen.
Da hiermit die Fähigkeit der Kompensation aufhört, ist von der Linie 2 ab ein
rascher, nach 2 Monaten zum Tode führender Verlauf für alle Fälle angenommen
worden.

Es bedarf wohl keines Hinweises, daß die graphische Darstellung keine mathematische Berechnung der Lebensdauer der chronischen Nephritiden bedeuten soll. Sie soll nur die Vorstellung erleichtern, daß das Schicksal der chronischen Nierenentzündung davon abhängt, wieviel Nierengewebe nach dem Abklingen der akuten Erkrankung funktionsfähig geblieben ist, und sinnfällig zur Anschauung bringen, daß alle Formen und Stadien ineinander übergehen, daß die einzelnen Phasen um so langsamer durchlaufen werden, je größer der funktionsfähige Nierenrest gewesen ist, und daß dessen Größe abhängt von der Schwere der akuten Entzündung.

Die wichtige Frage, warum der entzündliche Prozeß nicht zum Stillstand kommt und nicht einfach eine blande Narbe hinterläßt, wo doch selbst bei sehr schwerer akuter Entzündung die Heilungstendenz eine so große ist, ist noch kaum angeschnitten, geschweige denn beantwortet worden. Man könnte daran denken, daß die primäre toxische Ursache weiterwirkt. Dafür spräche wenigstens die Tatsache, daß auch der degenerative Prozeß bei den Mischformen jahrelang unverändert bestehen bleibt, dagegen spräche die große Heilungstendenz der akuten Formen. Doch ist auch an die Möglichkeit zu denken, daß in den späteren Stadien mit zunehmender Azotämie toxische Stoffe von entzündungserregender Wirkung gebildet oder retiniert werden, die zu frischeren entzündlichen Veränderungen an den übermäßig in Anspruch genommenen Organen führen. In diesem Sinne spricht vielleicht das in den späteren Stadien immer häufigere Auftreten der entzündlichen Veränderungen im Augenhintergrunde und die fast regelmäßig sub finem eintretende Entzündung der serösen Membranen, z. B. des Perikards. Doch treten diese Momente sicherlich an Bedeutung weit zurück hinter der wichtigeren Tatsache, daß es sich bei den chronischen „indurativen" Formen der früher sogenannten interstitiellen Nephritis nicht um eine schleichende, primär interstitielle, von Element zu Element fortschreitende Entzündung handelt, sondern um den Ausgang einer akuten diffusen Entzündung mit teilweiser Erholung minder geschädigter Partien der Niere, und daß die Dauer des Leidens abhängt von der Intensität des primären, akuten diffusen Entzündungsprozesses und der Größe des erhalten gebliebenen Nierenrestes.

Diese Erkenntnis ist von der größten Bedeutung für die Prophylaxe. Wenn wir uns daran erinnern, daß selbst die schwersten akuten Nephritiden fast ausnahmslos zur Heilung zu bringen sind, wenn sie rechtzeitig erkannt und behandelt werden, ehe irreparable Veränderungen Platz gegriffen haben, so ergibt sich, daß die zu tödlichem Siechtum führende chronische Glomerulonephritis eine vermeidbare Krankheit darstellt, die um so seltener werden muß, je sorgfältiger die ätiologisch in Betracht kommenden Krankheiten, in erster Linie die Anginen, überwacht, und die akuten Nierenentzündungen in ihren ersten Anfängen behandelt werden.

Klinische Beispiele zur diffusen Nephritis.

III. Stadium.

XXIV. Wi....er, Georg, 19 Jahre alt, Modellschreiner.

Anamnese: Pat. war bis zum August 1912 niemals krank, hatte insbesondere niemals Scharlach, Diphtherie oder Angina. August 1912 erkrankte er an **Influenza**, lag 3 Tage zu Bett. Danach wieder völlig gesund. Ungefähr 14 Tage vor der Aufnahme ins Krankenhaus wurde Pat. von Kopfschmerzen befallen und bemerkte eine Verschlechterung seines Sehvermögens, war aber noch 8 Tage lang imstande, in seinem Berufe tätig zu sein. Wegen der zunehmenden Abnahme des Sehvermögens suchte er am 26. XII. 1912 erstmals einen Arzt auf, der im Harne Eiweiß fand, Blutdrucksteigerung und Retinitis albuminurica feststellte. Am Tage danach wurde Pat. von Krämpfen befallen und daraufhin sofort zum Krankenhaus gebracht.

Status praesens vom 27. XII. 1912:

Mittelgroßer, gut genährter, junger Mann. Gesichtsfarbe bleich. Leichte Gedunsenheit, keine Schwellung der Augenlider. Am Körper, insbesondere an den Beinen und Füßen keine Spur von Ödem. Pat. liegt in tiefem Sopor, reagiert nicht auf Anruf. Pupillen gleich und mittelweit, reagieren prompt auf Lichteinfall. Urinöser Foetor ex ore. Zunge belegt, stark geschwollen, zeigt mehrere Bißwunden.

Thorax von normaler Form. Angestrengte, vertiefte, laut schnarchende Atmung. Häufig nach mehreren großen Atemzügen ein Atemstillstand von wenigen Sekunden Dauer. Kein Cheyne-Stokesscher Typus. Voller lauter Lungenschall über der ganzen Lunge. Überall Vesikuläratmen, zahlreiche, feuchte Rasselgeräusche über allen Partien. Herzspitzenstoß in der Mammillarlinie, nicht deutlich hebend. Linksverbreiterung der Herzdämpfung. Töne rein, Akzentuation des 2. Aortentones. Herzaktion regelmäßig, Frequenz 120 pro Minute. Blutdruck 203 mm Hg.

Abdomen: Kein Aszites. Leber vergrößert. Milz nicht palpabel.

Reflexe: Nicht nachweisbar gesteigert. Babinski und Oppenheim negativ.

Aus der Blase werden per Katheter 450 ccm hellgelben Harns entleert. Derselbe hat ein spez. Gewicht von 1008. Makroskopisch ist keine Blutbeimengung zu erkennen, er gibt aber positive Guajakreaktion und im Zentrifugat finden sich zahlreiche Erythrocyten. Daneben zahlreiche hyaline und granulierte Zylinder, sowie verfettete Nierenepithelien. Der Harn enthält Eiweiß, kein Zucker.

Verlauf: Eine halbe Stunde nach der Aufnahme erfolgte ein Krampfanfall. Er begann mit anfangs geringen, rasch aber stärker werdenden Zuckungen im rechten Arm. Bald darauf griffen die Zuckungen auf rechtes Bein, linken Arm und zuletzt linkes Bein über. Im voll entwickelten Anfall waren die Krämpfe rechts klonischer, links tonischer Natur. Die Gesichtsmuskulatur war zu Beginn des Anfalls nach der rechten, im Anfall nach der linken Seite hin verzogen. Ebenso deutete die Blickrichtung zuerst nach rechts, dann nach links oben. Im Anfall war die Pupille weit und reagierte nicht auf Lichteinfall. Steigerung der Reflexe im Anfall nicht nachweisbar. Die Dauer des ganzen Anfalls betrug ca. 3 Minuten. Nach Beendigung des Anfalles fielen die Extremitäten schlaff herab, die Atmung, die zuvor fast völlig aussetzte, nur vereinzelt stoßweise erfolgte, wurde sehr tief, beschleunigt und laut schnarchend.

Nach Beendigung des Anfalles Lumbalpunktion. Die Lumbalflüssigkeit spritzt ca. **400 mm** hoch aus dem Steigrohr empor. Sie ist klar und zeigt keine besondere Verfärbung. 45 ccm werden abgelassen.

Im Laufe des Tages hatte der Pat. 17, mit dem ersten Anfall zu Hause 18 Krampfanfälle. Sie folgten sich in Abständen von 10 bis 45 Minuten. Nur einmal pausierten sie 1½ Stunden lang. 9²⁵ abends erfolgte der letzte. Sie glichen im großen ganzen alle dem erstbeschriebenen. Abends 7½ Uhr war rechts das Babinski'sche Phänomen deutlich positiv. 5 Uhr nachmittags 2. Lumbalpunktion. Druck nicht erhöht. Daran anschließend Aderlaß (450 ccm).

Um 9 Uhr abends erhielt Pat. 2,0 g Chloralhydrat per rectum. Über Nacht dauert die Bewußtlosigkeit noch an bei starker motorischer Unruhe. Gegen Morgen des 28. XII. wird das Sensorium etwas klarer. Pat. reagiert auf Anruf und gibt auch einige zutreffende Antworten. Über Ort und Zeit ist er noch nicht orientiert. Er wirft sich unablässig im Bett herum, versucht aufzuspringen, schlägt und tritt nach dem Pflegepersonal, das ihn im Bette festhält, bedient sich dabei der unflätigsten Schimpfworte. Fortwährende Klagen über Durst, keine über Kopfschmerz, kein Erbrechen. Pat. verlangt nach dem Uringefäß und läßt spontan Urin. Er beruhigt sich allmählich und liegt von 5 Uhr ab ruhig schlafend im Bett. Auf Anruf gibt er vollkommen klare Antwort, schläft aber sofort wieder ein. Foetor ex ore unverändert. Am nächsten Tage (29 XII.) Sensorium völlig frei. Sehvermögen: Finger auf 2 Meter.

Augenhintergrund (Dr. Bahr): Rechts Opticusgrenzen verwaschen, spritzförmige Blutungen längs der Gefäße, sowie punktförmige Blutungen in der ganzen Retina. Einige kleine, weißliche Plaques, insbesondere in der Gegend der Makula. Links Befund im großen ganzen derselbe, wie rechts, aber etwas geringgradiger, vor allen Dingen auf Makula und Papille beschränkt. Unterhalb der Papille ein weißer Fleck.

Der urinöse Foetor ex ore hat noch zugenommen, der ganze Krankensaal ist von ihm erfüllt. Gesicht wie am ersten Tage leicht gedunsen, im übrigen keine Spur von Ödem. Sehr starker Durst.

Am 30. XII. Zustand unverändert, am 31. XII. zunehmende Trübung des Sensoriums, Schlafsucht. Auf Fragen gibt Pat. ganz verständig Antwort, verfällt aber bei der Unterhaltung schnell wieder in Schlummer. Dabei keine große Atmung. Um 3²⁵ nachmittags Krampfanfall wie die früheren. 5 Uhr Lumbalpunktion: Lumbaldruck = 50 mm Wasser. Haut- und Sehnenreflexe herabgesetzt, nur der linke Patellarreflex ist ziemlich lebhaft. Temperaturanstieg auf 39,1 ⁰, reichlich Rasselgeräusche auf beiden Lungen. Abend 10 Uhr ein weiterer Krampfanfall. Am 1. I. 1913: Pat. liegt in tiefem Schlaf, aus dem er auf Anruf erwacht. Er gibt Antwort, verfällt aber sofort wieder in Schlaf. Die Atmung ist vertieft, beschleunigt, stark röchelnd. Zirkumskripte Dämpfung auf beiden Lungen, zahlreiches Rasseln, nirgends Bronchialatmen. Reichliches braunrotes, schaumiges Sputum. Gedunsenheit des Gesichtes deutlicher. Kleiner Ascites nachweisbar, in der Knöchelgegend vielleicht eine Spur von Ödem. Gegen Morgen des 2. 1. 1913 Exitus.

Tag	Gew. kg	Blutdr. mm Hg	Harnm. ccm	Konz.	Alb. °/₀₀	Sang.	Cyl.	NaCl. %	N %	R-N mg %	Jod u. Milchz.	Erythrocyten
27. XII.	—	203	1700 u. mehr	1008	3—5	mikr.	viel	0,54	0,50	115	—	3,6 Mill.
28. „	61,6	190	600 (Tag)	1010	4	„	„	0,35	0,57	—	—	—
	—	—	1000 (Nacht)	1008	2	„	„	0,39	0,46	—	—	—
29. „	60,0	176	750 (Tag)	1009	1	„	„	0,46	0,49	161	—	3 Mill.
	—	—	950 (Nacht)	1007	2	—	—	0,43	0,50	—	—	—
30. „	59,3	192	625 (Tag)	1009	2	—	—	0,40	0,28	166	—	3 Mill.
	—	—	800 (Nacht)	1008	2½	—	—	0,36	0,52	—	—	—
31. „ (Fieber)	60,0	170	900	1007	3½	—	—	0,33	0,49	181	—	2,7 Mill.
1. I. 13 (Fieber)	60,0	152	450 (Tag)	1009	3	—	—	0,25	0,57	—	—	—
	—	—	150 (Nacht)	1011	4	mikr.	viel	0,25	0,63	219	—	—

Klinische Diagnose: 5 Monat alte chronische diffuse Nephritis im III. Stadium. Wegen des raschen Verlaufes — schwere, extrakapilläre Form.

Autopsie:

Gesamtbefund: Subchronische extrakapilläre Glomerulonephritis. Geringe Herzhypertrophie. Lungenödem. Ausgedehnte bronchopneumonische Herde in beiden Lungen. Gastritis. Enteritis. Kleine Hämorrhagien im Augenhintergrund.

Nieren makroskopisch: Die linke Niere ist deutlich vergrößert, ihr Gewicht beträgt 180 g. Die Kapsel ist leicht lösbar, Oberfläche ganz glatt, doch bemerkt man stellenweise eine Andeutung von Granulierung. Die Oberfläche ist teils blaßgelblich, teils mehr gelbbräunlich. An der Oberfläche kleine, punktförmige Blutungen. Substanz von elastischer Konsistenz, Rinde schmutziggelblich, von feinen, opaken, in der Tiefe gelblichen Fleckchen durchsetzt. Die Grenze zwischen Rinde und Mark ist verwaschen, ebenso die Rindenzeichnung. An der Schleimhaut des Nierenbeckens eine Anzahl kleiner Blutungen. Die rechte Niere etwas kleiner, als die linke, Gewicht 140 g. Sie ist viel blutreicher, wie die linke. An der Oberfläche und im Bereich der Rinde ist sie von mehr bräunlicher Farbe, man bemerkt auch hier die auf der anderen Seite beschriebenen gelblichen Fleckchen und punktförmigen Blutungen. Mark viel blutreicher, wie links. Zeichnung völlig verwaschen.

Nieren mikroskopisch: Man sieht in sehr vielen Kapseln die in Organisation begriffenen Halbmonde, die mit den Knäueln verschmolzen sind und mit diesen zu veröden beginnen. Freie Kapseln sieht man kaum. Völlig verödete Glomeruli in großer Zahl, vielfach heben sie sich nur schwach von der Umgebung ab (Grenze verwaschen). Entwicklung von Bindegewebe ungleichmäßig. Die Kanälchen sind stark erweitert, mit Zylindern (hyalinen und granulären) gefüllt, die Epithelien stark abgeplattet. Die Kanälchen sind stellenweise schon in Inselform gruppiert und erweitert oder zeigen beginnende Gruppierung. Stellenweise in den Kanälchen und zwischen den Schlingen Fibrin. Auch die Ausführungsgänge sind erweitert, ihre Epithelien abgeplattet. Sie enthalten Zylinder und Blut. Die Interstitien sind verbreitert. In den Epithelien und Interstitien Fett und doppelbrechende Substanz.

12*

XXV. Bi...er, Jakob, 46 Jahre, Portier.
I9. II. 1912 bis 30. IV. 1912 und 5. VII. bis 9. VIII. 1912 (†).

Anamnese: Lues negiert, Alkoholabusus früher. Vor 3 Jahren **Halsentzündung.**
Er war nur 3 Tage lang krank, ohne besonders heftige Beschwerden. ½ Jahr später erkrankte er mit Herzbeklemmung, Atemnot, leichter Schwellung der Füße und des Scrotums. Es wurde Nierenentzündung festgestellt. Bei Bettruhe rasche Besserung der Beschwerden, aber seit der Zeit leichte Atemnot bei der geringsten Anstrengung. Vor 4 Monaten Verschlimmerung. Stärkere Herzbeklemmung. Seit 2 Jahren auffallend blasses Aussehen und häufiges Urinlassen, namentlich auch des Nachts.

Befund bei der Aufnahme (19. II. 12): gelblichblasse, subikterische Hautfarbe, auffallend trockene Haut, zahlreiche Hautblutungen, ziemlich beträchtliche Zyanose, starke Ödeme der unteren Körperhälfte bis zur Nabelhöhe, außerordentlich heftige, vorwiegend exspiratorische Dyspnoe, diffuse Bronchiolitis, Pleuren frei. Im ganzen außerordentlich starke kardiale Insuffizienz. Die Tonsillen ohne Befund.

Herz: Spitzenstoß nicht deutlich tastbar, Dämpfung erheblich vergrößert, 1 cm rechts vom rechten Sternalrand, reichlich ebensoviel außerhalb der Mammillarlinie. Töne rein, Aktion stark beschleunigt, aber regelmäßig.

Orthodiagramm: 6,5: 11: 18,7 cm.

Puls: Gespannt, aber ziemlich klein.

Blutdruck: 164/104 bei der Aufnahme, später mehr, aber zeitweise auch bis 145 mm Hg heruntergehend. Die Halsvenen stark gestaut, keine deutliche positive Pulsation, auch die Venen an den Armen sind stark gefüllt, der Venendruck 260 mm! Die Leber beträchtlich vergrößert, derb, Milz nicht nachweislich vergrößert.

Sehnenreflexe ziemlich lebhaft. Keine Muskelunruhe, kein Sehnenhüpfen.

Urin: Spez. Gewicht 1010²/₃, von blasser Farbe, leicht getrübt, Albumin +, Blut 0, Saccharum 0.

Sediment: Vorwiegend Leukocyten, mäßig reichlich rote Blutkörperchen und Epithelien mit sehr deutlichen Verfettungen, spärlich Zylinder, hyaline und granulierte.

Augenhintergrund: Opticus links etwas blaß, Grenzen scharf. Rechts sind die Papillengrenzen verstrichen. Keine Blutungen, keine Plaques.

Rest - N am 1. Tag 83 mg.

Am ersten Tage nehmen die Erscheinungen der Herzinsuffizienz in bedrohlicher Weise zu. Äußerste Dyspnoe, beginnendes Lungenödem. 1 mg Strophantin intravenös und ein energischer Aderlaß verschaffen sehr rasch erhebliche Erleichterung.

Unter sehr starker Diurese bis 4000 pro die schwinden die Ödeme. Bei stets salzfreier Diät und Karell in den ersten Tagen Abnahme um 12 kg. Danach so gut wie ödemfrei. (Rest-N 86 mg.) Bei noch immer reichlicher Diurese von 2000—2500 g tritt noch ein weiteres Sinken des Körpergewichts um 3 kg ein, während der Rest-N langsam auf 114 mg % steigt, um dann später bei N - Beschränkung auf 5 g auf nur wenig erhöhte Werte von 72 und 55 mg abzusinken. Das Gewicht bleibt nunmehr dauernd konstant, die Urinmengen stets polyurisch. Nach 5 Wochen kommt es wieder zu Erscheinungen von Herzinsuffizienz mit Dyspnoe, rascher Ödembildung, welche unter Karell und Digitalis rasch zurückgehen. Dabei vorübergehendes Ansteigen des Rest-N auf 105 mg. Nunmehr Zustand sehr gut, nur vorübergehend leichte Ödembildung, die auf Digitalis und Flüssigkeitsbeschränkung sehr rasch zurückgeht. Niemals urämische Erscheinungen, Erbrechen nur auf Theocindarreichung. Pat. wird in recht gutem Zustande entlassen.

Der Blutdruck ziemlich stark schwankend zwischen 200 und 140, wohl infolge der labilen Herzkraft. Dauernd Polyurie, Esbach zwischen 2½ und 3½ %₀.

Augenhintergrund: Am Ende der Beobachtung: Gefäße besonders eng, namentlich links, hier mehrere spritzerförmige Blutungen dicht oberhalb der Papille.

II. Aufnahme am 5. VII. (2 Monate nach der Entlassung):

Pat. hatte die N-arme Ernährung auch zu Hause durchgeführt und sich bis zuletzt wohlbefunden. Erst seit 14 Tagen wieder stärkere Atemnot und leichte Ödeme, kein Erbrechen. Der Zustand bei der Aufnahme ist namentlich bezüglich des Herzens ganz wesentlich besser, wie das erstemal: Ziemlich beträchtliche Ödeme, aber keine erhebliche Dyspnoe, nur mäßige Venenstauung und Stauungsbronchitis. Organbefund sonst unverändert. Blutdruck höher als früher: 195: 105 mm Hg.

Keinerlei urämische Erscheinungen.

Augenhintergrund: Beiderseits enge Gefäße, rechts einige frische Blutungen.

Urin: Von heller Farbe, leicht getrübt, spezifisches Gewicht 1011⅓. Eiweiß: Essbach 2½ %₀, Sanguis 0, Saccharum 0.

Sediment: Viel Leukocyten, spärlich rote Blutkörperchen und verfettete Nierenepithelien, nur vereinzelte Zylinder. Unter Digitalis und Flüssigkeitsbeschränkung bei salzfreier Kost rasches Schwinden der Ödeme und Gewichtsabnahme um 9 kg in 7 Tagen.

Rest - N: 94 mg.

Nunmehr wird die Flüssigkeitszufuhr in Rücksichtnahme auf die Neigung zu Herzinsuffizienz auf 2000 festgesetzt. Bei stets salzarmer Kost und Beschränkung der N-Zufuhr auf 3—4 g sowie Digitalis 0,1 pro die. Bei diesem Regime Zustand dauernd während der letzten 3 Wochen recht gut, es kommt nicht zu Wasserretention, vielmehr besteht Gewichtskonstanz bei einer — nur ab und zu durch vereinzelte Theocingaben unterstützten — Diurese von 2000—2500.

Trotz einer täglichen Ausscheidung von 6—8 g N erfährt der Rest-N innerhalb dieser Zeit eher eine leichte Erhöhung auf 103 mg. Der Blutdruck sinkt langsam auf 150—160 mm Hg. Erst am 2. VIII. fällt auf, daß Pat. sich etwas matt fühlt, spontan das Bett aufsucht und auch über Kopfschmerzen klagt. Lumbalpunktion ergibt erhöhten Druck: 350 mm (Rest-N im Punktat 130 mg). Am 3. wird eine Belastungszulage von 10 g Kochsalz gegeben. Ganz überraschend setzt in folgender Nacht Eklampsie ein, und zwar mit einem ausgesprochen eklamptischen Anfall, der sich im Laufe des Morgens noch 5 mal wiederholt. Gleichzeitig Oligurie, 900 gegen 2000 am Tage vorher. Lumbaldruck nach dem Anfall 150 mm. Nach dem letzten Anfall Somnolenz und aphasische Störungen, leichte halluzinatorische Verwirrtheit. Im Anschluß an die Anfälle entwickeln sich zahlreiche Hautblutungen und ein ziemlich großes Blutextravasat in der einen Konjunktiva. Von nun an dauernd leicht komatöser Zustand, außerdem leichte Muskelunruhe und Sehnenhüpfen, keine deutliche Reflexsteigerung, kein Babinski.

Rest-N am Tage nach den Anfällen 149 mg.

Am folgenden Tage tiefes Koma mit großer Atmung, aber keine deutliche Muskelunruhe. Blutdruck erhöht auf 190 : 88 mm Hg. Unter Vertiefung des Komas und der großen Atmung erfolgt am 4. Tag der Exitus letalis.

Rest-N zuletzt 221 mg.

Die Urinmengen sind in den letzten Tagen nur mäßig vermindert, 1000—1300.

Nierenfunktion: Wasserdiurese: Anamnestisch seit Beginn der Erkrankung Polyurie und Nykturie. Während der Beobachtung bestand bis zum Ausbruch der Urämie Polyurie, von 2000—2500, erheblich mehr — bis zu 4500 — bei der Ausschwemmung der kardialen Ödeme. Dabei war die Flüssigkeitszufuhr teils frei gewählt, teils reichlich zugemessen, d. h. auf 2000—2500 festgesetzt, solange nicht die kardialen Ödeme zur Beschränkung zwangen. Auch zur Zeit der Urämie keine ausgesprochene Oligurie: 900—1400, am letzten Tage 300.

Das spezifische Gewicht war streng fixiert bei 1008—1011, meistens 1010 und überschritt diese Grenzen weder bei der Ödemdiurese, noch bei der terminalen Verminderung der Urinmenge.

Wasserversuche: Bei der ersten Aufnahme im Stadium kardialer Kompensation Zufuhr 1500, Ausscheidung 730, niedrigstes spezifisches Gewicht 1005⅓. Bei der 2. Aufnahme ebenfalls im Stadium kardialer Kompensation: Zufuhr 1500, Ausscheidung 420, niedrigstes spezifisches Gewicht 1010.

Konzentrationsversuch: Bei der 1. Aufnahme Ausscheidung am 1. Tag 2000 ccm, spezifisches Gewicht 1010²/₃ maximal, am 2. Tage 2050 ccm, spezifisches Gewicht 1012¹/₃ maximal. Gewichtsabnahme um 3 kg.

Bei der 2. Aufnahme wurde bei 24 stündiger Konzentration maximal 1011 spezifisches Gewicht erreicht.

Bei der 1. Aufnahme wurde zu einer Zeit der Ödemausschwemmung 2 mal Hydrämiebestimmung gemacht: Am 25. IV. bei eben beginnender Ödemausschwemmung Körpergewicht 65 kg. Brechungsindex = 1,35062 = Albumin 8,5 %. Erythrocyten 3 211 000, Hämoglobin 42 %. Am 29. IV., nach vollendeter Ödemausschwemmung, Körpergewicht 61,1 kg: Brechungsindex = 1,35001 = Albumin 8,163 %, Erythrocyten: 3 280 000.

Jodversuch: Ausscheidung bei der 1. Aufnahme 83 Stunden, bei der 2. Aufnahme 123 Stunden.

Milchzuckerversuch: Bei der 1. Aufnahme intravenös zugeführt 2 g: In den ersten 11 Stunden ausgeschieden 0,5 g = 25 %.

Kochsalzausscheidung: Pat. stand während des Krankenhausaufenthaltes dauernd unter salzfreier bzw. salzarmer Ernährung. Prozentual bestand im allgemeinen eine auffallende Konstanz der Ausscheidung von 0,45 % und weniger, einmal 0,63 %.

Ein NaCl-Belastungsversuch mit 10 g wurde an dem Tage gemacht, an welchem die tödliche — zunächst eklamptische — Urämie auftrat. Die Urinmenge ging dabei von 2200 auf 900 ccm herunter, die Ausscheidung stieg prozentual nicht an, und absolut wurde an diesem und dem folgenden Tage zusammen weniger ausgeschieden, als vorher.

N-Ausscheidung: Der Tod erfolgte unter Azotämie. Bei der Aufnahme bestand bereits beträchtliche N-Retention von 83 mg. Bei einer prozentualen N-Ausscheidung von 0,4—0,5 % langsames Ansteigen auf 93 und später 114 mg in ungefähr 14 Tagen. Bei Beschränkung der Zufuhr auf 5—7 g pro die, sinkt die prozentuale Ausscheidung, obwohl die Urinmengen ebenfalls etwas kleiner geworden sind, auf 0,3 g und es tritt trotz des erhöhten Rest-Stickstoffes sehr bald fast N-Gleichgewicht ein. Die nur wenig negative N-Bilanz erniedrigt ganz allmählich im Laufe von je einer Woche den Rest-N auf 72, später 55 mg. Nach einer vorübergehenden Ödemausschwemmung einmal Anstieg des R-N auf 105 mg, dann rasch Rückgang auf 60 mg, welche Höhe dann trotz strengster N-Beschränkung auf 3 g in der Nahrung dauernd behauptet wird: 56—65 mg R-N. Bei der 2. Aufnahme war der Rest-N wieder auf 94 mg gestiegen. Trotz weitgehender Beschränkung der N-Zufuhr auf 4—6 mg und dauernder Polyurie steigt der Rest-N bei einer sehr konstanten prozentualen Ausscheidung von 0,3 % langsam auf 108 und 149 mg bei Ausbruch der Urämie. Während der 4 Tage der urämischen Intoxikation außerordentlich rascher Anstieg auf 207 mg, dabei der Prozentgehalt maximal im Urin 0,5% N.

Klin. Diagnose: Chron. diffuse Nephritis von 3 jähriger Dauer im Endstadium. Herzinsuffizienz.

Autoptischer Befund: Sekundäre Schrumpfniere, starke Herzhypertrophie, Arteriosklerose, Koronarsklerose, Ödem der weichen Hirnhäute, Enteritis.

Herz: Gewicht mit dem Anfangsteil der Gefäße 810 g. Muskulatur des linken Ventrikels stark verdickt, Klappen zart, Koronargefäße starr durch Einlagerungen von Kalk.

Nieren: Verkleinert: 115 bzw. 100 g, Oberfläche gleichmäßig fein granuliert, Granula von gelblicher Farbe, Rinde verschmälert, Substanz zäh, Zeichnung verwaschen.

Glomeruli in allen Stadien der Verödung. Manche Glomeruli noch leidlich intakt mit durchgängigen, manchmal sogar stark blutgefüllten Schlingen, die Mehrzahl läßt jedoch ausgedehnte Hyalinisierung der Schlingen erkennen, in vereinzelten Glomerulis bemerkt man geringe Kapselwucherung, im ganzen sprechen die Bilder aber mehr für die intrakapilläre Form. Stellenweise Verfettungen an den Glomerulis. Das zwischen den Knäueln gelegene Parenchym in großer Ausdehnung verödet, läßt aber Inseln erweiterter Harnkanälchen erkennen. Die Epithelien, namentlich an den einzelnen in dem Trümmerfeld gelegenen Kanälchen stark abgeplattet. An den erhaltenen Epithelien Verfettungen, stellenweise auch tropfige Degeneration. Hyperplastische Intimaverdickung und Arteriosklerose in wechselnder Intensität, an manchen Stellen sehr beträchtlich, an anderen geringfügig. Media vielfach sehr gut entwickelt.

XXVI. Ho......, Lotte, 30 Jahre alt, Schneiderin.
27. XI. 1912 bis 6. II. 1913 (†).

Anamnese: Lues negiert. Mit 20 Jahren Lungenspitzenkatarrh. 1903 (vor 10 Jahren) Halsentzündung. 14 Tage später geschwollene Füße. Damals vom Arzt Nierenleiden festgestellt. 3 Jahre später wieder ödematöse Schwellung an den Beinen, seitdem ist sie die Ödeme nie vollständig los geworden. Außerdem häufig Kopfschmerzen und Mattigkeit. 1910—1912 dauernd in Behandlung der medizinischen Poliklinik München. Dortige Diagnose: Nephritis chronica mit Übergang in Schrumpfniere, Hysterie. Laut Bericht damals stets etwas gedunsenes Gesicht und mäßige diffuse Ödeme. Blutdruck zwischen 160 und 210 mit deutlich steigender Tendenz. Anfangs keine nachweisbare, später sehr deutliche Herzverbreiterung nach links. Urinmenge 1½—2 Liter und mehr, spez. Gewicht 1008—1010. Albumin 7—10 º/₀₀. Sediment: Epithelien und granulierte Zylinder, Leukocyten. Pat. hatte damals leicht chronisch-urämische Beschwerden die sich ab und zu in anfallsweiser Verschlimmerung verdichteten zu eingenommenem Kopf, Schläfrigkeit „urämischem" Asthma, später aber mit ausgesprochen hysterischen Symptomen vergesellschaftet waren.

Anfang 1912 1½ Tage bewußtlos, vorher Kopfschmerzen, Erbrechen, Schwindel und Durchfall. Außerdem Sehstörung auf dem rechten Auge (eklamptische Äquivalente).

Befund bei der Aufnahme: Blaßgelbliche Hautfarbe, ganz leichte Zyanose. Diffuses Ödem, von dem nur die oberen Brustpartien ausgenommen sind. Deutliches Lidödem. Links Pleuraerguß, mächtiger Aszites. Sensorium frei.

Augenhintergrund (Dr. Bahr): Beiderseits abklingende Neuroretinitis mit enormer Verbreiterung der Papille. Die verbreiterten Partien reichen bis dicht an die Macula und betragen etwa das 6fache der normalen Papille; sie sind weiß und tragen ganz vereinzelt am Rande kleine hämorrhagische Spritzer. Arterien und Venen stark verengt. Rechts zeigen die Gefäße an der Papille kleine Varikositäten.

Links ebenfalls kleine weißliche narbige Stippchen und 2 pigmentierte kleine Flecken (alte Hämorrhagien). Frische entzündliche Prozesse kaum wahrnehmbar. Druck auf den Bulbus r. schmerzhaft.

Herz: Spitzenstoß im 5. Interkostalraum, zirkumskript hebend. Dämpfung vorwiegend nach links und oben verbreitert, II. Aortenton stark akzentuiert.

Puls deutlich gespannt, regelmäßig.

Blutdruck: 252 erst in den 4 letzten Tagen allmählich auf 205 heruntergehend.

Abdomen: Durch beträchtliche Aszites ausgedehnt.

Nervensystem: Sehnen- und Periostreflexe sehr lebhaft, sonst ohne Befund.

Urin: Spez. Gewicht 1008—1010. Albumen stets reichlich: 8—10—12 º/₀₀, Sang. 0.

Sediment: Verfettete Epithelien, reichlich hyaline Zylinder, einige Leukocyten und keine Erythrocyten.

Hb. 40 %. Zahl der Erythrocyten: 3 100 000.

Rest-N bei der Aufnahme 72 mg.

Verlauf: Bei salzarmer Diät und Beschränkung der Flüssigkeitsaufnahme auf ca. 1000 ganz allmähliches Zurückgehen der Ödeme im Laufe von 14 Tagen. Ganz und gar schwinden die Ödeme nie. Nach etwa 2 Wochen macht eine rasche Zunahme derselben wiederum Digitalis und Diuretika notwendig, zunächst mit gutem Erfolg, der aber nur vorübergehend ist. Sehr bald kommt es zu einem ganz allmählichen Wiederzunehmen der Ödeme bis zum Ende. Im übrigen ist das Befinden während des gesamten $2\frac{1}{2}$ monatlichen Krankenhausaufenthaltes gleichmäßig. Dauernd Kopfschmerzen und sehr schlechter Appetit, dyspeptische Beschwerden: Häufig Erbrechen. Einigemal leichte Verwirrungszustände. Ende Januar croupöse Pneumonie und Empyem mit zunehmender Herzschwäche. Am 6. II. Exitus letalis ohne urämische Erscheinungen (nicht an Niereninsuffizienz).

Nierenfunktion: Wasserdiurese: Früher sicher ausgesprochene Polyurie mittleren Grades. Während der ganzen Beobachtungszeit waren die Urinmengen normal bis subnormal (880—1300, meist bei 1000), allerdings bei entsprechend mäßiger Flüssigkeitszufuhr. Dabei das spez. Gewicht außerordentlich konstant, 1008—1010, nur ausnahmsweise 1012, 1007; einmal kurz vor dem Tode 1016, bei sehr ausgesprochener Oligurie infolge von Herzschwäche. Wasser- und Konzentrationsversuche wurden wegen der Ödeme und der Appetitlosigkeit nicht gemacht. Jodausscheidung nach 74 Stunden beendet.

NaCl Ausscheidung war entsprechend der recht geringen Zufuhr (salzarme Diät bei sehr mäßiger Nahrungsaufnahme) prozentual stets niedrig, 0,23—0,45; die N-Ausscheidung, bei ebenfalls sehr eingeschränkter Zufuhr von 3—5 g, im Mittel prozentual meist 0,4—0,5, im Maximum 0,6—0,75 in den letzten Tagen bei ausgesprochenster Oligurie. Die N-Bilanz war im ganzen ausgesprochen negativ bei einer (infolge des Appetitmangels) unzureichender Kalorienzufuhr.

Der Rest-N stieg ganz allmählich an:

28. XI. = 72 mg
7. XII. = 63 „
17. XII. = 86 „
28. XII. = 79 „
6. I. = 89 „
22. I. = 88 „
31. I. = 99 „
5. II. = 135 „ (am Tage vor dem Tode).

Klinische Diagnose: Chronische diffuse Glomerulonephritis, und zwar Mischform von 10jähriger Dauer im III. Stadium = sekundäre Schrumpfniere mit starkem nephrotischen Einschlag (+ Arteriosklerose?). Insufficientia cordis. Pneumonia crouposa. Pleuraempyem. Retinitis albuminurica.

Autopsie: Chronische diffuse Glomerulonephritis = sek. Schrumpfniere. „Mischform.“ Herzhypertrophie. Arteriosklerose. Koronarsklerose. Frische, fibrinöse Pericarditis. Fibrinös eitrige Pleuritis beiderseits. Croupöse Pneumonie des rechten Mittel- und Unterlappens. Neuroretinitis.

Herz: Klappen zart und glatt. Muskulatur des linken Ventrikels verdickt. Herzgewicht 480 g. Gelbliche Intimaverdickungen an den Koronarien. Bauch- und Brustaorta zeigen zahlreiche graue und grau-gelbliche Intimaverdickungen.

Nieren makroskopisch: (vgl. Abb. 8 und 9, S. 50) sind verkleinert, Gewicht 90 bzw. 100 g. Oberfläche fein granuliert, von ausgesprochen gelblicher Farbe, desgleichen die Schnittfläche der Rinde, deren Zeichnung total verwaschen ist.

Mikroskopisch: Glomeruli stark vergrößert, blutarm, zum großen Teil hyalinisiert (intrakapilläre Form). Kapseln fast durchweg frei, abgesehen von Verklebungen. Enorme Verfettungen an Epithelien und Interstitien, vielfach tropfige Degeneration: Mischform. Nephritis + Nephrose. Parenchym schon in großer Ausdehnung verödet und durch Granulationsbindegewebe ersetzt. Gefäßveränderungen von wechselnder Intensität an manchen Stellen noch geringfügig, vielfach aber schon sehr ansehnlich. Die erhaltenen Kanälchen vielfach erweitert mit hyalinen, stellenweise auch granulierten Zylindern erfüllt, ihre Epithelien stark abgeplattet.

XXVII. Mer.....ler. Johann, 41 Jahre alt, Gärtner.
1. Aufnahme: 17. III.—25. IX. 1911 (5 Monate ante exitum).
2. Aufnahme: 13. XI.—21. XI. 1911 (†).
Anamnese: Alkohol mäßig. Lues negiert.

Vor 11 Jahren leichte rheumatische Erkrankung ohne Fieber, sonst keine früheren Erkrankungen. Niemals Halsentzündung. Seit 1 Jahr Krankheitsgefühl, im wesentlichen allgemeine Mattigkeit. Es wurde Eiweiß im Urin gefunden. Seit mehreren Monaten nachts 1—2mal Urinentleerung, viel Kopfschmerzen und Atemnot, oft auch Herzklopfen. Kein Nasenbluten, keine Sehstörung, erst seit 3 Tagen leichte Anschwellung der Füße.

Befund: Mittlerer Ernährungszustand. Blässe und leichte Zyanose. Mäßige Ödeme an den Unterschenkeln. Halsorgane ohne Befund. Blutextravasate unter den Konjunktiven.

Atmung leicht dyspnoisch, Exspirationsstoß stark abgeschwächt. Lungengrenzen stehen tief und sind recht schlecht verschieblich; reines Atemgeräusch.

Cor: Deutliche Voussure. Herzspitzenstoß stark nach außen unten verlagert, im 5. und 6. Interkostalraum, 3 cm außerhalb der Mammillarlinie, ausgesprochen hebend. Herzdämpfung wesentlich, ganz vorzugsweise nach links verbreitert.

Orthodiagramm: 12,3 : 4,0 : 16,2 cm. Körpergröße: 1,62 m.

Auskultatorisch: Präsystolischer Galopp und Verdoppelung des 2. Tones an der Pulmonalis, systolisches Geräusch an der Spitze. Radialpuls gespannt.

Blutdruck: **272** / 125 mm Hg. Erhebliche Schlängelung und Starre der Brachial- und Temporalarterien.

Leber etwas vergrößert, kein Ascites.

Reflexe: Patellarreflex sehr schwach, links fehlend, Achillessehnenreflexe vorhanden, Plantarreflex normal, Bauchdeckenreflex rechts fehlend, links sehr schwach, Kremasterreflex vorhanden. Nervensystem sonst ohne Befund.

Augenhintergrund: Zahlreiche Plaques, vorzugsweise in der Umgebung der Papille winzige Blutungen.

Urin: Albumen +, Sanguis + (wechselnd), Esbach schwankend zwischen ½ und 3½ %₀₀. Sediment: Massenhaft rote, spärlich weiße Blutkörperchen, hyaline, granulierte und Epithelzylinder.

Blutstatus: Hämoglobin: 67 %, Erythrocyten: 3 500 000. Leukocyten: 8 450.

Verlauf: Bei salzarmer Kost und Flüssigkeitsbeschränkung auf 1000 ccm rasches Schwinden der Ödeme unter Abnahme des Körpergewichts um 3 kg bei entsprechender Diurese in 6 Tagen.

Rest - N beträgt 0,154 %, am folgenden Tag **0,182** %, 2 Tage später aber am Ende der Ödemdiurese nur noch 0,091 %, tags darauf **0,065** %. Dabei keine urämischen Symptome. Auch die Dyspnoe bessert sich unter diesem Regime. Das Gewicht bleibt danach konstant, sinkt nur während des Konzentrationsversuches ganz vorübergehend um 1 kg.

Rest - N bleibt bei N-armer Diät ziemlich konstant, 0,06 %.

Die Diurese zeigt bei dauernd auf 1000 ccm beschränkter Flüssigkeitszufuhr normale Höhe von 1000 bis 1700 ccm. Nur vorübergehend, 4 Wochen nach der Aufnahme, wieder stärkere Dyspnoe, die aber auf Digipuratumkur unter vermehrter Diurese rasch zurückgeht. Dann wieder gutes Befinden. Erst in den letzten Tagen wiederholt kurze Asthmaanfälle mit deutlicher Lungenblähung, die zur Untersuchung auf Eosinophilie Veranlassung gaben: wiederholt wurden 1000 und mehr Eosinophile gefunden. Bisweilen Cheyne-Stokes.

Rest - N bei der Entlassung (im Anschluß an Ureabelastungsversuch mit 20 g) 0,106 %, einige Tage vorher aber konstant wie seither 0,061 %.

Pat. wird in recht gutem Zustande am 25. IX. 1911 entlassen.

II. Aufnahme: 6 Wochen später (am 13. XI. 1911) kommt Pat. in äußerst verschlimmertem Zustande, mit beginnender, rasch sich voll entwickelnder Urämie wieder zur Aufnahme. Der Zustand war seit der Entlassung recht gut gewesen, erst seit 10 Tagen Verschlimmerung.

Es besteht starke Dyspnoe und erhebliche Zyanose; bisweilen Cheyne-Stokesscher Atemtypus angedeutet. Ausgesprochene Muskelunruhe mit Sehnenhüpfen und faszikulären Zuckungen. Große Hinfälligkeit und Schwäche, aber keine Benommenheit.

Starke — kardiale — Ödeme an den Beinen. Beträchtliche Leberschwellung und periphere Venenstauung. Stauungsbronchitis.

Cor: Spitzenstoß hebend, etwas weiter nach links verlagert, wie bei der ersten Aufnahme. Dämpfung wie damals. Systolisches Geräusch an der Spitze, präsystolischer Galopp ausgesprochen.

Puls frequent, stark gespannt.

Blutdruck: 240/137 mm Hg, also etwas niedriger als früher.

Periphere Arteriosklerose erscheint noch deutlicher als früher.

Sämtliche Sehnen- und Periostreflexe sind stark gesteigert (früher schwach bis fehlend). Fußklonus. Kein Babinski. Kein Chvostek. Pupillen auffallend eng.

Augenhintergrund: Links Plaques in der Umgebung der Papille, rechts Hämorrhagien.

Urin: Albumen ÷+ (Esbach 5 %₀₀), Sanguis —.

Sediment: Sehr viel Zylinder: Hyaline, granulierte und epitheliale, Nierenepithelien zum Teil verfettet. Leukocyten.

Blutstatus: Hämoglobin 42 %. Eosinophilie. Erythroc. 3 300 000. Viskosität 2,7. Refraktometr. Index = Eiweißgehalt von 7,1 %. Rest - N: **0,258** %, ist also seit der Entlassung von 0,06 auf diesen Betrag gestiegen Verlauf: In den ersten 4 Tagen außerordentlich heftiges Erbrechen, namentlich am 1. Tag, so daß die Nahrungs- und Flüssigkeitsaufnahme äußerst gering ist. Dabei äußerst geringe N-Mengen. Die Diurese ist recht gering, jedoch die Flüssigkeitszufuhr etwas über- steigend. Intravenöse Infusion von 800 ccm Natriumsaccharatlösung ohne nennenswerten Einfluß auf die Diurese, dabei vorübergehende Herzschwäche. Tägliche intravenöse In- jektion von Digipuratum mit Euphyllin. Die Ödeme schwinden allmählich, das Erbrechen läßt in den nächsten Tagen nach. Stets sanguinolenter Auswurf. Ziemlich rasch ver- schwindet die Dyspnoe. Die Atmung ist schon am 2. Tage verlangsamt und vertieft. Kein Cheyne - Stokes mehr. Das Sensorium ist vollkommen frei. Dauernd besteht ausge- sprochene Muskelunruhe und Sehnenhüpfen, desgleichen sind die Sehnen- und Periostreflexe dauernd stark gesteigert. Ganz vorübergehend einmal stärkere klonische Zuckungen, aber ohne das übliche Bild der Eklampsie, insbesondere ohne Bewußtseinstrü- bung. Erst am vorletzten Tage ist das Sensorium etwas getrübt. In der folgenden Nacht Erregungszustand und danach Übergang in komatösen Zustand, während dessen die Muskelunruhe anhält. In demselben erfolgt der Exitus letalis in der folgenden Nacht.

Nierenfunktion: Wasserdiurese: Bei der ersten Aufnahme war außerhalb der Ödemdiurese, die mit Urinmengen von 2—3000 einherging, bei Kochsalz und N-armer Diät keine Polyurie vorhanden, die Urinmengen vielmehr mit 1100—1700 normal, wobei die Flüssigkeitszufuhr allerdings dauernd auf 1000 beschränkt wurde.

Bei der zweiten Aufnahme — im Stadium terminaler Nieren- und Herzinsuffizienz bestand Oligurie, bei allerdings durch Dyspepsie und Erbrechen stark beeinträchtigter Flüssigkeitszufuhr.

Das spezifische Gewicht war bei der ersten Aufnahme dauernd zwischen 1011 und 1012 (ausnahmsweise 1013) fixiert. Im Stadium der terminalen Oligurie erreichte es ganz aus- nahmsweise auch 1014.

Ein Wasserversuch wurde gemacht bei der ersten Aufnahme, am 22. VIII., zur Zeit sehr konstanter Diurese. Der Ausfall war sehr schlecht:

Morgens 7 Uhr 1500 ccm Wasser getrunken:

Zeit	Urinmenge	spez. Gewicht	
8^{00}	65 ccm	$1015\frac{1}{3}$	(sonst niemals außerhalb des C.V. erreicht).
9^{30}	270 „	1009	
11^{00}	260 „	$1008\frac{1}{3}$	
4 Stunden	595 ccm		

Direkt anschließend Konzentrationsversuch mit sehr schlechtem Ausfall: Bis zum nächsten Morgen 6 Uhr werden 1270 ccm ausgeschieden, höchstes spez. Gewicht $1011^2/_3$. In den folgenden 24 Stunden 1155 ccm ausgeschieden, höchstes spez. Gewicht **1016** bei einer Flüssigkeitszufuhr von 250 ccm. Gewichtsabnahme 0,7 kg.

Von 2 anderen Wasserversuchen am 31. VII. und 1. VIII. zeigte nur der letztere bezüglich des spez. Gewichts einen etwas besseren Ausfall: 1006; hingegen war die Ver- zögerung der Wasserausscheidung mit 388 bzw. 439 noch ausgesprochener.

Bei einem Konzentrationsversuch vom 3. VIII. bis 6. VIII. mit einer Zufuhr von 0 am ersten Tage bzw. je 200 ccm an den 3 folgenden Tagen war das höchste spez. Gewicht nur 1014.

Es wurden bei der ersten Aufnahme 2 Jodversuche angestellt. Die Ausscheidung dauerte $67\frac{1}{2}$ bzw. 95 Stunden.

Erheblich schlechteren Ausfall zeigte der Milchzuckerversuch (bei der ersten Beobachtung): Von 2,0 g Milchzucker wurden in den ersten 5 Stunden nur 6,2 % im Urin nachgewiesen; die qualitativ nachweisbare Ausscheidung war erheblich verlängert und verlief unmerklich zu Ende.

NaCl-Ausscheidung: Bei der dauernd eingehaltenen NaCl-armen Nahrung (mit einem Gehalt von beiläufig 3—4 g pro die) war die Gesamtausscheidung anfangs, zur Zeit der Ödemdiurese hoch — mit abnehmender Tendenz —: Von 19 g am ersten auf 5 g am 7. Tag abfallend. Prozentual war der Höchstgehalt 0,6 in den allerersten Tagen. Späterhin bestand dauernd ein prozentualer Gehalt von 0,45—0,55 und eine Gesamtausscheidung von beiläufig 5—7 g. Auffallend war ein ganz außerordentliches Herabgehen der prozen- tualen und Gesamtausscheidung am Tag nach der Milchzuckerinjektion: **0,117** % bzw. **1,64** g.

Während des Konzentrationsversuchs nahm der NaCl-Gehalt gar nicht zu.

Die, prozentisch und absolut, dauernd niedrige NaCl-Ausscheidung bei der 2. Beob- achtung vor dem Tode (0,15—0,22 % bzw. 1—2,5 g) läßt bei der stark beeinträchtigten Nahrungsaufnahme kaum einen bindenden Schluß zu. Eine NaCl-Zulage von 10 g am 7. VIII. (bei der ersten Beobachtung) wurde unter mäßiger Steigerung der NaCl-Kon- zentration auf 0,6—0,62 % in 3 Tagen eliminiert, und zwar die Hauptmenge erst in den auf den Salztag folgenden Tagen, ohne ausgesprochene Polyurie.

N - Ausscheidung: Zweifellos bestand schon bei der ersten Aufnahme eine nicht unbeträchtliche N-Retention (aber noch keineswegs deutliche urämische Symptome). Der Rest -, N im Blute ist aber erst gegen Ende der anfänglichen Ödemdiurese bestimmt worden und erreichte in diesem Zeitpunkt 0,154 und am folgenden Tage sogar 0,182 %. Dies war aber nur eine ganz passagere Anhäufung von Retentions-N aus den Ödemen im Blute, denn bereits 2 Tage später sank er auf 0,091 % und sogar auf 0,065 % am nächstfolgenden Tag, nach Beendigung der Ödemdiurese, bei einer durchschnittlichen täglichen Elimination von 11 g Harnstickstoff in diesen 3 Tagen. Bis zur Erreichung dieses Wertes (7 Tage nach der Aufnahme) war die Stickstoffbilanz mit 14—16 g Harnstickstoff pro die sicherlich nur unerheblich negativ, so daß ein Wert von wenig mehr als 65 mg N pro 100 ccm Blut erst als Maßstab der zu Anfang bestandenen wahren Stickstoffretention, prozentual ausgedrückt mit genügender Annäherung gelten kann. Bei nunmehr konsequent durchgeführter stickstoffarmer Diät, blieb der Rest - N wochenlang auf dieser Höhe.

Datum	Rest - N	
25. VII.	65 mg	
31. VII.	54 „	Mittel 60 mg.
13. VIII.	61 „	
12. IX.	62 „	

Dabei war der prozentische Gehalt des Urins bei ziemlich konstanter Diurese auffallend gleichmäßig: 0,41—0,46 nur ganz ausnahmsweise höher, die Gesamtmenge ebenfalls recht gleichmäßig, 5 g. Aus der Konstanz des Rest - N durch beiläufig 6 Wochen hindurch ergibt sich auch ohne die exakte Bestimmung der N-Einfuhr zur Genüge, daß dieser Menge von 5 g die rohe Belastung der Niere mit harnfähigem N entsprach, und daß diese bei der weitgehenden Schonung nichts schuldig blieb.

Bemerkenswert ist dabei erstens, daß bei gesteigerter Diurese in diesem Zeitraum konstanter Stickstoffretention der prozentuale Stickstoffgehalt des Urins stark herabging und die Gesamtausscheidung sich dementsprechend — trotz der bestehenden N-Retention — nur ganz unwesentlich oder doch nur vorübergehend hob; und zweitens, daß bei länger fortgesetzter Konzentration durch Flüssigkeitsbeschränkung (und bei unveränderter Ernährung) der prozentische N-Gehalt des Urins erst außerordentlich verzögert in die Höhe geht. Der Gesamt N-Gehalt geht dementsprechend zunächst herunter und eine Steigerung des prozentischen (und Gesamt-) N-Gehalts tritt erst nachträglich unter R-N-Erhöhung bei normaler Diurese ein.

Die Beobachtung, daß eine Steigerung der N-Ausscheidung — der prozentualen bei der Oligurie, der absoluten bei der vermehrten Diurese — erst eintritt, wenn eine nennenswerte Erhöhung des Rest-N-Wertes im Blute stattgefunden hat, spricht dafür, daß die Anspruchsfähigkeit der Niere für Harnstoff stark herabgesetzt ist.

Ein höherer Stickstoffgehalt des Urins wurde bemerkenswerterweise erreicht während der Ödemdiurese, und zwar 0,68 und später 0,851. Hier kam es aber, wie die Bestimmung des Rest-N im Blute zeigt, zu passagerer Anhäufung des R-N im Blute bis 182 mg (und vielleicht vorübergehend noch mehr) bei der raschen Resorption der Ödemflüssigkeit aus den Geweben.

Ein noch höherer Wert wurde gelegentlich eines N-Zulageversuchs mit 20 g Urea bei normaler Diurese erreicht, nämlich 1,048. Auch hierbei war der Rest-N rasch von 0,085 auf 0,105 und vielleicht mehr gestiegen. Andererseits aber zeigen die beiden N-Belastungsversuche deutlich genug die verzögerte N-Ausscheidung, das schlechte N-Ausscheidungsvermögen der Niere.

1. Versuch:

Datum:	Urinmenge:	N %:	N gesamt:	
11. VIII.	1120	0,408	7,033	
12. VIII.	1735	0,428	5,769	10 g Urea.
13. VIII.	1346	0,364	4,877	R-N 0,061
14. VIII.	1474	0,488	7,195	

2. Versuch:

Datum	Urinmenge	N %	N gesamt	
13. IX.	—	—	—	R-N 0,075 nach Verabreichung von 20 g Urea
17. IX.	1900	0,372	7,068	
18. IX.	1250	0,377	4,712	
19. IX.	1100	0,583	6,413	9 Uhr 20 g Urea, R-N 85 bzw. 89 mg
20. IX.	1500	0,922	13,83	R-N 97 bzw. 100 mg
21. IX.	1300	0,583	7,189	R-N 101 „ 111 mg
22. IX.	1250	1,048	13,100	
23. IX.	1000	0,660	6,6	

Bei der zweiten Aufnahme betrug der prozentuale N-Gehalt bei Oligurie sehr konstant 0,7—0,78, allerdings bei einem Rest-N von 258—370 mg.

Klinische Diagnose: Chron. diff. Nephritis, von 11jähriger (?) Dauer, im III. Stadium. Sekundäre Schrumpfniere + Arteriosklerose.

Autoptischer Befund: Sekundäre Schrumpfniere. Starke Herzhypertrophie. Mäßige Arteriosklerose der großen und mittleren Gefäße. Stauungsorgane. Perikarditische Verwachsungen, Erweichungsherd im Corpus striatum.

Nieren: Verkleinert, Größe je 100 g, Kapsel leicht lösbar, Oberfläche granuliert, Granula teils bräunlich, teils graugelblich verfärbt. Substanz von zäher Konsistenz, Schnittfläche rotbraun. Rinde verschmälert. Zeichnung verwaschen. In der Substanz der rechten Niere vereinzelte Cysten.

Mikroskopisch: Diffuse Entwicklung von Granulations- und Bindegewebe, nur spärliche Inseln erweiterter Kanälchen, die mit Zylindern erfüllt sind. Glomeruli zum größten Teil verödet, zum anderen Teil in Verödung begriffen und mit großen, hyalinen Schollen erfüllt. Nur ganz vereinzelt Glomeruli, die noch blutgefüllte Schlingen zeigen. Ob extra- oder intrakapilläre Form ist nicht mehr zu entscheiden. An den erhaltenen Harnkanälchen stellenweise hyalin-tropfige Degeneration und reichlich Fettablagerung. Abplattung der Epithelien deutlich. Gefäße zeigen ziemlich erhebliche hyperplastische Intimaverdickung und Arteriosklerose.

XXVIII. Deg.....dt, August, 33 Jahr, Kohlenhändler.

1. VII. 11 bis 7. VII. 1911 (†).

Anamnese: Starker Alkoholmißbrauch vor der Erkrankung, 15 Schoppen Bier pro Tag. Erst nachträglich läßt sich durch Befragung feststellen, daß bei dem Pat. vor 13 Jahren beim Militär gelegentlich einer Behandlung wegen Sykosis zufällig Eiweiß im Urin gefunden wurde (1 %oo). Durch Vertauschen seines Uringefäßes mit dem eines nierengesunden Nachbars wußte er sich der Lazarettbehandlung zu entziehen. Aus den militärärztlichen Aufzeichnungen ist zu ersehen, daß damals sonst keine Erscheinungen einer schwereren Nephritis vorlagen, und daß eine ganz leichte Halsentzündung 3 Monate zuvor bestanden hat. Pat. fühlte sich seitdem ganz und gar gesund, bis vor 8 Wochen. Daß er seit 4 Jahren ab und zu Kopfschmerzen hatte, seit 1 Jahr manchmal etwas Herzklopfen bei Anstrengungen, hat ihn nicht zum Arzt geführt. Niemals bestanden Ödeme, Nykturie ist ihm nicht aufgefallen. Seit 8 Wochen täglich ein und auch mehrere Male Erbrechen, sehr schlechter Appetit, schlechter Schlaf und Unruhe, wiederholt in der Nacht Herzbeklemmung. Außerdem Kopfschmerzen, Ohrensausen und Abnahme des Sehvermögens.

Status praesens: Außerordentlich kräftiger Mann. Hautfarbe und auch die Schleimhäute blaß, mit gelblicher Farbe, keine Cyanose, gar keine Ödeme. Zunge dick belegt, starker Foetor ex ore. Tonsillen ohne Befund. Ganz mäßige Bronchitis.

Herz: Spitzenstoß im 5. Interkostalraum, 1 Querfinger außerhalb der Mammillarlinie. Die Herzdämpfung stark nach links, auch etwas nach rechts verbreitert.

Orthodiagramm: 5,9/8,4/17,6 cm. Präsystolischer Galopp an der Spitze, II. Aortenton stark akzentuiert. Radialpuls regelmäßig, schwer unterdrückbar, Arterien nicht rigide.

Blutdruck: 189 : 85 mm Hg.

Leber mäßig vergrößert.

Urin: Albumen +, Esbach 1¾—2 %oo. Sanguis —. Spez. Gewicht 1012.

Sediment: Spärlich; vereinzelte Leukocyten, ganz sporadisch hyaline Zylinder, keine verfetteten Epithelien.

Nervensystem: Es besteht psychische Unruhe mit hastigen Bewegungen, aber keine periphere Muskelunruhe und kein Sehnenhüpfen, dagegen leichter Tremor. Sehnen- und Periostreflexe sehr lebhaft, kein Babinski.

Augenhintergrund: Beiderseits ausgesprochene Neuritis optica, rechts ist die Papille umgeben von dichtstehenden weißlichen Flecken, Macula und Peripherie frei. Links ist die Papille etwas vorgequollen, getrübt, aber nur ein weißer Flecken zwischen Papille und Macula. Rest-N bei der Aufnahme: 201 mg.

Verlauf: Im Vordergrund steht das heftige Erbrechen bei sehr geringer Nahrungs- und Flüssigkeitsaufnahme und starke psychische und motorische Unruhe. Sensorium vollkommen frei. Am 2. Tag 4000 ccm physiologische NaCl-Lösung mit 0,2 Digipuratum intravenös, ohne jeden Einfluß auf die Diurese. Am 3. Tag bekommt Pat. nachmittags einen heftigen Erregungszustand, der aber bald abklingt. Ernährung per os außerordentlich gering. Traubenzuckertropfinläufe werden sehr schlecht gehalten. Am Tage darauf wird das Erbrechen noch weit heftiger, bei minimaler Nahrungsaufnahme. Abends 2¾ Liter NaCl-Lösung mit 0,2 Digipuratum intravenös. Bald darauf blutiger schaumiger Auswurf und Erscheinungen von Lungenödem, die Nacht hindurch anhaltend.

Am folgenden (6. Tag) wird die psychische Unruhe zeitweise durch Schlafsucht abgelöst, Zustand sonst ganz unverändert. Sehnen- und Periostreflexe dauernd recht lebhaft, aber kein Sehnenhüpfen. 2 mal 0,2 Digipuratum intravenös. Aderlaß von 200 ccm. Am Abend Exitus letalis. Rest - N 214 mg.

Nierenfunktion: Polyurie und Nykturie sind dem Pat. nicht aufgefallen. Bei der Aufnahme bestand bereits Oligurie, 7—800 ccm, die durch die überreichliche intravenöse Flüssigkeitszufuhr so gut wie gar nicht beeinflußt wurde. Spez. Gewicht bei 1011 bis 1012 auch in den einzelnen Portionen scharf fixiert.

Nierenfunktionsprüfung konnte nicht angestellt werden. Am 3. Tage wurden 4000 Flüssigkeit intravenös, außerdem 3330 per os zugeführt. Diurese nur 750 ccm, dafür 3,5 kg Gewichtszunahme und Höhlenhydrops mit Herzschwächeerscheinungen. NaCl-Ausscheidung erscheint schlecht, prozentisch 0,25—0,35. Auch an dem Tag, wo 40 g Kochsalz intravenös zugeführt wurden, Ausscheidung 2,3. N-Ausscheidung bei einem Rest-N von 200 mg prozentisch 0,5—0,6.

Klinische Diagnose: Chron. diffuse Nephritis von 13jähriger Dauer im III. Stadium. Sekundäre Schrumpfniere (+ Arteriosklerose ?) Urämie.

Autopsie: Sekundäre Schrumpfniere (vermutlich extrakapilläre Form), Lungenödem. Arteriosklerose, starke Herzhypertrophie, Hydrothorax und Hydroperikard.

Beide Nieren sind verkleinert, links 90, rechts 100 g. Kapsel ziemlich fest verwachsen, Oberfläche fein granuliert, Granula teils bräunlich, teils graugelblich. Rinde stark verschmälert, Schnittfläche braungraugelblich marmoriert, Zeichnung völlig verwaschen, Konsistenz zäh.

Mikroskopisch: Sehr starke Entwicklung von Bindegewebe. Frischere Infiltrate nur spärlich. Glomeruli zeigen vielfach in der Kapsel Halbmonde, vielfach sind sie mehr weniger hyalinisiert. Harnkanälchen nur in kleinen Inseln erhalten, erweitert, Epithelien abgeplattet; zahlreiche Zylinder, in den erhaltenen Harnkanälchen Fett. Starke hyperplastische Intimaverdickung und Arteriosklerose. (S. Abb. 44, Taf. XXII und 51, 52, Tafel XXVI.)

Das Herz beträchtlich vergrößert. Zahlreiche Intimaverdickungen, stellenweise schon beginnende Verkalkung an der gesamten Aorta, desgleichen an den großen Seitenästen.

XXIX. Ober...er, August, 31 Jahre, Arbeiter.
5. III. bis 7. III. 1912 (†).
Anamnese: Lues negiert. Alkoholabusus bis vor 2 Jahren.

Von ätiologisch in Betracht kommenden Erkrankungen ist gar nichts bekannt. Bis zu einem halben Jahr angeblich absolut gesund. Damals ab und zu Erbrechen, sonst keinerlei Beschwerden. Erst seit 8 Wochen ernstere Krankheitserscheinungen, derentwegen der Patient die Arbeit aufgeben mußte und bald bettlägerig wurde. Große Mattigkeit, Kopfschmerzen, wiederholt Nasenbluten, täglich Erbrechen. Dabei auch häufig in der Ruhe Atemnot. Seit 14 Tagen ist die Atemnot stärker und anhaltend. Angeblich seit dieser Zeit Zuckungen und Unruhe in den Gliedern und außerordentliche Schwäche, starkes Schlafbedürfnis bei sehr schlechtem Schlaf.

Vor 4 Wochen erst wurde Eiweiß im Urin festgestellt und fleischfreie Diät verordnet. Seit ½ Jahr fiel dem Pat. auf, daß er nachts 2—3 mal Urin lassen mußte.

Befund bei der Aufnahme: Mäßig reduzierter Ernährungszustand. Die Haut ist auffallend trocken und welk. Hochgradige gelblichgraue Blässe und mäßige Akrozyanose. In der Umgebung der Nase ist die **Haut** mit kleienartigen Schüppchen bedeckt, die sich als **Harnstoff** erweisen (mikrochemischer Nachweis von salpetersaurem Harnstoff.) Es besteht keine Spur von Ödemen, nur die Gegend der Augenlider ist ein klein wenig gedunsen. Im übrigen das voll entwickelte Bild urämischer Intoxikation. Das Sensorium ist vollkommen frei, aber es besteht außerordentliche Hinfälligkeit und ständige Unruhe. Sehr auffallend ist die ausgesprochen große Kußmaul'sche Atmung, die sich im weiteren Verlauf noch erheblich steigert, aber von Cheyne-Stokes keine Andeutung. Ständig Muskelunruhe. Die größeren Muskelpartien werden ständig durch mehr zitternde und wogende faszikuläre Kontraktionen in Bewegung gehalten, oft ähnlich wie beim Kältetremor. Übrigens verstärkt sich diese Erscheinung, wenn Pat. längere Zeit unbedeckt ist, dabei starkes subjektives Kältegefühl. Außerdem häufig umschriebene blitzartige Zuckungen im Gesicht und an den Extremitäten, bisweilen mit deutlichstem Sehnenhüpfen. Patellarreflexe sind sehr lebhaft, ebenso Achillessehnenreflexe, ausgesprochener Patellar-, kurzer Fußklonus. Sehnen- und Periostreflexe an den oberen Extremitäten sehr lebhaft, kein Babinski, kein Chvostek.

Zunge und Lippen trocken, borkig belegt, starker Foetor ex ore. Auf der linken, etwas vergrößerten Tonsille ein Lakunarpfropf.

Lungen ohne Befund.

Herz: Spitzenstoß 1 Querfinger außerhalb der Mammillarlinie, Dämpfung beträchtlich nach links verbreitert.

Orthodiagramm: 4,6/10,8/17,0 cm (Körpergröße mittel). Töne rein, Puls ziemlich klein, aber deutlich gespannt.

Blutdruck: 170 / 115 mm Hg.

Untersuchung des Augenhintergrundes durch erhebliche beiderseitige Korneal-
trübung erschwert. Kein sicherer Befund.

Urin: Albumen +, Esbach 2½ $^o/_{oo}$, Sanguis schwach +, kein Aceton, Eisenchlorid-
probe negativ. Sediment: Vorwiegend Zylinder, teils hyaline, teils granulierte und Leuko-
cytenzylinder. Reichlich rote Blutkörperchen, mäßig reichlich Epithelien, zum Teil sehr
deutlich verfettete Nierenepithelien. Rest - N bei der Aufnahme 245 mm. Im Laufe
des ersten Tages schon verschlechterte sich der Zustand. Sensorium ein wenig beeinträchtigt, doch keine ausgesprochene Somnolenz. Pat. wirft sich unruhig im Bett hin und her.
Maximal große Atmung. Am Abend intravenöse Infusion von 2 Liter Natriumsaccharat-
Lösung mit 0,2 Digipuratum. In der Nacht Anfall von Herzschwäche, der Kampfer und
Koffein erforderlich macht.

Diurese an diesem Tage 895, in der Nacht 855.

Am folgenden Tag ist der Zustand von vornherein viel schlechter. Die Hinfälligkeit
und psychische Unruhe hat zugenommen, doch besteht noch keine ausgesprochene Somnolenz. Ausgesprochener Lufthunger. Minimale Nahrungsaufnahme. Ein Tropfklystier
mit 10 % Traubenzuckerlösung muß bei der großen Unruhe und Ungeduld vorzeitig ab-
gebrochen werden. Am Spätnachmittag abermals 2 Liter Natriumsaccharatlösung mit
0,4 Theocin. 1 Stunde später heftiger epileptiformer Anfall, auf der rechten Seite
mit elementar heftigen und unkoordinierten klonischen Konvulsionen beginnend, der sich
sofort auf die gesamte Muskulatur ausbreitet. Dabei weite, reaktionslose Pupillen und
spastischer Atemstillstand. Dauer ungefähr 1 Minute, danach tiefes Koma bis zu dem nach
8 Stunden eintretenden Tode. Atmung nicht mehr ganz so tief, nach einigen Stunden
schon Agonalröcheln. Muskelunruhe nurmehr ganz gering. Direkt nach dem Anfall sind
die Patellarreflexe nicht auslösbar, dagegen beiderseits Babinski. Nach 1 Stunde Patellarreflexe wieder vorhanden, Babinski nicht mehr deutlich. ½ Stunde nach dem Anfall
Lumbalpunktion: Punktat klar. NaCl: 0,566 %. Rest-N 272 mg.

Nierenfunktion: Wasserdiurese: Anamnestisch seit ½ Jahr Nykturie (und
Polyurie?). Zurzeit der Aufnahme bereits terminale Niereninsuffizienz, ohne deutlich
manifeste Herzinsuffizienz. Niemals Ödeme. Es besteht bei der Aufnahme bereits Oligurie,
immerhin werden unter dem Einfluß einer intravenösen Kochsalzinfusion von 2000 ccm
in den nächsten 14 Stunden 855 ccm, im ganzen in diesen 24 Stunden 1680 ccm Urin ausgeschieden. Das spez. Gewicht während der kurzen Beobachtung konstant 1008 $^2/_3$—1010 $^2/_3$.

Funktionsprüfung konnte nicht gemacht werden. Kochsalzausscheidung war an
dem vorletzten Tage prozentual 0,41 bei einer wohl ausreichenden Gesamtausscheidung
von 7 g in 24 Stunden. Die N-Ausscheidung prozentual 0,401 und 0,421 bei einer N-
Retention von 245 mg.

Klinische Diagnose: chronische diffuse Glomerulonephritis von unbekannter Dauer im III. Stadium = Sekundäre nephritische Schrumpfniere,
Urämie.

Autopsie: Sekundäre Schrumpfniere. Konzentrische Herzhypertrophie.
Ödem der weichen Hirnhäute.

Nieren: Stark verkleinert, linke wiegt 60, rechte 90 g. Kapsel fest anhaftend,
Oberfläche unregelmäßig granuliert, eine Anzahl dunkelbräunlicher Blutungen. Substanz
zäh, von schmutziggrauer bis graubräunlicher Farbe, Rinde stark verschmälert, Zeichnung
verwaschen.

Mikroskopisch: Enorm zahlreich verödete Glomeruli, vielfach in Verödung
begriffene; leidlich intakte sind spärlich. Starke kleinzellige Infiltration und Bindege-
webswucherung. Die Verödung ist in verschiedenen Gewebspartien sehr verschieden
stark ausgeprägt. Die Kanälchen sind in großer Ausdehnung verödet, stellenweise in
Inselform erhalten. Kanälchen vielfach erweitert. Epithelien abgeplattet. Zahlreiche
Zylinder, Verfettungen gering. Mäßig hyperplastische Intimaverdickung und Arteriosklerose. Ob intra-, ob extrakapilläre Form nicht mit Sicherheit zu sagen. Herz in toto
vergrößert, der linke Ventrikel konzentrisch verdickt, Gewicht 500 g. (S. Abb. 47—50
auf Tafel XXIV und XXV.)

XXX. Ger....nn, Ludwig, 23 Jahre alt, Hilfslehrer.
22. X. 12.—21. XI. 12 (†).

Ätiologie und Anamnese: Familienanamn. ohne Befund. Lues negiert. Alkohol
sehr mäßig.

Pat. hatte als 3jähriges Kind eine schwere „Diphtherie" und seiner Erinnerung
nach im Anschluß daran Nierenzündung (von den damals behandelnden Arzt schrift-
lich bestätigt). Seitdem abgesehen von Neigungen zu Erkältungen immer ganz gesund;
in der Schulzeit Beeinträchtigung des Sehvermögens, vom Augenarzt auf Myopie, eine
vorübergehende Schwellung der Augenlider im 17. Lebensjahr auf Konjunktivitis zurückgeführt. Erst seit einem halben Jahr bestehen Krankheitserscheinungen. Das erste

waren Kopfschmerzen, namentlich während der Vormittagsstunden. Dabei damals schon vermehrter Durst und Nykturie. Erst seit 2 Monaten mußte er wegen Verschlimmerung seine berufliche Tätigkeit aufgeben: Viel Kopfschmerzen, häufig Erbrechen und Abnahme des Sehvermögens. Ödeme bestanden niemals. 2 Wochen vor der Aufnahme plötzlich Anfall von Atemnot. Der Arzt stellte Nierenentzündung fest. Bald danach trat leichtes Knöchelödem auf, das auf Bettruhe und Flüssigkeitsbeschränkung wieder verschwand.

Befund bei der Aufnahme (22. X. 1912): Ernährungszustand leidlich gut, Hautfarbe blaßgelblich, mit leichter Zyanose. Gesicht leicht gedunsen, sonst aber keinerlei Ödeme.

Augenhintergrund (Dr. Bahr): Papillengrenzen beiderseits verschwommen und etwas verbreitert, kleine Blutungen in der Umgebung der Papille. Neuritis nervi optici. Links beginnende, rechts angedeutete Spritzfigur. Rechts 2 größere Plaques in der Makulagegend.

Zunge feucht, ohne Belag, Tonsillen nicht vergrößert. Es besteht eine recht erhebliche Dyspnoe mit deutlich verlängertem Exspirium.

Physikalisch: Diffuse Bronchitis ohne nennenswerten Auswurf.

Herz: Dämpfung beträchtlich nach links verbreitert.

Orthodiagramm: 9,8 : 5,2 : 16,2 cm. Körpergröße: 164 cm.

II. Ton gespalten mit anschließendem, kurzem diastolischem Geräusch. Diastolischer Rückschlag an der Spitze fühlbar. Negativer Venenpuls. Radialpuls etwas frequent, regelmäßig, gespannt. Temporalarterien auffallend hart und geschlängelt.

Blutdruck: 168 : 72 mm Hg. Erythrocyten: 3 830 000, Hämoglobin 50 %. Kein Ascites, Reflexe normal.

Urin: Albumen +, Blutprobe negativ. Esbach 6 °/₀₀.

Sediment: Reichlich — auch verfettete — Nierenepithelien, mäßig viel Leukocyten, keine roten Blutkörperchen. Bei späterer Untersuchung ziemlich reichliche Blutkörperchen. Keine Zylinder. Rest-N am Tage der Aufnahme: 0,099 %.

Klinischer Verlauf: In den ersten Tagen bei weitgehender Flüssigkeits- und NaCl-Beschränkung rascher Nachlaß der Dyspnoe, wobei aber der Rest-N innerhalb 4 Tagen auf 0,142 Prozent ansteigt.

Die Urinmengen gehen von 1600 auf 1200 zurück, bei niedrigem spezifischen Gewicht, 1009—1010.

Die N-Ausfuhr bleibt bei normaler N-Belastung weit hinter der Einfuhr zurück, und es machen sich bald stärker dyspeptische Beschwerden und Verschlechterung des Allgemeinbefindens bemerkbar.

Vom 1. XI. ab wird die N-Zufuhr konsequent auf 3—4 g eingeschränkt. Trotzdem nehmen die Erscheinungen urämischer Intoxikation zu, und diese wird nach weiteren 5 Tagen schon recht deutlich: Starke Brechneigung, gesteigerte Patellarreflexe, häufig Nasenbluten. Es treten jetzt auch wieder stärkere Herzinsuffizienzerscheinungen auf, leichte Knöchelödeme, geringer Ascites, öfter Asthma, das auf intravenöse Strophantininjektionen sich nur vorübergehend bessert. Die Urinmengen werden ständig kleiner, bis 850 pro die, bei einem spezifischen Gewicht von 1009—1013. Der Blutdruck konstant 170 mm Hg.

Am 15. XI. sind über dem Herzen perikarditische Geräusche zu hören, die Urinmengen nehmen weiterhin ab, auf 5—600 und die urämischen Erscheinungen weiterhin zu. Fortwährend Erbrechen und Würgen, die Nahrungsaufnahme minimal. Von der geringen Menge zugeführter Milch behält Pat. kaum etwas bei sich, ausgesprochene Steigerung der Sehnen- und Periostreflexe, kein Chvostek, kein Babinski.

Am 19. XI. besteht bereits ausgesprochen urämischer Zustand. Erbrechen hält unvermindert an, desgleichen Reflexsteigerung. Dabei Somnolenz und Hinfälligkeit, reizbare Stimmung. Der Rest-N ist auf 0,210 % gestiegen. Am folgenden Tage nehmen diese Erscheinungen weiterhin zu, es besteht leichte Benommenheit, ausgesprochene Muskelunruhe, mit fortwährend flüchtigen Zuckungen einzelner Muskelbündel. Dabei etwas Pulsverlangsamung. Gegen Abend stärkere Herzbeschwerden. Die Pericarditis hat sich inzwischen deutlich weiter entwickelt. Nach Mitternacht ziemlich plötzlich Exitus letalis.

Nierenfunktion: Wasserdiurese: In der Anamnese nur kurz dauernde und, wie es scheint, geringgradige Polyurie und Nykturie. Während der Beobachtung nur anfangs etwas reichlichere Urinmengen, um 1500, dann vorübergehend normale Urinmengen, um 1200, mit dem Beginn stärkerer urämischer Erscheinungen (6 Tage ante exitum) ausgesprochene Oligurie, 800—500 ccm.

Spezifisches Gewicht während dieser letzten Zeit 1013—1015 (am letzten Tag), sonst konstant 1009—1011.

Wasserversuch am 24. X. (zurzeit noch guter Diurese): schlecht. Von 1500 ccm in 4 Stunden 360 ccm ausgeschieden, niedrigstes spez. Gewicht 1009. Anschließend Konzentrationsversuch: Bis zum anderen Morgen 7 Uhr Menge 1020, spez. Gewicht in den einzelnen Portion 1010—1012 (Menge inklusive Wasserversuch 1380 ccm).

Während der folgenden 24 Stunden bei vollkommener Flüssigkeitskarenz gesamte Menge 1280, das spezifische Gewicht der fast gleichen stündlichen Urinportionen $1010^2/_3$—1013. Während der folgenden 12 Stunden noch 680 ccm, spezifisches Gewicht $1012^2/_3$—1014.

Jodversuch am 24. X.: Jod nach 108 Stunden noch positiv.

Milchzuckerversuch: Nicht angestellt.

Kochsalzausscheidung: Bei der von Anfang an durchgeführten kochsalzfreien Diät (3—4 g NaCl-Gehalt) bestand bei einer Ausscheidung von 3—4 g in der ersten Zeit Gleichgewicht. Der prozentuale Kochsalzgehalt zurzeit der normalen Diurese sehr konstant, 0.23—0,28. Zurzeit der Oligurie außerordentlich niedrig, 0,07—0,1 bei allerdings minimalster Nahrungsaufnahme. Am 2. XI. NaCl-Belastungsversuch mit 10 g Kochsalzzulage: Die Erhöhung der prozentischen und absoluten Gesamtkochsalzausscheidung ist außerordentlich gering und erstreckt sich über 4 Tage, wobei die Mehrausscheidung gegenüber dem seitherigen Gleichgewicht in 4 Tagen nur etwa $2\frac{1}{2}$ g beträgt. Polyurie und vermehrter Durst traten nicht auf.

Stickstoffausscheidung: Prozentisch zurzeit der normalen Diurese außerordentlich konstant, 0,5—0,56, nur im Konzentrationsurin etwas höher, 0,6. Die Gesamt-Ausscheidung dabei sehr gleichmäßig, 6—7 g pro Tag, und zwar sowohl bei einer N-Zufuhr von 10—14, ja 19 g an einem Tage, als auch bei der späteren Beschränkung auf 4 g. In den letzten Tagen während der Oligurie und starken Rest-N-Steigerung prozentischer Gehalt 0,8—0,9, Gesamtausscheidung 4,5—4,6. Dabei stetiges Ansteigen des Rest-N.

22. X. $0,099\,^0/_0$
26. X. $0,142\,^0/_0$ (nach der Konzentration)
31. X. $0,163\,^0/_0$ (nach 2 tägiger Belastung mit 19 bzw. 15 g Eiweiß-N)
7. XI. $0,150\,^0/_0$
18. XI. $0,210\,^0/_0$ (ausgesprochene Urämie).

Klinische Diagnose: Chronische diffuse Nephritis von 20 jähriger Dauer im III. Stadium. Sekundäre Schrumpfniere. Pericarditis sicca. Retinitis albuminurica. Herzinsuffizienz. Azotämie.

Autoptischer Befund: Sekundäre Schrumpfniere. Fibrinöse Perikarditis. Herzhypertrophie (Gewicht 580 g), Arteriosklerose mittleren Grades.

Nieren verkleinert, links 85, rechts 75 g, Kapsel verdickt, ziemlich fest anhaftend. Oberfläche gleichmäßig fein granuliert und wie die Schnittfläche von graurötlichem Farbenton. Dazwischen gelbliche Fleckchen. Die Substanz ist von zäher Konsistenz, die Rinde stark verschmälert, Zeichnung verwaschen.

Mikroskopisch: Nur noch vereinzelte Glomeruli erhalten auch diese nicht mehr intakt, sondern mit Hyalinisierung und starker Verfettung der Schlingen. Harnkanälchen, soweit sie erhalten sind, stark erweitert, mit hyalinen und granulierten Zylindern erfüllt, die Epithelien abgeplattet. Vielfach kleinzellige Infiltrate. Tropfige Degeneration nicht nachweisbar. Starke Arteriosklerose, namentlich auch der kleineren Gefäße.

2. Die herdförmigen Nephritiden.

a) Die herdförmige Glomerulonephritis.

I. Das akute Stadium.

Die Abgrenzung der herdförmigen von der diffusen Nephritis kann bisweilen schwierig, ja unmöglich sein, einmal in sehr leichten Fällen, die rasch ausheilen, zum anderen in sehr schweren Fällen septischer Infektion. In beiden Fällen ist die Unterscheidung praktisch ohne Bedeutung. Übergänge kommen auch hier vor; ein Beispiel, in welchem eine hämorrhagische Nephritis erst als herdförmig imponierte, später diffus wurde, ist auf S. 137 im Falle XIII geschildert.

Symptomatologie: Das pathognomonische Symptom der akuten herdförmigen Glomerulonephritis ist die Hämaturie bei fehlender Blutdrucksteigerung.

Ödem wird kaum je bei akuter herdförmiger Glomerulonephritis beobachtet. Die Kombination von Ödem und Hämaturie ohne Blutdrucksteigerung spricht im allgemeinen mehr für eine abklingende diffuse Nephritis, jedenfalls aber für eine stärkere, selbständige, degenerative Miterkrankung des Epithels.

Der Harn: Die Erkrankung beginnt in der Regel mit Hämaturie, und diese setzt gewöhnlich sehr schnell nach der stattgefundenen Infektion ein. Fast ausnahmslos ist die Blutbeimengung zum Harn schon makroskopisch sichtbar und verleiht ihm die charakteristische schwarze, rotbraune oder Fleischwasserfarbe. Rezidiviert die Grundkrankheit, in der Regel die Angina, oder bildet sich ein Tonsillarabszeß, so rezidiviert oder wächst die Hämaturie; das gleiche gilt von operativen Eingriffen an den Tonsillen.

Wie bei der diffusen Nephritis die Blutdrucksteigerung, so bildet bei der herdförmigen die Hämaturie das Kriterium für den Verlauf. Sie kann nach wenigen Tagen dauernd schwinden, sie kann häufig rezidivieren, sie kann Monate und Jahre bestehen bleiben.

Die Nierenfunktion: Die Harnmenge ist in der Regel normal, wenn nicht das Fieber an sich eine Oligurie bedingt. Bei ganz schweren septischen Fällen kann es wohl ausnahmsweise auch zu einer hochgradigen Oligurie kommen.

Der Wasserversuch deckt öfters eine Störung, Verzögerung der Wasserausscheidung auf, und ist in einigen unserer Fälle auch ohne Fieber schlecht, in anderen aber wieder gut ausgefallen. Bei allen Fällen, welche die infektiöse Grundkrankheit überstanden, wurde das Wasser schon nach wenigen Tagen wieder einwandsfrei ausgeschieden.

Auch die NaCl-Ausscheidung ist in der Regel gut. Selbst Salzzulagen wurden restlos unter Ansteigen der NaCl-Konzentration auf 1—1,4 % ausgeschieden, ohne daß eine Neigung zu Retention, zu Gewichtszunahme oder zu Ödem zu konstatieren gewesen wäre.

Das gleiche gilt für die Stickstoff-Ausscheidung. Meist wurden gute Stickstoffkonzentrationen von 1,5—2,4 % erreicht, selten kam es bei stärkerer Oligurie unter der fieberhaften Steigerung des Eiweißzerfalles zu leichter N-Retention mit Rest - N-Werten von 60—80 mg.

In einem solchen Falle, in dem der Rest-N auf 80 mg in 100 ccm Blut sich erhob, war auch eine starke Störung des Konzentrationsvermögens nachzuweisen, so daß z. B. bei einer Harnmenge von 350 ccm nur 1013 spezifisches Gewicht erreicht wurde. Mit fortschreitender Genesung stellte sich aber rasch die Konzentrationsfähigkeit wieder her. Gewöhnlich ist diese nur gering oder gar nicht gestört. Eine bleibende Einschränkung des Konzentrationsvermögens wurde in keinem Falle beobachtet.

Die Milchzuckerausscheidung kann trotz der in der Hämaturie sich dokumentierenden Gefäßschädigung normal, aber auch deutlich verlängert sein.

Die Jodausscheidung war nur bei den Fällen verlängert, deren Konzentrationsvermögen vorübergehend gelitten hatte, wurde aber später wieder normal. Eine tubuläre, d. h. epitheliale Erkrankung daraus zu folgern, halten wir uns, wie schon mehrfach erwähnt wurde, nicht für berechtigt, so wenig, wie bei gutem Ausfall des Milchzuckers trotz der Hämaturie eine vaskuläre Erkrankung auszuschließen.

Albumen findet sich meist nur in geringen Mengen, von Spuren bis 1 oder 2 ⁰/₀₀, höhere Eiweißmengen sind selten. In einem Falle von tödlicher Sepsis und starker Oligurie enthielt der Harn bis 9 ⁰/₀₀ Albumen; autoptisch fand sich eine starke degenerative Miterkrankung des Epithels, trübe Schwellung und vielfach tropfige Entmischung neben der herdförmigen Glomerulonephritis. Der hohe Grad von Albuminurie ist hier wie bei der diffusen Nephritis auf die starke Epitheldegeneration zu beziehen. Zu Ödem aber kam es bei jener rapid zum Tode verlaufenden Erkrankung nicht.

Sediment: Zylinder, hyaline und granulierte, sind stets, zuweilen reichlich zu finden, auch verfettete Epithelien enthielt das Sediment gelegentlich, z. B. in Fällen, wie der eben erwähnte. Daß rote und weiße Blutkörperchen im Sediment nicht fehlen, versteht sich bei dem hämorrhagischen Charakter der Erkrankung von selbst.

Wichtig ist der Nachweis von Bakterien in dem nach Gram gefärbten Trockenpräparat; die Kultivierung des Erregers aus dem Harn gelingt auch, wenn die Blutkultur versagt. Auf die Wichtigkeit der bakteriologischen Untersuchung des Harnes hat Scheidemandel kürzlich hingewiesen. Der Nachweis der Infektionserreger schließt natürlich eine Toxinwirkung und eine diffuse Nephritis nicht aus, gibt aber gerade bei der herdförmigen wichtige Hinweise für die Ätiologie und Therapie. Es darf aber hier nicht unerwähnt bleiben, daß, wie mein Mitarbeiter Keller gefunden hat, bei Angina z. B. häufig, vielleicht regelmäßig, Kokken im Harn erscheinen, auch in Fällen, in denen keinerlei Symptome von seiten der Niere, wie Hämaturie oder Albuminurie auftreten. Es entspricht dies der experimentellen Erfahrung, daß Bakterien das Nierenfilter passieren können, ohne eine nachweisbare Schädigung zu hinterlassen (Biedl u. Kraus, Rolly, Lüdke u. A.).

Urämie: Bei der herdförmigen Glomerulonephritis haben wir weder Eklampsie noch Urämie je gesehen. Das Fehlen der ersteren ist zu verstehen aus dem Fehlen von Blutdrucksteigerung und Ödembereitschaft. Das Ausbleiben der Azotämie bei unkomplizierter herdförmiger Glomerulonephritis ist deshalb die Regel, weil das Parenchym ja nur teilweise erkrankt ist. Doch ist die Möglichkeit durchaus zuzugeben, daß in schweren Fällen das restierende Parenchym zu klein werden kann, um den durch die Infektion gesteigerten Ansprüchen zu genügen, oder daß ein entzündliches Ödem zu einer hochgradigen

Oligurie, ja Anurie, und damit zu den toxischen Symptomen der Harnsperre,
d. h. einer echten Urämie führen kann.

Das Allgemeinbefinden wird durch die akute herdförmige Glomerulonephritis in keiner Weise getrübt, insbesondere fehlen die Durchfälle der Nephrosen, die eklamptischen Äquivalente, Kopfschmerz und Erbrechen der
hypertonischen Nephritis und die kardialen Atemstörungen, die bei dieser
Form bisweilen das einzige subjektive Symptom bilden.

Bei starker Hämaturie können Beschwerden beim Wasserlassen auftreten.
Schmerzen in der Nierengegend sind bei der akuten Form der anhypertonischen Nephritis nicht häufig, können aber sehr hohe Grade erreichen und
bei chronisch gewordenen Fällen anfallsweise auftreten (Nephritis dolorosa).

Gewöhnlich fühlen sich die Kranken nach Abklingen der Grundkrankheit
trotz der hämorrhagischen Herdnephritis so wohl, daß man Mühe hat, sie im
Bett zu halten.

Beginn, Verlauf und Ausgang: Die herdförmige Glomerulonephritis
beginnt meist ganz plötzlich und zwar gleichzeitig mit der verursachenden
Infektionskrankheit. Dieses typische Verhalten läßt sich bisweilen besonders
gut bei Scharlach beobachten.

Während die gewöhnliche diffuse Scharlachnephritis bekanntlich erst
in der 3. Woche einsetzt, sahen wir in drei Fällen von Scharlach die hämorrhagische Nephritis ohne Blutdrucksteigerung an einem der ersten oder am
ersten Tage des Scharlachs auftreten. In einem dieser Fälle blieb eine leichte
Albuminurie und Hämaturie nach Abheilung des Scharlach trotz Tonsillen-
exstirpation über 2 Jahre und bis heute bestehen.

Es kommt freilich auch vor, daß eine anhypertonische hämorrhagische Nephritis erst in der für die diffuse Nephritis typischen 3. Woche des Scharlach beginnt. Dann wird man eher geneigt sein, eine leichte Form der diffusen toxischen
Nephritis anzunehmen. Bei diesen Zwischenstufen oder Übergangsformen,
die auch bei der Anginanephritis vorkommen, ermöglicht vielleicht der negative
Ausfall einer bakteriologischen Untersuchung des Urins noch eine Entscheidung
für die toxische Form; der positive Ausfall schließt natürlich eine solche nicht
aus, da, wie oben erwähnt, auch bei der toxischen diffusen Nephritis nach
Angina, ja auch ohne jene, Streptokokken im Harn erscheinen können.

Die akute herdförmige Glomerulonephritis ist eine durchaus gutartige
Erkrankung. Eine scheinbare Ausnahme machen die Fälle, die bei schwerer
Sepsis auftreten. Wenn es aber in solchen Fällen zu bedrohlicher Oligurie
oder Anurie kommt, so handelt es sich entweder um eine Kombination mit
akuter septisch-interstitieller Nephritis und um entzündliches Ödem der Niere,
oder um eine schwere diffuse Glomerulonephritis, bei der infolge von septischer
Kreislaufschwäche die Blutdrucksteigerung ausblieb. Eine klinische Unterscheidung ist dann schon wegen der Schwere der Grundkrankheit nicht möglich.

In solchen schweren Fällen kann der Zustand der Niere den ungünstigen
Ausgang herbeiführen oder beschleunigen.

In den viel häufigeren Fällen, in denen die Infektion selbst das Leben
nicht bedroht, wie z. B. bei der gewöhnlichen Herdnephritis nach Angina, bei
Tuberkulose, bei Erysipel, tritt die Nierenerkrankung wegen des Fehlens von
Blutdrucksteigerung und Ödem im Krankheitsbilde gar nicht in den Vordergrund, und sie heilt oft schnell aus, wenn die Grundkrankheit überwunden ist.

In einer Reihe von Fällen aber zieht sich die Hämaturie und Albuminurie
längere Zeit, Wochen und Monate hin, trotz Bettruhe und einer meist über-
flüssigen Diätbeschränkung; nicht ganz wenige Fälle heilen nicht aus und gehen
unter dauernder mäßiger Albuminurie und Hämaturie in ein chronisches Stadium über.

Zwischen den akuten und den chronischen Formen der herdförmigen Nephritis stehen diejenigen Fälle, welche sich durch eine große Neigung zu Rezidiven auszeichnen. Wir finden diese Neigung zu Rezidiven nicht nur bei den Nephrosen und den diffusen Nephritiden, sondern auch in besonders ausgeprägtem Maße bei den herdförmigen Glomerulonephritiden. Es kommt auch vor, daß eine ursprünglich diffuse Glomerulonephritis im anhypertonischen, herdförmigen Typus rezidiviert und umgekehrt, daß das Rezidiv einer ursprünglich herdförmigen Nephritis den hypertonischen Charakter der diffusen aufweist (s. Beispiel XIII. S. 137).

Die Rezidive gehen stets mit starker Hämaturie einher und treten bisweilen aus heiterem Himmel auf, ohne daß eine Ursache zu eruieren wäre. Meist schließen sie sich aber an eine der infektiösen Ursachen an, die in der Ätiologie der Nephritis eine so große Rolle spielen.

Auch hier steht die Angina an erster Stelle, zumal sie ja selbst bei vielen Menschen mit Vorliebe rezidiviert.

Ein gutes Beispiel ist einer der Fälle von Scheidemandel (Münch. med. Wochenschr. 1913. S. 16) aus der Klinik von Joh. Müller in Nürnberg.

30jähriger Mann. Hat 3mal Nierenentzündung gehabt.

1. Nierenentzündung 1908 nach einer Angina (Krankenhaus P.).

2. Nierenentzündung 10. VI.—28. VIII. 1910 nach einer Angina, die 3 Wochen Schluckbeschwerden verursachte (Krankenhaus C.).

3. Nierenentzündung (Krankenhaus Nürnberg): Aufnahme 10. X. 11.

2 Tage zuvor Schmerzen im Hals. Stechen im Rücken, seit gestern bemerkt Pat. eine Änderung an seinem Urin (starke Rotfärbung).

Status praesens: Kräftiger Mann, gut genährt. Keine Drüsen, keine Ödeme. Rachen, weicher Gaumen stark gerötet, Tonsillen geschwollen, weite Lakunen ohne Pfröpfe. Innere Organe ohne Befund. Keine Milzschwellung. Keine Druckempfindlichkeit in der Nierengegend, aber subjektiv dumpfes Gefühl in den Lenden.

Urin: Fleischfarben, Menge am 10. X. 400 (spez. Gewicht 1024), am 11. X. 1700, spezifisches Gewicht 1024.

Eiweißgehalt 2⁰/₀₀ Eßbach.

Mikroskopisch: Reichlich rote und weiße Blutkörperchen, spärliche epitheliale und granulierte Zylinder. Gefärbtes Ausstrichpräparat: Reichlich Kokken. Katheterharn: Kulturen von Staphylococcus aureus. 18. X.: Urin heller, Eßbach ¼ ⁰/₀₀. Menge 1700, spezifisches Gewicht 1017. Mikroskopisch: Spärlich rote und weiße Blutkörperchen, keine Zylinder. 21. X.: Wieder stärkere Schluckbeschwerden.

Urin: Wieder fleischwasserfarben. Eßbach ¾ ⁰/₀₀, Menge 1050 (spezifisches Gewicht 1020).

3. XI.: Wiederholte bakteriologische Untersuchung des Urins ergibt Staphylococcus aureus in mäßigen Mengen.

Mikroskopisch: Keine Zylinder, keine Erythrozyten, ganz vereinzelt Leukozyten, Eiweißtrübung.

6. XI.: Wegen andauernder Schwellung der Tonsillen Tonsillektomie.

7. XI.: Der bisher nur wenig getrübte dunkelgelbe Harn ist heute wieder fleischwasserfarben.

Mikroskopisch: Wieder reichlich Erythrozyten, daneben spärliche Leukozyten. Gefärbter Ausstrich: Massenhaft Kokken. Eiweiß: Geringer Niederschlag.

15. XI.: Wundbeläge der Tonsillen völlig verschwunden, keine Schluckbeschwerden. Eiweiß: Leichter Glanzverlust des Harnes.

Mikroskopisch: Nur noch vereinzelte Leukozyten, kein Blut, keine Zylinder. Harnkultur steril.

25. XI.: Geheilt entlassen.

Wie mir Herr Dr. Scheidemandel mitteilt, hat in dem Falle, der als typische herdförmige Glomerulonephritis aufzufassen ist, der Blutdruck bei der Aufnahme 110/60, bei der Entlassung 115/60 mm Hg betragen.

Es handelt sich aber bei solchen Fällen von rezidivierender Herdnephritis nicht nur um die Neigung zu rezidivierenden Anginen — diese kommt bekanntlich auch sehr häufig vor, ohne daß Nierenschädigungen eintreten — sondern um eine besondere, individuelle, angeborene oder erworbene Empfindlichkeit

13*

der einmal erkrankt gewesenen Niere. Denn die Rezidive der Nephritis kommen auch ohne nachweisbare infektiöse Ursache vor und bei Fällen, die ihre erste Herdnephritis infolge von Scharlach bekommen hatten. Mehrfach sahen wir auch nach der Schlayerschen Milchzuckerprobe schwere Hämaturie auftreten, was ebenfalls für eine erhöhte Empfindlichkeit solcher Nieren spricht und die Anwendung der Methode in diesen Fällen nicht ratsam erscheinen läßt.

II. Das chronische Stadium.

Die chronischen Formen der herdförmigen Glomerulonephritis zeichnen sich wie die akuten Formen durch die Gutartigkeit der Nierenerkrankung aus. Ihre Abgrenzung von den leichten Formen des II. Stadiums der diffusen Nephritis ist bisweilen noch unsicherer, wie die mancher akuter Fälle von den leichten Formen des I. Stadiums. Denn auch im chronischen Stadium der diffusen Nephritis ohne Niereninsuffizienz finden wir Fälle mit zweifelhafter oder lange Zeit fehlender Blutdrucksteigerung; umgekehrt sehen wir bei Fällen, die wegen des Fehlens der Blutdrucksteigerung in das chronische Stadium der herdförmigen Nephritis zu rechnen sind, gelegentlich doch Blutdruckwerte an der oberen Grenze der Norm, oder eine abnorme Labilität des Blutdrucks, oder gar die Zeichen einer leichten Herzhypertrophie, die den Verdacht erwecken, daß außerhalb der Bettruhe der Blutdruck eine Tendenz zur Steigerung aufweist. Da die anatomischen Veränderungen an den Glomerulis bei beiden Formen, der herdförmigen und der diffusen Nephritis, prinzipiell die gleichen, nur graduell, in der Ausdehnung verschieden sind, je nachdem das Toxin des Erregers lokal oder diffus angreift, so ist ein fließender Übergang gerade bei nicht völlig ausgeheilten Fällen beider Kategorien zu erwarten.

Histologische Befunde liegen weder für die chronischen herdförmigen, noch für die leichteren chronischen Formen der diffusen Nephritis vor; es ist aber anzunehmen, daß auch histologisch eine Unterscheidung der Zwischenstufen nicht durchführbar sein wird, während die Extreme, die typischen Formen jeder Kategorie klinisch und histologisch in ihren Folgeerscheinungen und ihrer Prognose voneinander so verschieden sind, daß ihre Trennung im System gefordert werden muß.

Dementsprechend finden wir unter den chronischen, d. h. nicht ausgeheilten Formen der herdförmigen Nephritis Fälle, die ohne jede Neigung zu Blutdrucksteigerung nur durch dauernde geringe Eiweiß- und Blutbeimengung zum Harn und ihre Neigung zu Rezidiven sich zu erkennen geben, und andererseits Fälle, die sich abgesehen von einer verdächtigen Labilität des Blutdrucks auch durch ihr klinisches Verhalten der chronischen diffusen Glomerulonephritis nähern.

Diese Fälle zeigen stärkere Albuminurie — bis zu 5 $^0/_{00}$ wurde beobachtet — und diesem nephrotischen Einschlag entsprechend eine gewisse Ödembereitschaft, bei gelegentlicher Exazerbation auch nephritische Allgemeinsymptome, wie Müdigkeit, Schmerzen in der Nierengegend.

In einem solchen Falle (vgl. klinische Beispiele, Fall XXXIV, S. 200) machte sich die Ödembereitschaft nur bei aufrechter Haltung bemerkbar. Bei Bettruhe schwanden die leichten Ödeme sofort unter Steigerung der Diurese. Beim Aufstehen blieb die Diurese etwas hinter der Zufuhr zurück, und es bildete sich wieder Knöchelödem. Dieser orthostatischen Ödemtendenz entsprach der Ausfall des Wasserversuchs: Beim Aufsein entleerte der Kranke von 1500 ccm Wasser in 4 Stunden nur 900 ccm, und die größte halbstündliche Einzelportion betrug 150 ccm; im Liegen wurde statt dessen 1660 ccm Urin gelassen und die größte Sekretionsgeschwindigkeit betrug 306 ccm in ½ Stunde.

Der Fall zeigt deutlich den Einfluß extrarenaler Hilfsfaktoren auf die renale Ödembereitschaft und die Unabhängigkeit des Ödems von der „Kochsalzdurchlässigkeit" der Niere.

Auch in diesem Falle, dessen Harn anfangs frei von Blut war, trat sofort nach der Milchzuckerinjektion — die ohne Fieber und Störung des Allgemeinbefindens ertragen wurde — eine allerschwerste Hämaturie auf.

Die Nierenfunktion erwies sich in allen Fällen von chronischer Herdnephritis als ungeschädigt. Polyurie bestand in keinem Falle, Nyturie wurde gelegentlich angegeben. Die Albuminurie ist in der Regel geringfügig, bei den Fällen mit leichter Ödembereitschaft kamen aber, wie erwähnt, auch größere Mengen von Albumen, bis zu 5 $^0/_{00}$, vor.

Das Sediment unterscheidet sich nicht von dem bei der chronischen diffusen Nephritis.

Der Wasserversuch ließ keine Störung des Wasserabscheidungsvermögens erkennen.

Die Konzentrationsfähigkeit war entweder normal, oder höchstens ganz unbedeutend (bis 1025) herabgesetzt.

NaCl und N wurden in normaler Konzentration ausgeschieden.

Milchzucker wurde quantitativ gut, aber verlängert, Jod zum Teil in normaler Zeit, in dem obenerwähnten Falle von orthostatischem Ödem mit 77 Stunden verlängert ausgeschieden.

Urämie wurde in keinem Falle beobachtet. Doch wird in der Anamnese eines der zweifelhaften Fälle mit leichter Herzhypertrophie ohne Blutdrucksteigerung erwähnt, daß bei einem Rezidiv der vor 6 Jahren akquirierten und seitdem mehrfach rezidivierten Nephritis unter starker Hämaturie und hohem Fieber die Urinmenge auf 150 ccm pro die zurückgegangen war, und daß damals Apathie, Kopfschmerz und Erbrechen, also vielleicht eklamptische Äquivalente, aufgetreten waren. Doch können derartige Erscheinungen auch bei kurzdauernder reflektorischer Anurie, z. B. bei Steineinklemmung auftreten, bei der echte eklamptische Urämie nicht vorkommt.

Verlauf und Ausgang: Auch der Verlauf der chronischen herdförmigen Glomerulonephritis zeigt große Ähnlichkeit mit dem der chronischen diffusen des 2. Stadiums. Oft ist die leichte chronische, ev. viele Jahre bestehende Albuminurie und Hämaturie ein Nebenbefund, und es besteht keinerlei Bedürfnis nach ärztlicher Behandlung, wenn nicht ein Rezidiv die Hämaturie sinnfällig steigert.

Andere Fälle klagen öfter über Schmerzen in der Nierengegend; in einem solchen Falle trat vor 8 Jahren der erste Anfall der hämorrhagischen Nephritis mit so heftigen Schmerzen in der Niere ein, daß der Kranke das Bewußtsein verlor.

In einem anderen Grenzfalle chronischer doppelseitiger hämorrhagischer Nephritis, der früher einmal leichte Blutdrucksteigerung aufgewiesen, im chronischen Stadium aber normalen Blutdruck hatte, traten so häufige Anfälle von einseitiger Nierenkolik mit Hämaturie auf, daß die Kapselspaltung nötig wurde.

Es entspricht durchaus dem infektiös-herdförmigen Charakter dieser Form von Nephritis, daß sie auch überwiegend einseitig auftreten kann. Derartige Fälle hat Casper beschrieben. Sie werden in der chirurgischen Literatur häufiger erwähnt, als in der internen und als Nephritis dolorosa bezeichnet.

Der 4., ödematösen Gruppe der chronischen diffusen Nephritis (s. S. 151) entsprechen endlich die Fälle, die mit leichtem, nephrotischen Einschlag, d. h. mit stärkerer Albuminurie und mäßiger Ödembereitschaft einhergehen. Doch zeichnen sich auch diese Formen durch ihre Gutartigkeit aus, und die Hydropsie läßt sich schon durch einfache Bettruhe beseitigen und sehr leicht in Schranken halten.

Der Übergang einer chronischen anhypertonischen Nephritis in ein III. oder Endstadium mit Niereninsuffizienz wurde in keinem Falle beobachtet, was wiederum dem herdförmigen und gutartigen Charakter der Affektion entspricht.

Zwei Fälle von chronischer Nephritis mit Polyurie und Hyposthenurie, den charakteristischen Erscheinungen des III. Stadiums, sind uns allerdings begegnet, in denen die Blutdrucksteigerung zunächst fehlte, so daß wir lange im Zweifel waren, ob es sich um ein Endstadium der Nephrose oder gar um ein Endstadium der herdförmigen Glomerulonephritis handelte. Doch stellte sich bei beiden, bei dem einen nach Wochen, bei dem anderen nach Jahren, die typische Blutdrucksteigerung ein.

Eine Gefahr droht daher den chronischen Formen der herdförmigen Glomerulonephritis weder von der Niere noch von seiten des Herzens. Nur ist bei der Empfindlichkeit der Nieren immer mit der Neigung zu Rezidiven, die auch einmal in der schwereren Form der diffusen Nephritis sich äußern können, zu rechnen, und daher die Prophylaxe der Rezidive, die Beseitigung der Infektionsquellen in den Tonsillen womöglich schon nach der ersten akuten Erkrankung von großer Bedeutung, wenn auch nicht stets von sicherem Erfolge. Vielleicht läßt sich durch die Tonsillektomie, die Päßler besonders warm empfohlen hat, auch in manchen Fällen das Chronischwerden der Erkrankung verhüten.

Klinische Beispiele zur herdförmigen Glomerulonephritis.

I. Das akute Stadium.

XXXI. Fi...er, Frida, 19 Jahre. Akute herdförmige Glomerulonephritis nach Angina.

Anamnese: Am 31. XII. 1912 erkrankte Patient an Scharlach. Wird am 7. I. ins Krankenhaus eingeliefert wegen Schmerzhaftigkeit der Gelenke.

Status praesens vom 7. I. 1913: Großes kräftig gebautes Mädchen in gutem Ernährungszustand. Leichte Tonsillenschwellung, Kieferdrüsenschwellung. Lungen und Herz ohne Befund. Leber 1½ Querfinger unter Rippenbogen. Keine Ödeme. Normale Reflexe. Blutdruck 98/60 mm Hg.

Urin: Alb. 0, Sang. 0, Sacch. 0.

Verlauf: Nach wenigen Tagen Scharlachschuppung der Haut. Von der 3. Krankheitswoche ab zunehmende Schwellung der Drüsen am Halse. Abszeßbildung. Inzision am 19. II. 1913. Am 30. I. war eine erneute Schwellung der Tonsillen aufgetreten. Am 3. II. zeigte sich Albumen im Harne.

Tag		Gew. kg	Blutdr. mm Hg	Harnm.	Konz.	Alb. ⁰/₀₀	Sang.	Cyl.	NaCl. ⁰/₀	N ⁰/₀	R-N mg ⁰/₀	Jod u. Milchz.
26.	I.	61,0	—	—	—	0	—	—	—	—	—	—
3.	II.	60,3	100	1000 (1400)	1013	⅓	mikr.	vereinz.	0,69	—	—	—
4.	„	—	—	1100 (1600)	1017	¾	„	—	0,32	—	—	—
5.	„	—	90	600 (1000)	1022	1½	„	0	0,06	—	—	—
6.	„	58,8	—	600 (1000)	1015	½	„	—	0,012	—	—	—
7.	„	—	92	1000 (1400)	1020	0,6	„	—	0,012	—	—	—

Tag	Gew. kg	Blutdr. mm Hg	Harnm. ccm	Konz.	Alb. %₀	Sang.	Cyl.	NaCl %	N %	R-N mg %	Jod. u. Milchz.
10. „	57,3	95	800 (1000)	1019	0,6	makr.	viel	—	—	27	—
11. „	—	97	**W.V.495**	—	—	—	—	—	—	—	—
12. „	56,6	—	**C.V.1025**	—	—	—	—	—	1,68	—	—
14. „	56,4	107	1260 (1550)	—	0,7	makr.	wenig	0,09	0,61	—	J. 76
19. „			Auf Zulage von 5 g NaCl höchste Konzentr. 0,6					—	—	—	—
22. „	55,1	98	520	1022	0,6	makr.	vereinz.	0,41	1,62	—	J. 76
1. III.	55,2	106	1250	1019	0,2	mikr.	—	—	—	—	—
5. „	—	107	**W. V. 1480**	**C. V. 1028**	0,1	—	—	—	0,98	—	—
9. „	—	—	—	—	—	—	—	—	—	—	J. 36
15. „			Bei Zulage von 10 g NaCl höchste Konzentr. 1,4					—	—	—	—
22. „	—	—	—	—	0,3	Vereinz. Erythroz.	—	—	—	—	—
8. IV.	60,2	105	**W. V. 1345**	**C. V. 1027**	Spur	0	0	—	—	—	J. 44

Die eingeklammerten Zahlen bedeuten die Flüssigkeitszufuhr.

Es traten bei der Pat. niemals Ödeme auf. Der ständige Gewichtsverlust vom Beginn der Nephritis an ist auf das zu gleicher Zeit bestehende Drüsenfieber zurückzuführen. Das Allgemeinbefinden der Pat. war während der ganzen Erkrankung völlig ungestört. Sie klagte einzig und allein über die Schmerzhaftigkeit der Halsdrüsen. Der Augenhintergrund war normal.

Pat. wurde am 11. IV. mit einer Spur Albumen, aber ohne Blut im Urin geheilt entlassen.

XXXII. Kai..er, Karoline, 34 Jahre. Akute herdförmige Glomerulonephritis. Tuberkulose.

Pat. die schon seit 2 Jahren schwer lungenleidend ist, wird am 13. V. auf die Tuberkuloseabteilung aufgenommen.

Die Untersuchung ergibt schwere Phthise, linksseitiger Spontanpneumothorax. Keine Ödeme, hohes Fieber. Im Urin eine Spur Albumen, spez. Gewicht 1024, Diazo +.

Wasserversuch: Am 23. V. 1000 ccm getrunken, in 4 Stunden 780 ccm ausgeschieden.

Konzentrationsversuch am 24. V.: Spez. Gewicht **1030**. Am 4. VI. finden sich im Harnsediment vereinzelte Erythrozyten, wenig granulierte Zylinder. Der Albumengehalt des Urins steigt auf $\frac{1}{4}$ $^0/_{00}$.

Blutdruck: 120 mm Hg. Es treten keine Ödeme auf.

Die Diurese entspricht dauernd der Wasserzufuhr. Sanguisbeimengung bleibt bis zum Tode der Pat., der am 1. VIII. erfolgt, unverändert bestehen.

Albumen: Zuerst bald wieder auf Spuren zurückgegangen, in den letzten 4 Wochen $\frac{1}{4}$—$\frac{3}{4}$ $^0/_{00}$.

NaCl-Ausscheidung bei minimaler Zufuhr niemals höher wie 0,58 %.

Blutdruck: 120, 115, 110, 118, zuletzt 95 mm Hg.

Autopsie: Nieren makroskopisch: Nieren von entsprechender Größe, Kapsel leicht lösbar, Oberfläche glatt, Substanz von ziemlich weicher Konsistenz, im ganzen von graugelblicher Farbe, an der Oberfläche kleine Blutpünktchen. Zeichnung verwaschen.

Nieren mikroskopisch: Tuberkel. Daneben entzündliche Veränderungen (Epithelwucherung, Kapselverklebung) an manchen Glomerulis. Viele Glomeruli völlig intakt, kleine Herdchen von Granulationsgewebe, in manchen Kanälchen Blut. Reichliche Zylinder. Verfettungen an den gewundenen Harnkanälchen. Hyperplastische Intimaverdickung gering. (Vgl. Fig. 52, Taf. XXVI und 53, 54, Tafel XXVII.)

II. Das chronische Stadium.

XXXIII. Pfl..m, Hans. 14 Jahre, Chronische rezidivierende, herdförmige Glomerulonephritis.

Anamnese: Als Kind von 1½ Jahren infolge von Halsentzündung Albuminurie, die wieder verschwand. Mit 2½ Jahren beiderseitiger Mittelohrkatarrh. Mit 5 Jahren Masern. Sehr häufig Halsentzündung, weshalb im Alter von 4—5 Jahren die Gaumen- und Rachenmandeln exstirpiert, im 7. Lebensjahre noch einmal Reste entfernt wurden. Ein Jahr später noch einmal Entfernung von Tonsillenresten. 1911

Halsentzündung. Wiederum Eiweiß im Harne. Am 17. III. 1913 wurde Pat. zur Untersuchung dem Krankenhause überwiesen.
Status praesens vom 17. III. 1913: Lang aufgeschossener, nur mäßig genährter Junge. Keine Ödeme. Kopf- und Hirnnerven ohne wesentlichen Befund.
Leichte Schallverkürzung und verschärftes Atmen über der rechten Spitze.
Herz: Spitzenstoß im 4. Interkostalraum, innerhalb der Mammillarlinie. Herzdämpfung nicht verbreitert. Kurzes systolisches Geräusch an der Spitze. Akzentuation des 2. Pulmonaltones. 2. Aortenton nicht akzentuiert.
Abdomen und Extremitäten ohne Befund.
Reflexe: Nicht gesteigert.
Blutdruck: 125 bis 120 mm Hg.
Wasserversuch: 2130 ccm in 4 Stunden. Größte halbstündige Einzelportion ½ Stunde nach Beendigung der Flüssigkeitszufuhr 700 ccm.
Konzentrationsversuch: 1032.
Albumen: Im Liegen ¼ bis ¾ $^0/_{00}$. Bei Aufsein 1—2¾ $^0/_{00}$.
Das Harnsediment enthält wenig Leukocyten, keine Erythrocyten, keine Zylinder.
NaCl-Ausscheidung: Höchste Konzentration spontan 0,98 %.
N-Ausscheidung: Spontan bis 1,68 %.
Jod-Ausscheidung: 48 Stunden.

XXXIV. Bei..e, Louis, 35 Jahre alt. Chronische herdförmige Glomerulonephritis mit leichtem nephrotischen Einschlag.
Anamnese: Als Kind Diphtherie und Scharlach. Zur Militärzeit Rippenfellentzündung, später ekzemartiger Ausschlag am rechten Unterschenkel. Damals Urin untersucht, kein Eiweiß. Juli 1910 erkrankte Pat. mit Müdigkeit und Mattigkeitsgefühl. Das Gesicht, die Beine und schließlich auch der Leib schwollen stark an, und die Urinmengen wurden sehr klein. Pat. begab sich in Krankenhausbehandlung, es wurde eine Nierenentzündung festgestellt. Auf Medizin viel Urin und schneller Rückgang sämtlicher ödematöser Schwellungen. Behandlung bis Ende September. Pat. kommt am 10. Oktober 1901 zur Aufnahme. Er ist bei dem Versuch zu arbeiten von starkem Mattigkeitsgefühl befallen worden.
Status praesens vom 12. X. 1911: Mittelgroßer, leidlich genährter Mann. Keine Ödeme.
Kopf- und Hirnnerven ohne besonderen Befund.
Tonsillen normal.
Lungen normal, bis auf eine leichte Verschärfung des Atemgeräusches über der rechten Spitze.
Herz: Spitzenstoß im 5. Interkostalraum, 1 Querfinger innerhalb der Mammillarlinie, nicht hebend. Herzdämpfung nicht vergrößert, Herztöne rein, Herzaktion regelmäßig, Frequenz 70—80.
Abdomen: Kein Aszites.
Extremitäten: Ekzem des rechten Unterschenkels. Normale Reflexe.
Blutdruck: Nie erhöht, schwankt zwischen 96 und 118 mm Hg, ganz vereinzelt 120 bis 125 mm Hg.
Wasserausscheidung: Entspricht bei Bettruhe der Zufuhr. Wenn Pat. aufsteht, bleibt die Diurese etwas gegenüber der Zufuhr zurück, und es bilden sich Knöchelödeme, die bei Bettruhe wieder schwinden unter hohem Anstieg der Diurese bis auf 2½ Liter und mehr. Die Konzentration schwankt entsprechend den Harnmengen, zwischen 1012 und 1022, bei großer Diurese aber 1006. Im Konzentrationsversuch steigt das spez. Gewicht des Harnes bis auf 1025.
Wasserversuch: Im Liegen am 14. X. 10.: In 4 Stunden 1245 ccm, größte halbstündige Einzelportion 1½ Stunden nach Beendigung der Flüssigkeitszufuhr 255 ccm, im Liegen am 27. XII. 10.: 1659 ccm in 4 Stunden, größte halbstündige Einzelportion 2 Stunden nach Beendigung der Flüssigkeitszufuhr 306 ccm.
Im Aufsein am 5. I. 1911.: In 4 Stunden 908 ccm, größte halbstündige Einzelportion, ½ Stunde nach Beendigung der Flüssigkeitszufuhr 150 ccm.
Albumen: Bei der Aufnahme und an den nächsten Tagen ¾ $^0/_{00}$. Am Tage des Milchzuckerversuches 3¾ $^0/_{00}$, am folgenden 5 $^0/_{00}$, weiterhin 2—3 $^0/_{00}$, nach 10 Tagen 1½ bis 2 $^0/_{00}$, dann langsam abnehmend, nach 4 Wochen ½ bis ¾ $^0/_{00}$, vereinzelt auch 1 bis 1½ $^0/_{00}$, selten ¼ und $^1/_6$ $^0/_{00}$.
Harnsediment: Bei der Aufnahme blutfrei, bei dem Milchzuckerversuch wurde eine sehr schwere Hämaturie festgestellt. Die Blutbeimengung zum Harne dauert langsam abnehmend 8 Wochen lang an, und auch dann finden sich noch hin und wieder einzelne Erythrocyten im Sediment. Nach dem Milchzuckerversuch enthielt das Sediment auch Zylinder, in geringer Zahl. Die Zylinder verschwanden gleichzeitig mit

den Erythrocyten aus dem Harn. Weiße Blutkörper fanden sich im Sediment stets nur in geringer Zahl.

NaCl-Ausscheidung: Bis 1,135 %, bei Aufsein bleibt sie etwas gegen die Zufuhr zurück. Das retinierte Kochsalz wird bei Bettruhe wieder eliminiert.

N-Ausscheidung: Bis 1,82 %.

Jod-Ausscheidung: 77 Stunden.

Milchzucker-Ausscheidung: Qualitativ 7, quantitativ 7 Stunden, Menge 90 %.

Augenhintergrund: Normal.

b) Die septisch-interstitielle Herdnephritis.

Die septisch interstitielle Nephritis hat nichts zu tun mit der sog. interstitiellen Nephritis, wie man früher im Gegensatz zur parenchymatösen Nephritis die Formen bezeichnet hat, die ohne Ödem mit Blutdrucksteigerung verlaufen. Der alte Begriff umfaßt nicht weniger als alle diffusen anhydropischen Glomerulonephritiden aller Stadien und alle Sklerosen und ist als obsolet zu verbannen.

Nur in einem kleinen Winkel außerhalb seines früheren Geltungsbereiches darf der Verwirrungsstifter noch ein kümmerliches Dasein führen. Es ist eine ganz kleine Gruppe von herdförmigen infektiösen Nephritiden ohne Blutdrucksteigerung, welche bei schweren septischen Infektionen auftritt, sich in lymphozytärer Infiltration dokumentiert und den Namen interstitielle Nephritis verdient. Dem infektiösen Charakter der herdförmigen Nephritiden entsprechend finden wir interstitielle Infiltrate sowohl bei der herdförmigen Glomerulonephritis, wie bei der embolischen Herdnephritis, doch kommt die septisch-interstitielle Herdnephritis auch als reiner Typus ohne entzündliche oder embolische Glomerulusveränderungen vor und verdient darum eine eigene, wenn auch bescheidene Stellung im System, während die gutartigen interstitiellen Prozesse, die bei der herdförmigen Glomerulonephritis auftreten, nicht von diesen abgetrennt werden können, so wenig wie die nie ausbleibenden interstitiellen Reaktionen bei der diffusen Nephritis.

Ätiologie: Die Domäne der reinen septisch-interstitiellen Herdnephritis ist die akute Streptokokkensepsis nach Scharlach, nekrotisierender Angina, Wundinfektion usw. (vgl. die Synopsis der Ätiologie, Tabelle V, S. 110).

Symptomatologie: Im Gegensatz zu der alten, entthronten, pseudointerstitiellen Nephritis, macht die wahre septisch-interstitielle Nephritis überhaupt keine charakteristischen Symptome. Es fehlt die Blutdrucksteigerung. es fehlt die Ödembereitschaft, ja es fehlt sogar in der Regel die Albuminurie. Wenigstens ist Eiweiß gewöhnlich nur in Spuren vorhanden, was bei einer so schweren, hochfieberhaften Grundkrankheit nichts bedeuten will.

Im Sediment sind Erythrocyten ebenfalls nur selten, Zylinder keineswegs regelmäßig, Leukocyten öfters, aber nicht reichlicher, als bei anderen Nephritiden, nachzuweisen. Selbst dann, wenn bei protrahierterem Verlauf die lymphozytären Infiltrate sich zu Abszeßchen umgewandelt haben, kann der Harn jedes auffälligere Symptom vermissen lassen. Vielleicht gibt die genauere Untersuchung des Sediments auf Lymphocyten und Plasmazellen und die bakteriologische Prüfung des Harnes einen Anhaltspunkt.

Die Harnmengen sind normal, oder dem Fieber entsprechend vermindert. In seltenen Fällen kann es bei sehr intensiver Infiltration und entzündlichem Ödem der Niere zu einer hochgradigen Oligurie, ja zu Anurie mit ihren gefährlichen Folgen kommen. Bei genügender Harnmenge ist die Nierenfunktion, die NaCl- und N-Ausscheidung, sowie die Konzentration nicht merklich beeinträchtigt; gewöhnlich macht der rapide Verlauf der Grundkrankheit eine genauere Prüfung unmöglich. In einem chronisch verlaufenden Falle wurde Milchzucker in 7 Stunden (80 %), Jod in 48 Stunden ausgeschieden.

Verlauf und Ausgang: In der Regel wird der Verlauf und der meist ungünstige Ausgang durch die Grundkrankheit, die Sepsis bestimmt. Die septisch-interstitielle Nephritis kann nur in den seltenen Fällen den Ausgang beschleunigen, in denen das entzündliche Ödem zu Anurie und Azotämie führt. So trat z. B. in einem Falle nach einer komplizierten Oberarmfraktur mit nachfolgender Pneumonie und Sepsis eine Hämaturie und Anurie auf, und es kam anschließend zu dem Bilde der Harnsperre mit großer Atmung, Dösen, Schlafsucht, lebhaften Periostreflexen, Muskelzucken und Sehnenhüpfen. Der Rest - N betrug 200 mg. Bei der Autopsie fand sich eine schwere septische interstitielle Nephritis mit Verbreiterung und seröser Durchtränkung der Interstitien.

Im Verlauf treten auch dann keine charakteristischen Erscheinungen von seiten der Niere auf, wenn es zu einer eiterigen Umwandlung und Einschmelzung der Infiltrate kommt. Eine scharfe Abgrenzung der septisch-interstitiellen Herdnephritis von der hämatogenen eiterigen Nephritis ist nicht möglich. Hier sind die Übergänge fließend.

Ob eine septisch-interstitielle Nephritis ausheilen kann, wissen wir nicht, jedenfalls hängt dies aber nicht von dem Zustand der Niere ab, sondern von der Prognose der Grundkrankheit.

Klinische Beispiele.

XXXV. B..m, Willy, 2 Jahre alt. Septisch interstitielle Herdnephritis.
Anamnese: Das Kind leidet seit ½ Jahr an englischer Krankheit. Am 11. III. 1913 erkrankte es an Angina. Am 15. III. wurde der Urin untersucht und starke Eiweißreaktion festgestellt. Am 16. III. Aufnahme ins Krankenhaus.
Status praesens vom 16. III. 1913: Gut genährtes Kind, Rachitis. Apathie. Häufiges Stöhnen. Pupillen gleichweit, reagieren. Gangräneszierende Angina. Am Halse beiderseits stark geschwollene, druckempfindliche Drüsen. Bronchitis und Pleuritis sicca. Keine Ödeme.
Herz: Ohne besonderen Befund. Puls klein, frequent, 144 Schläge pro Minute.
Reflexe: Nicht gesteigert. Temperatur 39,0 ⁰.
Urinmenge: 5 ccm (fraglich ob alles aufgefangen). Albumen +. Im Sediment massenhaft granulierte und hyaline Zylinder, viele verfettete Nierenepithelien, vereinzelte Leukozyten und Erythrozyten.
Das Blut enthält Streptokokken. Am nächsten Tage Exitus letalis.
Rest - N im Leichenblut: 108 mg %.
Autopsie:
Gesamtbefund: Nekrotisierende Angina. Milzschwellung. Trübung des Leberparenchyms. Akute interstitielle Nephritis. Rachitis.
Nieren makroskopisch: Nieren deutlich geschwollen, quellen stark aus der Kapsel vor. Kapsel leicht lösbar, Oberfläche glatt, Substanz stark durchfeuchtet, von fleischähnlicher Konsistenz und schmutzigbräunlicher Ober- und Schnittfläche. Grenze zwischen Rinden- und Pyramidensubstanz erkennbar. Parenchym stark getrübt. An der Schleimhaut des Nierenbeckens feine, bräunliche Blutungen.
Nieren mikroskopisch: Zahlreiche zirkumskripte kleinzellige Infiltrate; an den Hauptstücken beträchtliche Verfettungen. An den Glomerulis keine Veränderungen.
Im Leichenblut Streptokokken.

XXXVI. Br..n, Dina, 17 Jahre alt, septisch interstitielle Herdnephritis.
Anamnese: Pat. erkrankte am 18. I. 1912 an Scharlach. Am 22. I. 1912 dem Krankenhause überwiesen.
Status praesens vom 22. I. 1912:
Scharlachexanthem. Tonsillen stark geschwollen, mit diffusem Belag. Herz: ohne Befund. Milz palpabel, Reflexe nicht gesteigert.
Verlauf: Dauernd hohe Temperatur, Verschlechterung der Herztätigkeit. Am 29. I. Pericarditis sicca. Am 30. I. Temperatur bis über 41,0 ⁰. In der Nacht vom 30. auf 31. I. Exitus unter den Zeichen der Herzschwäche.

Ödeme traten nicht auf. Die Harnmengen blieben stets hinter der Flüssigkeits-aufnahme erheblich zurück (hohes Fieber). Das spezifische Gewicht des Urins betrug 1020 bis 1026, der Harn enthielt stets eine leichte Spur Albumen, am letzten Tage war die Eiweißreaktion des Harnes stärker. Es fand sich im Harne Blut und eine geringe Zahl granulierter Zylinder.

Autopsie:

Gesamtbefund: Sepsis. Lungenödem, Bronchitis. Tracheitis. Akute inter-stitielle Nephritis. Septische Milz.

Nieren makroskopisch: Die Nieren sind beide deutlich geschwollen, von weicher Konsistenz, Kapsel leicht lösbar, Oberfläche glatt. Man bemerkt auf derselben zahlreiche, kleine Blutungen über die ganze Fläche verteilt. Das Gewicht der Nieren beträgt 140 g.

Nieren mikroskopisch: Kleinere und größere, stellenweise zu Abszeßchen zu-sammenfließende Infiltrate (lymphozytär). Glomeruli meist intakt. Im Bereiche der Infiltrate stellenweise Kapselverklebungen und Exsudate. Keine nennenswerte Verfet-tungen, keine hyalin-tropfige Degeneration. (Abb. 56, Tafel XVIII.)

c) Die embolische Herdnephritis.

Die embolische Herdnephritis stellt im Prinzip nichts anderes dar, als eine septisch-interstitielle Nephritis mit Kokkenembolien von großem Kaliber. Sie ist daher ausschließlich an eine Endocarditis infectiosa mit Kokkenvegetationen an den Klappen gebunden. Sie ist die einzige aller hämatogenen Nierener-krankungen von ganz bestimmter Ätiologie, aber nicht die einzige Folge dieser einheitlichen Ätiologie. Denn bei der infektiösen Endokarditis können auch alle möglichen anderen Nierenveränderungen auftreten, die Infiltrate der sep-tisch interstitiellen Nephritis, die herdförmige Glomerulonephritis, degenerative Veränderungen die der echten Nephrose nicht nachstehen und sogar Amyloid. Auch diffuse Glomerulonephritiden sind bei Endocarditis infectiosa beschrieben worden (Baehr, Libmann). Umgekehrt kann die embolische Herdnephritis, d. h. die Embolisierung einzelner Knäuel oder Schlingen ausbleiben, wenn das embolische Material so großkalibrig ist, daß es schon oberhalb der Glomeruli die kleineren oder größeren Nierengefäße verstopft. Dann kommt es zu aus-gedehnter Infarzierung und nicht zu der eigentlichen embolischen Herd-nephritis.

Infarkte und Infiltrate können außerdem zu eiteriger Einschmelzung gelangen, so daß auch bei dieser Form der Herdnephritis eine scharfe Abgrenzung zur hämatogenen eiterigen Nephritis nicht gezogen werden kann.

Symptomatologie: Bei der reinen embolischen Herdnephritis sind keine anderen Symptome zu erwarten, wie bei der herdförmigen Glomerulonephritis und der septisch-interstitiellen Nephritis. Es fehlt die Blutdrucksteigerung und die Urämiegefahr, wie es dem herdförmigen Charakter der Erkrankung entspricht.

Auch bei eiteriger Einschmelzung der Herde fehlen charakteristische klinische Erscheinungen. So sahen wir bei einem Tabiker, der sich am Finger ver-letzt hatte, eine Sepsis mit Endokarditis auftreten, bei der im Blute der Strepto-coccus mucosus gefunden wurde. Der Harn war eiweißfrei, im Sediment waren weder Erythrocyten, noch Zylinder, nur vereinzelte Leukocyten gefunden worden. Post mortem fanden sich zahlreiche Abszesse, an Streptokokkenembolien sich anschließend, die teils in den Kapillaren des Interstitiums, teils in Glomerulus-schlingen gelegen waren.

Augenhintergrunds veränderungen sind seit Litten bei der sep-tischen Endokarditis öfter gefunden worden. Sie gehören aber in das Bild der Sepsis und nicht in das Bild der Herdnephritis.

Verlauf und Ausgang: Der meist eminent chronische Verlauf der in-fektiösen Endokarditis wird durch die herdförmige Nierenerkrankung kaum beeinflußt. Sie bedeutet nur eine der vielen Komplikationen, wie Aneurysmenbildung, Polyneuritis usw., welche diese eigenartige Form der chronischen Sepsis auszeichnen.

Das klinische Bild kann aber eine von der herdförmigen Nephritis ganz abweichende Wendung erfahren durch zwei renale Komplikationen, die ebenfalls der Grundkrankheit ihre Entstehung verdanken.

1. Es kann im Verlauf Ödem und hochgradige Albuminurie eintreten, und sich ein Krankheitsbild entwickeln, das ganz dem einer Nephrose gleicht.

Ein solcher Fall ist unten als Beispiel XXXVII mitgeteilt. Dem starken nephrotischen Einschlag im klinischen Bilde entsprach der histologische Befund, bei dem neben der embolischen Herdnephritis und neben einer herdförmigen Glomerulonephritis starke degenerative Veränderungen am Epithel und Amyloid gefunden wurde.

2. In diesem Fall nahm außerdem noch im Verlauf die Konzentrationsfähigkeit stark ab. In einem anderen Falle von Viridanssepsis war die Konzentrationsunfähigkeit noch mehr in die Augen springend, und es bestand dabei eine dauernde und hochgradige Polyurie bis zu 4½ Liter in 24 Stunden, so daß die Form der Diurese durchaus der des III. Stadiums der diffusen Nephritis entsprach.

Bei der großen Buntheit der histologischen Bilder in beiden Fällen — sie sind auf S. 50 als Mischaffektionen beschrieben worden — ist es natürlich nicht möglich, diese auffallende Erscheinung der Hyposthenurie und Polyurie bei diesen Fällen mit Sicherheit auf eine der vielen anatomischen Veränderungen zurückzuführen. Bemerkenswert erscheint uns aber, daß in beiden Fällen zahlreiche größere embolische Infarkte gefunden wurden, und es ist nicht unwahrscheinlich, daß auch hier die charakteristische „Restdiurese" durch Ausschaltung eines großen Teiles des ohnehin disseminiert geschädigten Parenchyms entstanden ist.

Der Verlauf wird auch in solchen Fällen von der Grundkrankheit bestimmt, und durch das Nierenleiden nicht beschleunigt.

Klinische Beispiele.

XXXVII. Gü...er, Richard, 26 Jahre alt. Embolische Herdnephritis.
Anamnese: Mit 15 Jahren Gelenkrheumatismus. Im folgenden Jahre Rezidiv. Angeblich hat schon vor dem Gelenkrheumatismus Herzfehler bestanden. Vor 3 Wochen erkrankte Pat. mit Kopfschmerzen, Kreuzschmerzen und Schmerzen in den Knien, Herzklopfen und Schwindelanfällen. Bei heftigen Bewegungen trat Kurzatmigkeit auf. Seit Beginn dieser Erscheinungen Fieber.
Status praesens vom 9. V. 1912:
Sehr schlechter Ernährungszustand. Hochgradige Blässe. Keine Ödeme. Kopf- und Hirnnerven ohne besonderen Befund. Keine Drüsenschwellungen am Halse. Diffuse Bronchitis.
Herz: Spitzenstoß im 6. Interkostalraum, außerhalb der Mammillarlinie, deutlich hebend. Obere Herzgrenze unterer Rand der 2. Rippe, rechte ein Querfinger rechts vom rechten Sternalrand. Lautes, blasendes diastolisches Geräusch an der Aorta, Herzaktion regelmäßig, Frequenz 90. Pulsus zeler et altus. Keine Vergrößerung der Leber und der Milz. Schmerzhaftigkeit der Knie- und Fußgelenke. Nervensystem ohne Befund.
Verlauf: Periodisches Fieber, meist zwischen 38 und 39°. Keine wesentliche Änderung des Herzbefundes. Im Blute Streptococcus viridans. Vorübergehende Schwellung in den Metakarpophalangealgelenken. Anfang August Ödem der Füße und Unterschenkel. Zunahme der Ödeme bis Mitte August. Gesichtsödem und Aszites. Gegen Ende August auf Diuretin bedeutende Abnahme der Ödeme (Gewichtsverlust 6 kg). Anfang November Lähmung des linken N. peronaeus. Am 20. IX. zunehmende Benommenheit. Atmung vertieft und verlangsamt. Lungenödem. Am 22. IX. Exitus.

Blutdruck: Niemals erhöht. Zu Beginn 121/36 mm Hg, weiterhin schwankend zwischen 119 und 100 mm Hg, meist um 110, einmal auch 122 mm Hg. In den letzten 14 Tagen nie über 110 mm Hg.

Wasserausscheidung: Anfangs der Flüssigkeitsaufnahme entsprechend. Dabei dauernde geringe Gewichtsabnahme. Auch zur Zeit des Auftretens des Ödems bleiben die Harnmengen nicht nachweislich hinter der Flüssigkeitsaufnahme zurück.

Ende August auf Digitalis und Diuretin überschießende Harnmengen. Weiterhin entsprechen die Harnmengen wieder der Flüssigkeitsaufnahme. In den letzten 8 Tagen Urinausscheidung nicht mehr genau zu verfolgen, da Pat. unter sich läßt.

Wasserversuch am 7. VII. 1912: In 4 Stunden 930 ccm. Am 23. VII. in 4 Stunden **1632 ccm.**

Das spezifische Gewicht erreichte in den ersten Tagen der Behandlung **1028.** Am 9. VII. bei Konzentrationsversuch 1021. Am 24. VIII. bei Konzentrationsversuch 1019. Am 20. und 21. IX. bei verminderter Harnmenge nur noch 1012. Im ganzen war in den letzten Wochen das spezifische Gewicht bei mittlerer Diurese niedriger eingestellt, wie früher. Es betrug fast konstant **1010—1012,** vereinzelt nur **1013** oder **1014.**

Albumen enthielt der Harn bei der Aufnahme in Spuren. Ende Mai $1/_8\,{}^0/_{00}$, Anfang August $1/_8$ bis $1/_4\,{}^0/_{00}$. Mitte August 1 bis $4\,{}^0/_{00}$. Ende August meist $3\,{}^0/_{00}$, Anfang September stieg die Eiweißmenge auf 5 bis $6\,{}^0/_{00}$, vereinzelt auch auf $7\,{}^0/_{00}$. Am 11. IX. $11\,{}^0/_{00}$, in den nächsten Tagen 6 bis $7\,{}^0/_{00}$. Ante finem stieg der Eiweißgehalt des Harnes bis auf $12\,{}^0/_{00}$.

Harnsediment: Ende Mai wurden zum ersten Male im Harne Zylinder gefunden. Am 31. VII. zum erstenmal vereinzelte Erythrocyten, von da ab enthielt der Harn dauernd hyaline und granulierte Zylinder, zunehmend Erythrocyten, vereinzelt verfettete Nierenepithelien und Leukocyten. Ende August nahm die Blutbeimengung zum Harne, die sich bis zu makroskopisch sichtbarer Hämaturie gesteigert hatte, wieder ab, und in den letzten Wochen war der Urin wieder blutfrei.

Kochsalzausscheidung: Am 13. VII. bei 10 g Zulage bis 0,80 %, Im allgemeinen bei geringer Zufuhr (kochsalzarme Diät) prozentual und absolut gering 0,1 bis 0,4 % bis höchstens 0,6 %. Zur Zeit des Ödemansatzes ganz besonders niedrige absolute und Prozentzahlen.

Stickstoffausscheidung: Anfang Juli bis 1,1 %, Ende August bis zum Tode (22. September) nicht über 0,76 %.

Reststickstoff: Am 9. VIII. 31 mg-%. Am 20. IX. 65 mg-% (2 Tage danach Exitus letalis).

Jodausscheidung: Am 12. VII. 52 Stunden. Am 7. VIII. 52 Stunden. Am 12. IX. 70 Stunden.

Milchzuckerausscheidung: Qualitativ 14 Stunden, quantitativ Bestimmung nicht möglich.

Augenhintergrund: Rechts zwei kleine gelbliche Plaques an der Makula. Links rundliche Hämorrhagien an der Makula. Zwei kleine frischere strichförmige Plaques zwischen Makula und Papille.

Autopsie:

Gesamtbefund: Endocarditis ulcerosa an Mitralis und Aorta (Streptococcus viridans). Herzhypertrophie. Milz- und Niereninfarkte. Alte embolische Herdnephritis. Lungenödem, Bronchitis. Atelektasen in beiden Unterlappen, namentlich rechts. Septische Schleimhautblutungen. Vereiterte Thrombose der linken Art. poplitea. Beginnende Fettleber. Verfettungen an Aorta und Koronarien.

Nieren makroskopisch: Die Nieren sind beträchtlich vergrößert, links 265, rechts 275 g. Kapsel leicht lösbar. An der linken Niere finden sich an der Oberfläche einige flache, unregelmäßig begrenzte Einziehungen. Im ganzen ist die Nierenoberfläche glatt, die Substanz quillt über die Schnittfläche deutlich vor, sie ist stark gequollen, ödematös durchfeuchtet. Die Farbe an Ober- und Schnittfläche ist im ganzen schmutziggraugelblich, doch wird diese Farbe namentlich an der Oberfläche von zahlreichen bräunlichen Fleckchen unterbrochen. Grenze zwischen Rinden- und Pyramidensubstanz verwaschen. Parenchym stark getrübt. Entsprechend den Einziehungen an der linken Niere finden sich hier in der Substanz scharf abgesetzte gelbliche, opake strukturlose Herde, die in etwa Keilform besitzen.

Nieren mikroskopisch: In den Glomerulis Amyloid, daneben aber auch Infarktnarben und entzündliche Veränderungen (stellenweise verödete Glomeruli). Kleinzellige Infiltrate um die Glomeruli herum angeordnet. Verbreiterung der Interstitien, stellenweise Erweiterung der Kanälchen. In den Kanälchen Leukocyten und Zylinder, geringfügige Verfettungen, hyalin-tropfige Degeneration. Wenig doppelbrechende Substanz. Beginnende hyperplastische Intimaverdickung.

XXXVIII. Bre..er, Albert, 51 Jahre alt, Schuhmacher. Embolische Herdnephritis. 20. XI. 11 bis 3. IV. 12. +.

Anamnese: In der Jugend Scharlachfieber, sonst angeblich nie ernstlich krank.
Schon seit Monaten auf der Wanderschaft, hat er sich in der letzten Zeit nicht wohl gefühlt
und ist in seinem Ernährungszustand schwer heruntergekommen. Da in der letzten Zeit
die Füße angeschwollen sind, ließ er sich ins Krankenhaus aufnehmen.

Status praesens vom 20. XI. 1911:

Außerordentlich reduzierter Ernährungszustand. Dürftige, schlaffe Muskulatur,
hochgradige Blässe und Trockenheit der Haut. Auch die Schleimhäute sind sehr blaß.
An den Füßen bis zur Mitte des Unterschenkels mäßiges Ödem. Die Atmung ist etwas
beschleunigt, der Lungenbefund sonst ohne Befund. Nur links hinten oben bei tiefer In-
spiration leises Knisterrasseln.

Herz: Die Herzdämpfung namentlich nach links und oben vergrößert: 1 cm außerhalb der Mammillarlinie, unterer Rand der 3. Rippe, rechter Sternalrand. Orthodiagramm:
l: 13,5 : 17,2 cm.

An der Spitze ein lautes, blasendes systolisches und ein leises gießendes diastolisches
Geräusch. Beide, namentlich das letztere über der Mitte des Sternums lauter zu hören.

Puls: Von recht mäßiger Spannung und Füllung, ohne deutliche Zelerität. Kapillarpuls angedeutet. Milzdämpfung überragt den Rippenbogen um gut 3, Leberdämpfung 2 Querfinger. Der Traubesche Raum ist ausgefüllt. Der Leberrand etwas unterhalb Nabelhöhe tastbar, scharf. Milz 3 Querfinger unterhalb des Rippenbogens ebenfalls tastbar,
abgestumpft und etwas derb.

Patellarreflexe sehr schwach, links etwas schwächer als rechts. Übrige Reflexe
normal.

Urin: Albumin + ($\frac{1}{2}$ $^0/_{00}$), Sanguis —, Saccharum —.

Das Sediment enthält reichlich Zylinder, vorwiegend hyaline, mit verfetteten Epithelien und Leukocyten besetzt, spärlicher granulierte. Ziemlich viel freie Epithelien
und Leukocyten, ganz vereinzelt rote Blutkörperchen.

Hämoglobin: 40 %. Erythrocyten 2 760 000, Leukocyten 6 300. Das gefärbte
Blutpräparat zeigt keine Besonderheiten.

Wassermann: Negativ.

Verlauf: Pat. hatte meist subfebrile, aber auch wochenlang normale, zeitweise febrile
Temperaturen bis 39,5 ^{0}.

Der Blutdruck im allgemeinen niedrig, 110—120 mm Hg, vorübergehend auch bis
130 ja 138 mm Hg.

Es bestand stets Bronchitis und unreines Atemgeräusch über beiden Spitzen. Im
Auswurf wurden Tuberkelbazillen stets vermißt, der Lungenbefund ließ ebensowenig tuberkulöse Veränderungen erkennen. Sehr bald entwickelte sich eine bis fast zur Aphonie
gehende Heiserkeit, außer trockenem schleimigem Belag auf den Stimmbändern und einer
leichten Schwellung der Regio interarytaenoidea war nie etwas zu erkennen. Die Anämie
nahm rasch zu. Anfang Januar ergab das Blutbild: Hämoglobin 26—27 %, Erythrocyten 1 813 000—1 880 000, Leukocyten 6 800. Der Ausstrich ergab Aniso- und Poicilo-
cytose, Polychromasie und sehr bald auch Normo- und Megaloblasten. Gleichzeitig entwickelte sich eine ausgesprochene Polyneuritis unter heftigen Schmerzen in Armen und
Beinen mit rasch zunehmender Parese und Atrophie, später partieller Entartungsreaktion
sowie vollkommenem Schwinden der Sehnenreflexe. Dabei Abstufung der Sensibilität
in den distalen Teilen der Extremitäten, zunehmende Ataxie. Diese Polyneuritis und die
Anämie beherrschten von nun an vollkommen das Bild. Die letztere besserte sich
vorübergehend auf Arsentherapie. Die Nephritis trat dahinter klinisch vollkommen
zurück.

Der Eiweißgehalt des Urins war stets niedrig, Spuren bis höchstens $\frac{1}{2}$ $^0/_{00}$. Durch
längere Zeit war sogar der Urin vollkommen eiweißfrei.

Das Sediment war später auch spärlicher und enthielt ganz überwiegend rote Blutkörperchen, daneben nur wenig Leukocyten und ganz vereinzelt Zylinder und Epithelien.
Urobilin war stets positiv. Das spezifische Gewicht war meist niedrig. 1012—1015, bisweilen auch 1018. Die Menge war fast immer der Aufnahme entsprechend, 1500—1800.

Ödemneigung gering. Erst später bestanden erheblichere Ödeme an den unteren
Extremitäten, bei deren Zustandekommen die Herzinsuffizienz, Anämie und auch die poly-
neuritische Parese in erster Linie zusammenwirkten. Aber auch am Rumpf traten leichte
Ödeme auf und im Gesicht ab und zu etwas gedunsenes Aussehen.

Die Nierenfunktionsprüfung war durch das außerordentlich widerspenstige Verhalten
des Patienten sehr erschwert, außerdem durch die nie ganz verschwindenden Ödeme.
Durchgeführt wurde ein Wasserversuch am 12. IV.: Gesamtmenge 900, größte stündliche
Einzelportion 250, niedrigstes spezifisches Gewicht 1003$^2/_3$, ein Konzentrationsversuch
am 15. IV. und 16. IV. 48 Stunden lang. Höchstes spezifisches Gewicht 1022$\frac{1}{3}$.

Am 30. V. 12 hatte Pat. Erbrechen, es entwickelte sich sehr bald Benommenheit, das sich zum Koma vertiefte, aber keine Muskelzuckungen oder Rindenreizungssymptome. Die Rest - N - Bestimmung ergab ante exitum 78 mg %.

Autopsie:

Gesamtbefund: Blutung in der rechten Hälfte des Balkens, mit Durchbruch in den rechten Seitenventrikel. Frische und ältere Endokarditis an der Aorta. Mitralinsuffizienz. Fettige Degeneration des Herzfleisches. Bronchopneumonie. Alte embolische Herdnephritis. Aneurysma eines Seitenastes 'der rechten Arteriae fossae sylvii mit Perforation.

Nieren makroskopisch: Beide Nieren sind etwas verkleinert (links 140, rechts 115 g). Die Kapsel ist leicht lösbar. die Oberfläche zeigt eine leichte Andeutung von Granulierung. Die Substanz ist von zäher Konsistenz, die Rinde auffallend schmal, von braungelblichem, gesprenkeltem Aussehen. Auf der Oberfläche sowohl wie auf der Schnittfläche bemerkt man eingesprengte, graugelbliche Punkte. Die Farbe der Pyramiden ist bräunlich, die Zeichnung ist völlig verwaschen.

Nieren mikroskopisch: Starke interstitielle Bindegewebsentwickelung mit ausgedehntem Parenchymuntergang. Glomeruli klein, vielfach in Verödung begriffen, zum kleineren oder größeren Teil mit hyalinen Schollen erfüllt, bzw. in hyaline Massen umgewandelt. Die erhaltenen Glomeruli zeigen blutarme Schlingen. Frische entzündliche Veränderungen spärlich, an manchen Stellen jedoch immerhin deutlich. Starke granuläre Degeneration, Verfettungen gering. Keine doppelbrechende Substanz. Starke hyperplastische Intimaverdickung und Arteriosklerose. Die Verödungsprozesse an den Glomerulis lassen sich vielfach deutlich als ausgeheilte Glomerulusinfarkte charakterisieren. Scharf abgesetzte verödete Partien innerhalb des Knäuels, in deren Umgebung leidlich erhaltene Schlingen liegen. (Abb. 60 u. 61 auf Tafel XXX u. XXXI.)

C. Die Sklerosen.

Einteilung.

Als Sklerosen haben wir die dritte Hauptgruppe der Nierenerkrankungen bezeichnet, welche sich klinisch durch Hypertonie und Herzhypertrophie, anatomisch durch eine primäre Sklerose der Nierengefäße auszeichnet. Diese besteht entweder in produktiven Veränderungen: Neubildung von elastischen Lamellen an der Intima — elastisch-hyperplastische Intimawucherung —, Hypertrophie der Muskularis, oder in degenerativen Veränderungen an dem neugebildeten elastischen Gewebe: Verfettung, Ersatz durch Bindegewebe und Atrophie der Muscularis. Die ersteren können als Präsklerose, die letzteren als Arteriosklerose bezeichnet werden.

Wie in der Einleitung begründet, unterscheiden wir zwei Formen der Sklerose. Beiden gemeinsam ist klinisch die Hypertonie, anatomisch die präsklerotische oder arteriosklerotische Veränderung an den Nierengefäßen. Beide Formen unterscheiden sich aber dadurch voneinander, daß bei der einfachen, blanden Sklerose, der gutartigen Hypertonie, das restierende Parenchym — soweit es nicht infolge arteriosklerotischen Gefäßverschlusses infarktähnlich untergegangen, verödet ist — gesund und funktionell leistungsfähig bleibt, während bei der bösartigen Form der Hypertonie, die wir als Kombinationsform bezeichnet haben, sich in dem Parenchym, abgesehen von den blanden arteriosklerotischen Prozessen, noch außerdem entzündliche und degenerative Prozesse abspielen. Diese durchlaufen ihrerseits alle Stadien der Nephritis und können schließlich klinisch und anatomisch zu dem charakteristischen Bild der chronischen Niereninsuffizienz, des Endstadiums der diffusen Nephritis führen, einem Bilde, das sich klinisch unter Erhöhung des Rest-N-Spiegels durch die Diurese des Nierenrestes, Polyurie und Hyposthenurie, anatomisch neben ausgedehnter Verödung durch Erweiterung der erhaltenen Kanälchen und Abplattung der Nierenepithelien dokumentiert.

Die Nomenklatur bereitet einige Schwierigkeiten.

Die Bezeichnung „genuine Schrumpfniere" hat seit Traube und Bartels für den Kliniker einen durchaus renalen und malignen Beigeschmack, und sie erweckt die Vorstellung einer zu Niereninsuffienz führenden, unter Polyurie und Hyposthenurie verlaufenden, urämisch endenden Krankheit.

Soweit nicht die ungemein häufige Verwechslung mit den Endstadien der diffusen Entzündung, der sekundären Schrumpfniere vorlag, hat man damit die bis dahin ungeklärten Fälle gemeint, die wir als Kombination von Sklerose und Entzündung erkannt und als Kombinationsform bezeichnet haben.

Der pathologische Anatom hat aber die Bezeichnung genuine Schrumpfniere — leider, aber von seinem Standpunkte aus mit Recht, — auch synonym mit der roten Granularniere für diejenigen Fälle gebraucht, die, wie im folgenden gezeigt werden soll, vom Standpunkte des Klinikers gutartige Hypertonien sind, rein kardial verlaufen und nicht (oder ganz außerordentlich selten?) zu Niereninsuffizienz und renaler Änderung der Diurese führen.

Für beide Gruppen, die sich für den Kliniker durch ihre Prognose so wesentlich unterscheiden, daß man von einer gutärtigen und einer bösartigen Form der genuinen Schrumpfniere sprechen müßte, ist aber die Bezeichnung „Schrumpf"niere zu eng, denn bei der gutartigen Form sind in der Mehrzahl, bei der bösartigen Form in der Minderzahl der Fälle die Nieren nicht geschrumpft. Es hat daher keinen Sinn, diese inkonstante, unwesentliche, dabei klinisch gar nicht diagnostizierbare Möglichkeit, daß Bindegewebe sich in reicherem Ausmaße entwickelt und zu narbiger Retraktion geführt hat, in der Namengebung derart in den Vordergrund zu rücken.

Daher bleibt nichts anderes übrig, als auf die Bezeichnung Schrumpfniere ganz zu verzichten.

Das Wesentliche ist für beide Formen die Hypertonie und die Arteriosklerose der Nierengefäße, weshalb als Sammelname die Bezeichnung Sklerosen — ohne den Nebengedanken von Zirrhose oder Schrumpfung — gerechtfertigt erscheint.

Nicht gerechtfertigt erscheint es aber wiederum, die benignen Formen als Arteriosklerosen der größeren und kleineren, die malignen als Arteriosklerosen der kleinsten Gefäße zu bezeichnen, weil letztere auch nicht selten bei den gutartigen Formen stark verändert gefunden werden (vgl. S. 62).

Wir ziehen daher vor, die einfache, blande Sklerose oder gutartige Hypertonie der bösartigen Hypertonie, der mit Entzündung gepaarten Sklerose, i. e. der Kombinationsform gegenüberzustellen, wobei die erstere Fälle enthält, die der Anatom auch als genuine Schrumpfniere bezeichnet hat, die letztere diejenigen Formen betrifft, die der Kliniker unter der Bezeichnung genuine Schrumpfniere im Traubeschen Sinne sich vorzustellen gewöhnt ist.

1. Die einfache blande Nierensklerose.

Gutartige essentielle Hypertonie, rote Granularniere, genuine Schrumpfniere der Pathologen, einschließlich der großen glatten Nieren mit diffuser Präsklerose oder Arteriosklerose der Nierengefäße.

Die blande, nicht nephritische Hypertonie ist etwas ungemein Häufiges. Sie wird freilich in der Regel noch als interstitielle Nephritis, oder schlechtweg als Schrumpfniere bezeichnet, beides mit Unrecht, wie aus der Schilderung des histologischen und makroskopischen Befundes hervorgeht.

Die Beziehungen der Erkrankung zu Geschlecht und Alter lassen sich anschaulich durch eine Tabelle illustrieren, welche sich aus unserem Material ergibt. In der Tabelle ist bei den zur Autopsie gekommenen Fällen gleichzeitig noch unterschieden worden, ob die Nieren geschrumpft waren, oder nicht.

Tabelle IX.

Alter	Männer			Frauen			Zahl der Männer	Zahl der Frauen	Gesamt-Zahl
	lebend	gestorben Niere geschrumpft	nicht geschrumpft	lebend	gestorben Niere geschrumpft	nicht geschrumpft			
bis 20	—	—	—	1	—	—	—	1	1
21—30	1	—	1	—	—	—	2	—	2
31—40	6	—	2	7	—	—	8	7	15
41—50	26	1	4	14	—	1	31	15	46
51—60	33	5	10	23	5	6	48	34	82
61—70	28	3	11	24	10	6	42	40	82
71—80	8	5	5	7	6	6	18	19	37
81—90	—	—	—	1	1	—	—	2	2
91—100	—	—	—	—	1	—	—	1	1
	102	14	33	77	23	19	149	119	268

Von 268 Hypertonien mit 89 autoptisch verifizierten und histologisch untersuchten Fällen waren demnach 149 Männer, 119 Frauen, woraus man vielleicht mit großer Reserve schließen darf, daß die Frauen etwas weniger häufig erkranken.

Von den Männern starben 47, davon hatten 33 nicht geschrumpfte Nieren. Von den Frauen starben 42, davon hatten 19 nicht geschrumpfte Nieren. Da die Schrumpfung abhängig sein muß von dem Grad und vor allem von der Dauer der arteriosklerotischen Gefäßveränderung, so ergibt sich aus der größeren Häufigkeit des Befundes geschrumpfter Nieren bei den Frauen, daß diese im allgemeinen die Hypertonie länger ertragen, als die Männer. Damit stimmt auch die bemerkenswerte Tatsache überein, daß die größte Zahl der beobachteten Erkrankungen und Todesfälle bei den Männern (48 Fälle, 14 +) in das Alter von 51—60 Jahren, bei den Frauen (40 Fälle, 16 +) in das Alter von 61—70 Jahren fällt. Wie stark diese beiden Jahrzehnte dazu neigen, den hypertonischen

Symptomenkomplex manifest werden zu lassen, geht daraus hervor, daß die Summe aller beobachteten Fälle in jedem der beiden Jahrzehnte 82 beträgt. Etwa halb so viel Fälle fallen in das vorausgehende und folgende Jahrzehnt. Doch bedeutet die relativ. große Zahl von 37 Fällen in dem Jahrzehnt von 71—80 noch eine große Neigung des vorgeschrittenen Alters zur Hypertonie, da an sich ja viel weniger Menschen diese Altersstufe erreichen, als die von 41—50 Jahren.

Der große Einfluß des Alters auf die Häufigkeit der Hypertonie geht aus unserer Tabelle und folgenden Zahlen zur Evidenz hervor.

Von 268 Fällen fallen allein 164 in das Alter von 51—70 Jahren, 204 jenseits des 50. Jahres, 250 in das Alter nach dem 40. Lebensjahre, nur 15 in die dreißiger Jahre und nur 3 in das jüngere Alter.

Es ist auch nicht uninteressant, aus der Tabelle zu entnehmen, daß jenseits des 60. Lebensjahres Männer und Frauen gleich häufig erkranken, und daß das Plus von 30 Männern in die Periode von 40—60 Jahren fällt.

So interessant und der Erklärung bedürftig das Vorkommen der Hypertonie in jugendlicherem Alter erscheint, so darf wohl die Tatsache, daß die Hypertonie — wie die Arteriosklerose überhaupt —, eine Erkrankung des vorgerückten Alters darstellt und mit zunehmendem Alter um so häufiger beobachtet wird, mit als Beweis für unsere Auffassung angesehen werden, daß das primäre eine Erkrankung der Gefäße ist, die wir gewohnt sind, als Altersveränderungen zu bezeichnen und als Folge der Abnutzung der Gefäße zu deuten.

Der histologische Befund spricht dafür, daß speziell bei der Arteriosklerose der kleinen Gefäße dem degenerativen Prozeß eine als Anpassung zu deutende Hyperplasie der muskulären und elastischen Elemente der Gefäßwand vorausgeht, und wir nehmen daher an, daß die „Abnutzung" in einem Nachlaß der Funktionstüchtigkeit der kontraktilen oder elastischen Elemente der Gefäßwand besteht.

Mit dieser Vorstellung ist durchaus vereinbar, daß wir einerseits, wenn auch außerordentlich selten und nur bei jugendlichen Hypertonien, erst geringfügige, präsklerotische Veränderungen an den Nierengefäßen sehen, und daß wir andererseits bisweilen bei ganz alten oder stark geschwächten, kachektischen Individuen die anatomischen Veränderungen an den Nierengefäßen schon sehr ausgesprochen finden, aber klinisch Hypertonie und anatomisch Herzhypertrophie vermissen. Letztere kann selbst dann gelegentlich fehlen, wenn intra vitam Hypertonie bestand.

Es ist von vornherein nicht zu erwarten, daß alle Individuen auf dieselbe Drucksteigerung mit der gleichen Herzhypertrophie, auf die gleiche Veränderung der Nierengefäße mit der gleichen Drucksteigerung antworten. Der erregbare Vasomotoriker wird anders reagieren als der Gefäßphlegmatiker, die Sturm- und Drangperiode anders als das kühlere Greisenalter.

Es ist wohl gestattet, anzunehmen, daß in einem Teil der Fälle die („kompensatorische"?) Blutdrucksteigerung ausbleibt, weil die vasomotorische Anspruchsfähigkeit der alten oder geschwächten Individuen nachgelassen hat, so wie in den anderen Fällen mit Blutdrucksteigerung die Herzhypertrophie ausbleibt, weil der gealterte und marantische Organismus zu dieser produktiven Leistung nicht mehr fähig ist.

In solchen Fällen ist übrigens das Ausbleiben einer Herzatrophie schon gleichbedeutend mit einer Hypertrophie. In einem Teil dieser Fälle wurde anatomisch hochgradige Koronarsklerose gefunden, und es erscheint plausibel, daß bei ungenügender Durchblutung der Herzmuskel nicht mehr zu hypertrophieren vermag.

Die **Ätiologie** der Hypertonie ist ebenso dunkel, wie die Ätiologie der Arteriosklerose. Aber alle Momente, welche die Entwicklung der Arteriosklerose begünstigen, finden wir auch wieder in der Ätiologie der Hypertonie.

Die große Bedeutung des Alters wurde schon erwähnt. Um so wichtiger wäre es zu wissen, warum manche Individuen so früh, andere relativ sehr spät altern und Abnutzungserscheinungen an den Gefäßen aufweisen. Eine einheitliche Ursache dafür kann gar nicht erwartet werden. Wohl aber werden wir nach Bedingungen suchen müssen, welche das Auftreten von Insuffizienzerscheinungen an den Nierengefäßen, d. h. an denjenigen Gefäßen, welche im Leben die stärkste Inanspruchnahme erfahren, begünstigen.

Die Heredität spielt dabei sicherlich eine, in ihrer Bedeutung schwer abzuschätzende Rolle, da die Angaben der Patienten nur selten einen Schluß auf die wahre Natur der Leiden ihrer Eltern und Geschwister gestatten. Immerhin ist es sehr auffällig, wie oft eine eingehende Anamnese Angaben zutage fördert, die darauf schließen lassen, daß ebenso, wie für die Koronarsklerose oder die Hirnarteriosklerose auch für die Nierensklerose in manchen Familien eine auffällige Disposition besteht.

Wir finden in manchen Familien diese Neigung zu arteriosklerotischen Erkrankungen überhaupt, und hören in der Anamnese nicht selten, daß Herzschlag, Wassersucht, Nierenleiden, Schlaganfall, „Arterienverkalkung" bei Eltern oder Geschwistern oder bei beiden vorgekommen sind.

Ich habe mehrfach Gelegenheit genommen, bei Geschwistern von Hypertonikern den Blutdruck zu messen und Blutdrucksteigerung ohne irgend ein Krankheitssymptom feststellen können. Freilich sieht man auch gar nicht selten in der Privatpraxis, daß beide Ehegatten eine Hypertonie aufweisen.

Es müssen also sowohl hereditäre Veranlagung, wie die Art der Lebensweise eine Rolle spielen, wenn man das Vorkommen der Hypertonie bei Verwandten und Ehegatten nicht für Zufall halten will.

Es wäre eine wichtige und interessante Aufgabe für die Hausärzte, auf diese Verhältnisse besonders zu achten.

Was die Lebensweise betrifft, so steht unter den Faktoren, welche das Auftreten einer Hypertonie begünstigen, die Überernährung wohl oben an. Ein großer Teil der Hypertoniker ist fettsüchtig, oder doch recht gut genährt. Recht häufig hört man auch, daß eine große Vorliebe für Fleischgenuß besteht.

Wie weit der Alkoholismus zur Nierensklerose disponiert, ist bei der großen Häufigkeit des Lasters wie der Krankheit schwer zu sagen. Doch haben wir den Eindruck, daß die starken Bier- und Weintrinker oft Hypertonie aufweisen, und auch das Münchener Bierherz und die alte idiopathische Herzhypertrophie dürften wohl auf einer hypertonischen Nierensklerose beruhen, die autoptisch bei den so häufigen Befunden von makroskopisch normalen Nieren sehr leicht übersehen wird und selbst für die mikroskopische Untersuchung ohne spezifische Färbung oft nicht sicher zu erkennen ist.

Ob der Tabakabusus auch die Arteriosklerose der kleinen Gefäße, speziell der Nierengefäße begünstigt, läßt sich kaum sagen. Die große Häufigkeit der Nierensklerose bei Frauen spricht jedenfalls gegen die Annahme, daß dem Tabak eine besondere Rolle zukommt, ja auch gegen die zu starke Betonung des Alkoholabusus als ätiologisches Moment. Es ist möglich, daß starker Tee- und Kaffeegenuß bei Frauen mitspielt.

Daß wir bei einer arteriosklerotischen Erkrankung der Nierengefäße auch nicht selten Gicht oder Glykosurie in der Anamnese begegnen, oder als Nebenbefund erheben, ist bei den nahen Beziehungen beider Stoffwechselanomalien zur Arteriosklerose und zur Überernährung nicht verwunderlich. Auch Neigung zu Steinbildung, Gallensteinen, Nierensteinen fällt auf. Ob und inwieweit man manche Fälle von Nierensklerose auf eine atypische Gicht (Goldscheider) zurückführen darf, steht noch völlig dahin. Lues begegnet uns in der Anamnese nicht ganz selten, doch scheint es auch hier gewagt, daraus zu weitgehende Schlüsse zu ziehen. Immerhin gehört die Lues mit zu den Krankheiten, welche die frühzeitige Entwicklung von Arteriosklerose befördern.

Als begünstigendes Moment muß auch die Intensität des Lebens überhaupt betrachtet werden, und wir finden die Hypertonie besonders häufig in den besseren Ständen bei abgehetzten Personen in verantwortlicher Stellung, welche ein sehr arbeitsreiches Leben hinter sich haben.

Es ist wohl bei der Arteriosklerose überhaupt, die Funktion, d. h. das Leben selbst, das je nach seiner Intensität und je nach der individuellen Resistenz des Organismus früher oder später zur Abnutzung der Gefäße führt, in denen das Leben pulsiert; und die Tatsache kann als sicher hingestellt werden, daß in keinem Organ die kleinen Gefäße einer so starken und wechselvollen Beanspruchung und in keinem so frühe der Abnutzung und Arteriosklerose unterliegen, als gerade in der Niere.

Symptomatologie: Wie der Name Hypertonie besagt, ist das pathognomonische Symptom der blanden Nierensklerose die Blutdrucksteigerung.

In praxi kann man wenigstens ganz davon absehen, daß Fälle von Arteriosklerose der Nierengefäße vorkommen, welche p. m. bei histologischer Untersuchung entdeckt werden, klinisch aber weder Blutdrucksteigerung, noch Herzhypertrophie, noch sonstige Symptome außer Altersschwäche dargeboten haben. Für den Arzt und den Kranken spielen diese Ausnahmen keine Rolle. Die Nierensklerose macht nur dann subjektive oder objektive Erscheinungen, wenn sie mit Blutdrucksteigerung verbunden ist.

Die Blutdrucksteigerung ist bei den typischen Fällen recht bedeutend. Unter unseren 268 klinisch beobachteten Fällen fanden wir 102 mal Blutdruckwerte über 200 mm Hg, in 104 Fällen Werte von 170—200 mm Hg und nur in 61 Fällen Werte unter 170 mm Hg.

Man kann im Zweifel sein, von welcher Grenze ab der Blutdruck als pathologisch gesteigert angesprochen werden soll. Wir finden als Normalwert bei Erwachsenen 110—120 mm Hg und betrachten bei der akuten Nephritis und bei jugendlichen Individuen schon kleine Anstiege für beachtenswert. Von einer beginnenden oder leichten Hypertonie sprechen wir aber erst dann, wenn der Blutdruck dauernd 140 mm Hg überschreitet. Daß der Blutdruck bei nervösen Individuen oft viel höher schnellt, ist Jedem, der regelmäßig bei jedem Kranken den Blutdruck bestimmt, geläufig. Aber auch bei ganz normalen Leuten kann man oft zu Beginn der ungewohnten Prozedur der Messung Werte von 140 mm Hg und darüber feststellen, die bei mehrfacher Wiederholung zur Norm abfallen. Man muß als Regel festhalten, den Druck vielfach hintereinander zu messen und nicht das Mittel, sondern den niedrigsten gefundenen Wert zu notieren.

Im allgemeinen kann man bei besonders hohem Druck auch entsprechend ausgedehnte, und besonders die kleinen Nierengefäße befallende Arteriosklerose erwarten, doch gibt es auch manche Ausnahmen, in denen bei vorgeschrittenem Alter oder bei Herzschwäche starke Gefäßveränderungen in der Niere mit mäßiger Blutdrucksteigerung vorkommen und umgekehrt.

Eine große Zahl von Fällen zeichnet sich durch eine überraschende Konstanz des hohen Blutdrucks aus, und zwar durch Wochen, Monate und Jahre.

Bei anderen Fällen finden wir merkwürdige Schwankungen nach abwärts, so daß unter Umständen stunden- oder tageweise niedere oder normale Zahlen erreicht werden, doch kehrt der Blutdruck dann doch immer wieder — abgesehen von Fällen tödlicher Herzschwäche — zur alten Höhe zurück.

Seltener sind plötzliche Schwankungen nach oben, die nach Pals Vorschlag zweckmäßig als Krisen bezeichnet werden. Sie sind dann gewöhnlich von alarmierenden Symptomen kardialer oder zerebraler Natur begleitet.

Eine besondere Gruppe bilden die Fälle, die man als transitorische Hypertonien bezeichnen kann.   Hier finden wir zu Beginn der Behandlung hohe Blutdruckwerte, die im Laufe derselben schneller oder langsamer bis zur Norm absinken.

Wir nehmen an, daß es sich in diesen Fällen um beginnende, leichtere Grade von Nierensklerose handelt, bei denen unter herzkräftigender und kreislaufschonender, diätetischer und Ruhebehandlung die Zirkulation der Niere annähernd zur Norm zurückgeführt wird.   Daß aber in diesen Fällen doch schon eine gewisse, bleibende Schädigung der Funktion der Nierengefäße besteht, das geht aus der Beobachtung hervor, daß, — soweit wir solche Fälle transitorischer Hypertonie länger beobachten konnten —, der Blutdruck nach Abschluß der Behandlung unter den Bedingungen des gewöhnlichen Lebens regelmäßig wieder ansteigt.

Es wäre von großem Interesse, zu wissen, ob bei dieser Gruppe von transitorischen Hypertonien auch unter den Verhältnissen des gewöhnlichen Lebens des Nachts ein Absinken des Blutdrucks erfolgt, doch liegen darüber, wie überhaupt über das Verhalten der Blutdrucksteigerung im Schlafe keine Erfahrungen vor.

Auf die ersten Anfänge der Hypertonie und ihre Entwicklung, sowie auf die Frage zu achten, ob jede Hypertonie als transitorische beginnt, auch das wäre eine dankbare Aufgabe, die nur die Praktiker und Hausärzte lösen können.

Die Bestimmung des diastolischen Druckes, die mit dem von mir angegebenen, von uns ausschließlich benützten transportablen Hg-Manometer so leicht und sicher gelingt, ist insofern von Wert, als man aus einem niedrigen diastolischen Druck auf eine Verschlechterung der Windkesselfunktion der Aorta, d. h. auf Arteriosklerose der großen Gefäße, aus einem Ansteigen des diastolischen Drucks auf Nachlassen der Herzkraft schließen kann.   Als Normalwert kann man etwa die Hälfte des systolischen Druckes, sowohl beim Gesunden als beim Hypertoniker betrachten.

Als Beispiel für die Konstanz des erhöhten Blutdrucks gebe ich nur zwei kleine Zahlenreihen aus vielen:

Kon...i, Johann, 68 Jahre.		Bur....dt, Philipp, 60 Jahre.	
10. X. 11	188/90 mm Hg	24. IV. 12	230/130 mm Hg
15. X.	183/96 ,,	28. IV.	229/104 ,,
20. X.	194/125 ,,	9. V.	222/100 ,,
27. X.	170/108 ,,	17. V.	232/104 ,,
10. XI.	192/105 ,,	21. V.	240/98 ,,
3. XII.	184/102 ,,	13. VI.	250/115 ,,
14. XII.	185/112 ,,		

Beispiele für transitorische Hypertonien sind in der Arbeit von Leva aus unserer Klinik in größerer Zahl zusammengestellt, auch hier noch zwei derartige Fälle:

Fall 26, 47 Jahre (Frau)		Fall 39, 58 Jahre (Mann)	
22. XI. 10	210/125 mm Hg	20. III. 11	210/105 mm Hg
23. XI.	187/126 ,,	21. III.	155/82 ,,
25. XI.	170/180 ,,	23. III.	132/65 ,,
30. XI.	117/87 ,,	25. III.	118/60 ,,
8. XII.	120/90 ,,	nach 5 Wochen	150/72 ,,

Als Beispiel eines Falles, in dem man von einem Übergang einer transitorischen in eine mehr konstante Hypertonie reden kann, mag der Fall Dör... dienen:

I. Aufnahme:		II. Aufnahme:		III. Aufnahme:	
21. V. 12	170/98 mm Hg	12. XII. 12	152/102 mm Hg	10. II. 13	198/102 mm Hg
28. V.	144/75	16. XII.	· 146/87	15. II.	168/80 ,,
7. VI.	138/86 ,,	19. XII.	119/86 ,,	24. II.	156/78 ,,
21. VI.	136/74	10. I. 13	135/75 ,,	1. III.	146/73 ,,
30. VI.	136/70 ,,			18. III.	178/72 ,,

Als Beispiel für die Labilität des erhöhten Blutdrucks gebe ich eine Reihe von Zahlen, die bei einem 71 jährigen Hypertoniker beobachtet wurden, (Philipp D.).

15. IX. 10	200/55	mm Hg	13. X. 10	177/35	mm Hg
16. IX.	192/51	,,	14. X.	151	,,
18. IX.	179/51	,,	15. X.	178/54	,,
19. IX.	156/76	,,	16. X.	203/39	,,
20. IX.	158/61	,,	24. X.	229/57	,,
21. IX.	160/55	,,	25. X.	161/34	,,
23. IX.	145/55	,,	26. X.	206	,,
26. IX.	173/55	,,	30. X.	179/55	,,
27. IX.	136/31	,,	1. XI.	158/51	,,
28. IX.	142/46	,,	2. XI.	212/54	,,
29. IX.	158/38	,,	3. XI.	169/56	,,
30. IX.	134/31	,,	5. XI.	238/63	,,
2. X.	176/30	,,	13. XI.	144/60	,,
5. X.	171/37	,,	24. XI.	160/54	,,
6. X.	203	,,	30. XI.	170/56	,,
7. X.	178/54	,,	4. XII.	187/76	,,
10. X.	212	,,	11. XII.	194/72	,,
12. X.	195/48	,,	14. XII.	184/57	,,

Endlich noch einige Beispiele dafür, daß der Blutdruck bis kurz vor dem Tode erhöht bleiben kann:

Tod durch akute Herzinsuffizienz:	Tod durch Hirnblutung:
Well... Blutdr. 162 am Tag des Todes.	Götz... Blutdr. 245 am Tag d. Todes.
Müß... ,, 195 ,, ,, ,, ,,	Merk... ,, 225 ,, ,, ,, ,,
Hufn.... ,, 195 1 Tag vor d. Tode.	Banz... ,, 274 ,, ,, ,, ,,
	Herz.... ,, 200 ,, ,, ,, ,,

Herz: Die Folgen der anhaltenden Blutdrucksteigerung, welche viele Jahre lang symptomlos ertragen wird, machen sich zuerst ausschließlich am Herzen bemerkbar. Wie bei der akuten diffusen Nephritis hypertrophiert zunächst nur der linke Ventrikel, im weiteren Verlauf aber schließlich das ganze Herz. Und während die Größe des Herzens bei den nephritischen Hypertonien auch bei ihren Endstadien in der Regel nur bescheidene Grade erreicht, finden wir hier bei der „essentiellen" Hypertonie der Nierensklerose die höchsten Grade von Herzvergrößerung und Herzgewichte, wie sie selbst von Aortenfehlern, wenn sie nicht mit Hypertonie kompliziert sind, kaum je erreicht werden.

Bei Männern werden häufiger die ganz großen Herzgewichte erreicht, als bei Frauen. Von 33 Männern, deren Herzgewichte bestimmt wurden, hatten 17 Herzen von 600 g und darüber, von 27 Frauen nur 6.

Das durchschnittliche Herzgewicht bei Männern betrug 570, bei Frauen 487 g. Das höchste erreichte Herzgewicht, wenn wir von Hypertonien mit Aorteninsuffizienz absehen, war bei Männern 980, bei Frauen 890 g. Bei der Autopsie findet man in der Regel sämtliche Herzabschnitte hypertrophiert und erweitert, da der Tod in der größten Mehrzahl der Fälle an Herzinsuffizienz eintritt. Bei solchen Fällen dagegen, die interkurrent an anderen Ursachen, insbesondere an Hirnblutung sterben, trifft man bisweilen auch eine mächtige konzentrische Hypertrophie des linken Ventrikels und des linken Vorhofs, ohne stärkere Beteiligung des rechten Herzens. Doch gewinnt man den Eindruck, daß auch in solchen Fällen das rechte Herz stets etwas stärker und größer ist, als beim normalen Menschen, was vielleicht auf einer Vermehrung der Blutmenge beim Hypertoniker oder aber darauf beruht, daß eine gewisse Drucksteigerung im kleinen Kreislauf nicht ausbleibt, wenn der Druck im großen Kreislauf dauernd erhöht ist.

Ausgesprochene Vergrößerung des rechten Herzens tritt dagegen erst dann ein, wenn der linke Ventrikel anfängt zu erlahmen und sich nicht mehr vollständig gegen den hohen Druck entleert. Dann kommt es wie bei dem Mitralfehler zu einer Stauung im kleinen Kreislauf mit Akzentuation des II. Pulmonaltons und den bekannten Folgen für den rechten Ventrikel (Päßler).

Der klinische Nachweis der reinen Hypertrophie des linken Ventrikels ist nicht immer leicht zu erbringen dann, wenn nicht ein hebender Spitzenstoß mit systolischem Plateau zu fühlen ist. Denn die Herzdämpfung braucht bei jener die linke Papillarlinie noch nicht zu überschreiten.

Im Orthodiagramm sieht man dagegen schon früh eine Höhenzunahme des linken Herzschattens, zunächst ohne stärkere Verbreiterung nach links, die erst später deutlich in die Erscheinung tritt und diejenige Form des Herzens darbietet, die man als Sockenherz bezeichnet hat. Sobald das Herz in der Längsrichtung sich vergrößert, pflegt auch der Spitzenstoß in charakteristischer Weise nach unten und außen zu rücken und durch den ausgesprochen hebenden Charakter die Hypertrophie zu verraten. Mit überwiegender Dilatation und Übergreifen derselben auf den rechten Ventrikel und besonders den rechten Vorhof kommen dann die bekannten Formen der Corda bovina zustande, mit mächtigen Schatten im Röntgenbilde, starker Verbreiterung der Herzdämpfung nach beiden Seiten und weit nach unten und außen verlagertem Spitzenstoß.

Im allgemeinen besteht ein gewisser aber keineswegs absoluter Parallelismus zwischen dem Grade der Herzvergrößerung und dem Grade der Nierengefäßveränderung. Sicher spielen auch andere Einflüsse noch eine wichtige fördernde oder abschwächende Rolle. Fördernd wirken jugendlicheres Alter, üppige Lebensweise, Potus, Muskelarbeit.

Wer einmal den verblüffenden Erfolg einer Flüssigkeitsbeschränkung bei der relativen Herzinsuffizienz des Hypertonikers gesehen hat, kann nicht daran zweifeln, daß reichliche Flüssigkeitszufuhr und wohl auch gewohnheitsmäßige Überernährung dazu beitragen müssen, die Herzarbeit in Fällen von Hypertension zu steigern und das Volumen und die Wanddicke der Herzhöhlen zu vergrößern.

Daß intensive Muskelarbeit beim Hypertoniker viel stärker als beim Normalen im gleichen Sinne wirken muß, kann wohl auch nicht bezweifelt werden.

In umgekehrtem Sinne wirken höheres Alter, Abmagerung, schwächende Krankheiten und aufgezwungene Ruhe.

Wir haben mehrfach unliebsam erfahren, wie schwach die Herzen von solchen Kranken werden, die durch eine ankylosierende Arthropathie dauernd zu Muskeluntätigkeit gezwungen werden. In einem solchen Falle fanden wir nach 4jährigem Krankenlager trotz eines Blutdrucks von 190 mm Hg ein ganz schlaffes Herz von 190 g, dessen Muskulatur sich blaß und so stark mit Fett durchwachsen erwies, daß an manchen Stellen die Muskulatur fast völlig durch Fett ersetzt war.

Bei einer Reihe sehr alter Frauen über 70 Jahre wurde trotz Hypertonie auch post mortem eine Herzhypertrophie vermißt und statt dessen ein schlaffes

Fettherz, oder braune Atrophie gefunden. Doch ist z. B. bei einem braunen Herzen von 300 g mit Sicherheit anzunehmen, daß früher eine Herzhypertrophie bestanden hat, die nachträglich unter brauner Atrophie zurückgegangen ist.

Eine wichtige Ursache für das Ausbleiben einer stärkeren Hypertrophie bilden wohl auch Störungen in den Ernährungsbedingungen des Herzmuskels selbst. Es erscheint durchaus plausibel, daß ein Herz, dessen Koronargefäße stark verändert, dessen Muskelsubstanz von Schwielen durchsetzt ist, nicht mehr zu erheblicher Hypertrophie befähigt ist. Es muß aber als ganz besonders bemerkenswert ausdrücklich hervorgehoben werden, daß auch in solchen Fällen ohne Herzhypertrophie hohe Blutdruckwerte beobachtet worden sind, z. B. 245 mm Hg bei einem schlaffen Fettherz, 185 mm Hg bei einem Fett- und Schwielenherz.

Die kardialen Symptome der Hypertonie.

Die Erscheinungen von seiten des Herzens sind es, die im Vordergrunde des klinischen Bildes stehen. Die Nierensklerosen imponieren durchaus als eine Herzkrankheit, wenn wir von den Fällen absehen, in denen Erscheinungen von seiten der Hirngefäße die ersten Zeichen der Erkrankung bilden.

Die Blutdrucksteigerung selbst macht keinerlei Symptome, solange der linke Ventrikel seinen Inhalt vollständig gegen den hohen Druck zu entleeren imstande ist. Es hängt in keiner Weise von dem Zustande der Nieren, sondern ausschließlich von dem Kräftezustand des Herzmuskels einerseits und dem Zustand der Herz- oder Gehirngefäße andererseits ab, ob und zu welchem Zeitpunkte die ersten Erscheinungen auftreten.

Die renalen Symptome treten bei der blanden Nierensklerose ganz in den Hintergrund, die kardialen und arteriellen in den Vordergrund, und bestimmen je nach dem Überwiegen der einen oder anderen Komponente den weiteren Verlauf. Selten fehlt eine der beiden Komponenten ganz im Bilde, häufiger treten gegen Ende des Lebens die kardialen und arteriellen Symptome zusammen in die Erscheinung. Beide Erscheinungen haben nichts für die Hypertonie Spezifisches, sondern können in ähnlicher Form bei kardialer Insuffizienz ohne Hypertrophie und bei Arteriosklerose der Extremitäten-, Bauch-, Herz- oder Gehirngefäße ohne Hypertonie sich zeigen.

Und doch erhält das Krankheitsbild der Hypertonie ein charakteristisches Gepräge dadurch, daß die arteriellen (speziell die zerebralen) Symptome schon in relativ frühen Jahren auftreten. Andererseits erhalten die Erscheinungen der Herzinsuffizienz eine besondere Note dadurch, daß es sich um die relative Insuffizienz des muskelstarken Herzens handelt.

Das Charakteristische dieser klinisch außerordentlich wichtigen Form der relativen Insuffizienz eines an sich abnorm kräftigen Herzens besteht darin, daß sie

1. sehr lang ertragen werden und eventuell ohne Behandlung verschwinden kann, weil das kräftige Herz nur vorübergehend einer zu hohen Belastung unterliegt;

2. daß wegen des kräftigen Zustandes des Herzens lange Zeit diejenigen objektiven Erscheinungen zu fehlen pflegen, welche die Insuffizienz des muskelkranken Herzens verraten, Beschleunigung und Irregularität des Herzschlags und Stauung im großen Kreislauf.

Ja selbst dann, wenn schon leichte Ödeme an den unteren Extremitäten auftreten, so zeichnet sich diese manifeste Erscheinung kardialer Insuffizienz dadurch aus, daß sie Wochen-, Monate-, ja Jahre lang allnächtlich verschwinden und alltäglich wieder auftreten kann, ohne daß schwerere Störungen des Rhyth-

mus, der Herzaktion oder Abnahme der Pulsspannung und -füllung, oder
sonstige ernstere subjektive Symptome auf eine Verschlechterung der Herzkraft
hindeuten.

Es gibt keine andere Form der Herzerkrankung, welche so lange ohne
Verschlimmerung in gleichmäßigem Verlaufe zwischen Kompensation und
Dekompensation lavieren kann und so sehr die Fähigkeit zum Ausgleich der
Störung in sich selbst trägt. Deshalb bietet auch keine Form der Herzinsuffi-
zienz ein dankbareres Objekt der ärztlichen Behandlung, als gerade die relative
Insuffizienz des muskelstarken Herzens.

Wer sich daran gewöhnt, bei jedem Kranken ohne Ausnahme den Blutdruck zu messen, wird oft eine Hypertonie zufällig entdecken, ohne daß irgend
ein subjektives Symptom darauf hingewiesen hätte. Umgekehrt können ganz
charakteristische subjektive Symptome vollständig verkannt werden, wenn
der Arzt versäumt den Blutdruck zu messen.

Der Patient klagt über einen gelegentlichen Druck unter dem Brustbein,
über leichte Beklemmung nach reichlicherer Mahlzeit oder nach einem Exzeß
in Baccho, über Luftmangel beim Treppensteigen, bergauf oder gegen den Wind
gehen, der keineswegs regelmäßig sondern eher selten mit dem Gefühl des Herzklopfens verbunden ist.

Besonders charakteristisch sind die Störungen des Schlafes. Der Kranke
kann nicht mehr auf der linken Seite liegen; er bemerkt das laute Klopfen des
Pulses in den Ohren oder im Kopfe und wird hierdurch am Einschlafen gehindert.
Der Schlaf ist unruhig, Alpdrücken, schwere, beängstigende Träume lassen den
Kranken aus dem Schlafe auffahren. Oder aber der Kranke schreckt nach kurzem
Schlummer von einem unerklärlichen Lufthunger gepeinigt empor, die Atemnot
zwingt ihn, sich aufzusetzen, er stürzt ans Fenster, und ein echtes Asthma mit verlängertem Exspirium und pfeifenden Nebengeräuschen kann von nun an wochenlang allnächtlich den Kranken von seinem Lager scheuchen, so daß er schließlich
sich vor seinem Bette fürchtet und im Stuhle sitzend die Nacht zubringt. Nicht
selten läßt nach 1—2 Stunden im Anschluß an eine reichliche Urinentleerung
die Atemnot spontan nach, und der Kranke vermag für den Rest der Nacht
noch einen, wenn auch unruhigen Schlummer zu finden.

Diese Atemnotsanfälle, die Basch als kardiales, Huchard als toxalimen-
täres Asthma, Pal als kardiale Hochspannungsdyspnoe bezeichnet haben,
werden hervorgerufen durch Anfälle von unvollständigem oder auch vollständigem
Lungenödem. Man kann sie insofern dem echten Bronchialasthma an die Seite
stellen, als auch beim kardialen ein Transsudat, dessen Zähflüssigkeit durch
Schaumblasen enorm gesteigert wird, die Bronchiolen stenosiert und ein Ex-
spirationshindernis bildet, das, wie beim Bronchialasthma zu der typischen
Lungenblähung führt.

Aus dem Lungenbefund ist eine Unterscheidung vom Bronchialasthma
nicht möglich, auf Grund der Blutdruckmessung eine Verwechslung mit diesem
ausgeschlossen.

Daß weder nervöse, noch toxalimentäre Einflüsse diese charakteristische
Form des nächtlichen Asthmas bedingen, wird schlagend dadurch bewiesen,
daß es mit der Sicherheit eines Experimentes gelingt, die Anfälle selbst dann,
wenn sie wochenlang allnächtlich wiederkehrten, mit einem Schlage zu beseitigen
durch Trockendiät.

Eine Täuschung über die kardiale Natur der geschilderten subjektiven
Beschwerden ist dadurch so leicht möglich, daß der starke, volle, von einigen
Extrasystolen abgesehen meist ganz regelmäßige Puls, dessen Frequenz kaum
die Norm übersteigt, und der kräftige Spitzenstoß bei fehlenden Ödemen den
Eindruck einer genügenden Herzkraft erweckt. Nur die starke Spannung des

schwer unterdrückbaren Pulses, der bei Kompression an der Radialarterie unterhalb der Kompressionstelle aus der Peripherie wiederkehrt, gibt dem Kundigen einen Hinweis auf die relative Insuffizienz des muskelstarken Herzens und Veranlassung, den Blutdruck, dessen Höhe aus der Palpation zwar oft richtig geschätzt, aber doch nicht immer sicher beurteilt werden kann, zu messen.

Die Akzentuation des II. Aortentones ist nicht absolut konstant und nicht absolut beweisend. Ein klingender II. Aortenton kommt bei sklerotischer Aorta auch ohne erhebliche Drucksteigerung vor, sei es infolge der vergrößerten Pulsamplitude, sei es infolge von Rigidität der Aortenwand (Krehl). Bisweilen wird auch bei erheblicher Drucksteigerung die Akzentuation des II. Aortentones vermißt, wenn das Herz stark von der Lunge überlagert ist.

Ziemlich konstant scheint eine starke Akzentuation des II. Tones an der Herzspitze zu sein. Auskultatorisch wird vor allem, besonders im Stadium der relativen Insuffizienz, der präsystolische Galopprhythmus fast nie vermißt. Man hört einen Vorschlag vor dem ersten Ton und kann bisweilen einen präsystolischen Anschlag oder eine Erhebung noch besser fühlen und im Kardiogramm zur Darstellung bringen. Sie entspricht zeitlich der Vorhofswelle des Venenpulses und ist als der Ausdruck der verstärkten Tätigkeit des hypertrophischen linken Vorhofs anzusprechen. In seltenen Fällen kommt diese Vorhofsaktion sogar an der Radialpulskurve als kleine Welle vor der großen Erhebung zum Vorschein; besonders deutlich bei Reizleitungsstörungen, wenn Dissoziation zwischen Vorhof und Kammer besteht.

Vaquez, der sich besonders eingehend mit dem Phänomen der Hypertension beschäftigt hat, rechnet zu dem „Syndrome cardioaortique" außer der Akzentuation des II. Aortentones und der Hypertrophie des linken Ventrikels noch eine transitorische oder definitive Dilatation der Aorta, wobei die Aortendämpfung den rechten Sternalrand überschreitet, und ein Hinaufrücken der rechten Arteria subclavia. Das Hinaufrücken der großen Gefäße kann man oft daraus konstatieren, daß eine sehr kräftige arterielle Pulsation im Jugulum fühlbar wird.

Es wurde oben schon hervorgehoben, daß dieses Stadium der relativen Insuffizienz des muskelstarken Herzens sich sehr lange hinziehen und auch ohne Behandlung wieder verschwinden kann.

Je nach dem Zustande des Herzmuskels und der Koronargefäße, des Alters und Kräftezustandes des Patienten kann dieses Stadium früher oder später, bisweilen erst viele Jahre nach den ersten kardialen Erscheinungen übergehen in ein II. Stadium, in dem stärkere Kompensationsstörungen auftreten. Auch diese sind ein dankbares Objekt ärztlicher Behandlung und besonders prophylaktischer Fürsorge.

Das Herz wird nun bereits deutlich erweitert gefunden. Mit Nachlaß der Kraft des rechten Ventrikels verschwindet die Neigung zu asthmatischen Anfällen und die Stauungsbronchitis tritt an ihre Stelle.

Waren früher schon gelegentlich stärkere Füllung und Pulsation der Halsvenen aufgefallen, so ist nun eine abnorme präsystolische Pulsation und Schwellung der Venen und eine Anschwellung der Leber die Regel, und die exakte Messung des Venendruckes nach Moritz und von Tabora bildet ein wichtiges und zur Beurteilung des Heilerfolges höchst wertvolles Kriterium der retrograden Stauung und des Grades der Insuffizienz des rechten Ventrikels. Ist seine Entleerung stärker erschwert, so kann man bisweilen einen so kräftigen zentrifugalen Vorhofsvenenpuls konstatieren, daß auch die Leber deutlich fühlbar präsystolisch pulsiert, ein Phänomen, das nach Hebung der Herzkraft gewöhnlich wieder verschwindet, im Gegensatz zu dem bleibenden präsystolischen Leberpuls bei Trikuspidalstenose und manchen Fällen von chronischer Einflußstauung.

Die pathologische Steigerung des Venendruckes kann aber auch so hochgradig werden, daß eine relative Schlußunfähigkeit der Trikuspidalklappe zustande kommt mit positivem, kammersystolischem oder ventrikulärem Venen- und Leberpuls.

Auch an der Mitralis kommt es nicht selten zu einer relativen oder muskulären Insuffizienz, die sich im Gegensatz zur relativen Trikuspidalinsuffizienz gewöhnlich durch ein lautes systolisches Geräusch verrät. Doch treten gerade beim Hypertoniker auch laute systolische Geräusche an der Spitze auf, ohne daß der autoptische Befund immer eine befriedigende Erklärung bietet.

Natürlich kommen bei einer so häufigen Erkrankung auch Kombinationen mit Klappenfehlern vor. Am häufigsten ist die Kombination mit einer Aorteninsuffizienz auf arteriosklerotischer oder luetischer Basis. In beiden Fällen kann die Aorteninsuffizienz auch eine relative sein und entstehen durch Dilatation des Bulbus aortae. Wir haben auch gelegentlich die Kombination mit Aortenstenose, öfter mit Mitralinsuffizienz gesehen, die ihrerseits beide auf arterio-sklerotischer Basis entstehen können. Infolgedessen ist auch nicht selten die Kombination von Hypertonie mit Mitralstenose, die sich durch einen klappenden I. Ton an der Herzspitze und Neigung zu Pulsus irregularis perpetuus auszeichnet. Es scheint, als ob diese Kombination nicht ungünstig wäre, indem sie einerseits einer starken Dilatation des linken Ventrikels, wie sie durch die Hypertonie droht, andererseits einer Atrophie des linken Ventrikels, wie sie bei Mitralstenose die Leistungsfähigkeit und das Leben gefährdet, entgegenwirkt.

Es bedeutet einen schwereren Grad von Herzinsuffizienz, wenn an die Stelle des präsystolischen ein diastolischer Galopprhythmus tritt. Man sieht dann ein Zurückfedern der Herzgegend, unmittelbar nach der Systole, ähnlich dem diastolischen Brustwandschleudern (Brauer) bei Perikardialadhäsion oder eine eigentümliche zweischlägige Erschütterung der Brustwand zugleich mit einer zweischlägigen Venenpulsation. Man fühlt dann, oft besonders gut durch Vermittlung des Stethoskopes mit dem aufgesetzten Ohre, einen Anschlag in der Diastole und hört einen undeutlichen III. Ton. Es ist hier nicht der Ort, auf dieses Phänomen genauer einzugehen. Es tritt nur auf bei pathologischer Drucksteigerung in den Vorhöfen und wird vermutlich hervorgerufen durch die unter gesteigertem Vorhofsdruck erfolgende brüske Anfüllung der erschlaffenden und unvollständig entleerten Kammern. Die Vorstellung, daß eine aktive Diastole des Herzens das Phänomen des diastolischen Brustwandschleuderns hervorruft, ist aufgegeben worden. Gegen die Annahme, daß das in größerer Fläche der Brustwand anliegende Herz eine Saugwirkung auf die Brustwand ausübt, und daß diese mit Nachlaß der Saugwirkung wieder zurückfedert, spricht die Tatsache, daß das Phänomen gerade bei ausgesprochener Insuffizienz beobachtet wird, bei der wohl mit Recht eine starke Verkleinerung des Schlagvolums und damit eine geringere Saugwirkung erwartet werden darf.

In diesem II. Stadium stärkerer Herzinsuffizienz ist die Frequenz des Herzschlages meist in mäßigen Grenzen beschleunigt, der Rhythmus oft noch auffallend regelmäßig, wenigstens selten irregulär. Schwerere Störungen des Herzrhythmus, regellose Arhythmie, Pulsus irregularis perpetuus kommen bei der reinen Hypertonie erst im spätesten Stadium der Herzinsuffizienz vor, gewöhnlich erst dann, wenn das Myokard schwer geschädigt ist. Häufiger, wie schon erwähnt, bei der Kombination mit Mitralstenose.

Dagegen sind Allodromien jeder Art etwas sehr Häufiges. Ventrikuläre Extrasystolen treten gelegentlich fast bei jeder Hypertonie auf. Sie werden von dem Kranken selbst oft schon in den frühesten Stadien wahrgenommen und entweder als Aussetzen des Herzschlags oder als Stoßen empfunden, je nachdem das Gefühl für die Pause oder für die verstärkte postkompensatorische Systole überwiegt. Bisweilen wird auch die Extrasystole selbst als Stoß empfunden, bei der Auskultation als Pauken gehört und an der Herzspitze als verstärkter Stoß empfunden, dann, wenn der Extraschlag der Kammer mit der rechtläufigen Vorhofsystole zusammenfällt. Letztere ruft dann eine vergrößerte Vorhofswelle an den Halsvenen hervor, welche auch beim stehenden oder sitzenden Patienten deutlich sichtbar wird.

Auffallend häufig sahen wir die Form der Pulsanomalie, welche nicht einer Störung der Reizbildung, sondern einer Schädigung der Funktion der Kontraktilität entspringt, den Pulsus alternans. Wir haben ihn 30mal bei Hypertonie registriert, doch ist die alternierende Herztätigkeit noch häufiger, aber bei der bloßen Betastung des Pulses nicht zu fühlen. Sie wird leichter erkannt bei Kompression der Brachialarterie z. B. bei der Blutdruckmessung. Man bemerkt in dem Momente, in welchem der Manschettendruck den Maximaldruck fast erreicht, daß jeder zweite Puls kleinere oder gar keine Oszillationen mehr am Manometer auslöst und für die Palpation verschwindet, sodaß der Rhythmus plötzlich halbiert erscheint. Die Differenz der Maximaldrucke zwischen den großen und kleinen Pulsen kann 20, 30 und mehr mm Hg betragen. Kleine Unterschiede zwischen den geraden und ungeraden Pulsen sind außerordentlich häufig.

Die alternierende Herztätigkeit wird regelmäßig vorübergehend verstärkt und deutlicher durch Pulsbeschleunigung, z. B. durch Treppensteigen, mehr noch durch eine Extrasystole. Bei dem darauffolgenden Pulspaare kann es direkt zum Ausfall des zweiten Pulses kommen, wie dies schon in der ersten Publikation beschrieben worden ist, die den Nachweis erbrachte, daß der Pulsus alternans beim Menschen vorkommt (Volhard.) Auch den Wechsel zwischen Pulsus alternans und einem regelmäßigen Pulsus bigeminus haben wir einigemal gesehen.

Die früher geäußerte Ansicht, daß der Pulsus alternans eine Seltenheit wäre, hat sich inzwischen sehr geändert. Sie gilt nur für alle übrigen Herzerkrankungen, aber nicht für die Hypertensionen nephritischen oder sklerotischen Ursprungs.

Der Pulsus alternans hat im allgemeinen keine günstige prognostische Bedeutung, doch kennen wir Fälle, bei denen der alternierende Puls schon vor Jahr und Tag beobachtet worden ist. Wir sahen ihn bisweilen wieder verschwinden mit Besserung der Herzkraft, doch wurde nicht genügend darauf geachtet, ob nicht die Neigung zur alternierenden Herzaktion dauernd bestehen bleibt, und durch Pulsbeschleunigung wieder zum Vorschein zu bringen ist.

Nicht ganz selten kommen bei den Hypertonien auch Störungen der beiden übrigen Funktionen des Herzmuskels vor, eine Änderung der Reizschwelle, die paroxysmale Tachykardie und die Störung der Reizleitung. Beide sind mehr als interessante Komplikationen zu betrachten und haben keinen deutlichen Einfluß auf die Prognose.

Die Anfälle von Herzjagen werden von den Patienten meist subjektiv sehr unangenehm empfunden, auch ohne daß sie sich über die plötzliche enorme Beschleunigung des Herzschlages klar werden. Sie empfinden ein unangenehmes Klopfen am Halse mit dem Gefühl von Engigkeit, Angst und Luftmangel und geben auf Befragen meist an, daß sie während oder nach Aufhören des Anfalles große Mengen wasserhellen Urins entleeren. Einen tödlichen Ausgang im Anfall

haben wir nie gesehen. Die Tachykardie geht prompt auf intravenöse Ein-
spritzung von Strophantin zurück.

Störungen der Reizleitung bis zum vollständigen Herzblock haben wir
öfter bei Hypertonien beobachtet. Es ist nicht uninteressant, zu erwähnen, daß
wir mehrere Hypertoniker kennen, bei denen trotz jahrelang bestehender vollständiger Dissoziation und einer Frequenz von 25—30 Schlägen in der Minute
der linke Ventrikel imstande ist, dauernd den abnorm hohen Blutdruck aufrecht zu erhalten, sodaß die Patienten sich seit Jahren eines ungestörten Wohl-
befindens erfreuen.

Im Stadium der Herzinsuffizienz ist die Atmung meist beengt, und jede
stärkere Bewegung verursacht Dyspnoe. Sehr charakteristisch ist die Dyspnoe,
die schon beim Auskleiden des Kranken zum Zwecke der Untersuchung in der
Sprechstunde beobachtet wird, und die eigentümliche Dyspnoe, die oft während
der Blutdruckmessung zu beobachten ist. Häufig hört man die Angabe, daß
die Atemnot beim Beginn eines Spazierganges das Gehen erschwert, nach längerem Gehen aber vollständig verschwindet.

Die kardiale Hochspannungsdyspnoe (Pal), das nächtliche Asthma, das
noch vielfach verkannt oder aber ganz zu Unrecht als urämisch angesprochen
wird, und das auf ungenügender Entleerung des linken Ventrikels bei kräftiger
Arbeit des rechten beruht, wurde schon erwähnt.

Das Phänomen des Cheyne-Stokesschen Atmens gehört zu den arteriellen Symptomen der Hypertonie (vgl. S. 234). Zu den kardialen gehört noch
die Stauungsbronchitis, die bei den schweren Formen der Herzinsuffizienz
des Hypertonikers ebensowenig fehlt, wie bei jeder anderweitig bedingten Stauung
im kleinen Kreislauf, und durch Entfachung bronchopneumonischer Prozesse
gefährlich werden kann. Wie bei anderen nicht hypertonischen Herzaffektionen
gibt die Auskultation der unteren hinteren Lungenabschnitte oft wichtige Anhaltspunkte zur Beurteilung der Störung im kleinen Kreislauf. Geringfügige Rasselgeräusche, die sich durch ihr Fortbestehen nach tiefem Atmen vom atelekta-
tischen Knistern wohl unterscheiden, sind oft die einzigen Zeichen einer ungenügenden Entleerung des linken Ventrikels.

Auch die Neigung zu hartnäckigen, oft nur einseitigen Pleuratranssudaten
finden wir wie bei jeder chronischen Stauung im kleinen Kreislauf, sie werden
weniger leicht übersehen, wenn man auf das Mißverhältnis zwischen dem
Grade der Dyspnoe und den sonstigen Zeichen der Herzinsuffizienz achtet.

Auch das Emphysem ist eine nicht seltene Komplikation der anhypertonischen wie der hypertonischen Herzschwäche; für seine Entstehung spielen
die chronischen Stauungszustände in der Schleimhaut auch der kleineren Bron-
chien eine wichtige Rolle. Von einer obligatorischen Zugehörigkeit des Em-
physems zum Krankheitsbilde der Hypertonie, wie Gull und Sutton sie für
die Arterio-capillary-fibrosis behaupteten, kann aber keine Rede sein.

Das Ödem fehlt in dem kompensierten Stadium der Hypertonie mit guter
Herzkraft vollständig. Im Stadium der relativen Insuffizienz des muskelstarken
Herzens ist ein auf die Füße beschränktes, allnächtlich verschwindendes, alltäglich wiederkehrendes Ödem sehr häufig, und es wurde schon hervorgehoben,
daß diese Form des abendlichen Ödems lange Zeit, Monate und Jahre, ohne
Verschlimmerung in diesem bescheidenen Maße bestehen bleiben und sogar
spontan wieder verschwinden kann. Durch Regelung der Flüssigkeitsaufnahme
und Kräftigung des Herzens läßt es sich oft für lange Zeit beseitigen. Es spricht
schon auf Bettruhe und Trockendiät sofort an, natürlich auch auf Herzmittel.

Wenn die Herzschwäche zunimmt, so kann das Ödem stärker werden
und die denkbar höchsten Grade der Wassersucht mit Ergüssen in die serösen

Höhlen erreichen. Doch ist das Ödem keineswegs obligatorisch für die Endstadien der Hypertonie und kann in vielen Fällen bis zum Tode fehlen. Wenn es aber bei der Hypertonie auftritt, so ist es niemals renal, sondern stets kardial bedingt, d. h. ausnahmslos durch Herzschwäche, und es verschwindet stets, wenn es gelingt, durch Diät und Herzmittel die Herzinsuffizienz zu beseitigen.

Unter unseren Fällen hatten von den
89 Gestorbenen 39 Ödem, davon 19 in höherem Grade, von den
179 Lebenden   47   ,,   ,,   9 in höherem Grade.

Die renalen Symptome der Hypertonie.

Der Harn: Als wichtigste Eigenschaft der blanden Nierensklerose muß hervorgehoben werden, daß der Harn vom Zustande der Niere kaum, von dem des Herzens dagegen ausschlaggebend beeinflußt wird. Menge und Farbe des Harnes können viele Jahre lang ganz normal bleiben. Dadurch unterscheidet sich der Kranke mit Nierensklerose prinzipiell von einem solchen mit sekundärer Schrumpfniere, daß nicht der bekannte helle und dünne „Schrumpfnierenharn" in abnorm großer Menge abgesondert wird, sondern ein normal gefärbter, normal konzentrierter Harn, in normaler Menge.

Die Variabilität der Nierenfunktion ist im Gegensatz zur sekundären Schrumpfniere erhalten. Während bei dieser ein Harn von konstanter Zusammensetzung bei wechselnder Beanspruchung abgesondert wird, finden wir hier die Zusammensetzung des Harnes wie beim Normalen, bei wechselnder Beanspruchung entsprechend verschieden.

Erst dann, wenn der linke Ventrikel gegenüber den abnormen Widerständen anfängt zu erlahmen, beginnt die Harnmenge zu sinken. Und zwar kommt es im Stadium der relativen Insuffizienz, in dem die Herzkraft bei Tage nachläßt und allnächtlich sich wieder erholt, zu einer charakteristischen abnormen Verteilung der 24stündigen Harnmenge, zu einer Tagesoligurie und nächtlichen Polyurie. Doch ist diese Nykturie nicht zu verwechseln mit der Nykturie der sekundären Schrumpfniere, bei der die Tagesoligurie fehlt und die Nykturie nicht durch Einschränkung der Flüssigkeitszufuhr oder Kräftigung des Herzens beseitigt werden kann.

Man hört dann auf Befragen von den Kranken häufig, daß sie des Nachts 1—2 mal oder gar öfter aufstehen müssen, um Urin zu lassen, und bei getrennter Messung der Urinmengen des Tages und der Nacht ergibt sich, daß die Menge des Nachturins die des Tages erreicht oder übertrifft.

Dieses von Quincke zuerst beschriebene, von Péhu als Nykturie bezeichnete Phänomen ist bei der blanden Sklerose recht häufig, aber keineswegs regelmäßig vorhanden; es kann bei guter Herzfunktion fehlen, bei jedem Nachlaß der Herzkraft auftreten und bei der relativen Insuffizienz des muskelstarken Herzens monatelang bestehen bleiben, auf Regelung der Flüssigkeitszufuhr und Kräftigung des Herzens vollständig verschwinden. Diese Verschiebung der Diurese auf die Nacht ist ein wichtiges Frühsymptom einer kardialen Störung beim Hypertoniker, doch ist eine Nykturie nur dann als vorwiegend kardial bedingt anzusehen, wenn dabei, im Gegensatz zur renalen, polyurischen Nykturie eine relative Tagesoligurie besteht.

Ob die Nykturie beim Hypertoniker stets rein kardial bedingt ist, wagen wir nicht zu entscheiden. Manche Fälle behalten jahrelang eine konstante Nykturie mäßigen Grades, ohne daß eine relative Insuffizienz des Herzens sicher nachweisbar wäre. Es wäre auch möglich, daß über Nacht ein Nachlaß des Gefäßtonus stattfindet, der einen Einstrom von Gewebsflüssigkeit in das Blut zur Folge hat, und daß ein Nachlaß des Tonus der kleinen Nierengefäße zu gesteigerter Nierendurchblutung und verstärkter Diurese führt. In solchen Fällen von permanenter, vielleicht vaskulärer Nykturie bleibt auch bei Einschränkung der Flüssigkeitszufuhr die Diurese zugunsten der Nacht verschoben.

Unter reichlicher Flüssigkeitszufuhr, welche die Nykturie verstärkt, ist diese häufiger bei der Sklerose. Doch wird man bei dem großen Einfluß, den Herz und Gefäße auf die Diurese des Hypertonikers ausüben, darin kaum ein renales Symptom erblicken können.

Im späteren Stadium schwererer Herzinsuffizienz tritt, wie bei jeder Herzschwäche, Oligurie ein. In weitaus den meisten Fällen wird dabei ein hochgestellter konzentrierter Harn abgesondert, von dunkler Farbe und reichlichem Gehalt an Urobilin und Urobilinogen, das im nephritischen Harn, auch bei Herzinsuffizienz zu fehlen pflegt.

Eine deutliche primäre Polyurie haben wir bei der blanden Sklerose nie beobachtet. Wie bei dem Endstadium der chronischen Nephritis beschrieben wurde, zeichnet sich die echte renale Polyurie dadurch aus, daß sie ähnlich wie beim Diabetes insipidus sich durch Einschränkung der Flüssigkeitszufuhr nicht unterdrücken läßt. Der Kranke fährt fort, große Harnmengen zu entleeren, er nimmt dabei an Gewicht ab, und der sehr bald sich einstellende, unerträgliche Durst zwingt ihn gebieterisch zur Wasseraufnahme.

Anders der herzkompensierte Hypertoniker, der sich wie ein Normaler verhält. Bei Trockendiät sinkt die Harnmenge schnell und entspricht der Einfuhr. Der Kranke kann eine mäßige Einschränkung der Flüssigkeitszufuhr, wie der Gesunde, längere Zeit ertragen und ohne mehr wie dieser an Gewicht abzunehmen.

Es kommt allerdings auch gar nicht selten vor, daß ein Hypertoniker anfangs auf Trockendiät mit einer profusen Diurese antwortet und stark an Gewicht abnimmt. Dabei handelt es sich aber nicht um eine echte Polyurie, sondern um eine Ausschwemmung von Ödem oder Präödem, das sich infolge von Herzschwäche angesammelt hat. Denn nach der Ödementleerung stellt sich alsbald das Gleichgewicht zwischen Flüssigkeitsaufnahme und -Abgabe wieder her.

Ein gesteigerter Durst, wie bei der sekundären Schrumpfniere, besteht beim Hypertoniker mit gut kompensiertem Herzen in der Regel nicht.

Im Stadium der Herzinsuffizienz dagegen, in dem, wie bei jeder anderen Herzschwäche, Flüssigkeit in gesteigertem Maße die Blutbahn verläßt und in verringertem Maße aus den Gewebsspalten resorbiert wird — und sei es auch nur im Laufe des Tages — stellt sich naturgemäß, wie bei jeder Herzschwäche, gesteigertes Durstgefühl ein. Es ist aber auch durchaus möglich, daß die beim Hypertoniker so häufige Erhöhung der Blutkonzentration zu vermehrtem Durstgefühl Anlaß gibt, das durch Aderlaß zu beseitigen wäre. Endlich haben wir auch einige wenige (6) Fälle beobachtet, welche bei freigestellter Flüssigkeitszufuhr 2000—3500 ccm Flüssigkeit aufnahmen und ausschieden. Doch sank die Harnmenge sofort beim Konzentrationsversuch. Da in diesen Fällen der Wasserversuch stark überschießend ausfiel, so ist nicht auszuschließen, daß es sich in solchen Fällen um eine leichte Übererregbarkeit der Nierengefäße handelt.

Diese Frage wäre noch besonders zu prüfen, im Hinblick auf die Erfahrung, daß die Gefäße des Hypertonikers überhaupt leichter auf Vasomotorenreize, z. B. Kälte (Schlayer), ansprechen und eine gewisse Labilität des Vasomotorensystems vermuten lassen. Damit steht freilich im Zusammenhang die wichtige Frage: was ist das Primäre? Neigen die Arteriosklerotischen zu einer Labilität des Gefäßtonus, oder sind es die Vasomotoriker, die zur Arteriosklerose neigen.

Albuminurie: Eiweißbeimengung zum Harn kann bei der blanden Nierensklerose lange Zeit, viele Jahre lang, vollständig fehlen und wiederum jahrelang nur in Spuren auftreten. Da der sklerosierende Prozeß unter allmählich zunehmender Verengerung der Gefäße schließlich nach Art der Infarktbildung zu einer Verödung einzelner und ganz allmählich immer zahlreicherer Glomeruli führt, so werden immer einige unter schlechteren Ernährungsbedingungen stehen, wie bei der Erstickung Eiweiß durchtreten lassen, nach ihrer Verödung aber sich weder an der Harnabsonderung, noch an der Albuminurie mehr beteiligen. Wir finden daher selbst bei solchen Fällen, in denen die Arteriosklerose der Nierengefäße bereits zu starker Schrumpfung der Niere geführt hat, keineswegs stärkere Albuminurie. So fanden sich unter den Fällen, in denen kein oder nur Spuren von Albumen gefunden wurden, auch 11 Fälle mit geschrumpften Nieren und zwei, bei denen die linke Niere nur 55 bzw. 45 g wog, während die rechte 190 bzw. 150 g aufwies.

Demnach treten selbst bei vorgeschrittenen Fällen von Sklerose die renalen Bedingungen der Albuminurie außerordentlich zurück gegenüber den kardialen. Stärkere Albuminurie ist wohl stets durch Stauung oder Sauerstoffmangel infolge von Herzschwäche bedingt; in seltenen Ausnahmen beruht sie auf frischerer Infarzierung kleinerer statt kleinster Nierengefäße oder gar größerer Äste der Art. renalis und sind dann von Hämaturie begleitet.

Da man bei den Hypertonien die Ödeme als rein kardial bedingt und als sicheres Zeichen der Herzschwäche betrachten darf, so ist ein Vergleich des Grades der Albuminurie mit den Ödemen sehr lehrreich:

Tabelle X.

Von den gestorbenen Fällen hatten:		Ödeme		
		0	+	++
15 % = 13 Fälle kein Albumen	davon hatten	12	1	0
47 % = 42 ,, Spuren Albumen,	,, ,,	30	9	3
20 % = 18 ,, $\frac{1}{4} - \frac{1}{2}$ °/$_{00}$ Albumen,	,, ,,	5	4	9
18 % = 16 ,, mehr Albumen,	,, ,,	3	6	7

Bei den nichtgestorbenen Fällen von Hypertonie sind höhere Grade von Albuminurie noch seltener, wie bei den meist an Herzinsuffizienz Gestorbenen. Von 179 Fällen, die zum Teil mehrfach im Krankenhaus aufgenommen, 192 Einzelbeobachtungen darstellen, hatten:

			Ödeme			Von den Ödemfällen wurden u. bek. ödemfrei: Alb. 0:	
			0	+	++		
36 % = 64 Fälle mit 66 Beobachtungen	0 Alb.		62	4	—	—	—
47 % = 84 ,, ,, 90	,, Spur ,,		67	22	1	7	7
10 % = 17 ,, ,, 17	,, $\frac{1}{4} = \frac{1}{2}$ °/$_{00}$,,		8	7	2	8	2
8 % = 14 ,, ,, 10	,, mehr ,,		8	6	5	10	6
179	192						

Der überwiegende Einfluß des Herzens auf die Albuminurie geht auch daraus zur Evidenz hervor, daß es oft gelingt, die stärkeren Grade der Albuminurie durch Wiederherstellung der Herzkraft auf Spuren herabzudrücken oder ganz zum Verschwinden zu bringen.

Dauernde Werte von 1 °/$_{00}$ Albumen sind immer verdächtig und weisen auf einen entzündlichen Prozeß, d. h. entweder einen entzündlichen = nephritischen Ursprung der Hypertension oder eine entzündliche Komplikation der Sklerose (Kombinationsform) hin.

Das Harnsediment geht der Albuminurie parallel. Solange nur
Spuren von Albumen vorhanden sind, finden wir auch nur sehr spärlich und
nur in einer kleinen Anzahl der Fälle Zylinder und Leukocyten, bei stärkerer
Stauungsalbuminurie können die Zylinder reichlicher auftreten. Bei Besserung
der Herzkraft nehmen sie wieder ab. Während einer „Gefäßkrise" können
massenhaft Zylinder aller Art, auch Epithelzylinder im Sediment auftreten.

Ganz verfehlt wäre es, wollte man den Befund von Zylindern immer in
dem Sinne deuten, daß ein entzündlicher Prozeß in den Nieren sich abspielen
muß, denn jeder Stauungsharn kann reichlich Zylinder enthalten.

Rote Blutkörperchen sind selten im Harnsediment zu finden und dann
wohl auf kleine Infarzierungen oder starke Stauung zurückzuführen. Leukocyten finden sich häufiger, doch ist ihr Vorkommen im Harne alter Leute an
sich nichts Seltenes.

Nierenfunktion. Es wurde schon mehrfach hervorgehoben, daß das Wesen
der ungestörten Nierenfunktion darin besteht, daß die Variabilität, die Fähigkeit, sich wechselnden Ansprüchen anzupassen, erhalten bleibt, und daß das
Wesen der Niereninsuffizienz in dem Verluste dieser Fähigkeit der Variabilität,
in der Absonderung eines vermehrten Harnes von konstanter niedriger Konzentration besteht.

Bei der blanden Nierensklerose bleibt im Gegensatz zur sekundären
Schrumpfniere die Variabilität der Nierenfunktion erhalten; eine
echte typische hyposthenurische Polyurie mit Absonderung eines Harnes von
konstanter Konzentration haben wir unter 268 und mehr Fällen nie beobachtet.

Es ist wohl denkbar, ja zu erwarten, daß bei extremer Verkleinerung
beider Nieren auf etwa ein Viertel des normalen gesamten Nierengewichtes
eine echte Niereninsuffizienz eintreten kann mit der typischen Diurese des insuffizienten Nierenrestes und der typischen N-Retention. Doch scheinen so hochgradige Verkleinerungen der Niere durch reine Arteriosklerose ganz außerordentlich selten zu sein. Als Regel ist jedenfalls festzuhalten, daß die Funktion
der Niere insbesondere die ausschlaggebende Funktion der N-Ausscheidung bei
der blanden Sklerose in den weitaus meisten Fällen durchaus intakt ist, auch
dann, wenn die Niere bereits deutlich geschrumpft ist, ja selbst dann, wenn
das muskelstarke Herz vorübergehend erlahmt.

Bei schwerer Herzinsuffizienz scheint es zu einer mäßigen Störung der
Konzentration bei Oligurie und zu geringgradiger N-Retention kommen zu
können, doch ist die Frage noch nicht entschieden, ob dies nicht ebenso für
schwere Stauungsnieren ohne Blutdrucksteigerung und ohne Arteriosklerose der
Nierengefäße gilt.

Die Wasserausscheidung: Am deutlichsten zeigt sich der Einfluß
des Herzens auf die Ausscheidung, die wir auch hier nicht mit dem Ausscheidungsvermögen verwechseln dürfen, bei der Wasserprobe. Der Wasserversuch fällt in der großen Mehrzahl der Fälle gut, normal aus, d. h. es
werden, wie beim Gesunden, nicht nur die nüchtern eingeführten 1500 ccm
Wasser in vier Stunden quantitativ oder wenigstens fast vollständig ausgeschieden, sondern auch, wie beim Gesunden, weitaus der größte Teil innerhalb
der ersten zwei Stunden. Dabei sinkt das spezifische Gewicht tief ab als
Beweis, daß keine Retention harnfähiger Substanzen stattgefunden hat.

In einer zweiten, auch recht großen Zahl von Fällen fällt der Wasserversuch „überschießend" aus, d. h. es wird weit mehr Wasser in vier Stunden
ausgeschieden, als der eingeführten Menge entspricht, statt 1500 ccm: 1800 und
mehr; bis zu 2700 wurde beobachtet. Man könnte auch hier an eine Über-

erregbarkeit der präsklerotischen Gefäße denken. Doch scheint es sich meist um eine diuretische Wirkung des Wassers und um die Ausschwemmung von okkulten Ödemen zu handeln, wie schon daraus hervorgeht, daß oft auch bei anschließender Trockendiät noch weiter größere Wassermengen ausgeschieden werden, und daß nach völliger Entwässerung der Wasserversuch normal ausfällt. Es bedarf aber noch eingehenden Studiums, ob diese Erklärung für alle Fälle zutrifft. Es ist uns aufgefallen, daß der überschießende Wasserversuch besonders gern bei transitorischen Hypertonien auftrat, oder wenigstens bei solchen, deren hoher Blutdruck während der Behandlung sinkende Tendenz aufwies.

Ein schlechter Ausfall des Wasserversuches wurde etwa in einem Viertel der Fälle beobachtet. Aber nicht etwa besonders häufig bei stärker geschrumpften Nieren — enorm geschrumpfte haben wir, wie erwähnt, nicht gesehen —, sondern hauptsächlich dann, wenn das Herz in seiner Leistungsfähigkeit stärker beeinträchtigt, oder deutlich insuffizient war. Auch hier sehen wir die kardialen Einflüsse durchaus die renalen überwiegen. Oft kam nach Beseitigung der Herzschwäche nachträglich noch ein guter Wasserversuch zustande. Daß man bei erheblicher Herzinsuffizienz und stärkeren Ödemen auf die Wasserprobe verzichten muß, versteht sich von selbst, ebenso auch die Tatsache, daß bei länger fortgesetzter Trockendiät der Wasserversuch schlecht ausfallen muß, weil ein großer Teil des zugeführten Wassers von den durstenden Geweben retiniert wird.

Spezifisches Gewicht: Von besonderer Bedeutung ist der Ausfall des Konzentrationsversuches. Als Regel ergibt sich die wichtige Tatsache, daß die Niere des Hypertonikers mit kompensiertem Herzen, wie die des Gesunden bei Trockendiät rasch imstande ist, einen konzentrierten Harn abzusondern, so daß schon nach ca. 8—12 Stunden eine Konzentration von 1030 oder wenigstens 1025 erreicht wird, was, wie schon mehrfach erwähnt wurde, Niereninsuffizienz ausschließt.

In einer Reihe von Fällen war es nicht möglich, einen exakten Konzentrationsversuch anzustellen. Insbesondere verhindert die Ausschwemmung von Ödemen oft die nötige Reduktion der Harnmenge. Oder der bei schwerer Herzinsuffizienz bekanntlich häufig vorhandene Durst und Appetitmangel läßt eine strengere Trockendiät als grausam erscheinen.

Bisweilen bleibt man daher für die Beurteilung der Variabilität der Nierenfunktion auf die Beobachtung der spontanen Schwankungen des spezifischen Gewichtes angewiesen, und wir sehen dabei fast regelmäßig spontan in einzelnen Harnportionen spezifische Gewichte von 1020 und darüber, die bei genügender Harnmenge ebenfalls Niereninsuffizienz ausschließen.

Nur in einzelnen Fällen haben wir den Eindruck gewonnen, daß eine gewisse Reduktion der Konzentrationsfähigkeit auch bei Sklerose der Nierengefäße vorkommt. Aber auch dies hauptsächlich nur dann, wenn die Herzkraft besonders stark nachgelassen hat.

Es sind keineswegs die stärker geschrumpften Fälle gewesen, bei denen wir diese mäßige Beschränkung der Konzentration beobachtet haben. Unser stärkst geschrumpfter Fall Se...t (Abb. 12 u. 13, S. 60, Nierengewicht rechts 60, links 80 g), wies z. B. spontan ein spezifisches Gewicht von 1025 bei 700 Menge auf. (Er starb, nebenbei bemerkt, unter scheinbar „urämischen" Krämpfen an einem Tumor der motorischen Region!) Vielmehr handelte es sich z. B. in einem schlecht konzentrierenden Falle um ganz große, rote Nieren und ungewöhnlich starke Herzschwäche mit Herzaneurysma und wandständiger Thrombose, mächtigen Ödemen und stärkster Appetitlosigkeit.

Die Frage der Stauungsniere bedarf noch eingehenden Studiums. Wir sind gewohnt, die Oligurie bei kardialer Stauung als Zeichen renaler Störung zu betrachten, was in der Regel sicher nicht zutrifft. Wir müssen aber die Frage noch offen lassen, ob hochgradige Herzschwäche nicht doch zu Sauerstoffmangel der Niere und Herabsetzung nicht nur ihrer Leistung, sondern auch ihrer Leistungsfähigkeit führen kann.

Bei Beurteilung des Konzentrationsversuches ist daher eine gewisse Vorsicht geboten und Erfahrung nötig. Auch ist der Einfluß der bei Herzschwäche stets geratenen kochsalzarmen Diät, die Höhe der Nahrungszufuhr und die bei alten Leuten ohnehin herabgesetzte Intensität des Stoffwechsels und Stickstoffverbrauches zu berücksichtigen.

Jede dauernde stärkere Einschränkung der Konzentrationsfähigkeit unter 1020, zumal dann, wenn die Herzkraft gut ist, erweckt den Verdacht auf eine Kombination von Sklerose und Entzündung, worauf wir im nächsten Kapitel näher eingehen werden. Auch hier gibt es Grenzfälle und Übergänge und muß es der Natur der Sache nach geben, z. B. Fälle, bei denen die sklerotischen Prozesse bereits sehr stark ausgesprochen, die entzündlichen noch kaum angedeutet sind.

Die Möglichkeit, daß ausnehmend schwere Gefäßveränderungen, die ja zur Kombination mit Nephritis besonders neigen, allein, auch ohne diese Kombination zur Einschränkung der Konzentrationsfähigkeit führen können, läßt sich nach unseren Beobachtungen bei Frühfällen dieser Kombination fast sicher ausschließen, nicht aber die Möglichkeit, daß erheblich geschrumpfte Nieren schlechter konzentrieren, ganz enorme Schrumpfungen auf arteriosklerotischer Basis in extrem seltenen Fällen auch einmal zu Hyposthenurie, Polyurie und Niereninsuffizienz führen können.

Für die überwiegende Mehrzahl der Fälle von Hypertonie, namentlich für diejenigen, die in der Vollkraft der Jahre beobachtet werden und differentialdiagnostisch in Betracht kommen gegenüber der Nephritis und ihrem Endstadium, gilt die Regel, daß die Nierenfunktion und Variabilität der Nierenleistung erhalten bleibt.

Die Kochsalzausscheidung ist beim Hypertoniker ohne Herzinsuffizienz durchaus normal, wie dies nicht anders der Fall sein kann, bei einer Erkrankung, die viele Jahre, ja Jahrzehnte lang bei der gewöhnlichen kochsalzreichen Kost ohne Störung ertragen werden kann. Dementsprechend wird auch im Harn die normale Kochsalzkonzentration erreicht.

Aber auch hier zeigt sich, genau wie bei dem Wasser, daß Ausscheidungsvermögen und Ausscheidung nicht identisch sind. Die Kochsalzausscheidung sinkt sofort, wenn Herzschwäche eintritt. Im Stadium der Ödembildung kann der prozentische Kochsalzgehalt sehr niedrig werden, und es kann die Gesamtausfuhr selbst bei kochsalzarmer Diät die stark beschränkte Einfuhr nicht erreichen.

Prinzipiell unterscheiden sich die Beziehungen der Kochsalzausscheidung zu den Ödemen in keiner Weise von den Nephrosen; höchstens graduell, insofern, als die kardiale Ödembereitschaft selten so hochgradig und die Schädigung der Resorption meist entsprechend geringer ist, als bei der Nephrose.

Und so wie die degenerativ erkrankte Niere im Moment der Ödemresorption Wasser und Kochsalz ausgezeichnet ausscheidet, so kann die sklerotische Niere bei Besserung der Herzkraft momentan enorme Wasser- und Kochsalzmengen ausscheiden und auch prozentual die höchsten Werte für Kochsalz erreichen.

Beispiel: P. Wa... kam mit hochgradigen Ödemen und einem Blutdruck von 205 mm Hg zur Aufnahme und schied am ersten Tage 250 ccm Urin aus mit 0,4 % Kochsalz. Am zweiten Tage erhielt Patient 1 Tropfen Tct. strophanti intramuskulär und Carelldiät, d. h. 4 × 200 g Milch in 24 Stunden. Am gleichen Tage stieg der prozentige Kochsalzgehalt auf 0,67 %, obgleich eine Menge von 5500 ccm Urin produziert wurde, sodaß die Gesamt-NaCl-Menge in 24 Stunden 37 g betrug. Am nächsten Tage schied Patient 3450 ccm Harn aus von 0,84 % Kochsalz, im ganzen 29 g in 24 Stunden. Am fünften Tage betrug der Kochsalzgehalt 1,38 % bei 1075 Urinmenge = 14,8 g Kochsalz.

Bisweilen läßt sich auch an der Kochsalzausscheidung die diuretische Wirkung des Wasserversuches beobachten. Der gleiche Patient schied an sieben Tagen durchschnittlich 0,8 % Kochsalz aus. Während des Wasserversuches stieg die Kochsalzausscheidung auf 1,05 % und fiel nach demselben auf 0,5 % am gleichen Tage. Am folgenden Tage wurden wieder 0,8 % erreicht.

Kochsalzzulagen werden in den Fällen, in denen keinerlei Herzinsuffizienz besteht, oft in der gleichen Weise wie vom Gesunden d. h. unter Steigerung der Kochsalzkonzentration, ausgeschieden. Es werden aber auch Ausnahmen beobachtet, die auf die NaCl-Belastung mit einer Steigerung der Harnmenge antworten. Bisweilen kommt es sogar zu einer überschießenden Diurese die man im Sinne Schlayers als Übererregbarkeit deuten könnte.

Beispiel: Fall 83. Frau K.: Blutdruck bei der Aufnahme 295, bei der Entlassung 162 mm Hg.

NaCl-Ausscheidung 0,5—0,7 %, Gesamtmenge 5—10 g.

Am 11. IX. 10 g NaCl-Zulage. Dabei Steigerung der Harnmenge, die am vorhergehenden Tage 600 ccm betrug, auf 2100 ccm, der Kochsalzkonzentration von 0,7 auf 1,1 % der NaCl-Menge von 4,2 auf 23,3 g.

Es wird also die gesamte NaCl-Zulage innerhalb von 24 Stunden vollkommen eliminiert und dabei gleichzeitig noch ein diuretischer Reiz auf die Niere ausgeübt.

Der Wasserversuch war in diesem Falle ebenfalls überschießend (1850 ccm). Es bestand keine Herzinsuffizienz.

Gar nicht selten erfolgt die Ausscheidung einer NaCl-Zulage trotz Ansteigens der NaCl-Konzentration auf 1 % und darüber nicht vollständig am ersten Tage, sondern dauert noch in den zweiten Tag hinein, was übrigens auch bei Gesunden beobachtet wird. Auch hier spielen sicher extrarenale Momente die Hauptrolle. Besonders dann, wenn sich die NaCl-Belastung an eine Periode salzarmer Ernährung anschließt, wie sie bei den Hypertonikern aus therapeutischen Gründen ja oft angewandt wird, kann schon normalerweise NaCl retiniert und dadurch eine ungenügende NaCl-Ausscheidung vorgetäuscht werden.

Eine schematische Beurteilung des NaCl-Versuches nach der quantitativen Seite ist um so weniger angebracht, als ganz geringe Störungen der Leistungsfähigkeit des Herzens, auch ohne daß Ödeme bestehen, die Kochsalzausscheidung stark beeinträchtigen. Es kommt dann sofort zu einer Schädigung der Kapillaren, extrarenal bedingter Kochsalz- und Wasserretention, Gewichtszunahme und sogar nicht selten zu Blutdrucksteigerung, wie dies schon Bayer aus der Krehlschen Klinik und andere Autoren gefunden haben.

Die Salzbelastung eignet sich überhaupt wegen des Hineinspielens der extrarenalen Faktoren wenig zur Funktionsprüfung der Niere. Da sie überdies oft direkt ungünstig wirkt, sowohl auf die degenerativen Prozesse in der Niere bei der Nephrose, als auch auf die Herzfunktion bei den hypertonischen Formen, ja gelegentlich Anfälle von Lungenödem, vielleicht sogar von eklamptischer Urämie auslösen kann, so erscheint uns große Zurückhaltung in der methodischen Verwendung des Salzversuches geboten.

Stickstoffausscheidung: Bei den blanden Nierensklerosen ist die prozentische wie die absolute N‑Ausscheidung in der Regel ungestört. Wir finden sowohl die hohen prozentischen Stickstoffwerte von 1—2 % wie beim Gesunden, als auch die normale Anspruchsfähigkeit der Niere für den Harnstoff. Eine Herabsetzung der Anspruchsfähigkeit, wie sie bei den sekundären Schrumpfnieren so deutlich in die Erscheinung tritt, haben wir bei der reinen Sklerose nie gesehen.

Harnstoffzulagen, die bei vorgeschrittener Nephritis des dritten Stadiums glatt retiniert werden, wurden bei den Hypertonien entweder unter Erhöhung der N‑Konzentration oder unter Polyurie in ein bis zwei Tagen prompt ausgeschieden.

Beispiel: Ludwig Kra..., 46 Jahre, Hypertonie.

Blutdruck 200/106, 180/94 mm Hg.

	N %	N g		Zeit h	ccm	N %	N g
				12	180	1,204	2,2
21. VIII.	0,73	13,1	in	4	190	1,884	3,6
22. VIII.	0,93	10,6	Einzel-	8	200	1,786	3,6
23. VIII. + 20 g U	1,59	17,0	portionen	12	350	1,512	5,3
24. VIII.	1,67	14,2	von:	4	150	1,568	2,3
							17,0

Die Milchzuckerausscheidung ist bei der blanden Hypertonie regelmäßig verlängert. Wie wenig es gestattet ist, aus diesem Ausfall der Milchzuckerprobe auf eine vaskuläre Nephritis zu schließen, geht schon daraus hervor, daß wir auch bei alten Leuten ohne Hypertonie fast regelmäßig starke Verlängerung der Milchzuckerausscheidung finden. Erscheint dadurch die Schlayersche Methode einerseits als ein sehr feines Reagens auf Zustandsänderungen der Nierengefäße, so wird ihr praktischer Wert andererseits damit illusorisch, daß wir aus dem positiven Ausfall der Milchzuckerprobe keinerlei Anhaltspunkte dafür gewinnen, welcher Art die Schädigung der Nierengefäße ist.

Darin liegt wohl der größte Nachteil der Milchzuckerprobe, daß sie bei jeder Alteration der Gefäße gleichsinnig anspricht, mag es sich nun um hyaline Entartung der Glomeruluskapillaren, oder um Amyloid, oder um entzündliche, oder um arteriosklerotische, oder auch nur um Altersveränderungen der Nierengefäße handeln. Und da beim Menschen die Methode schon für die Unterscheidung der rein entzündlichen („vaskulären") Formen von den rein degenerativen, epithelialen („tubulären") versagt, so ist es nach dem positiven Ausfall bei rein arteriosklerotischen und Altersveränderungen noch viel weniger möglich, auf Grund der verlängerten Milchzuckerausscheidung eine Unterscheidung der Nierenerkrankungen in vaskuläre und tubuläre Funktionsstörungen vorzunehmen.

Leider hat sich auch unsere Hoffnung nicht erfüllt, mit Hilfe der Prüfung der Jodausscheidung sichere differential-diagnostische Aufschlüsse über topische Funktionsstörungen (Schlayer) oder Anhaltspunkte für die Frage der Niereninsuffizienz (Müller, Ingelfinger) zu erhalten. Zwar ist bei den Hypertonien die Jodausscheidung meist innerhalb von 60 Stunden beendet. In 54 von 93 geprüften Fällen wurden 0,5 Jodkali innerhalb von 50, in weiteren 22 Fällen innerhalb von 60 Stunden ausgeschieden. In 17 Fällen aber war die Jodausscheidung verlängert, zum Teil stark, bis zu 100 Stunden, ohne daß sonst Zeichen von Niereninsuffizienz vorhanden gewesen wären. In einem Falle wurde das Ende der Jodausscheidung einmal nach 54 Stunden, ein zweitesmal nach 103 Stunden festgestellt. Daß Herzinsuffizienz an der Verlängerung der

Jodausscheidung schuld war, können wir deshalb nicht ohne weiteres annehmen, weil wir in 18 Fällen trotz kardialen Ödemes eine normale Jodausscheidung gefunden haben.

Wir vermögen diesen schlechten Ausfall des Jodversuches um so weniger zu erklären, als wir umgekehrt selbst bei der beginnenden Kombinationsform, bei der sich entzündliche Veränderungen zu den arteriosklerotischen gesellen, gelegentlich normale Jodausscheidung beobachtet haben.

Das Blut: Den besten und sichersten Maßstab für die Beurteilung der Niereninsuffizienz gibt uns, wie schon mehrfach erwähnt, die Bestimmung des Nichteiweißstickstoffes im Blute. Wir haben 58 mal Reststickstoffbestimmungen bei Hypertonien ausgeführt und fast durchweg Zahlen gefunden, die sich im Bereich des Normalen, d. h. unter 50 mg in 100 g Blut bewegten. In Zuständen schwerster Herzinsuffizienz und kurz vor dem Tode finden wir gelegentlich etwas höhere Werte, besonders auch dann, wenn Ödeme, die ja den Rest-N in gleicher Menge wie das Blut enthalten, zur Resorption gelangen.

Bei gut kompensiertem Herzen kommt eine Rest-N-Erhöhung bei der blanden Sklerose nach unserer Erfahrung — in der aber die ganz seltenen Fälle extremer arteriosklerotischer Nierenschrumpfung fehlen — nicht vor. Und die hohen Werte von 100, 200 und darüber, die bei der sekundären Schrumpfniere nichts Seltenes sind, werden auch bei schwerer Herzschwäche des Hypertonikers vermißt.

Im übrigen ergibt die Blutuntersuchung auffallend oft (30 mal unter 75 untersuchten Fällen) eine deutliche Vermehrung der Zahl der roten Blutkörperchen bis zu Werten von etwa 7 Millionen. Diese Neigung zu mäßiger Polycythämie ist sehr auffallend und steht in charakteristischem Gegensatz zu der Neigung der sekundären Schrumpfniere zur Anämie. Die Polyglobulie kommt nicht etwa nur bei Herzinsuffizienz vor und kann wegen ihrer Inkonstanz auch nicht als einfache mechanische Folge verstärkter Filtration aus den Gefäßen infolge der Blutdrucksteigerung angesprochen werden. Es wäre sehr wichtig zu erfahren, ob nicht eine Plethora vera bei diesen Formen sehr häufig ist.

Augenhintergrund: Die Untersuchung des Augenhintergrundes ist von der größten differentialdiagnostischen Bedeutung bei den Hypertonien. Sie gibt bisweilen allein den Ausschlag, ob ein Fall von Nierensklerose noch zu der blanden gutartigen Hypertonie, oder schon zu der malignen Kombinationsform zu rechnen ist. Bei der blanden Nierensklerose, der gutartigen Hypertonie, zeigt der Augenhintergrund in weitaus der größten Zahl der Fälle normale Verhältnisse. Nur die Arterien erscheinen häufig verengt und geschlängelt, ihre Wand verdickt, die Venen bisweilen erweitert. Es kommen auch kleine Hämorrhagien oder sogar kleine zirkumskripte Degenerationsflecke auf arteriosklerotischer Basis zur Beobachtung. Dagegen weist das Auftreten einer Papillitis, oder einer Neuroretinitis albuminurica mit Spritzfigur nachdrücklich darauf hin, daß es sich nicht mehr um eine blande Hypertonie, sondern um eine Kombinationsform handelt.

Urämie: Die Möglichkeit, daß bei ganz extremen Graden blander arteriosklerotischer Atrophie schließlich der Nierenrest zu klein werden kann, um den Anforderungen vollauf zu genügen, muß zugegeben, ja theoretisch erwartet werden. In solchen Fällen schwerer Schrumpfung müßte es zur Polyurie und

Hyposthenurie, zur charakteristischen Form der Diurese des insuffizienten Nierenrestes kommen und endlich auch zu echter Urämie, Azotämie und dem klinischen Bilde der Harnintoxikation.

Bei der großen Seltenheit derartiger Fälle verdiente jeder eine genaue klinische und histologische Beschreibung.

Wenn ihr Vorkommen — woran wir nicht zweifeln — einwandfrei erwiesen wird, so ist damit nur ein neuer Beweis dafür geliefert, daß es auf dem Gebiete der Nierenpathologie keine starren Grenzen, sondern zahlreiche Übergänge gibt. Dieses πάντα ῥεῖ hat ja auch bisher die Entwirrung der verschiedenen Formen so erschwert. Nichts wäre aber verkehrter, als deshalb, weil die Grenzen ineinander fließen, auf eine prinzipielle Trennung der einzelnen Formen zu verzichten. Es kommt vielmehr gerade für den Arzt und seine verantwortliche Aufgabe der Vorhersage darauf an, das Wesentliche in der Erscheinungen Flucht zu erkennen, und die typischen Formen, — die bei weitem die Mehrzahl bilden — scharf voneinander zu unterscheiden.

Die arteriellen Symptome der Hypertonie.

Wenn auch die Arteriosklerose der Nierengefäße neben der Herzhypertrophie im Vordergrund des anatomischen, kardiale Symptome im Vordergrunde des klinischen Bildes stehen, so kommt es doch schon wegen der Bevorzugung der höheren Altersklassen gar nicht selten auch zu arteriosklerotischen Veränderungen anderer Gefäßgebiete. Vielleicht wird die Entwicklung einer universellen Arteriosklerose auch begünstigt durch die lange Dauer der Blutdrucksteigerung, vielleicht haben wir aber die zur Hypertonie führende lokale Sklerose bereits als den Ausdruck einer allgemeinen, nur an den Nieren zuerst in die Erscheinung tretenden arteriosklerotischen Disposition zu betrachten. Diese kann sehr ausgesprochene klinische Erscheinungen machen; ja die Symptome der Arteriosklerose anderer Gefäße können sich ganz in den Vordergrund drängen; dies um so leichter, als die Blutdrucksteigerung an sich keinerlei Symptome zu machen braucht, renale Symptome bei der blanden Hypertonie überhaupt fehlen und kardiale sehr lange Zeit fehlen können.

Es ist nichts Seltenes, daß eine Hypertonie erst dann entdeckt wird, wenn eine Apoplexie oder Erweichung das Leben bedroht und schwere zerebrale Ausfallserscheinungen hinterlassen hat, oder daß ein derartiger Insult zum Tode führt, noch ehe irgend ein kardiales Symptom der vaskulären Katastrophe vorausgegangen ist. Plötzliche Hirnblutungen, aus scheinbar voller Gesundheit heraus, die nicht erst in vorgerücktestem Alter eintreten, oder nicht auf luetischen Gefäßveränderungen beruhen, sind fast immer auf latente Hypertonien zurückzuführen.

Minder lebensgefährlich, aber auch häufiger als die Blutungen, treten arteriosklerotische Erweichungen bei den Hypertonien auf. Ihre Ausfallserscheinungen bilden sich oft mehr oder weniger vollständig zurück, doch hinterlassen schwere oder häufiger wiederholte Erweichungen nicht selten auch eine fortschreitende Demenz, die in Verblödung übergehen kann. Wir haben auch wiederholt im Anschluß an eine anfangs transitorische Hemiparese durch Fortschreiten der atheromatösen Thrombose eine doppelseitige Hemiplegie mit Bulbärparalyse beobachtet.

Wichtiger als diese grob-anatomischen Insulte des Gehirns, auf die hier nicht näher eingegangen zu werden braucht, sind bei der Hypertonie die mehr funktionellen Störungen, die zwar durch eine Arteriosklerose der Hirngefäße ausgelöst werden, aber nicht auf Gefäßzerreißung oder Gefäßverschluß, sondern auf vorübergehenden Zirkulationsstörungen in den nervösen Zentren beruhen

Anatomisch wird zwar nicht selten auch eine Arteriosklerose der kleinen Hirngefäße gefunden, doch scheint gerade die Arteriosklerose der großen Hirngefäße bei der labilen Gefäßregulation des Hypertonikers eine große Rolle zu spielen für die Entstehung dieser meist transitorischen Symptome von seiten des Gehirns oder der Medulla oblongata, die wir als pseudourämische bezeichnet haben.

Forlanini hat schon 1887 erkannt, daß ein Gefäßkrampf im Mittelpunkt einer ganzen Reihe der als urämisch bezeichneten Erscheinungen steht, der bei Zusammenziehung peripherer Gefäße in dem Kältegefühl, der Kryästhesie, dem Gefühl des toten Fingers, in Parästhesien, bei Zusammenziehung der Gehirngefäße in örtlichen und allgemeinen Lähmungen und Krämpfen zum Ausdruck komme.

Seine Annahme, daß derartige Gefäßkrämpfe auch ohne renale Ursache vorkommen, und zwar überall da, wo ein abnorm hoher Blutdruck sich mit einer abnormen Empfindlichkeit der Gefäßnerven vereinigt, gilt auch noch heute, wenn wir das Wort renal durch nephritisch ersetzen, denn gerade eine renale Ursache, die Arteriosklerose der Nierengefäße ist es, bei der wir die beiden Bedingungen Forlaninis antreffen.

Pal hat ebenfalls diese transitorischen Herderscheinungen aus paroxysmalen Drucksteigerungen („Gefäßkrisen") erklärt, wobei ihm die transitorische Amaurose der Bleivergiftung als Leitmotiv diente. „Die Erscheinungen sind bei der Urämie im wesentlichen dieselben, wie wir sie bei der schweren Bleikolik sehen. Erst Kopfschmerz, Schwindel, dann Herdsymptome (sogenannte urämische Aphasie, Amaurose, Taubheit, Lähmungen) oder sofort Konvulsionen oder Koma, eventuell maniakalische Zustände".

Vaquez, Osler u. A. haben sich dieser Erklärung angeschlossen, und ersterer hat auch die Erscheinungen der Eklampsie, letzterer die transitorische Aphasie bei Hypertonikern in dieser Weise erklärt. Wir zweifeln nicht, daß allen diesen sogenannten urämischen Zerebralerscheinungen ein Sauerstoffmangel der nervösen Zentren zugrunde liegt, nehmen aber an, daß dieser bei den Hypertensionen der akuten Nephritiden und den eklamptischen Phänomenen unter passiver Dehnung der Hirngefäße durch Hirnschwellung, bei den chronischen arteriosklerotischen Hypertonien und den pseudourämischen Erscheinungen durch aktive Gefäßkontraktion zustande kommt.

Der Gedanke von Forlanini und Pal bedeutet einen wichtigen Fortschritt in der Lehre von der Urämie, doch hat er die herrschende Auffassung von der urämisch-toxischen Natur der zerebralen Symptome nicht zu verdrängen vermocht (Jaksch).

Es fehlte vor allem noch an einer Erklärung, warum sich bei manchen Hypertonien ein lokaler Gefäßkrampf oder eine allgemeine Gefäßkontraktion entwickelt, in deren Folge sich solche paroxysmale Drucksteigerungen auf die permanente Hypertension noch aufpflanzen, und man ist vielfach geneigt, darin gerade die Wirkung eines toxischen Momentes oder einer Hyperadrenalinämie (Vaquez, Pal) zu erblicken.

Wir haben nun in keinem Falle von ausgesprochenen zerebralen Erscheinungen bei der Sklerose wie bei der Kombinationsform eine schwere Arteriosklerose, wenn auch nur der großen Gefäße des Gehirnes vermißt und sind geneigt, diese als auslösendes Moment der Gefäßkrämpfe anzusprechen.

Wir stellen uns vor, daß es unter dem Einfluß von arteriosklerotischen Prozessen an den größeren Gefäßen in den nervösen Zentralorganen ebenso zu angiospastischen Zirkulationsstörungen kommen kann, wie bei der Arteriosklerose der Extremitätenarterien, bei der diese transitorischen Gefäßkrämpfe

als Ursache des intermittierenden Hinkens bekannt sind und sicher durch Arteriosklerose der größeren Gefäße ausgelöst werden.

Derartige lokale Gefäßspasmen können aber wieder ihrerseits zu einer
allgemeinen Gefäßkontraktion und universeller Blutdrucksteigerung führen,
dann, wenn der örtlich beschränkte Gefäßkrampf die Arterien der lebenswichtigen, bulbären Zentren betrifft. Denn nach den experimentellen Untersuchungen von Naunyn und Schreiber und insbesondere von Cushing
wird jede Anämie, d. h. Störung der Sauerstoffversorgung dieser Zentren
mit einer Gefäßkontraktion in der Peripherie (Anämie des Splanchnicusgebietes)
und einer regulatorischen Blutdrucksteigerung beantwortet. Wird im Experi-
ment diese Ischämie der Zentren durch einen gemessenen Druck von außen
erzeugt, so tritt eine wellenförmige Blutdrucksteigerung ein, und der erhöhte
Blutdruck schwankt in rhythmischen Perioden um eine Mittellage, welche dem
Drucke entspricht, mit dem die bulbären Zentren komprimiert werden. Naunyn
sowohl wie Cushing haben bei diesen Experimenten bereits rhythmische Schwankungen der Atmung und der Pupillenweite gesehen. Genau die gleichen rhythmischen Schwankungen der Erregung bulbärer Zentren, der Atmung, des
Blutdrucks, des Vagus, der Iris lassen sich beim Cheyne - Stokesschen Atmen
beobachten. Wir müssen daher auch dieses eindrucksvolle Phänomen, das bei
der Arteriosklerose und Hypertonie besonders mit Nachlaß der Herzkraft nicht
selten vorkommt, nicht zu den toxisch-urämischen, sondern zu den arteriellen
Symptomen gestörter Blutversorgung rechnen. Andererseits dürfen wir aus
dem Auftreten dieses typischen Syndroms, das eine bulbäre Ischämie beweist,
schließen, daß auch die anderen transitorischen cerebralen Symptome in gleicher
Weise durch Ischämie der Zentren hervorgerufen werden können. An den
Gefäßen des Augenhintergrundes hat Wagenmann derartige spastische
Ischämien mit transitorischer Amaurose als Vorboten einer arteriosklerotischen
Thrombose direkt beobachten können.

Das Cheyne - Stokessche Atmen wird gern als Signum mali ominis
betrachtet und leitet in der Tat nicht nur nach zerebralen Insulten, sondern
auch oft beim Hypertoniker das Ende ein. Aber gerade bei diesem sehen wir
gar nicht so selten diesen Atemtypus lange Zeit mehr oder weniger deutlich
anhalten, unter Morphiumwirkung zunehmen und unter Besserung der Herzkraft ev. wieder für Jahre ganz verschwinden.

Als Vorboten oder als Äquivalente der vaskulären pseudourämischen
Erscheinungen und oft als einzige Frühsymptome der hypertonisch-funktionellen
oder arteriosklerotisch - anatomischen Zirkulationsstörungen im Gehirn sind
noch besonders Kopfschmerz, ev. in Form einer Migräne, Schwindel und
Ohnmachtsanfälle zu erwähnen.

Obwohl als Symptome der Hirnarteriosklerose bekannt, werden sie doch
noch gar zu gerne als urämisch angesprochen, wenn Blutdrucksteigerung, Herzhypertrophie und womöglich noch Albuminurie den Gedanken an eine „Schrumpfniere" nahe legen.

Das gleiche gilt in vielleicht noch höherem Maße von den psychischen
Störungen, welche mit Vorliebe bei der malignen Form der Hypertonie, der
genuinen Schrumpfniere der Kliniker, unserer Kombinationsform auftreten,
aber in gleicher Form von uns auch bei der blanden, gutartigen Hypertonie,
der reinen Nierensklerose beobachtet worden sind.

Es ist daraufhin konsequenterweise der Gedanke ausgesprochen worden,
daß auch bei der blanden Hypertonie Urämie vorkomme. Ich halte es aber
für richtiger, den entgegengesetzten Schluß zu ziehen und zu folgern, daß die
psychischen Störungen, die bei beiden Formen von Nierensklerose, der gutartigen und der malignen, der reinen und der mit Nephritis kombinierten

Hypertonie auftreten können, nichts mit der echten Urämie zu tun haben, sondern als pseudourämische Zufälle zu bezeichnen sind.

Die Untersuchung des Blutes hat denn auch ergeben, daß diese psychischen Störungen ebenso wie die vorher erwähnten, leichteren Prodromalerscheinungen der Arteriosklerose des Gehirns und die ernsteren transitorischen Phänomene auch ohne Niereninsuffizienz, ohne jede Erhöhung des Rest-Stickstoffs im Blute vorkommen können.

Diese psychischen Störungen, die oft mit peinlicher Plötzlichkeit auftreten und die Umgebung in Atem halten, bestehen bald nur in einer leichten Desorientiertheit, die energischem Zuspruch noch weicht, bald in einer vollständigen Verwirrtheit, oder in depressiver Gemütsstimmung mit Apathie; oder der Kranke wird leicht reizbar, unruhig, ausfällig, aggressiv; ängstliche Wahnvorstellungen, Halluzinationen, Vergiftungsideen können den Kranken in große Unruhe versetzen, die sich in Schreien und Toben äußert.

Die depressiven Zustände können zu Suizid führen, wie wir zweimal gesehen haben.

Ein sehr eigenartiger Fall (Nr. XXXXIII S. 243) ist als Beispiel mitgeteilt, in welchem während der Krankenhausbehandlung ein schwerer, 3 Wochen dauernder Zustand vollständiger V e r w i r r t h e i t beobachtet werden konnte.

In solchen Fällen ist es in der Regel leicht, die echte Urämie, d. h. die Azotämie auszuschließen, wenn die Nierenfunktion gut, ihre Variabilität und die Konzentrationsfähigkeit erhalten ist, eine Rest-N-Erhöhung im Blute fehlt. Auch schon das Krankheitsbild gestattet die Unterscheidung ohne weiteres, da wir die typischen Symptome der Harnvergiftung, das Muskelzucken und Sehnenhüpfen, die Neigung zu Perikarditis, die große Atmung, den Foetor urinosus etc. vermissen.

Schwieriger ist es in den Fällen, in welchen Kopfschmerz, Schwindel, Ohnmacht, Anfälle von Bewußtlosigkeit, ja epileptiforme Krämpfe auftreten, zu entscheiden, ob es sich nur um eine vaskuläre Krise, oder um eine kleine Erweichung, oder um ein eklamptisches Äquivalent handelt.

Man wird geneigt sein, die leichteren, schnell vorübergehenden Erscheinungen auf angiospastische Ischämie der nervösen Zentren zurückzuführen. Länger dauernde Bewußtlosigkeit und Krämpfe aber dürften wohl auch bei der blanden Hypertonie auf einem Hirnödem beruhen. Wir hätten dann nicht eine aktive spastische Kontraktion der Hirngefäße, sondern als Folge einer „pressorischen Krise", einer paroxysmalen Blutdrucksteigerung, eine passive Dilatation mit Verstärkung der Transsudation anzunehmen.

Für diese Annahme spricht der Nachweis eines erhöhten Lumbaldruckes und die günstige Wirkung einer Lumbalpunktion in solchen Fällen.

Auf die gleiche Weise, durch eine akute passive arterielle Hyperämie des Gehirns (Knoll) kommt nach Pal eine besondere Atmungsstörung zustande, die von diesem Autor als cerebrale paroxymale Hochspannungstachypnoe bezeichnet wird. Es ist eine angstvolle subjektive Atemnot, in der der Kranke zu ersticken glaubt, ohne daß auch nur das geringste Atemhindernis vorhanden wäre. Die Anfälle sind mitunter geradezu stürmisch. Die Respirationsfrequenz steigt rasch und kann selbst bis 100 in der Minute erreichen. Die überraschend prompte Wirkung der Lumbalpunktion auf die Atmung in solchen Fällen lehrt, daß auch diese Form der Dyspnoe durch den hohen Hirndruck bedingt wird (Pal).

Um die übrigen arteriellen Symptome der Hypertonie erschöpfend zu schildern, müßte die ganze Symptomatologie der Arteriosklerose aufgerollt werden. Wir müssen uns darauf beschränken, die für die Hypertonie charakteristischen

Erscheinungen von seiten der Gefäße hervorzuheben, wenn sie auch fast alle eine organische, sklerotische Grundlage aufweisen.

Von den prämonitorischen kleinen Blutungen im Augenhintergrund und den zerebralen Apoplexien war schon die Rede.

Nicht selten ist heftiges, kaum stillbares Nasenbluten das erste Symptom einer Hypertonie; es kann viele Jahre vor den ersten kardialen Symptomen auftreten und sollte stets Veranlassung geben, den Blutdruck zu messen, ebenso das Auftreten von heftigen Menorrhagien.

Es sollen auch Nierenblutungen auf hypertonischer Basis vorkommen, doch wird man sich nur sehr ungern mit dieser Erklärung zufrieden geben und nicht nachlassen, auf Tumor oder Tuberkulose der Nieren oder andere Quellen der Blutung zu fahnden.

Das gleiche gilt — die Stauungsinfarkte bleiben natürlich hier außer Betracht — von den Lungenblutungen. Doch sind Fälle von Hämoptysen (Huchard, Dufour) bei Hypertension beschrieben worden. Ich habe vor Jahren einen Fall tödlicher Hämoptoe bei einer hochgradigen habituellen Hypertonie und erst kürzlich einen solchen mit periodisch rezidivierenden Lungenblutungen gesehen. Es fehlen freilich sichere Obduktionsbefunde.

Hier wäre noch ein artifizielles Phänomen zu erwähnen, das sehr häufig im Anschluß an die wiederholte Blutdruckmessung eintritt. Es sind dies unzählige winzige Hautblutungen, die vom unteren Rand der Manschette ab den ganzen Arm übersäen. Wahrscheinlich entstehen diese massenhaften kleinen Blutaustritte bei plötzlichem Ablassen des Manschettendruckes infolge der bei der Kompression eintretenden Entspannung der Gefäße.

Am Herzen spielt die Arteriosklerose eine große, den Verlauf oft bestimmende Rolle. Die in ihrer Folge auftretenden Schädigungen des Myokards, Schwielenbildung, Infarkte, Herzaneurysmen eventuell sogar mit Ruptur, haben nichts für die Hypertonie Spezifisches. Eher schon die Anfälle von Angina pectoris, die bei der Hypertonie, wenn auch auf arteriosklerotischer Grundlage, so doch überwiegend durch funktionelle Gefäßreaktion auftreten.

Auch hier scheint eine mäßige Arteriosklerose der größeren Koronargefäße infolge der überstarken Gefäßreaktion leichter und früher zu angiospastischen Ischämien des Herzens zu führen, wie bei der Koronarsklerose ohne Hypertonie. Auf der einen Seite begünstigt die vasomotorische Übererregbarkeit des Hypertonikers das Auftreten der Anfälle in früheren Stadien der Arteriosklerose, auf der anderen Seite bedingt das Überwiegen des funktionellen Charakters der Ischämie einen günstigeren Verlauf.

Es ist wahrscheinlich, daß auch für angiospastische Zustände anderer Gefäßgebiete, des Darmes (Angina abdominis), der Peripherie z. B. der Finger (le phénomène du doigt mort), der Haut, eine Arteriosklerose der größeren versorgenden Gefäße den Anstoß gibt, doch müßte diese Frage noch durch sorgfältige klinische und anatomische Einzelbeobachtungen geklärt werden.

Verlauf und Ausgang.

Auf die Frage nach dem Beginn der arteriosklerotischen Veränderungen in den Nierengefäßen, nach den ersten Anfängen der Hypertonie, ob sie sich zunächst in abnorm starken Gefäßreaktionen überhaupt äußert, ob sie als transitorische Blutdrucksteigerung beginnt, wieviel Zeit vergeht von der ersten bleibenden Erhöhung des Blutdrucks bis zur habituellen Hypertonie von ca. 180—200 mm Quecksilber, und wieviel von da bis zum Ende, auf alle diese Fragen wissen wir noch keine Antwort zu geben. Darüber kann erst die Jahrzehnte hindurch fortlaufende Beobachtung einer großen Klientel Aufschluß bringen. Bedarf doch allein die Beobachtung des Verlaufes hochgradiger konstanter Hypertonien viele Jahre. Sicherlich hat in jedem Falle, der wegen der geschilderten Symptome den Arzt aufsucht, die Hypertonie schon jahrelang symptomlos bestanden. Soviel geht aus der Beobachtung der zufällig entdeckten Hypertonien unzweifelhaft hervor.

Die subjektiven und objektiven Frühsymptome sind schon geschildert. Abgesehen von den leichteren arteriellen Symptomen, wie Nasenbluten, Wallungen mit Hitzegefühl, Klopfen in den Ohren etc. sind es in der Regel die kardialen Initialsymptome, welche den Kranken veranlassen, den Arzt aufzusuchen. Doch kommen auch, wie erwähnt, die schwereren arteriellen Symptome besonders von seiten des Gehirnes vor, ehe irgend eine Erscheinung von seiten des Herzens auf die abnorme Drucksteigerung hingewiesen hat.

Der Verlauf der gutartigen blanden Sklerose ist ein ausgesprochen chronischer. Er wird bestimmt von dem Zustande von Herz und Gefäßen und ist im hohen Maße der Behandlung zugänglich. Nicht als ob es gelänge, die Arteriosklerose der Nierengefäße zu verhüten oder zu beseitigen oder ihr Fortschreiten dauernd zu verhindern. Aber es gelingt lange Zeit den Status quo zu erhalten, die drohenden Gefahren zu verhüten und die momentanen Beschwerden zu beseitigen. Bei Regelung der Lebensweise und sorgfältiger Überwachung kann der Hypertoniker sich unbestimmbare Zeit wie ein Gesunder verhalten und körperlich wie geistig voll leistungsfähig sein.

Die Gefahr droht in erster Linie vom Herzen, in zweiter Linie von den Gefäßen, in dritter Linie von pulmonalen Komplikationen.

Von unseren 86 Fällen sind

7 interkurrent an zufälligen anderen Krankheiten gestorben,

51 an Herzinsuffizienz, darunter 10 mit Bronchopneumonie,

18 an Hirnarteriosklerose (11 Erweichungen, 5 an Blutungen, 2 an Selbstmord),

10 an Bronchopneumonien und 3 an croupöser Pneumonie.

An der Niere, d. h. an Niereninsuffizienz ist keiner unserer Fälle gestorben.

Wenn man berücksichtigt, daß für die pulmonalen Todesfälle auch in der Regel der Zustand des Herzens entscheidend ist, so ergibt sich, daß in der großen Mehrzahl der Fälle das Herz über das Schicksal des Hypertonikers entscheidet, in einem kleineren Teile der Zustand der Gefäße. Die letzte Kategorie ist naturgemäß einer Behandlung nicht zugänglich. Dagegen ist die Herzinsuffizienz des Hypertonikers ein sehr dankbares Objekt der ärztlichen Fürsorge, der diätetischen und medikamentösen Therapie, und es gelingt oft für lange Zeit, die Insuffizienzerscheinungen des muskelstarken Herzens zu beseitigen und hintanzuhalten, bis schließlich ein Zustand akuter oder chronischer Herzschwäche eintritt, der jeder Behandlung trotzt.

Je früher die Hypertonie erkannt wird, um so günstiger läßt sich der Verlauf gestalten, um so leichter läßt sich das ohnehin langsame Tempo mäßigen, indem die Arteriosklerose fortschreitet und die Herzkraft abnimmt.

Klinische Beispiele zur blanden Sklerose.

(Gutartige Hypertonie.)

XXXIX. S...r, Kaufmann, 57 Jahre: 17. VI. bis 19. VI. 1912:
Vater gestorben an Suizid, Mutter, 82 Jahre, gesund.
Frau und 3 Kinder gesund.

Patient stets gesund bis zur Militärzeit, die er glatt durchmachte. 1887 plötzlich Lungenbluten. War in Badenweiler 5 Wochen, kam gesund zurück. In der Folge immer etwas Lungenkatarrh, nie Fieber. 1901 und 1902 also vor 10 Jahren nachts Atemnotsanfälle, so daß er ans Fenster springen mußte. Die Atemstörung wurde vom Pat. auf Nasenverengerung zurückgeführt und verschwand nach Nasenoperation. Damals wurde von Prof. Brauer, Heidelberg erhöhter Blutdruck, Spur Albumen, geringe Herzerweiterung konstatiert.

In der Folge Lungenkatarrh mehr oder weniger stark. Nie Herzklopfen, nie geschwollene Füße. Machte jedes Jahr Alpentouren, stieg bis 3200 Meter, mußte dabei aber langsam gehen, sonst Atemnot.

1906 Spuren von Albumen und Zucker 0,35%. Später beides negativ. März 1912 stärkerer Lungenkatarrh, unruhiges Gefühl in der Herzgegend. Autorität konstatierte chronische Nierenentzündung, linksseitige Herzerweiterung, Stauungsleber, Stauungsbronchitis.

In der Folge keine Änderung im Zustand. Lungenkatarrh derselbe. Kein Schwindel, kein Kopfweh, kein schlechtes Sehen, keine geschwollenen Füße, kein Herzklopfen, guter Schlaf. Muß Nachts 1 Mal Wasserlassen.

Befund: Kräftiger Mann. Gesichtsfarbe blaßrotgelblich. Kein Ödem.

Pupillenreaktion prompt.

Augenhintergrund: Arterien etwas eng, sonst ohne Befund.

Thorax: Faßförmig, mäßige Verschieblichkeit. Verlängertes Exspirium, diffuse Geräusche.

Herz: Orthodiagramm: 5:8,6:14,5 cm. Keine Geräusche. Sehr deutlicher präsystolischer Galopp; akzentuierte II. Töne. Gespannter und harter Puls.

Leber vergrößert, unterer Rand 4 Querfinger unterm Rippenbogen.

Die Patellarreflexe sind leicht erhöht, kein Babinski.

Blutdruck: 250/120 mm Hg. Bei der ersten Untersuchung 285 im Exspir., 250 im Inspirium.

Albumen: Spur. Sacch: 0,2%.

W. V.: **2430** ccm, niedrigstes spezifisches Gewicht 1004. Größte Einzelportion in der 2. halben Stunde **550** ccm.

C. V.: 1025 2/3 bei 540 ccm (Sacch. 0!).

NaCl.: 0,35%, 10,4 pro Tag.

N: 0,9%, 27 g am Tage des Wasserversuches.

Im Sediment des konzentrierten Urins einige verfettete Nierenepithelien, ein granulierter Zylinder.

½ g Jod-Kali in 104 Stunden ausgeschieden.

Rest-N: 39 mg in 100 g Blut.

Hämoglobin 82%. Erythrozyten: 6 880 000.

Sommer 1912 Kissingen, 18 CO_2 bäder, erkältet, stärkeren Bronchialkatarrh. Dort immer Schwindel. Nach Rückkehr hier besser. Keine Nykturie mehr bei mäßiger Flüssigkeitsbeschränkung. Kein Durst. Nach 3 stündigem Gehen ist die Atmung freier, dabei öfter Urindrang. Schlaf gut, kein Kopfweh, aber beständig einen Druck von 3 Markstückgröße in der Herzgegend.

23. IX. 12. BD. 285—250 mit der Atmung deutlich schwankend.

Puls enorm gespannt. Frequenz 72, regelmäßig, präsystolischer Galopp.

1. XI. 12. BD. konstant um 260—250. Druck am Herzen besonders Abends im Bett. ½ Stunde nach dem Hinlegen Urinentleerung.

Wieder vorgestellt: 15. VII. 13. BD 290—280 sinkt bis 250. Keine Nykturie mehr bei mäßiger Flüssigkeitszufuhr. Kein Durstgefühl. Alb. +.

27. X. 13. BD. 260 im Exspirium, 240 im Inspirium. Keinerlei Herzbeschwerden außer etwas Druck auf einem markstückgroßen Fleck in der Gegend der Herzspitze. Keine Nykturie. Kein Durstgefühl. Alb. +.

XXXX (Fr...el): 67 Jahre alter Mann. I. Aufnahme.

Anamnese: Vor 11 Jahren Typhus und Genickstarre. Seit 4 Jahren starke Atemnot, die sich 14 Tage vor der Aufnahme stark verschlimmerte. Es traten Ödeme auf, so daß Patient am 10. September 1910 zum ersten Male das Krankenhaus aufsuchte. Bei der Aufnahme bestanden starke Ödeme der Unter- und Oberschenkel, und hochgradige Atemnot.

Über den Lungen zahlreiche giemende Geräusche.

Das Herz zeigte eine deutliche Verbreiterung nach links. Spitzenstoß im VI. J. C. R., 2 Querfinger breit außerhalb d. Ma. L.

Orthodiagramm: 5,0:12,0:17,25 cm. Am Herzen ein lautes diastolisches und systolisches Geräusch, besonders deutlich über der Aorta. Herzaktion nicht ganz regelmäßig infolge vereinzelter Extrasystolen. Puls ausgesprochen zeler et altus. Arterienrohr rigide.

Blutdruck: 250/76 mm Hg.

Im Urin Sang. +, Albumen $5^0/_{00}$, zahlreiche hyaline und granulierte Zylinder.

Rest-N: 83 mgr.! am 11. IX. Am nächsten Tage Beginn der Diurese, also schon Einstrom von Ödemflüssigkeit als Ursache der RN-erhöhung anzunehmen.

Augenhintergrund: Normal.

Am Tage des Eintritts ausgesprochene Cheyne-Stokessche Atmung (Blutdruck während der Atempause 232/76, während der Atemperiode 250/76). Patient erhält zunächst Digipuratum, gleichzeitig Coffein $3 \times 0{,}2$, später Diuretin. Die Diurese steigt auf 1500—2000, bei einer Aufnahme von 800—1000. Das Gewicht sinkt von 73,5 auf 67,2 kg in 7 Tagen.

Der Cheyne-Stokessche Atemtypus hält an. Patient ist leicht somnolent und unruhig, hat starke Atembeschwerden, läßt Stuhl unter sich.

26. IX.: Blutdruck beträgt immer noch 205/145 mm Hg., Puls aber regelmäßig.

Vom 27. IX. ab Aussetzen von Digipuratum. Das Gewicht ist auf 61,3 kg heruntergegangen. Das Cheyne-Stokessche Atmen ist nur mehr sehr selten. Patient erhält weiter $3 \times 1{,}0$ Diuretin. Die noch vorhandenen Ödeme verschwinden schließlich vollkommen. Das Körpergewicht bleibt konstant bei 58,7 etwa (Oktober).

Der Blutdruck zeigte wechselnde Werte, meist über 200, einmal nur 150 mm Hg (ohne erkennbare Ursache), meist zwischen 180 und 190 mm Hg.

Der Herzbefund änderte sich in der Folge nicht wesentlich (November).

Ab und zu Pulsus alternans nachweisbar. Gegen Schluß der Behandlung wiederum Gewichtsanstieg aber keinerlei Ödeme (Besserung des Appetits).

Die am Schlusse chronisch angewandte Digipuratumkur bewirkte keine weitere Diurese mehr. Erwähnenswert ist, daß der anfangs erhöhte Rest-N von 81 mg nach 14 Tagen auf 32 mg gesunken war.

Die N-Ausscheidung war während dieser Zeit bei NaCl-freier Kost eine ziemlich hohe, wechselnd zwischen 0,9—1,5% bei einer Gesamtmenge von 12 bis in maximo 22 g N pro Tag. Späterhin betrug die Gesamtmenge an N bei der gleichen Diät meist zwischen 5 und 10 g. In diesen Tagen schwinden die anfangs starken Ödeme fast völlig, das Gewicht fällt von 73,5 auf 61,5 kg, so daß der anfangs erhöhte R.-N. von 83 mg mit Recht auf Ödemresorption bezogen werden kann. Im übrigen war die Nierenfunktionsprüfung folgende: Der Konzentrationsversuch ergab zur Zeit der noch vorhandenen Ödeme bei einer Ausscheidung von 850 ccm Wasser ein spezifisches Gewicht bis 1023, später bei einer Ausscheidung von 700 ein spezifisches Gewicht bis 1021 und noch später, zu einer Zeit, als kaum noch Ödeme vorhanden waren, innerhalb von 3 Tagen bei einer Ausscheidung von 770 bezw. 705 bezw. 320 ccm ein spezifisches Gewicht von $1024 \frac{1}{3}$ in maximo.

Der gegen Schluß der Behandlung vorgenommene W. V. ergab bei einer Ausscheidung von 1130 ccm ein spezifisches Gewicht bis 1006, größte halbstündige Einzelportion 330 ccm.

Patient wurde am 23. XII. 1910 entlassen und fühlte sich dann ziemlich wohl. Gegen Februar 1911 nahmen die Beschwerden wieder zu und am 20. II. 1911 kam Patient wiederum in unsere Beobachtung.

II. Aufnahme. Der Befund im wesentlichen unverändert, die Herzaktion war im ganzen regelmäßig.

Der Blutdruck betrug 210/37 mm Hg. Bei geringen Anstrengungen trat Cheyne-Stokessches Atmen auf.

Im Beginn fand sich im Urin $\frac{1}{2}^0/_{00}$ Albumen, mäßige Zylindrurie. Die Diurese war der Flüssigkeitsaufnahme entsprechend, die NaCl-Ausscheidung bei salzfreier Diät 0,8—1%, die Menge 5—8 g. Bei einer NaCl-Zulage von 5 g betrug die ausgeschiedene NaCl-Menge 9—12 g, aber ohne wesentliche Steigerung der NaCl-Konzentration, sondern unter Mehrausscheidung von Wasser.

Der vorgenommene Wasserversuch ergab jetzt ein besseres Resultat.

Ausscheidung 1192, spezifisches Gewicht bis 1004, größte $\frac{1}{2}$ stündige Einzelportion 400 ccm.

Beim C. V. stieg das spezifische Gewicht bis **1028.**

Während der Beobachtung ging der Blutdruck gelegentlich bis auf 180 mm Hg. herunter, stieg aber bei Außerbettsein wiederum bis über 200 mm Hg. an.

Am 3. April Entlassung aus dem Krankenhaus.

Patient fühlte sich dann wieder ziemlich wohl. Mit Beginn des Herbstes aber trat wieder stärkerer Husten auf, die Atembeschwerden nahmen zu. Gleichzeitig traten Kopfschmerzen auf, Nykturie und Polydypsie.

Am 18. November wiederum Krankenhauseintritt.

III. Aufnahme: Gewicht bei der Aufnahme 74,7 Kilo. Keine Ödeme, keine Erscheinungen einer stärkeren Herzinsuffizienz.

Das Herz war nach links etwa um 1 Querfinger stärker verbreitert, der Spitzenstoß lag jetzt 4 Querfinger außerhalb der Ma.-Linie. Der Blutdruck betrug im Beginn 242 mm Hg.

Im Urin fand sich Albumen in Spuren. Der Rest-N betrug 53 mg. Cheyne-Stokes angedeutet.

Patient erhält Trockendiät, salzarme Kost und machte schließlich eine Digipuratumkur durch.

Die Diurese war recht mangelhaft, die Urinmenge betrug bei einer Flüssigkeitszufuhr von 1500 ccm nur etwa 700—1000 ccm. Das spezifische Gewicht bewegte sich meist zwischen 1012 und 1018, zur Zeit der geringsten Harnausscheidung betrug es 1020—1024, einmal 1028. NaCl- und N-Ausscheidung der Einfuhr entsprechend.

Wasserversuch: Gut, Menge 1490 ccm, niedrigstes spezifisches Gewicht 1004 $^2/_3$, größte halbstündliche Einzelportion 385 ccm (23. XI).

Konzentrationsversuch: 24. XI. Gut, Menge 550 ccm, höchstes spezifisches Gewicht **1027**. Vom 8. bis 10. XII. pseudourämischer Zustand. Patient ist verwirrt, meint, er wäre nicht mehr im Krankenhause, verkennt seine Umgebung, behauptet nichts zu essen zu bekommen, läßt unter sich. Cheyne-Stokessches Atmen. Auf Venaesectio vorübergehend Besserung. Blutdruck: 205/34 mm Hg.

Am 11. XII. ist er wieder klar, läßt nicht mehr unter sich. Diurese in diesen Tagen schlechter.

Die Jod-Ausscheidung war verlängert und betrug 72 Stunden.

IV. Aufnahme: Am 11. September 1912 neuerlicher Krankenhauseintritt, und zwar wegen einer akuten Rhinitis.

Patient ist im übrigen ziemlich dement und klagt über die alten Beschwerden, insbesondere über starke Atembeschwerden.

Der Herzbefund ist unverändert, die Herzaktion ziemlich regelmäßig.

Blutdruck: 206 mm Hg. Keine Ödeme.

Urin: Albumen +, Spuren, Zylinder O.

Rest-N: 32 mg % (16. IX.).

Wasserversuch: Menge 1200, niedrigstes spezifisches Gewicht 1003. Größte halbstündliche Einzelportion 244 ccm.

Konzentrationsversuch: Höchstes spezifisches Gewicht 1027 bei 492 ccm. (2. Tag.) Diurese gut, Gewicht konstant.

NaCl-Ausscheidung: 0,8%.

N-Ausscheidung: Bis 1,5%.

Jod-Ausscheidung: etwas verlängert, 75 Stunden. Bei salzfreier Diät, Bettruhe, Einschränkung der Flüssigkeitszufuhr fühlt sich Patient wohl. Blutdruck bleibt hoch, 206 mm Hg.

Am 28. IX. 1912 gebessert entlassen.

V. Aufnahme: 7. VII. bis 29. VII. 1913.

In der Zwischenzeit nur mäßiges Wohlbefinden. Schmerzen und erschwertes Atmen, Drücken auf der linken Brustseite.

Befund: Gesicht leicht gedunsen, geringes Ödem in der Kreuzbein- und Knöchelgegend. Pupillenreaktion träge.

Herz: Nach links und rechts verbreitert, Spitzenstoß in der vorderen Axillarlinie, hebend. Orthodiagramm: 5,8:12,5 : 19,7 cm.

Über der Spitze und über der Aorta ein systolisches und diastolisches Geräusch.

Puls: Celer et altus, in Ruhe regelmäßig.

Blutdruck: 234/66 mm Hg.

Unterer Leberrand 2—3 Querfinger unterm Rippenbogen.

Patellarreflexe zurzeit nicht auslösbar.

Urin: Albumen-Spur, Sacch. 0, Urobilin 0. Sediment: Vereinzelte Leukocyten. Blutdruck am nächsten Tage gefallen auf 190 mm Hg. Albumen 0.

Nach 3 Tagen deutliches Cheyne-Stokessches Atmen, auffällig im Schlaf, weniger beim Stehen und Sitzen.

NaCl-Ausscheidung (salzfreie Diät) gut, 0,8%. N-Ausscheidung: Bis 1,1%.

Rest-N: 29 mg %. Blutzucker: 0,06% (10. VII.).

Wasserversuch (21. VII.): 1072 ccm, niedrigstes spezifisches Gewicht 1004, größte Einzelportion 150 ccm.

Konzentrationsversuch: 1023 bei 500 ccm (Längere Flüssigkeitsbeschränkung nicht möglich).

Jod-Ausscheidung nach 65 Stunden beendet.

Blutdruck bleibt hoch, zuletzt 210/30 mm Hg. Leidliches Wohlbefinden, gebessert entlassen (29. VII.).

VI. Aufnahme: 9. IX. 1913:

In den letzten Tagen zunehmende Atemnot. Husten, wenig Auswurf. Druck in der Herzgegend.

Befund: Leichte Zyanose, keine Ödeme. Atmung beschleunigt, Dyspnoe, sitzt mit aufgerichtetem Oberkörper im Bett.

Pupillenreaktion links wenig, rechts 0.

Thorax stark faßförmig. Ausgedehnte giemende und brummende Geräusche, wenig schleimig-eitriger Auswurf.

Herz: Starke Verbreiterung. Spitzenstoß verbreitert, fingerbreit nach innen von der vorderen Axillarlinie. Leichte Venenstauung am Halse, keine sichtbare Venenpulsation. Puls gespannt, regelmäßig, Kapillarpuls an den Fingern und der Stirn.

Leber: vergrößert, unterer Rand 3 Querfinger unterm Rippenbogen.

Urin: Albumen: Spuren, Sacch. 0, Sang. 0. Sediment: Leukocyten, keine Zylinder. Blutdruck 198/74 mm Hg. Venendruck 8,5.

Rest-N: 23 mg %.

Wasserversuch 12. IX.: Mäßig, Menge in 4 Stunden 725 ccm, niedrigstes spezifisches Gewicht 1004. Am nachmittag noch ausgeschieden 500 ccm.

Konzentration: Einmal spontan 1023 bei 900 ccm. Längere Konzentration wird diesmal nicht durchgeführt.

NaCl: 0,87%. N: 1,1%. Jod nach 82 Stunden ausgeschieden.

Nach Digitalis und Diuretin wird die anfangs etwas herabgesetzte Diurese besser. Blutdruck bleibt hoch, um 200.

Wasserversuch (24. IX.): Nicht alles getrunken. Menge 765 ccm, niedrigstes spezifisches Gewicht 1006, größte Einzelportion 240 ccm. (Nach 4 Stunden). Am Nachmittag desselben Tages Menge 900 ccm. Eine Zulage von 10 g Kochsalz wird am gleichen Tage nicht ganz ausgeschieden. Kochsalzausscheidung an den vorhergehenden Tagen 0,5%, 6—8 g pro Tag, am Tage der Zulage Höchstkonzentration in einer Einzelportion 1,2%, Gesamtausscheidung 11,6 g. Am nächsten Tage werden 8 g, am übernächsten 7,4 g ausgeschieden.

Patient ist zurzeit noch auf der Abteilung, fühlt sich wohl, hat keine Ödeme, keine besondere Atemnot. Blutdruck 216 mm Hg.

Nur manchmal im Schlaf wird Cheyne-Stokes beobachtet.

XXXXI. Etz...n, 69 Jahre, Schuhmacher. I. Aufnahme: 11. II. bis 19. III. 1910. Anamnese: Bis vor 5 Jahren stets gesund. Mäßiger Alkoholgenuß, Lues negiert. Damals fiel ihm auf, daß er bei gewissen Anstrengungen Atemnot bekam. Hatte häufiger starkes Nasenbluten. Seit Herbst 1911 zunehmende Atembeschwerden, auch Beschwerden beim Wasserlassen. Seitdem Nykturie.

Befund: Guter Ernährungszustand. Ödem beider Unterschenkel. Pupillenreaktion prompt. Thorax emphysematös. Rechts hinten unten in Handbreite Dämpfung, darüber abgeschwächtes Atmen und aufgehobener Stimmfremitus. Über beiden Lungen ausgedehnte bronchitische Geräusche.

Herz: Spitzenstoß im 5. J. C. R., 1 Querfinger außerhalb der Mammillarlinie, verbreitert. Orthodiagramm: 3,6: 12,7 : 18 cm.

An der Spitze ein lautes, systolisches Geräusch, II. Aortenton nicht akzentuiert. Töne rein. Puls regelmäßig, 80 Schläge.

Blutdruck 198/80 mm Hg.

Unterer Leberrand 3 Querfinger unter dem Rippenbogen.

Reflexe ohne Befund.

Urin: Albumen + Spuren, Sacch. —, Sediment: Vereinzelte Leukocyten, keine Zylinder. Eiweißmenge durchschnittlich $1/4^0/_{00}$.

Verlauf: In den ersten 8 Tagen langsamer Rückgang der Ödeme bei guter Diurese. Rückgang des Körpergewichtes um 6 kg.

NaCl-Ausscheidung bis 0,9%, 17 g pro die.

N-Ausscheidung 1,0%, 12 g pro die.

Nach 14 Tagen Gewichtskonstanz; Blutdruck gefallen bis 160.

Wasserversuch: (10. III. 1910) 1348 ccm, niedrigstes spezifisches Gewicht 1006.

Konzentration: Höchstes Spontangewicht 1026 $1/_3$ bei 800 ccm.

Ödeme fast verschwunden. In leidlichem Wohlbefinden entlassen.

II. Aufnahme 18. V. 10 bis 25. VI. 10: Hat inzwischen gearbeitet. Wieder stärkere Nykturie, Ödem und Atemnot.

Befund: Zyanose, Andeutung von Cheyne-Stokesschem Atmen. Ödem der Beine und etwas des Gesichts. Geringe Benommenheit. H. R. U. Transsudat. Herzaktion regelmäßig, II. Töne jetzt deutlich akzentuiert. Aszites. Unterer Leberrand 3 Querfinger unter dem Rippenbogen.

Blutdruck: 199/93 mm Hg. Venendruck 21,6.

Urin: Sehr dunkel, Albumen + (3⁰/₀₀), Sacch. — Sediment: Hyaline Zylinder. Menge bei der Aufnahme 700 ccm, spezifisches Gewicht 1026.

Verlauf: Am 3. Tage bei Digipuratum Diurese bis 5000 ccm. An diesem Tage Kochsalzausschwemmung von **51,3** g bei 1,0%.

N-Ausscheidung gut, 1%, 19,8 g pro die.

Der Eiweißgehalt sinkt in 8 Tagen von 3 ¾ ‰ bis auf Spuren. Blutdruck sinkt bis 165 mm Hg. Salzarme Kost. Innerhalb der ersten 8 Tage geht die Bronchitis zurück, das Pleuratranssudat schwindet, die Ödeme weichen. Das Körpergewicht fällt bei guter Diurese von 76,0 kg (18. V.) auf 69,4 kg (29. V.), die leichte Benommenheit schwindet.

6. VI.: Nach Aufsein wieder geringe Ödeme, die bei salzfreier Kost und Digipuratum wieder zurückgehen. Patient ist uneinsichtig, trinkt trotz Verbotes mehr Wasser.

III. Aufnahme: 25. III. bis 22. IV. 1911:

Beim Versuch zu arbeiten, Ödem der Beine und Atemnot. Urinentleerung unregelmäßig, mußte oft angeblich an einem Tage mehr Urin lassen als sonst in einer Woche. Schwindelgefühl, Schlafsucht, Nykturie (nachts 2—4 Mal). Nach reichlichem Wasserlassen fühlte sich Patient wohler.

Befund: Ödem beider Beine. Gewisse Apathie und Schläfrigkeit. Herzdämpfung stärker verbreitert, Spitzenstoß 2 Querfinger außerhalb der Mammillarlinie im VI. J. C. R., hebend. Verwaschene Töne.

Puls gespannt, manchmal Extrasystolen.

Blutdruck 170/90 mm Hg.

Aszites. Unterer Leberrand 3 Querfinger unter dem Rippenbogen.

Reflexe ohne Befund.

Augenhintergrund: Normal.

Erythrozyten: 5 800 000. Leukozyten 7 200.

Urin: Albumen + (¼ ‰.) Sacch. — Sediment: Leukozyten, hyaline Zylinder.

Diurese kommt schon auf kochsalzarme Kost in Gang, noch besser auf Digipuratum.

NaCl-Ausscheidung: bis 0,7% bei 1800 Menge = 12,6 g pro die.

N-Ausscheidung: bis 1,3% bei 2150 Menge = 28,0 g pro die.

Die Ödeme schwinden allmählich. Gewichtsabnahme von 82,2 kg (28. III.) auf 68,7 kg (9. IV.). Albumenmenge schwankt zwischen ¼ und ½ ‰.

Wasserversuch (7. IV.): Schlecht während der Ödemresorption. Menge in 14 Stunden 895 ccm mit niedrigstem spezifischem Gewicht von 1006, am Nachmittag noch Nachausscheidung von 1050 ccm ohne Flüssigkeitszufuhr.

Höchster Konzentrationswert 1020 ⅓ bei 800 ccm.

Blutdruck nach 12 Tagen gefallen bis 145 mm Hg.

Am 29. III. (Blutdruck 168/91 mm Hg.) schläft Patient über dem Nachtessen ein, dabei sehr deutliches Cheyne-Stokessches Atmen.

IV. Aufnahme: 13. IX. bis 15. IX. 1911:

Hat nach der letzten Entlassung (22. IV. 11) noch leichte Arbeit getan. Schließlich wieder stärkere Atemnot und Ödeme.

Befund: Gebrechliches Aussehen. Ödeme an beiden Unterschenkeln und in der Gesäßgegend. Deutliches Cheyne-Stokessches Atmen. Dabei Pupillen eng in der Atempause, weit während der Atmung. Lichtreaktion träge.

Lungen: H. R. Transsudat, sonst bronchitische Geräusche.

Herz: Starke Verbreiterung nach links. Spitzenstoß im 6. J. C. R., 2 Querfinger außerhalb der Mammillarlinie. Puls hart, gespannt, leicht unregelmäßig.

Blutdruck: 175 mm Hg.

Leber vergrößert, unterer Rand 3 Querfinger unterhalb des Rippenbogens.

Reflexe: Herabgesetzt, Babinski O.

Urin: Albumen +, 1¼ ‰, Sacch. —, Sang. —. Sediment: Vereinzelte Zylinder. Diurese schlecht.

NaCl-Ausscheidung: 0,5%.

N-Ausscheidung: 1,3%.

Höchstes spezifisches Gewicht 1025 ⅔ bei 400 ccm (am Tage des Todes!).

14. IX.: Unruhig, leicht verwirrt, drängt aus dem Bett.

Blutdruck 178/102 mm Hg.

Rest-N: 66 mg %.

In der Nacht plötzlich Exitus.

Klin. Diagnose: Hypertonie durch blande Nierensklerose, Herzhypertrophie und Dilatation, Pleuratranssudat rechts. Arteriosklerose der Hirngefäße.

Autopsie: Starke Arteriosklerose, arteriosklerotische Veränderungen an den Nieren. Starke Herzhypertrophie. Stauungsorgane. Transsudat in der rechten Pleurahöhle. Kompressionsatelektasen der rechten Lunge. Zystitis. Sklerose der Hirnbasisgefäße.

Herzgewicht 980 g.

Nieren makroskopisch: Mittelgroß, Gewicht 140 g. Oberfläche unregelmäßig höckerig, zahlreiche teils flache, teils tiefere unregelmäßig begrenzte Einziehungen. Substanz fest, blutreich, Schnittfläche bräunlich. Rinde etwas verschmälert, Zeichnung nicht ganz deutlich.

Mikroskopisch: Kleine Infarktchen, verödete Glomeruli. Zystchen, spärliche Zylinder, beträchtliche hyperplastische Intimawucherung plus Arteriosklerose.

Gehirn: An den kleinen Gefäßen hyperplastische Intimawucherung gering oder fehlend, an den größeren beträchtlich.

Darm: Hyperplastische Intimaverdickung O.

Nebennieren: Hyperplastische Intimaverdickung O. Pankreas: Hyperplastische Intimaverdickung +, Arteriosklerose +, ebenso an den Milzgefäßen.

XXXXII. Fall 6. Imm.....fer, Gastwirt, 52 Jahre. 2. XI. bis 24. XI. 10.

Anamnese: Für Lues kein Anhaltspunkt. Wassermann O. Alkohol: früher 15 Schoppen Bier täglich, jetzt mäßig. Tabak reichlich.

Bis vor 6 Jahren nicht nennenswert krank. Damals Schlaganfall mit Schwäche der linken Seite. Seit 1 ¼ Jahren bekommt Patient bei der Arbeit leicht Atemnot, anfallsweise auch in der Nacht. Seit 1 Jahr Nykturie. Seit 4 Wochen Schwellung der Beine.

Befund: Guter Ernährungszustand. Haut von gelblicher Farbe. Zyanose der Lippen, Ödem der Beine.

Pupillenreaktion prompt. Rechter Fazialis weniger innerveniert als der linke. Hirnnerven sonst ohne Befund.

Über den Lungen trockene Rasselgeräusche. Ausgesprochenes Cheyne-Stokessches Atmen.

Herz: Spitzenstoß 1 Querfinger breit außerhalb der Mammillarlinie, undeutlich. Starke Verbreiterung. Orthodiagramm: 6,5 : 13 : 20,8 cm. Herztöne leise, II. Aortenton akzentuiert. Puls regelmäßig, 80—90; Arterienrohr verhärtet.

Leber nur mäßig vergrößert.

Reflexe: Patellarsehnenreflexe beiderseits gesteigert, links mehr als rechts. Kein Patellarklonus. Babinski links positiv, rechts O.

Psychisch macht Patient einen dementen Eindruck.

Urin: Albumen +, Spur ¼°/₀₀ Sacch. —, Urobilin und Urobilinogen +.

Blutdruck: 170/116 mm Hg.

In den ersten 4 Tagen bei salzfreier Diät Gewichtsabnahme um 4 kg. Rückgang der Ödeme. Reichliche Diurese. NaCl-Ausscheidung gut, 0,8%. N-Ausscheidung: gut, bis 1,6%.

Das Cheyne-Stokessche Atmen hält an, Atempause dauert ca. 34, An- und Abschwellen der Atmung ca. 64 Sekunden.

Nach Aufstehen nehmen die Ödeme wieder zu. Gleichzeitig Gewichtszunahme. NaCl-Ausscheidung gering. N-Ausscheidung unverändert gut.

Wasserversuch (10. XI.): Verunglückt. In 3 Stunden 660 ccm, niedrigstes spezifisches Gewicht 1004 ⅓.

C. V.: 1026 bei 320 ccm.

Vom 17. XI. ab Digipuratum. Daraufhin Diurese und NaCl-Ausscheidung besser. Blutdruck jetzt 165. Atemnot zunächst noch stärker, reichlich bronchitische Geräusche. Auswurf zäh, manchmal mit Blut.

Ist dauernd deprimierter Stimmung, weint leicht.

20. XI. Das Cheyne-Stokessche Atmen ist nach der Digipuratumkur verschwunden. Diurese leidlich gut, langsames Zurückgehen des Körpergewichtes.

NaCl-Ausscheidung bis 0,6%.

N-Ausscheidung fortgesetzt sehr gut, bis 1,7%.

24. XI.: Patient fühlt sich wesentlich wohler, verläßt das Krankenhaus gegen ärztlichen Rat.

Später wird in Erfahrung gebracht, daß sich Patient bald nach seiner Entlassung erhängt hat.

Klin. Diagnose: Gutartige Hypertonie, Arteriosklerose der Nieren und Hirngefässe.

Autoptischer Befund: Herz vergrößert (800 g). Koronarsklerose. Lungeninfarkt. Übrige Organe sehr blutreich. Erweichungen in den Zentralganglien beiderseits. Sklerose der Hirnbasisgefäße.

Nieren makroskopisch: Groß, Kapsel leicht lösbar, Oberfläche glatt, Substanz blutreich. (Vgl. Abb. 10 und 1J, S. 54 und 55).

Mikroskopisch: Kleine Infarkte, Stauung. Kapseltranssudate. Verödete Glomeruli. Vielfach Verfettungen an den kleinen Gefäßen. Starke hyperplastische Intimaverdickung plus Arteriosklerose auch der kleinsten Gefäße. (Vgl. Abb. 65 und 66 auf Tafel XXXIII.)

XXXXIII. Frau Ho......ter, 51 Jahre. 7. X. bis 17. XI.

Anamnese: Vater †, 64 Jahre Zuckerkrankheit (Fußgangrän). 1 Bruder mit 40 Jahren Schlaganfall, zuckerkrank, lebte noch 10 Jahre. 2. Bruder zuckerkrank, † an Schlaganfall mit 50 Jahren. Mann gestorben an Rückenmarksleiden.

16*

Vor 4 Jahren nach dem Tode des Mannes war Patientin sehr leidend, bis dahin ernstlich nicht krank. Damals angeblich infolge Aufregung Schmerzen in Leib und Rücken, Schlaflosigkeit; Leibschmerzen traten in Intervallen auf, bisweilen mit Durchfällen. 4 wöchentlicher Aufenthalt in Meran, geringe Erholung. 1910 Blasenkatarrh. Damals Zucker konstatiert (1,5%). Einmal Kolikanfall, verschiedentlich wieder Durchfälle. Kuren in Freudenstadt. 1911 Albumen festgestellt. Sommer 1911 heftiges Kopfweh, das nach Kopfmassage zeitweise besser wurde. Am 4. September 1911 plötzlicher Anfall von Atemnot auf der Straße mit Hustenreiz und wenig Auswurf, konnte nicht mehr weitergehen wegen des starken Herzklopfens. Solche Anfälle wiederholten sich häufig. Bei der kleinsten Erregung schon Herzklopfen. Aufenthalt in St. Moritz ohne Anfall.

Im März dieses Jahres wieder verschiedentlich Anfälle von Atemnot, Herzklopfen und nachfolgendem starkem Röcheln. Ein Anfall soll 3 Stunden gedauert haben. Dabei soll Patientin blau ausgesehen haben. Vom Arzt wurden Einspritzungen von Atropin und Morphium angeordnet. Anfälle wiederholten sich immer häufiger. Das Lungenödem nach den Anfällen dauert jetzt einen halben bis einen Tag. Zuletzt Nykturie. Häufig Kopfweh, wie wenn ein Eisenring um den Kopf ginge. Auch ein zusammenschnürendes Gefühl um die Taille. Finger und Beine werden blutleer und weiß. Gesicht anfangs weiß, dann blau, nach Morphium feuerrot. Leichte Anschwellung der Füße beim Aufsein.

Anfang August Kur in Oberhof Sanatorium Dr. Rautenberg. Dort Anfall von schwerstem Lungenödem. Konsultation mit Verf. gleich nach dem Anfall.

Befund: Mächtig erregte und verstärkte Herzaktion bis zur vorderen Axillarlinie reichend. Starke Akzentuation der II. Töne, besonders auch des II. Pulm.-Tones. Andeutung von Galopp. Blutdruck mit Riva Rocci nicht mehr zu messen, über 270 mm Hg. Bei der B. D.-Messung ausgesprochene Dyspnoe.

Gleich nach dem Anfall reichlich Albumen und viel Formelemente, auch Epithelialzylinder. Nach Carell und 0,5 Chloralhydrat Nacht gut. Am nächsten Tage Puls 80. Druck 230—240 mit Andeutung von Alternans, zeitweise regelmäßiger Bigeminus.

Albumen nur noch in Spuren.

Kein Anfall von Lungenödem mehr seit Einschränkung der Flüssigkeitszufuhr.

7. X. Krankenhausaufnahme.

Befund: Sehr guter Ernährungszustand. Leichte Zyanose, keine Ödeme. Große Hirnnerven ohne Störung. Augenhintergrund normal. Lungen abgesehen von einigen Rasselgeräuschen ohne Befund.

In der Ruhe keine Atemnot.

Herz: Spitzenstoß sehr deutlich, plateauartig hebend, ein Querf. außerhalb der Mamillarlinie. Orthodiagramm: 3,1:10,4:15,5 cm bei 1,54 m Größe.

Systolisches Geräusch an der Spitze. Akzentuation des II. Pulmonaltones. II. Aortenton noch stärker akzentuiert, klingt metallisch.

Herzaktion: Leichte Irregularität. Frequenz 110. Bei der geringsten Bewegung schnellt der Puls bis auf 130 Schläge, dabei Atemnot. Links am unteren Teil der Mamma bis in die Axilla hinein Hyperästhesie der Haut. Unterer Leberrand 2 Querfinger unterm Rippenbogen. Extremitäten: Keine Schwellung der Knöchelgegend. Reflexe: normal.

Urin: Albumen +, Sacch. + (3%) keine Azidosekörper.

Sediment: Leukocyten, keine Zylinder.

Hgl. 72%, Erythrocyten 4,600 000.

Blutdruck: 192/118 mm Hg.

Rest-N 32 mgr. Blutzucker 0,357%.

Wasserversuch (9. X.) 1640 ccm, größte ½ stündige Einzelportion 360 ccm, niedrigstes spezifisches Gewicht 1004 ⅓. Höchste Konzentrationswerte später nach Verschwinden des Zuckers 1023 ⅔ bei 800 ccm (Sacch. 0!), 1025 bei 760 ccm (Sacch. 0,5%).

NaCl-Ausscheidung: bis 0,91%, 15,6 g pro die.

N-Ausscheidung: bis 1,0%, 10,6 g pro die, bis 1,3% während der Konzentration.

Wassermann: Negativ.

0,5 Jodkali in 48 Stunden ausgeschieden.

Der Zuckergehalt fällt in den ersten 10 Tagen unter ziemlich Reduktion von Kohlehydraten bis auf 0. Eiweiß ist nur in Spuren im Urin vorhanden. Der Blutdruck in dieser Zeit stets über 200 bis 230 mm Hg.

12. X.: Transitorische Aphasie: Plötzlicher Anfall von Erstickungsgefühl. Patientin kann bald darauf nicht mehr sprechen. Schweißausbruch, Doppelsehen. Verwaschene Sprache. Fazialisparese rechts. Keine Extremitätenlähmung. Nach einer Viertelstunde alle Erscheinungen geschwunden, bis auf ein müdes Gefühl in den Extremitäten.

24. X.: In den letzten Tagen Zuckergehalt meist 0, aber auch 0,1 bis 0,5. Blutdruck dauernd hoch. Heute kribbelndes Gefühl in Armen und Beinen, dabei leichte Rötung der Streckseiten mit geringer Schwellung. Eine ähnliche bandförmige Rötung und Infiltration

findet sich in der unteren Partie beider Mammae und in der linken Unterbauchgegend. An allen Stellen ein prickelndes juckendes Gefühl. Seit gestern Natr. rodanat. 2 g pro die. Psychisch fällt auf, daß Patientin lustiger als sonst ist und witzige Bemerkungen macht.

Patientin klagt über Wallungen, Schmerzen im Leib, weint, ist depressiv, leicht verwirrt, fragt manches zweimal. Rhodan abgesetzt. Dafür Opium. Gegen Abend noch unruhiger, zeigt eine auffällige Rötung im Gesicht, wirft sich hin und her. Nachts 3 Uhr stärkste Unruhe, allgemeiner Tremor, Verwirrtheit.

26. X.: Unklar, macht Verbaliterationen. Unterhaltung nicht möglich. Erwacht plötzlich aus dem Schlaf mit den Worten: „Ich bin tot, jetzt fängt das Begräbnis an", schildert dann das Begräbnis.

Am Abend wieder verwirrt, halluziniert, hört Leute vor dem Zimmer. Blutdruck 185, also gegen früher gesunken. Am nächsten Tage hält die Erregung weiter an. Zeitweilige Beruhigung ist nur durch Morphium-Skopolamininjektionen zu erzielen. Im Schlaf Cheyne-Stokessches Atmen. Wenn die Morphiumwirkung vorbei ist, heftigste Aufregung, wilde Gesichtszüge, Patientin beißt, kratzt, spuckt. Leichter Temperaturanstieg.

28. X.: Blutdruck in tiefem Schlaf gemessen heute morgen 128 mm Hg. Der Verwirrtheitszustand hält an. Man kann Patientin aber für Momente fixieren, und dabei scheint sie ihre Umgebung zu erkennen. Ihr ganzes Wesen bekommt jetzt etwas pathetisch gespreiztes. Patientin versucht zu reimen, singt, macht allerlei Wortbilder.

Hinten unten beiderseits katarrhalische Geräusche. Beginnender Decubitus an den Fersen. Auffällige Schmerzempfindlichkeit am ganzen Körper, spez. der Beinmusklatur und an den Austrittsstellen der Nerven.

Nach Ansicht des zugezogenen Psychiaters (Prof. Nißl) ist der Zustand als Erschöpfung ähnlich dem der Amentia aufzufassen. Bezüglich Zeit, Ort und Umgebung, auch der eigenen Person, ist Patientin nicht orientiert. Sie faßt aber richtig auf, was aus ihren Antworten zu entnehmen ist und auch daraus, wie sie Aufforderungen, z. B. Handheben, Zunge herausstrecken, nachkommt. Bei dem Rededrang fällt auf, daß sie sich an Einzelheiten anklammert, ein Wort, das sie gerade hört, aufgreift, und dasselbe bzw. den Begriff in ihrem Rededrang weiter variiert. So spricht sie davon, daß sie in London sei, von London kommt sie auf Hotel Adlon und dergl. Was sie zusammenhängend spricht ist gänzlich verwirrt und unverständig. Auch bei den Bewegungen fällt das Haftenbleiben auf. Sie soll Geld zählen. Als sie das Geld wieder abgegeben hat, macht sie die Bewegung des Geldzählens ständig noch weiter. Es besteht kein besonderer Affektzustand. Die Sprechweise ist geziert, theatralisch. Gelegentlich beobachtet man Schwierigkeiten beim korrekten Sprechen. Eigentliches Silbenstolpern besteht nicht. Gegen eine reine Amentia spricht der Umstand, daß Patientin nicht ratlos ist. Gegen eine Korsakowsche Psychose, an die bei der Kombination mit der zur zeit bestehenden Polyneuritis zu denken, spricht der Beginn und die Dauer eines derartig ausgesprochenen Deliriums. Es fehlen auch die eigentlichen Charakteristika der Korsakowschen Psychose, z. B. die Merkunfähigkeit.

Nach allem wird der Verwirrtheitszustand auf eine Arteriosklerose der Gehirngefäße bezogen, wenngleich die gewöhnlichen arteriosklerotischen Verwirrtheitszustände in höherem Alter nicht so lange anzuhalten pflegen und meist einen Wechsel von ruhigen und unruhigen Zeiten erkennen lassen.

7. XI.: Blutdruck 185 bis 190 mm Hg, in den letzten Tagen mäßiges Fieber. Die katarrhalischen Erscheinungen auf der Lunge nehmen zu. Die Unruhe, in den letzten Tagen geringer, wird wieder stärker. Ständiger Rededrang. Bisweilen liefert sie den reinen Wortsalat. Hautempfindlichkeit nicht mehr so stark. Patellarreflex links schwächer, als rechts. Bei stärkerer Unruhe Injektionen notwendig.

Albumen immer nur in Spuren, Zuckergehalt 0 bis 0,9%.

12. XI.: Patientin spricht fortgesetzt verwirrtes Zeug, glaubt sich bei ihren Kindern oder zu Hause, will ausgehen oder ausfahren oder sich zum Diner anziehen, redet dementsprechend verwirrt.

Zunehmender Kräfteverfall.

15. XI.: Bronchopneumonie beiderseits. Infolge des allgemeinen Schwächezustandes Unruhe geringer. Ab und zu lichte Momente, erkennt dann ihren Bruder, Tochter und Sohn. Dann verfällt sie wieder in einen Schlummerzustand, in dem sie vor sich hin lallt. Rest-N: 36 mg.

16. XI.: Zunehmende Herzschwäche, Lungenödem. Patientin liegt apathisch da, reagiert auf nichts. Exitus.

Blutdruck: Kurz vor dem Tode 183/60 mm Hg, Blutkultur steril.

Klinische Diagnose: Blande Nierensklerose, starke Bronchitis, Bronchopneumonie, schwere Arteriosklerose der Hirngefäße (Verwirrtheit), Koronarsklerose.

Autoptischer Befund: Starke Arteriosklerose, speziell der Hirngefäße und Koronargefäße. Herzhypertrophie (370 g). Bronchopneumonische Herde in beiden Lungen. Eitrige Bronchitis. Cystitis.

Nieren makroskopisch: Linke Niere stark verkleinert, Gewicht mit Anfangsteil des Ureters und Stamm der Nierenarterie 55 g. Lumen der linken Nierenarterie durch Intimaverdickungen stark verengt, nur noch für eine ganz feine Sonde durchgängig. Kapsel der linken Niere stark verdickt. Oberfläche zeigt zwar deutlich die Furchen der fötalen Lappung noch, ist aber im übrigen glatt, abgesehen von einigen kleinen Höckerchen am oberen Pol. Nierensubstanz von zäher Konsistenz, hellbräunlicher Schnittfläche, mittlerem Blutgehalt. Rinde sehr schmal, Zeichnung erkennbar. Nierenbecken stark erweitert, darin einige kleine, flache, bräunliche Blutungen. Ureter ebenfalls erweitert, seine Wandung verdickt. Rechte Niere deutlich vergrößert, 190 g. Rechte Nierenarterie in der Wandung verdickt. Lumen aber gut durchgängig. Kapsel leicht lösbar, Oberfläche im ganzen glatt, zeigt nur ganz leichte, eben angedeutete Granulierung. Substanz von fester Konsistenz, gelbbräunlicher Schnittfläche. Rinde ziemlich breit, hellbräunlich, hebt sich etwas von den dunkleren Pyramiden ab. Zeichnung erkennbar. Im Nierenbecken einige Blutungen. Rechtes Nierenbecken nicht erweitert.

Nieren mikroskopisch: Linke Niere: Hydronephrotische Schrumpfung, in den lateralen Partien beträchtlich, in den zentralen weniger. In den zentralen Partien zeigt das Parenchym dort, wo es erhalten ist, keine nennenswerte degenerative Veränderungen an den Epithelien. In den hydronephrotisch geschrumpften Partien finden sich auch viele verödete Glomeruli, an den Gefäßen starke hyperplastische Intimaverdickung und Arteriosklerose.

Rechte Niere: Zahlreiche kleine Infarktnarben und verödete Glomeruli. Glomeruli in der Hauptsache gut erhalten, keine degenerativen Prozesse. Gefäßveränderungen, namentlich hyperplastische Intimaverdickung nicht so stark wie links, aber in den kleinen Gefäßen immerhin auch beträchtliche Arteriosklerose.

Gehirn: Sehr klein, 1010 g. Substanz sehr fest, Gefäße an der Basis haben stark verdickte Wandungen und klaffen beim Durchschneiden. Die weichen Hirnhäute zeigen stellenweise entlang dem Verlauf der Gefäße leichte Verdickungen.

2. Die Kombinationsform

(maligne Form der Hypertonie, Sklerose plus Nephritis, genuine Schrumpfniere mit Neigung zur Niereninsuffizienz).

Die Kombinationsform bildet eine besondere Gruppe von Sklerosen, welche sich von den blanden oder gutartigen Sklerosen vor allen Dingen durch ihre Prognose unterscheiden. Allen Kombinationsformen gemeinsam ist der hohe Grad der Arteriosklerose der Nierengefäße und die Ausdehnung des arteriosklerotischen Prozesses auch auf die kleinsten Gefäße bis in die Vasa afferentia. Als Unterscheidungsmerkmal kann diese Eigenschaft aber nicht dienen, da ebenso hochgradige und ebenso weit reichende Arteriosklerose der Nierengefäße auch bei der blanden Sklerose beobachtet wird. Was aber dort die Ausnahme bildet, ist hier die Regel. Nicht jede hochgradige Arteriosklerose der kleinsten Gefäße bedingt einen bösartigen Verlauf, aber jede maligne Sklerose d. h. jede Kombinationsform weist die hochgradige Arteriosklerose der kleinen und kleinsten Gefäße auf. Sie ist die Basis, auf der sich die Kombination mit Nephritis entwickelt, sie ist nicht die einzige, aber die notwendigste und wichtigste Bedingung dieser Kombination.

Die Arteriosklerose der kleinsten Gefäße disponiert, wie es scheint, zu degenerativen und entzündlichen Veränderungen des Organes, und wir können diese Neigung zu sekundärer Entzündung sogar schon erkennen zu einer Zeit, in der diese histologisch kaum andeutungsweise vorhanden ist.

Die Bösartigkeit der Erkrankung beruht nicht allein auf der Unheilbarkeit und dem ungünstigen Verlauf der aufgepfropften Nephritis, nein auch die kardialen und arteriellen Komponenten der Sklerose haben einen viel weniger gutartigen Charakter wie bei der blanden Hypertonie und führen in vielen Fällen das Ende herbei, noch ehe die nephritische Komponente Zeit gefunden hat, sich ausgiebig zu entfalten.

Aber gerade deshalb sind derartige Frühfälle so beweisend für unsere Annahme, daß unmöglich die Nephritis das primäre sein kann. Wir finden in solchen Fällen, die den Übergang aus der blanden Sklerose zur Kombinationsform darstellen, histologisch neben der Arteriosklerose der kleinen und kleinsten Gefäße noch weiter nichts als hier und da tropfige Entmischung an den Epithelien und auch klinisch noch keinerlei Zeichen von Nachlaß der Nierenfunktion, geschweige denn von Niereninsuffizienz, aber trotzdem den charakteristischen rapiden Verfall und Verlauf.

In diesem Frühstadium der Kombinationsform verrät uns ein Symptom die „entzündliche" Komponente, die Neuroretinitis albuminurica. Diesen Frühstadien können wir als Endstadien gegenüberstellen Kombinationsformen, die klinisch und histologisch nicht von den Endstadien einer chronischen Nephritis zu unterscheiden wären, wenn nicht histologisch der herdförmige Charakter der Entzündung, die schwere Arteriosklerose der Nierengefäße, klinisch die Prädominanz der kardialen und arteriellen Symptome sie erkennen ließe

als das Ausgangsstadium einer schweren, auf der Basis einer primären Arterio
sklerose entstandenen Nephritis.

Zwischen diesen beiden Endgliedern einer Kette, den Übergangs- oder
Frühfällen und den Endstadien der Kombinationsform kommen nun die verschiedensten Grade der Entzündung zur Beobachtung und die verschiedensten
Grade von Schädigung der Nierenfunktion. Dabei können sich die entzündlichen Veränderungen entwickeln auf großen glatten, oder stark geschrumpften,
grobhöckrig oder fein granulierten Sklerosen; und die Entzündung kann in jedem
Falle ganz verschieden stark zur Ausbildung gelangt und bei einer nicht geschrumpften Niere hochgradig, bei einer stark geschrumpften kaum angedeutet sein.

Dem entspricht auch durchaus der klinische Verlauf.

Im Frühstadium das reine Bild der einfachen Hypertonie bietend, höchstens
durch den hohen Grad der Blutdrucksteigerung verdächtig, sehen wir solche
Fälle bisweilen unter unseren Augen das Antlitz wechseln und, wenn die kardialen
oder vaskulären Komponenten nicht vorzeitig das Ende herbeiführen, immer
mehr nephritischen Charakter annehmen und schließlich als Niereninsuffizienz
zugrunde gehen.

Oft freilich wird dieses Endstadium nicht erreicht. Oder aber das Vorstadium der Sklerose wird übersehen. Dann kommt der Kranke schon mit typischen
renalen Symptomen zum ersten Male zur Beobachtung. Aber auch da ist in
der Regel eine sichere Unterscheidung von den Endstadien der reinen Nephritis,
von der sogenannten sekundären Schrumpfniere möglich.

Bei der großen prognostischen Bedeutung der Unterscheidung der blanden
Sklerose von den Kombinationsformen ist es besonders wichtig, auch die Frühfälle zu kennen. Es ist nötig, die Kombination mit Nephritis vorauszusehen
und zu diagnostizieren, noch ehe sie ernstlich in die Erscheinung tritt.

Ätiologie.

Worauf beruht nun diese Neigung mancher Sklerosen, sich mit einer sekundären, und zwar nicht akut, sondern schleichend einsetzenden und ebenso
weiterschreitenden Nephritis zu kombinieren?

Die Ätiologie dieser auf die Sklerose aufgepfropften Nephritis ist noch
ganz dunkel.

Es handelt sich nicht, wie wir früher anzunehmen geneigt waren, um eine
zufällige Kombination mit einer landläufigen akuten Nierenentzündung.

Wir haben zwar auch diese Kombination in einem Falle beobachtet. Es
handelte sich um einen 56 jährigen Mann, mit infiziertem Unterschenkelbruch,
der sterbend von der chirurgischen Abteilung zu uns verlegt wurde.

Der Blutdruck betrug 235 mm Hg., der Albumengehalt 10 $^0/_{00}$. Das Herz war stark
dilatiert und insuffizient. Der Kranke ließ unter sich und starb in zunehmender Benommenheit.

Die Autopsie (Dr. Fahr) ergab: Diffuse Glomerulonephritis auf dem Boden arteriosklerotischer Nierenveränderungen. Fettherz, Arteriosklerose und Koronarsklerose, Lungenödem, Bronchopneumonie, Bronchitis.

Nieren makroskopisch: Beide Nieren sind nicht verkleinert, Gewicht je 160 g,
die Kapsel ist leicht lösbar, die Oberfläche läßt noch fötale Lappung, daneben aber auch
eine feine Granulierung erkennen. Die Substanz ist von fester Konsistenz, die Farbe ist
blaßbräunlich, an der Oberfläche bemerkt man vielfach einige getrennte, kleine, gelbliche
Fleckchen, wodurch das Ganze ein leicht marmoriertes Aussehen erhält. Die Rinde ist
stark verschmälert, die Zeichnung total verwaschen. In der Nierensubstanz finden sich
eine Anzahl kleinerer und größerer, glattwandiger, mit klarer Flüssigkeit gefüllter Cysten.

Nieren mikroskopisch: Ausgedehnte z. T. keilförmige interstitielle Prozesse,
mit reichlichen kleinzelligen Infiltraten. Ziemlich diffuse Glomerulonephritis (starke
Wucherung des Epithels und Halbmondbildung). Reichlich hyaline und granulierte
Zylinder. Sehr starke Arteriosklerose der kleinen und kleinsten Gefäße
(Vasa aff.)

Hier handelte es sich nicht um eine echte Kombinationsform, sondern um die Komplikation einer Sklerose mit einer akuten diffusen Nepritis bekannter Ätiologie. Bei der Kombinationsform dagegen handelt es sich um eine ganz besondere Art von schleichender herdförmiger Entzündung von unbekannter Ätiologie.

Gerade die Frühfälle beweisen das unwiderleglich, in denen der maligne Charakter und Verlauf schon ganz deutlich in die Erscheinung tritt, bevor die sekundäre Entzündung überhaupt hat Wurzel fassen können. Wir haben es allem Anschein nach mit einer spezifischen, endogenen Entzündung, autotoxischen Ursprungs zu tun; spezifisch insofern, als ihr Auftreten an eine hochgradige Arteriosklerose der kleinen Gefäße der Niere gebunden ist, endogen insofern, als nicht die bekannten exogenen Schädlichkeiten, die Toxine von Mikroorganismen die Entzündung bedingen.

Daß toxische, entzündungserregende Stoffe im Blute kreisen, beweist das fast konstante Auftreten einer Retinitis albuminurica, die als Frühsymptom der spezifischen Nephritis vorausgehen, und daher nicht als ihre Folge angesprochen werden kann. Dabei ist für Niere wie Auge die Gefäßveränderung, die Zirkulationsstörung, die notwendige Voraussetzung.

Wir sehen hier nur zwei Möglichkeiten. Entweder ist das unbekannte toxische Agens ein physiologisches Stoffwechselprodukt, das erst auf dem Boden einer schweren Arteriosklerose der kleinsten Gefäße toxisch wirkt, oder es handelt sich um ein abnormes pathologisches Stoffwechselprodukt, dann wird man geneigt sein, das entzündungserregende Toxin auch mit verantwortlich zu machen für den Grad der Arteriosklerose und ihre Ausdehnung auf die kleinsten Gefäße.

Diese Vorstellung würde dazu führen, zwei Formen von Arteriosklerose zu unterscheiden, 1. eine quasi physiologische, in dubio mechanisch bedingte präsenile oder senile, gutartige Arteriosklerose, die vorwiegend die mittleren und kleineren, selten die kleinsten Gefäße der Niere betrifft, und 2. eine pathologisch-toxische Arteriosklerose von malignem, rapiderem Verlauf, die ausnahmslos sich auch auf die kleinsten Gefäße erstreckt und von Entzündung begleitet oder gefolgt ist.

Gegen die letztere Auffassung spricht vieles: Das nicht so ganz seltene Vorkommen gleichartiger Arteriosklerose der kleinsten Gefäße bei der gutartigen Hypertonie, die Tatsache, daß die Kombination der Entzündung zu allen Stadien der arteriosklerotischen Schrumpfung, d. h. nicht nur zu den frühen Stadien der Arteriosklerose, sondern auch zu ihren spätesten Stadien hinzutreten kann. Dagegen sprechen ferner: die gelegentliche Beobachtung eines durchaus gutartig erscheinenden Vorstadiums von blander Sklerose, die große Ähnlichkeit mit deren Symptomatologie, die Bevorzugung der gleichen Altersklassen etc.

Wir neigen daher mehr der ersteren Auffassung zu, daß das toxische Agens ein physiologisches Stoffwechselprodukt ist, das, vielleicht im Übermaß gebildet, nur dann entzündungserregend wirkt, wenn schon schwere Arteriosklerose der kleinen Gefäße besteht. Sei es nun, daß infolge der schweren Störung der Zirkulation — in der Niere wie in der Retina — die Zellen weniger widerstandsfähig, giftempfindlicher werden, oder die Entfernung, die Entgiftung, der Abbau des Stoffwechselproduktes ungenügend erfolgt.

Wollte man das toxische Agens mit verantwortlich machen für die Entwicklung der Arteriosklerose, so müßte man erwarten, die Kombination mit der Entzündung auch einmal bei geringeren Graden der Arteriosklerose, jedenfalls immer in demselben Stadium derselben zu finden, und nicht einmal bei ganz großen, ein anderes Mal bei stark geschrumpften Nieren.

Man könnte sich aber wohl vorstellen, daß beispielsweise die gichtische Diathese sowohl die Entstehung schwerer Arteriosklerose begünstigt, als auch durch das Zusammentreffen von Urikämie mit schwerer Arteriosklerose zu den degenerativen und entzündlichen Veränderungen führt, welche die Kombinationsform, je älter sie ist, desto mehr auszeichnen.

Wenn wir unter unseren Fällen nach Bedingungen Umschau halten, die für das Auftreten der Kombinationsform, wenn auch nicht in ätiologischem, so doch vielleicht in begünstigendem Sinne in Frage kommen können, so fällt zunächst das große Überwiegen des männlichen Geschlechtes — unter 36 Fällen sind nur 6 Frauen — und ein auffallendes Dominieren der besseren Stände auf. Mehr als die Hälfte unserer Fälle von Kombinationsform gehören den besseren Ständen an, die z. T. in aufregender, verantwortlicher Berufsarbeit ganz im Geschäfte aufgegangen sind, z. T. schlecht mit ihren Kräften gewirtschaftet oder unsinnig darauflos gelebt haben.

Als exogener ätiologischer Faktor kommt vielleicht auch das Blei für eine Komination von Sklerose mit degenerativen und entzündlichen Prozessen in Frage. 4 unserer Fälle waren Arbeiter, die mit Blei zu tun hatten, 2 davon litten schon seit Jahren an Erscheinungen der chronischen Bleivergiftung.

Tabakabusus ließ sich anamnestisch 5 mal, Alkoholabusus 2 mal, beides vereint 5 mal nachweisen. Typische Gicht fanden wir merkwürdigerweise nur in 3 von 36 Fällen, Lues war nur einmal dem Nierenleiden voraufgegangen.

Was das Lebensalter betrifft, so ist auch bei der Kombinationsform das Alter von 40—60 Jahren am meisten betroffen, und die jüngeren Fälle standen mit einer Ausnahme von 30 Jahren dicht vor dem 40. Lebensjahre.

Tabelle X.

Alter	Geschlecht Männer	Frauen		lebend	gestorben nicht autops.	die Nieren waren nicht geschrumpft	geschrumpft
30—40	6	—	im Alter von 30, 2 × 38, 3 × 39	—	1	2	3
41—50	8	3	. . . . . .	3?	3	1	4
51—60	13	2	. . . . . .	2?	3	4	6
61—70	2	1	. . . . . .	—	1	—	2
76	1	—	. . . . . .	—	—	—	1
	30	6		5?	8	7	16

Aus der Tabelle geht ferner hervor, daß bei der Kombinationsform viel häufiger wie bei den blanden Sklerosen „Schrumpfnieren" gefunden wurden, daß aber immerhin in 30% der Fälle die Nieren noch nicht geschrumpft waren.

Die **Symptomatologie** weist große Ähnlichkeit, ja Übereinstimmung mit dem Krankheitsbilde der blanden Sklerose auf, nur gesellen sich entsprechend der wenig, deutlich oder stark ausgebildeten nephritischen Komponente im histologischen Bilde auch klinisch nephritische Symptome verschiedener Abstufung zu den kardialen und vaskulären der Hypertonie, die ihrerseits selbst meist schwerer, ernster und bösartiger in die Erscheinung treten.

Das pathognomonische Phänomen der Sklerose, die Blutdrucksteigerung ist auch hier das obligatorische Symptom, und sie erreicht gerade bei der Kombinationsform die höchsten zu beobachtenden Grade.

Blutdruckwerte, die niemals 200 mm Hg. erreichten, fanden wir nur in 8 von 36 Fällen. Und unter diesen 8 sind 5 Fälle, die Höchstwerte von 190—198 mm Hg. erreichten. (Vgl. Tabelle IX.)

Tabelle XI:

Blutdruck unter 170 mm Hg 1,	200—219	 6
170—180 ,, ,, 2,	220—239	 9
190—199 ,, ,, 5,	240—259	 9
	260—280	 4
8		28

Bei diesen malignen Formen der Sklerose trifft also hochgradige und auch besonders die kleinsten Gefäße befallende Arteriosklerose fast ausnahmslos mit exzessiver Blutdrucksteigerung zusammen, doch kommen Dauerwerte von 240 mm und darüber auch bei den gutartigen Hypertonien vor.

Wenn wir die Kombinationsform bezüglich der Häufigkeit der ganz hohen Blutdruckwerte mit den 3 Stadien der diffusen Nephritis vergleichen, so erhalten wir folgendes instruktives Bild:

Tabelle XII:

Maximale Blutdruckwerte	Nephritis			Komb.-form
	I	II	III	
201—240	1	4	9	15
240—280	—	—	5	13
in Summa	1	4	14	28
von insgesamt	62	32	37	36 Fällen.

Im Gegensatz zur blanden Sklerose haben wir bei der Kombinationsform kaum je eine transitorische Blutdrucksteigerung gesehen. Nur in einem Falle ging der Blutdruck im Laufe der ersten Behandlung gelegentlich von 185 auf 111 mm herab. Er erhob sich aber bald wieder auf 180—190 mm und sank erst im Stadium der finalen Herzschwäche auf tiefere Werte herab (vgl. klinische Beispiele, Fall XXXXVII, Seite 270).

Derartige Drucksenkungen von ungünstiger Bedeutung infolge finaler Herzschwäche wurden in 3 weiteren Fällen beobachtet. Im allgemeinen variieren die Blutdruckwerte bei der Kombinationsform in bescheidenen Grenzen um eine recht hohe Mittellage und weisen keine Tendenz zu erheblichen Schwankungen nach unten auf.

Fälle, die kurz ante finem mit Herzschwäche und einem normalen — in Wahrheit stark gesunkenen — Blutdruck zur Aufnahme gelangen, können natürlich erhebliche diagnostische Schwierigkeiten bereiten, doch wird in der Regel die Form und Größe des insuffizienten Herzens erkennen lassen, daß der scheinbar normale Druck zurzeit abnorm niedrig ist.

Der Höhe des Blutdruckes entspricht bei der Kombinationsform auch der Grad der Herzhypertrophie. Von allen Nierenaffektionen finden wir bei dieser die größten Herzen; in dem auf Seite 274 als Beispiel XXXXIX angeführten Falle wog das Herz 1000 g. Das Durchschnittsgewicht von 10 Fällen, in denen die Herzgewichte festgestellt wurden, beträgt 732 g gegen 570 g bei den männlichen Sklerosen.

Eine Hypertrophie wurde in keinem Falle vermißt, auch nicht bei einem 76jährigen Manne, der kurz ante exitum ohne Blutdrucksteigerung mit Bronchopneumonie zur Aufnahme kam, und eine Fettdurchwachsung und fleckweise lehmgelbe Verfettung des Herzmuskels aufwies.

Bezüglich der **kardialen Symptome** kann auf das verwiesen werden, was bei der Hypertonie ausgeführt wurde, soweit es die subjektiven und objektiven Symptome betrifft.

Die Zeichen der Hypertrophie sind sehr ausgesprochen, man fühlt das systolische Plateau des hebenden Spitzenstoßes. Der 2. Aortenton ist fast regelmäßig verstärkt, ja klingend; der 2. Pulmonalton oft akzentuiert, bisweilen der 2. Ton nicht nur an der Spitze, sondern an allen Ostien abnorm laut hörbar.

Der präsystolische Galopp ist ungemein häufig, der diastolische nicht selten zu hören oder zu fühlen. Kurz, wir finden alle Symptome wieder, die der Hypertonie ihre Entstehung verdanken, auch die relativ geringe Neigung zu stärkerer Arhythmie. Was aber dort über den gutartigen Verlauf der **relativen Insuffizienz des muskelstarken Herzens** gesagt wurde, gilt nicht in gleicher Weise für die Kombinationsform. Meist schließt sich ziemlich bald das Stadium der absoluten Herzinsuffizienz an, das nur zu häufig jeder Therapie trotzt oder nach kurzer und unbedeutender Besserung der Herzkraft rasch wiederkehrt.

Der prognostisch ungünstige **Pulsus alternans** findet sich dementsprechend noch häufiger bei der Kombinationsform wie bei der blanden Hypertonie. Er wurde in 11 Fällen notiert, ist aber sicher noch häufiger.

Daß das Herz bei der Kombinationsform, wenn einmal die ersten Erscheinungen von Herzschwäche eingetreten sind, rascher erlahmt wie bei der einfachen Sklerose, das hat wohl seinen Grund darin, daß die schwere Arteriosklerose sich in der Mehrzahl der Fälle auch auf die Koronargefäße erstreckt. Wir fanden bei 23 Autopsien nicht weniger als 14mal eine erhebliche Koronarsklerose. Sie tritt auch klinisch bei den Kombinationsformen viel häufiger in die Erscheinung als bei den blanden Sklerosen.

Zu den charakteristischen nächtlichen Asthmaanfällen, die zuweilen in ausgesprochenes Lungenödem übergehen, gesellen sich dann noch anginöse Beschwerden, Beklemmungsgefühle, Herzangst mit Schweißausbrüchen, Herzkrämpfe und echte Angina pectoris.

Ödem bestand in der Hälfte der Fälle und erreichte oft enorme Grade, die sich nur sehr schwer der Behandlung zugänglich zeigten. Bei guter Herzkraft fehlten die Ödeme selbst in denjenigen Fällen, in welchen die nephritischen Erscheinungen vollständig ausgeprägt waren; umgekehrt wurde in keinem Falle vom Ödem ein hoher Grad von Herzschwäche vermißt. Wir haben daher den Eindruck gewonnen, daß wie bei der Hypertonie so auch bei der Kombinationsform das Ödem stets **kardial** und nicht renal bedingt ist.

Die renalen Symptome der Kombinationsform.

Der Harn. Der Harnbefund des einzelnen Falles zeigt kein besonderes, nur für die Kombinationsform typisches Verhalten. Um so charakteristischer ist das Bild, das wir bei einer Synopsis der Harnbefunde sämtlicher Fälle von Kombinationsform erhalten.

Wir haben auch hier zwei Extreme, auf der einen Seite noch den Harnbefund der reinen Hypertonie, auf der anderen Seite den typischen „Schrumpfnierenharn" und dazwischen alle Übergänge einer fortlaufenden Entwicklung, entsprechend dem schleichenden Verlaufe der unaufhaltsam weiterschreitenden aufgepfropften Nephritis.

Diese ist schleichend und disseminiert, es kommt daher keine plötzliche Wendung im Bilde der Sklerose, im Harnbefunde nicht eine plötzliche Veränderung wie bei der akuten Nephritis zustande, sondern eine ganz allmähliche Zunahme der nephritischen Eigentümlichkeiten.

Im Frühstadium verhält sich der Harn normal wie bei der Sklerose. Es fehlt die Nephritis noch fast vollständig im histologischen wie im klinischen

Bilde. Aber es tritt das kardiale oder kardio-vaskuläre Moment noch stärker in die Erscheinung als bei der Sklerose; die Nykturie ist bei der Kombinationsform die Regel. Sie kann der Anamnese nach schon seit Jahren — also schon im rein hypertonischen Stadium — bestanden haben; sie kann aber auch erst in allerjüngster Zeit aufgetreten sein. Hier ist noch schwerer zu entscheiden als bei der reinen Sklerose, wie weit das vaskuläre Moment, ein nächtlicher Nachlaß der Gefäßspannung eine Rolle spielt. Fast stets steht das kardiale Moment im Vordergrunde, fast stets läßt sich eine relative Insuffizienz des starken Herzens entweder anamnestisch aus den nächtlichen Asthmaanfällen, klinisch aus leichten Ödemen nachweisen oder wenigstens nicht sicher ausschließen, da ja in den meisten Fällen des Frühstadiums das Herz im weiteren Verlauf insuffizient wird.

In diesen Frühstadien kann die Menge und Farbe des Harnes noch normal, die Variabilität der Nierenfunktion, abgesehen von der abnormen Verteilung der Menge zwischen Tag und Nacht, noch erhalten sein; und es kann bei Nachlaß der Herzkraft die Menge sinken unter Zunahme von Farbe und Konzentration.

Je mehr sich aber die schleichend hinzugekommene Nephritis ausbreitet, je zahlreicher die Entzündungsherde das bis dahin gesunde Parenchym durchsetzen, desto mehr tritt allmählich die renale Komponente in der Diurese in die Erscheinung. Es ist nicht so sehr der entzündliche, nephritische Charakter, als der renale Typus der Diurese des insuffizienten Nierenrestes, der das Harnbild verändert.

Die Variabilität der Nierenfunktion nimmt ab, die Nykturie wird stärker; es gesellt sich dazu bei genügender Herzkraft auch eine Tagespolyurie, bis schließlich der typische „Schrumpfnierenharn" resultiert, der helle dabei trübe Harn, der in konstanter Zusammensetzung und fast konstanten Stundenmengen vom maximal arbeitenden Nierenrest produziert wird, genau so wie bei dem Endstadium der diffusen Glomerulonephritis, der sog. sekundären Schrumpfniere.

Je länger die Herzkraft erhalten bleibt, um so typischer tritt diese charakteristische Form der Diurese des insuffizienten Nierenrestes in die Erscheinung. Auch hier ist die Polyurie eine Zwangspolyurie; der Kranke fährt fort, große Harnmengen zu produzieren trotz Trockendiät. Die Wage verrät dabei die Wasserabgabe aus den Geweben und erklärt die rasche Zunahme eines unbezwinglichen Durstgefühls.

Genau wie bei dem Endstadium der primären Nephritis bleibt der Harn auch dann dünn und hell, wenn die Herzkraft nachläßt; kurz, das Endstadium der Kombinationsform, d. h. das Endstadium der „sekundären" Nephritis auf der Basis der primären Sklerose, unterscheidet sich bezüglich des Harnbildes in keiner Weise von dem Endstadium der primären diffusen Glomerulonephritis, der sekundären Schrumpfniere.

Die Kombination von Sklerose und Nephritis und die fortschreitende Entwicklung der letzteren läßt sich bisweilen an dem Typus der Harnabsonderung sehr deutlich verfolgen. Vor unseren Augen nimmt die Variabilität der Nierenfunktion ab, vollzieht sich der Übergang von der Normalurie mit Nykturie der Sklerose zu der Polyurie und Nykturie des Endstadiums der Nephritis, die ihrerseits wieder unter dem Einfluß der Herzschwäche in Pseudonormalurie und Oligurie übergehen können.

Albuminurie. Die gleiche Entwicklung läßt sich bezüglich der Albuminurie verfolgen. In den relativ seltenen Frühstadien kann wie bei der Sklerose das Eiweiß im Harn noch vollständig fehlen, wenn schon der Augenspiegel das Hinzutreten der entzündlichen Komponente verrät. In 3 von unseren Fällen wurde die Retinitis albuminurica zuerst vom Augenarzt entdeckt, aber wegen des vollständigen Fehlens von Albuminurie die Diagnose in Zweifel gezogen.

Mit Fortschreiten der aufgepfropften Nephritis tritt aber regelmäßig Eiweißausscheidung im Harne auf. Sie hält sich zwar meist in bescheidenen Grenzen, ist aber im Gegensatz zu der übergroßen Mehrzahl der blanden Sklerosen deutlich und konstant, und beträgt $\frac{1}{2}$—1—2 $^0/_{00}$. Stärkere Grade von Albuminurie werden meist durch das sehr häufige Hinzutreten von Herzschwäche bedingt und sind dann wie bei der Sklerose von Ödem begleitet. Während aber bei jener Werte über $\frac{1}{2}$ $^0/_{00}$ ohne Herzschwäche nur ganz selten erreicht werden, finden wir solche bei der ausgebildeten Kombinationsform auch ganz ohne Herzschwäche fast regelmäßig.

Andererseits haben wir ganz hochgradige Albuminurien, wie sie bei den „Mischformen" jeden Stadiums der Nephritis beobachtet und auf Überwiegen der degenerativen Prozesse zurückgeführt wurden, bei der Kombinationsform ohne Herzschwäche nie gesehen.

Sediment. Im Urinsediment des oft schon makroskopisch getrübten Harnes fehlen die charakteristischen Nierenbestandteile nur ganz ausnahmsweise und nur in den frühesten Stadien ohne Albuminurie. Mit fortschreitender Entwicklung der Nephritis werden Zylinder jeder Art und reichlich Leukocyten so gut wie regelmäßig gefunden, meist auch verfettete Nierenepithelien, gelegentlich auch doppelbrechende Lipoide, seltener dagegen rote Blutkörperchen.

Nierenfunktion. Wie schon bei der Besprechung der Harnabscheidung hervorgehoben wurde, ist die Nierenfunktion bei der Kombinationsform sehr verschieden, je nach dem Grade und dem Stadium der fortschreitenden Nephritis.

In den Frühfällen ist die Funktion gut, die Variabilität erhalten wie bei der Sklerose, in den Endstadien der Kombinationsform ist die Variabilität aufgehoben, die Funktion aufs schwerste gestört. Dazwischen kommen alle Übergänge vor, denn wir haben es nicht mit bleibenden Zuständen, sondern mit einer fortschreitenden Entwicklung zu tun.

Beispiel: Ausfall des Wasserversuches (1500 ccm nüchtern getrunken),

Zeit	etwa normal		überschießend		Qualitativ schlecht, verzögert, in gleichen Einzelportionen		schlecht		sehr schlecht	
	Menge	Spez. Gew.	Menge	Spez. Gew.	Menge	Spez. Gew.	Menge	Spez. Gew.	Menge	Spez. Gew.
8							20 60	1009 1005	50	1017
$8^1/_2$	270	1007	350	1008	125	1018	100	1005		
9	380	1003	400	1002	150	1005	45	1008	50	1013
$9^1/_2$	370	1003	380	1003	175	1001	45	1008	70	1008
10			370	1003	180	1002	90	1008	30	1013
$10^1/_2$	110	1007	200	1003	200	1003	90	1007	20	
11	80	1006	160	1004	200	1006	60	1010		
$11^1/_2$			75	1007	180	1008	45	1013		
12	70	1011	85	1008	150	1011	25			
	1280		2020		1350		580		80	1016
									300	
	Frühstadium		Frühstadium		Frühfall vgl. S. 259		Fall XXXXIX		Fall XXXXVIII	

Die Wasserabscheidung. Der Wasserversuch fällt bei den Frühstadien, unter denen wir uns Fälle von schwerster Sklerose mit leichtester
Nephritis vorzustellen haben, noch gut, ja wie es scheint gerne überschießend
aus; sehr bald läßt sich aber eine Schädigung des Wasserausscheidungsvermögens nachweisen. Die halbstündigen Einzelportionen werden kleiner; die
Ausscheidung von 1500 ccm, die größtenteils in die ersten 2 Stunden fallen
sollte, zieht sich gleichmäßig über die 4 Stunden hin; in noch weiter vorgeschrittenen Fällen — und diese bilden die Mehrzahl — gelingt es überhaupt nicht
mehr, profuse und rasche Diuresen durch eine einmalige große Wasserzufuhr
zu erzielen.

Bei weitaus den meisten Kombinationsformen fällt der Wasserversuch
schlecht oder ganz schlecht aus, oft freilich infolge gleichzeitig bestehender
Herzschwäche, was die Beurteilung sehr erschwert.

Aber gerade in den Fällen von Polyurie bei relativ gutem Zustand des
Herzens, in denen eine gesteigerte, scheinbar also vorzügliche Wasserausscheidung besteht, läßt sich mit Hilfe des Wasserversuches eine schwere
Schädigung des Wasserausscheidungsvermögens nachweisen, genau wie bei
dem III. Stadium der diffusen Nephritis, der sog. sekundären Schrumpfniere.

Konzentration: Noch wichtiger, wie die Prüfung der Wasserausscheidung, ist die des Konzentrationsvermögens, weil dieses weniger extrarenalen,
insbesondere weniger kardialen Einflüssen unterworfen ist.

Auch die Konzentrationsfähigkeit ist bei der Kombinationsform sehr
verschieden und in erster Linie abhängig von dem Grade der aufgepfropften
Nephritis.

Bei den Frühformen finden wir die Konzentration gut erhalten. Daraus
geht hervor, daß selbst schwere Arteriosklerose der kleinsten Nierengefäße —
die ja bei allen Kombinationsformen, auch ihren Frühstadien ohne Ausnahme
besteht — allein nicht zu einer Schädigung der Nierenfunktion bzw. des
Konzentrationsvermögens führt, es sei denn, daß sekundär eine höchstgradige
Verkleinerung des Organes, Schrumpfung und Atrophie infolge der Sklerose
sich entwickelt, was wir jedoch bisher noch nicht gesehen haben. In den Endstadien der Kombinationsform treffen wir dagegen genau dieselbe schwere
Schädigung des Konzentrationsvermögens, die fast absolute Fixation des
spezifischen Gewichtes um 1010—1012, wie bei dem Endstadium der diffusen
Nephritis. Und wie bei jenem gelingt es den kranken Organen weder im künst-
lichen Konzentrationsversuch, noch im natürlichen, bei Herzschwäche, die
Konzentration des Harnes nennenswert zu erhöhen.

Und hier wie beim III. Stadium der primären diffusen Nephritis entspricht
der charakteristischen konstanten Diurese des insuffizienten Nierenrestes der
histologische Befund, die Abplattung der Epithelien und Erweiterung der insel-
förmig erhaltenen und hypertrophischen Kanälchen und die Hypertrophie der
verschonten Glomeruli.

In denjenigen Fällen, in denen es gelingt, die Entwicklung der Krankheit,
das Fortschreiten der progressiven Nephritis vom Frühstadium aus zu verfolgen,
kann man die Abnahme der Konzentrationsfähigkeit deutlich beobachten.

So fanden wir in einem besonders rasch verlaufenden Falle:
im Monat   X. 12: 1027,
  „   „   XI. 12: 1022,
  „   „   III. 13: 1014,
  „   „   IV. 13: 1012.

Häufiger sehen wir die Kombinationsform erst in einem Stadium, in
dem die Nephritis schon weiter vorgeschritten ist.

In 21 von 36 Fällen war die Konzentrationsfähigkeit bereits unter 1020 gesunken, in den übrigen 15 wurden aber doch immerhin Werte von 1029—1020 im Konzentrationsversuch erhalten.

Da man nun Werte von 1020 auch bei blanden Sklerosen — sei es infolge von Herzschwäche oder Alter, oder ungenügender Ernährung — gelegentlich findet, so ist die Feststellung einer mäßigen Konzentrationsbeschränkung nicht ausreichend, um in der Differentialdiagnose daraufhin allein mit Sicherheit die folgenschwere Entscheidung zu treffen, so wenig, wie gute Konzentrations-fähigkeit gestattet, eine Kombinationsform auszuschließen, da ja andererseits auch normal hohe Konzentrationen von 1025—1029 von Frühfällen erreicht werden können.

Nur in 13 von 36 Fällen war die Fixation der Konzentration so typisch ausgesprochen, daß eine gewöhnliche gutartige Sklerose gar nicht in Betracht gezogen werden konnte, sondern die Differentialdiagnose sich nur noch zwischen Kombinationsform und sekundärer Schrumpfniere zu entscheiden hatte.

Kochsalz: Das Ausscheidungsvermögen für Kochsalz verhält sich ähnlich, wie das für Wasser. Es ist bei den Frühstadien gut erhalten, wie bei den Sklerosen, bei den Endstadien geschädigt, so wie bei der sekundären Schrumpfniere. Die NaCl-Ausscheidung unterliegt bei der Kombinationsform noch mehr extra-renalen, d. h. im wesentlichen kardialen Einflüssen, wie bei der blanden Sklerose, und es ist von einer genaueren Prüfung mittelst des Versuches der NaCl-Zulage für die Differentialdiagnose sehr wenig zu hoffen. Je fixierter das spezifische Gewicht, um so eher ist eine Störung der NaCl-Konzentration, eine Abnahme der prozentigen NaCl-Ausscheidung zu erwarten, doch können selbst bei Fällen mit typischer Fixation des spezifischen Gewichtes maximal noch prozentische Werte von 0,8, ja 0,9 während einer erzwungenen oder spontanen Oligurie pathologischen Ursprungs beobachtet werden.

Bemerkenswert ist, daß die NaCl-Konzentration bei der Nykturie in den größeren Harnmengen der Nacht höher sein kann, als in den kleineren des Tages.

Beispiel:

	Flüssig-keits-zufuhr	NaCl-Zufuhr	Harn-menge	NaCl %	NaCl gesamt					
						18. VIII.	9 h	10	0,47	0,05
							11	40	0,29	0,12
							1	80	0,37	0,3
							3	120	0,49	0,59
							5	150	0,41	0,62
17. VIII.	2500	ca. 6 g	1055	0,61	6,4		7	90	0,40	0,36
18. „	1875	„	2125	s. neben-stehend	11,3		9	80	0,41	0,33
		+ 10 g NaCl				19. VIII.	12 h	230	0,43	1,0
							1¹/₂	250	0,64	1,61
19. „	1750	ca. 6 g	1610	0,54	8,7		4¹/₂	450	0,66	2,95
20. „	2950	„	1840	0,5	9,4		5¹/₄	400	0,68	2,72
							6³/₄	80	0,7	0,57
										11,32

N-Ausscheidung: Mit fortschreitender Nephritis leidet bei der Kom-binationsform das Stickstoffausscheidungsvermögen genau so, wie bei dem End-stadium der primären Nephritis. Wie bei diesem finden wir in den Endstadien der Kombinationsform maximale N-Konzentrationen von 0,6 % und weniger, die auch durch Oligurie nicht gesteigert werden können. Umgekehrt beobachten wir in den Frühstadien der Kombinationsform, wie bei der Sklerose, Werte von 1,7 und 1,9 %, die eine Niereninsuffizienz ausschließen. Aus mittleren N-Werten von 1 % ist ohne Kenntnis der Einfuhr und ohne Berücksichtigung der Harnmenge nicht viel zu schließen. Wenn bei gleichbleibender Ernährung im Konzentrationsversuch z. B. von einem Falle nur 670 ccm Urin in 24 Stunden abgeschieden wurden, und die N-Konzentration nur 1,07 % erreicht, so bedeutet das schon eine deutliche Störung der N-Ausscheidung.

Wichtiger als die absolute und prozentuale N-Ausscheidung ist die Beurteilung der Anspruchsfähigkeit der Niere für Harnstoff, die wir nur aus dem Verhalten des Rest-N im Blute beurteilen können.

Ich verweise diesbezüglich auf das, was bei Besprechung des III. Stadiums der diffusen Nephritis ausgeführt wurde.

Es scheint, als ob bei der Kombinationsform seltener eine so hochgradige Herabsetzung der N-Konzentration eintritt, wie bei der „sekundären Schrumpfniere". Es würde das vielleicht darauf hindeuten, daß das erhaltene Parenchym qualitativ besser, quantitativ aber stärker reduziert ist.

Ureazulagen wurden nur selten gegeben und sehr schlecht ausgeschieden bei Fällen mit deutlicher Konzentrationseinschränkung.

Beispiel: L. Ma......l. Wasserversuch: 1500 ccm Wasser nüchtern getrunken, in 4 Stunden: 500 ccm, größte halbst. Einzelportion 130 ccm. Höchste Konzentr.: 1021.

Ureazulage:

	Flüssigkeits-aufnahme	Harn-wege	N %	N gesamt
19. VIII.	1750	1610	0,6	9,6
20. VIII. + 20 g Urea	2950	1840	0,58	10,5
21. VIII.	1965	1280	0,61	7,7

Für die Beurteilung der N-Ausscheidung wie der Nierenfunktion überhaupt ist die quantitative Bestimmung des Rest-Stickstoffes im Blute ausschlaggebend. Das Verhalten des Rest-N ist bei der Kombinationsform von besonderer Bedeutung nicht sowohl für die Diagnose, als für die Beurteilung des Verlaufes. Der Verlauf der Kombinationsform ist ja nicht in allen Fällen von der Nierenfunktion abhängig, nur ein Teil erlebt das Stadium der Niereninsuffizienz. Aber die fortlaufende Beobachtung des Rest-N lehrt uns, ob die zur Sklerose hinzugetretene Nephritis langsam oder schnell fortschreitet, und ob sie bereits an ihrem Endstadium angekommen ist.

Natürlich erstreckt sich die prognostische Bedeutung des Rest-N bei der Kombinationsform nur auf die renale Komponente, und läßt keinen Schluß zu auf die Gefahren, welche aus der kardialen oder arteriellen Komponente drohen.

Endlich gibt uns, wie schon früher erwähnt, die Rest-N-Bestimmung auch ein Kriterium an die Hand, um zu beurteilen, ob ein Symptom als urämisch-azotämisch aufzufassen ist oder nicht.

Da nun aber die Urämie- oder Harngifte wahrscheinlich nicht in den Substanzen des Rest-N, der zum größten Teil aus Harnstoff besteht, zu suchen sind, sondern nur die Retention der Harngifte erfahrungsgemäß von N-Retention im Blute begleitet ist, so lassen sich die Rest-N-Zahlen auch nicht einfach quantitativ zur Beurteilung des Grades der Harnvergiftung verwerten. Die urämischen Vergiftungserscheinungen können z. B. sowohl bei einem Rest-N von 100 mg schon eintreten, als auch bei einem Rest-N von 200 mg fehlen.

Aber normale, niedrige Rest-N-Werte schließen nach unserer Erfahrung die echte Urämie aus.

Bei der Kombinationsform finden wir nun im Anfangsstadium normale Werte um 30 mg in 100 g Blut. Wenn hier schon der Exitus eintritt, so ergibt nicht nur der klinische Verlauf, sondern auch die histologische Untersuchung der Niere, daß die sekundäre Entzündung noch sehr geringfügig, der Tod nicht an Niereninsuffizienz erfolgt ist. Bleibt der Nephritis Zeit sich zu entwickeln, so können wir unter Umständen einen Anstieg des Rest-N fortlaufend verfolgen, wobei die Schwankungen nach unten durch starke N-Einschränkung der Nahrung oder Besserung der Herzkraft bewirkt werden.

Beispiele:

Fall 2. Sch..ck:	13. X. 12	28	mg	Fall 11. B..h:	20. V.	48	mg
	5. XII. 12	49	,,		28. VI.	53	,,
	2. III. 13	58	,,		14. VII.	74	,,
	3. III. 13	57	,,		24. VII.	67	,,
	8. IV. 13	103	,,		28. VIII.	58	,,
	16. IV. 13	82	,,		11. IX.	45	,,
					28. IX.	81	,,
	† an Erisypel.				† an Herzinsuffizienz.		

In beiden Fällen trat der Tod ein, ehe ein urämisches Stadium erreicht wurde. In einem anderen Falle kam es zu sehr hohen Rest-N-Werten, ohne daß das prägnanteste Phänomen der Azotämie, die Muskelunruhe, zur Ausbildung gekommen wäre.

Fall 27. H.....th:	14. VI. 12	108	mg	%	im Blute
	26. VI.	172	,,	,, ,, ,,	(Ödemresorption)
	2. VII.	202	,,	,, ,, ,,	Plasma
	8. VII.	164	,,	,, ,, ,,	Blute
	16. VII.	192	,,	,, ,, ,,	
	18. VII.	200	,,	,, ,, ,,	Zerebrospinalflüssigkeit
	31. VII.	231	,,	,, ,, ,,	Blute. Urinöser Foetor ex

ore. Keine Muskelunruhe. Kurz ante mortem epileptiformer Krampfanfall mit geringer Bevorzugung der rechten Körper- und Gesichtshälfte. (Lumbaldruck 490 mm.)

Die Rest-N-Erhöhung oder Azotämie ist also nur ein Begleitsymptom der echten Urämie, aber nicht die Urämie selbst, und der Grad und die Prognose der Harnvergiftung kann daher nicht einfach quantitativ nach der Höhe des Rest-N beurteilt werden.

Aber jede Rest-N-Erhöhung weist bei der Kombinationsform darauf hin, daß die Kombination mit Nephritis sich schon in ausgedehnterem Maße entwickelt hat, und die Funktionsstörung der Niere ist um so weiter vorgeschritten, die Anspruchsfähigkeit der Niere um so tiefer gesunken, je höher sich der N-Spiegel im Blute einstellt.

Die Milchzuckerausscheidung ist bei der Kombinationsform stets sehr stark verlängert. Da das gleiche bei der Sklerose sowohl, wie bei der primären diffusen Nephritis der Fall ist, so können wir von dieser Methode für die Differentialdiagnose weder nach der einen, noch nach der anderen Seite einen Vorteil erwarten.

Die Jod-Probe lieferte uns auch keine zuverläßigen Resultate. In wenigen Frühfällen war die Ausscheidung innerhalb von 60 Stunden beendet, in der Mehrzahl dagegen bedeutend verlängert. Ein Fall schied in dem Stadium, in dem er noch als reine Hypertonie aufgefaßt wurde, ½ g Jod in 48 Stunden aus, in einem späteren Stadium, in dem schon die Kombination mit Nephritis angenommen werden mußte, erst in 92 Stunden.

Ein anderer Fall schied im Frühstadium, als der Rest-N noch niedrig war, Jod in 93 Stunden aus, nach Behebung der Herzinsuffizienz dagegen in 73 Stunden. Danach scheint der Zustand des Herzens doch nicht ohne Einfluß auf die Jodausscheidung zu sein. Es wäre aber schon wertvoll, wenn die Jodausscheidung wenigstens in allen Fällen von Niereninsuffizienz sich verlängert erwiese. Statt dessen hat aber einer unserer Fälle bei einem Rest-N von 100 mg, der auf 168 mg in 100 g Blut anstieg, kurz vor dem Tode, der unter urämischen Erscheinungen erfolgte, nach Eingabe von 0,5 Jodkali nicht länger als 51 Stunden Jod ausgeschieden.

Noch weniger eignet sich das Jod zur funktionellen Prüfung der Tubuli, denn es kann sehr stark verlängert ausgeschieden werden, wenn die Funktion der NaCl-Ausscheidung noch keine Störung aufweist, und umgekehrt.

Die Blutzusammensetzung ändert sich mit dem Auftreten der entzündlichen Komponente in nephritischem Sinne. Bei den Frühstadien haben wir die Polyzythämie der Hypertoniker und Werte von 5—7 Millionen, in den Spätstadien mehr die Anämie der Nephritiker und Werte von 3 und $2^1/_2$ Millionen Erythrozyten gefunden.

Die Endstadien mit Niereninsuffizienz haben auch regelmäßig das typische bleiche Aussehen und graugelbliche Kolorit der „Schrumpfnierenkranken". Sehr wichtig wird es sein, in Zukunft auf den Cholesteringehalt des Blutes bei der Kombinationsform zu achten, mit Rücksicht auf die pathognomonische Neigung zu Retinitis albuminurica, nachdem Chauffard diese auf ein Zusammentreffen von hypertonischen Gefäßveränderungen mit Cholesterinämie zurückgeführt hat.

Der Augenhintergrund: Die Neuroretinitis albuminurica gehört zu den wichtigsten und konstantesten Symptomen der Kombinationsform. Ihr Fehlen schließt aber Kombinationsform nicht aus. Wir haben sie in 3 Früh- oder Übergangsfällen vermißt, in denen auch anatomisch die Entzündung an der arteriosklerotischen Niere in ihren ersten Anfängen stand, und umgekehrt gelegentlich normalen Augenhintergrund gefunden, wenn schon die Erscheinungen der Niereninsuffizienz deutlich ausgesprochen waren. In der übergroßen Mehrzahl der Fälle aber finden wir die typische Neuroretinitis bei der Kombinationsform und zwar nicht nur sehr ausgesprochen bei den Fällen, in denen die nephritische Komponente über jedem Zweifel steht, sondern auch gerade bei den Frühstadien als erstes und einziges Symptom, noch ehe der Harnbefund sich von dem der blanden Sklerose unterscheidet. In einem derartigen Falle wurde die Retinitis albuminurica 1 Jahr vor dem Tode festgestellt, der Harn war noch frei von Albumen, die Funktion noch recht gut, nur der Wasserversuch (1360 ccm, in 4 Stunden, größte halbstündige Einzelportion 175 ccm, fast alle Einzelportionen gleich) bewies eine leichte, aber deutliche Verzögerung der Wasserausscheidung (vgl. S. 254). Im Konzentrationsversuch wurde ein spezifisches Gewicht von 1029, eine NaCl-Konzentration von 1,6%, eine N-Konzentration von 1,7% erreicht. Der Blutdruck schwankte zwischen 250 und 280 mm Hg. Im weiteren Verlauf trat starke Albuminurie — fast 3 %00 — auf, zunehmende Schwäche, Kachexie und chronische Herzinsuffizienz stellte sich ein, und der Patient starb ein Jahr nach dem Auftreten der Retinitis albuminurica an Herzinsuffizienz (Herzaneurysma) und kroupöser Pneumonie bei einem RN von 42 mg. Die Autopsie ergab große, glatte Nieren (Gewicht 175 und 180 g) von braunroter Farbe und mikroskopisch neben einer hochgradigen Arteriosklerose der kleinen und kleinsten Nierengefäße und starker Stauung nur stellenweise tropfige Entmischung an den Epithelien der gewun. denen Harnkanälchen.

Danach hat die entzündliche Noxe, die den Fall zur Kombinationsform stempelte, schon 1 Jahr bestanden, ohne daß es zu deutlicheren Entzündungserscheinungen in den sklerotischen Nieren gekommen wäre.

17*

Der Augenbefund war 1 Jahr vor dem Tode (Dr. Bahr):

Links Papillengrenze nach innen und oben verschwommen, nasalwärts davon 2 kleine Plaques. Ebenso an der Macula eine nierenförmige Plaque. Rechts Papillengrenze nasalwärts verschwommen, angrenzend daran ein retinitischer Herd mit feinsten Hämorrhagien. Gefäß nach unten innen geschlängelt. Nach der Macula zu oben zwei Gefäße in ihrem Verlauf mit feinsten weißlichen Stippchen versehen. An der Macula einige feine, weißglänzende, strich- und punktförmige Flecken.

Es ist bekannt, daß die Fälle, die man früher als genuine Schrumpfnieren bezeichnet hat, oft lediglich durch die Sehstörung veranlaßt werden zum Arzte zu gehen, und daß der Augenarzt als erster die Diagnose des Nierenleidens stellt. Zwei solcher Fälle sind in den klinischen Beispielen geschildert (Fall XXXXVIII und L).

Es ist ferner bekannt, daß diese Fälle von Retinitis albuminurica eine schlechte Prognose geben. Diese Erfahrung wird nun verständlich, nachdem wir gesehen haben, daß durch das Hinzutreten dieser entzündlichen Komponente aus einer benignen Hypertonie eine maligne, mit Nephritis sich komplizierende Sklerose wird.

Es wird von besonderem Interesse sein, den Augenhintergrundbefund bei denjenigen extrem seltenen Fällen rein arteriosklerotischer Schrumpfung zu verfolgen, bei denen infolge der blanden Sklerose und hochgradiger Atrophie vielleicht eine Niereninsuffizienz eintritt.

Wir wissen nicht, ob die entzündlichen Veränderungen an dem Sehnerven und der Retina durch die gleiche Noxe bedingt werden, wie die schleichende Nephritis bei der Kombinationsform. Wohl aber läßt sich nach unseren Beobachtungen ausschließen, daß die Retinitis eine Folge der sekundären Nephritis ist, da sie erscheint, bevor diese als solche nachweisbar ist. Unsere Vermutung, daß beide Manifestationen der Entzündung der gleichen Noxe entspringen, läßt auch die Retinitis albuminurica bei der primären diffusen Nephritis in einem neuen Lichte erscheinen. Auch dort sahen wir die Retinitis albuminurica nicht an eine Niereninsuffizienz und nicht an eine Azotämie gebunden, wohl aber auch an eine Blutdrucksteigerung, die veränderte Zirkulationsbedingungen in der Retina schafft. Die hypertonische Gefäßkontraktion erscheint als der eine Faktor, als die eine notwendige, aber allein nicht ausreichende Bedingung für das Auftreten der merkwürdigen Augenerkrankung. Der andere Faktor muß ein toxisches Agens sein, das möglicherweise bei der chronischen Nephritis die Entzündung unterhält, so wie es bei gesunden, nur in der Zirkulation durch Arteriosklerose beeinträchtigten und dadurch besonders disponierten Nieren Entzündung auslöst.

Urämie.

Die Urämie, die echte Harnvergiftung, würde der regelmäßige und notwendige Ausgang der Kombinationsform sein, wenn nicht ein Versagen des Herzens, eine Lungenentzündung, oder ein zerebraler Insult manchen Kranken vor der Zeit erlöste und ihm ersparte, den Kelch dieses qualvollen Leidens bis zur Neige zu leeren.

Die Erscheinungen sind dieselben, wie bei der sekundären Schrumpfniere. Im Vordergrunde steht zunächst eine zunehmende Müdigkeit.

Die Zwangspolyurie und die wachsende Retention führt zu einem unstillbaren Durst. Die Zunge ist dick bräunlich oder schwarz belegt, rissig und trocken. Pappiger Geschmack im Munde und absoluter Widerwillen gegen jede Nahrungsaufnahme stellen sich schon sehr früh ein. Mit wachsender Vergiftung kommt es zu allgemeiner Übererregbarkeit, zu Steigerung der Reflexe, Muskelzuckungen,

Sehnenhüpfen, Tremor der Hände, ja zu choreatiformen Bewegungen und schließlich vielleicht auch zu Krämpfen. Der Atem riecht nach Azeton und nach Urin. Hautjucken stellt sich ein, das die allgemeine Unruhe steigert. Die Atmung wird geräuschvoll, vertieft, wie bei der Säurevergiftung des Diabetikers. Glücklicherweise wird wie bei diesem zuletzt das Bewußtsein getrübt. Der Kranke wird gänzlich apathisch, er döst vor sich hin, erwacht angesprochen für einen Augenblick, scheint orientiert, antwortet, versinkt aber womöglich noch mitten im Satze wieder in seinen Dämmerzustand, der allmählich in Somnolenz und Koma überleitet.

In diesem azotämisch-urämischen Endstadium kommt es auch ebenso wie bei der sekundären Schrumpfniere zu den bekannten toxisch-entzündlichen Veränderungen am Perikard, am Darm, an der Lunge und Pleura, am Gaumen und Zahnfleisch etc.

Die arteriellen Symptome der Kombinationsform.

So wie die Arteriosklerose der Nierengefäße im histologischen Bilde dominierend in die Erscheinung tritt, so spielt auch die Arteriosklerose anderer Gefäße im anatomischen und klinischen Bilde der Kombinationsform eine große Rolle, wie dies ja nach dem Verhalten der blanden Nierensklerose, von der die Kombinationsform ihren Ausgang nimmt, nicht anders zu erwarten sein kann. Beklemmungen und schmerzhafte Sensationen auf der Brust, die zum Stehenbleiben zwingen und jede Anstrengung unmöglich machen, bis zu ausgesprochenen Herzkrämpfen und Angina-pectoris-Anfällen weisen auf die häufige Beteiligung der Koronargefäße hin. Intermittierendes Hinken wird mehrfach bei unseren Fällen in der Anamnese erwähnt, in einem Falle auch ein krampfhafter Schmerz in dem Arm bei der Pinselführung (Blei?), der ebenfalls auf eine lokale spastische Ischämie zurückzuführen ist. Schmerzen und Schwäche in den Beinen wurden mehrfach geklagt und mögen auch auf arterieller Basis entstehen.

Diese arteriellen Symptome des Herzens und der Peripherie haben nichts für die Kombinationsform spezifisches, sondern gehören zum Bilde der Sklerose, ebenso wie die arteriellen Symptome von seiten des Gehirns. Doch scheinen bei der Kombinationsform die grob mechanischen Insulte seltener, die nicht lokalisierbaren, schweren zerebralen Allgemeinstörungen häufiger vorzukommen. Eine tödliche Apoplexie haben wir — wohl zufällig — bei der Kombinationsform nicht gesehen, aber rezidivierende Erweichungen, die zur Verblödung führten, transitorische Aphasien mit vorübergehender Fazialisparese oder Hemiparese, prämonitorische, kleine „Schlaganfälle" mit kurzdauernder Lähmung ohne Bewußtseinsverlust, Ohnmachten und Schwindelanfälle mit nachfolgender Taubheit und Astereognose einer Hand, Seelenblindheit u. a. m. Cheyne-Stokessches Atmen wird ungemein häufig beobachtet.

Alle diese pseudourämischen, auf lokale Zirkulationsstörungen zurückzuführende Symptome können ohne Kombination mit Nephritis bei Hypertonie, ja auch ohne letztere bei zerebraler Arteriosklerose vorkommen. Häufiger wie bei der Hypertonie sieht man aber bei der Kombinationsform die schweren psychischen Alterationen, von denen dort schon die Rede war.

Das Krankheitsbild wird dadurch ein außerordentlich wechselvolles und die psychische Komponente verschleiert oft vollständig die renal-arterielle Grundkrankheit.

Die Kranken werden nervös, reizbar, aufgeregt, heftig; oder melancholisch, hypochondrisch, weinerlich, larmoyant; sie sind von Todesgedanken erfüllt und schwanken haltlos zwischen Furcht und Hoffnung. In ihrer inneren Unruhe plagen sie die Umgebung mit fortwährend neuen Wünschen, sind krittelig, mit Allem unzufrieden, gegen die Anordnungen des Arztes oder der Pflegerin widersetzlich.

Eine geistige Schwäche macht sich bemerkbar, das Gedächtnis läßt nach, sie gehen geistig sichtlich zurück. Manche Kranke klagen selbst über Gedankenflucht, Unfähigkeit der Konzentration; sie ermüden rasch und werden apathisch, dösig, fassen nur sehr langsam den Sinn des Gesprochenen, schlafen mitten im Satze ein.

Zu diesen Erscheinungen, die auch bei seniler Arteriosklerose vorkommen, aber sich hier in der Regel nur langsam entwickeln, gesellen sich oft rasch Verwirrungszustände, mit Wahnideen, Halluzinationen.

Die Kranken sind plötzlich ganz desorientiert über Ort und Zeit, erkennen ihre nächsten Angehörigen zeitweise nicht, trauen ihnen alles mögliche Schlechte zu. Sie schreien vor Angst, rufen um Hilfe, toben, versuchen sich zum Fenster herauszustürzen.

Diese psychotischen Zustände können akut auftreten, mit Besserung der Herztätigkeit schwinden, aber auch einen mehr chronischen Charakter annehmen. Einer unserer Kranken bot für den erfahrenen Psychiater das Bild der Paralyse, mit Überschätzungs- und Beeinträchtigungsideen.

Er ist als typisches Beispiel ausführlich geschildert (Fall L., S. 277).

Obwohl in diesem Falle eine chronische Niereninsuffizienz bestand, sind wir nach den Erfahrungen bei der blanden Sklerose einerseits und dem Fehlen der psychischen Störungen bei der echten Urämie andererseits nicht geneigt, die psychischen Verwirrungszustände auf Harnvergiftung zurückzuführen. Wir rechnen sie vielmehr mit zu den pseudourämischen, arteriellen Symptomen, bzw. zu den Folgen der Arteriosklerose der Hirngefäße, die in keinem Falle von Sklerose oder Kombinationsform, der derartig psychische Störungen bot, vermißt wurde.

Kopfschmerzen, die bisher allgemein als urämisch angesprochen wurden, sind sehr häufig und können sowohl durch aktive, lokale Gefäßkontraktion, wie durch passive Gefäßdilatation und gesteigerte Transsudation unter Steigerung des Druckes in der unnachgiebigen Schädelhöhle entstehen. Einseitig auftretender, migräneartiger Kopfschmerz spricht mehr für die erstere Entstehungsweise, heftiger Nackenkopfschmerz mehr für die letztere und kann als eklamptisches Äquivalent bezeichnet werden. In einem unserer Fälle bestand anscheinend, nach dem Resultat der Lumbalpunktion zu urteilen, eine Verlegung der Kommunikation zwischen Spinalkanal und Ventrikel. Hier wurde wiederholt durch einfache Flüssigkeitszufuhr schon bei Beginn des Wasserversuches ein ganz rasender Nackenkopfschmerz ausgelöst, durch Aderlaß sofort Erleichterung geschaffen.

Auch echte eklamptische Anfälle, rein epileptiformen Charakters, waren in einem unserer Fälle neben Nykturie, leichter Dyspnoe und Schwindel als Frühsymptome bei einem fettleibigen Gichtiker aufgetreten, ohne daß Patient dadurch sich veranlaßt gesehen hätte, seine Lebensweise zu ändern.

In einem anderen Falle kam es im Stadium schwerer Harnvergiftung (vgl. die R.N.-Werte S. 258) kurz ante exitum zu einem epileptiformen Anfall. Hier war 2 Tage vorher wegen des Auftretens cerebraler Reflexe (Oppenheim und Babinski) eine Lumbalpunktion gemacht und eine enorme Drucksteigerung von 490 mm H_2O gefunden worden.

Das gelegentliche Auftreten von Blutungen, das bei der Sklerose schon erwähnt wurde, finden wir natürlich auch bei der Kombinationsform. Entsprechend dem hohen Blutdruck können sie hier lebensbedrohliche Grade erreichen. Mehrfach wird in der Anamnese erwähnt, daß bei Polypenoperation in der Nase, bei Operation von adenoiden Wucherungen kaum stillbare Blutungen auftraten, daß spontanes Nasenbluten Tamponade nötig machte, daß kleine und größere Hämoptysen sich ereigneten.

In einem kürzlich beobachteten Falle von typischer Kombinationsform bei einer Frau von 55 J. kam es plötzlich zu einer gewaltigen subperitonealen Blutung, die den ganzen Ileopsoas bis auf die Beckenschaufel durchsetzte. Die Folge war ein Ileus, der die Anlegung eines Anus praeternaturalis nötig machte.

Allgemeine Symptome: Während die blande Sklerose das Allgemeinbefinden und den Ernährungszustand, der meist zu gut gefunden wird, intakt läßt, sehen wir bei der Kombinationsform mit dem Hinzutreten der toxisch-entzündlichen Komponente einen rapiden Verfall eintreten.

Fast in jedem Falle wurde eine starke A b m a g e r u n g angegeben oder direkt beobachtet. In einigen Fällen konnte man geradezu von einer schweren K a c h e x i e sprechen.

Wir fanden Patienten, die wir bei der ersten Beobachtung in bestem Wohlsein gesehen hatten, nach einem halben Jahre zum Skelett abgemagert, in einem unbeschreiblich kläglichen, elenden Zustande wieder vor.

Diesen rapiden Verfall und die gerade für die Kombinationsform typische Kachexie haben wir auch bei Frühfällen beobachten können, die noch nicht im Stadium der Niereninsuffizienz angelangt, an chronischer Herzinsuffizienz starben und auch mikroskopisch noch keine erheblichen entzündlichen Prozesse auf der Basis der Nierensklerose erkennen ließen.

Mit dieser auffälligen, allerdings wohl stets mit Herzschwäche kombinierten Abmagerung, geht ein Verfall der Körperkräfte einher, der dem geistigen Rückgang nicht nachsteht.

Die Hautfarbe bekommt ein charakteristisches, graues, ins gelbliche spielendes Kolorit, das besonders dann ungemein auffällig wirkt, wenn man den Kranken noch vor einem oder einem halben Jahre mit rosiger Farbe und frischem Teint gesehen hatte. Das Gesicht bekommt oft einen leicht basedowoiden Charakter mit vorstehenden, aber matten Augen; der Gesichtsausdruck wird müde, leidend, oder der eines Schwerkranken. Kranke, die vordem, wie sie versichern, das Gefühl der Müdigkeit nicht gekannt haben, sind beständig müde, jeder Gang ist ihnen zuviel, jedes Gespräch, jedes Nachdenken, die kleinen täglichen Verrichtungen, alles erschöpft sie.

Aber trotz ihrer Erschöpfung flieht sie der Schlaf.

Die S c h l a f l o s i g k e i t gehört mit zu den frühesten und konstantesten Symptomen der mit Nephritis kombinierten, malignen Hypertonie. Ursprünglich ist sie rein kardial bedingt; die von der Sklerose her bekannten, n ä c h t l i c h e n A s t h m a a n f ä l l e kehren in der Anamnese der Kombinationsformen mit fast konstanter Regelmäßigkeit und noch größerer Häufigkeit wieder.

Sind es nicht die kleinen Anfälle von Lungenödem, die den Schlaf verscheuchen, so ist es ein Gefühl der Engigkeit auf der Brust, ein Druck, eine Beklemmung, die dem Kranken anfangs nur anfallsweise, später immer regelmäßiger die Ruhe rauben.

Im Stadium der Niereninsuffizienz ist die Schlaflosigkeit auch oft kardial bedingt, im urämischen Stadium kommt aber dann noch das toxische Moment hinzu; sei es, daß die Muskelunruhe den Kranken aus seinem Dämmern aufschreckt oder Hautjucken ihn peinigt, sei es, daß die Vergiftung und Übererregbarkeit der Zentren bei aller Müdigkeit den Kranken nicht zu einem erquickenden Schlummer kommen läßt.

Beginn, Verlauf und Ausgang.

Nach unseren Erfahrungen kann es keinem Zweifel unterliegen, daß jede „genuine Schrumpfniere im klinischen Sinne" als blande Sklerose beginnt und als solche — ob prädestiniert zu der verhängnisvollen Kombination oder nicht — schon jahrelang bestanden hat.

Wir haben bisher keinen Grund anzunehmen, daß eine spezifische Ursache diesen schweren Formen von Arteriosklerose der kleinen Gefäße zugrunde liegt, und ihren malignen Verlauf bestimmt, sondern nehmen vorläufig für ihr blandes Vorstadium die gleiche Entstehungsweise an, wie für die gutartigen Fälle.

Wir wissen natürlich über den Beginn des rein sklerotischen Vorstadiums der Kombinationsform ebensowenig, oder noch weniger, wie über den Beginn der Sklerose überhaupt. Nach dem Herzbefund in den Frühfällen von Kombinationsform können wir nur soviel mit absoluter Sicherheit sagen, daß Blutdrucksteigerung und Herzhypertrophie schon viele Jahre lang bestanden haben, ehe die „sekundäre" Nephritis bzw. die entzündliche Komponente zur Sklerose hinzugetreten ist.

In 2 Fällen haben wir zufällig bestimmte Anhaltspunkte, daß die Hypertonie schon 10 bzw. 12 Jahre bestanden hat. In einem Falle ist vor 12 Jahren schon eine rasch vorübergehende Albuminurie gefunden worden, der andere, ein 30jähriger Kaufmann, mit ausgesprochener peripherer Arteriosklerose und Glykosurie, hatte mit 20 Jahren $\frac{1}{2}$ Jahr nach dem Militärdienst, der ihn sehr anstrengte, einen Zustand von Herzschwäche, den wir auf eine, in ungewöhnlich jungen Jahren einsetzende Hypertonie zurückzuführen geneigt sind.

Ehe nicht genaue und fortlaufende Beobachtungen, besonders von den Hausärzten vorliegen, müssen wir die Frage nach dem Beginn der primären Sklerose unbeantwortet lassen.

Viel wichtiger und praktisch enorm bedeutungsvoll ist die andere Frage nach dem Beginn der Kombination mit der aufgepfropften Nephritis, die einen so gewaltigen Einfluß auf den Verlauf der Sklerose ausübt.

Es wurde oben schon erwähnt, daß wir in manchen Fällen die verhängnisvolle Wendung schon am Augenhintergrunde, an der Fernwirkung jenes unheimlichen, noch unbekannten Giftes erkennen können, noch ehe es zu unzweifelhaft entzündlichen Veränderungen an der Niere gekommen ist. In anderen atypischen Fällen ohne Augenhintergrundsveränderung bleibt die Kombination viel länger verborgen und wird erst dann offenbar, wenn die Nierenfunktion sich verschlechtert.

Mit dem Auftreten der Retinitis albuminurica ist der Zeitpunkt gegeben, von dem ab die Sklerose aufhört, eine gutartige Hypertonie zu sein. Noch scheint das Allgemeinbefinden ungestört, ja selbst das Sehvermögen kaum beeinträchtigt.

Aber in rascher Folge überstürzen sich nun die Symptome, die der Katastrophe vorausgehen. Es ist, als ob von allen Seiten die Angriffe gegen den Kräftezustand erfolgten.

Das Herz beginnt zu versagen, die nächtlichen Asthmaanfälle häufen sich und trotzen der bis dahin so glücklichen Behandlung. Aus der Nykturie wird die Polyurie. Die arteriellen Symptome, bis dahin relativ harmlos, werden ernster, als ob auch die Arteriosklerose ein schnelleres Tempo einschlüge.

Anginöse Beschwerden nehmen zu. Zerebrale Störungen treten auf. Das Allgemeinbefinden leidet. Der Kranke magert ab, die Abmagerung wird zur Kachexie. Die körperliche und geistige Leistungsfähigkeit nimmt ab, grenzenlose Müdigkeit und Mutlosigkeit stellen sich ein. Der Verfall ist rapide, ein jämmerliches Siechtum bricht herein, in dem kardiale, arterielle und renale Ausfallserscheinungen um den Vorrang streiten. Und wenn nicht vorzeitig das Herz oder die Gefäße versagen, oder eine bronchiale, pneumonische Komplikation das Ende herbeiführt, so ist die tödliche Urämie der sichere Ausgang.

In wenigen Monaten kann sich das Schicksal entscheiden, höchst selten läßt die Katastrophe länger als 1—2 Jahre auf sich warten, ihre Abwendung scheint ausgeschlossen zu sein.

Die akute Nephritis bekannter Ätiologie, die eine vordem gesunde Niere befällt, ist eine bei rechtzeitiger Behandlung fast stets heilbare Krankheit von günstigster Prognose.

Die schleichende Nephritis unbekannter Ätiologie, die eine vordem arteriosklerotische Niere befällt, ist eine trotz rechtzeitiger Behandlung stets unheilbare Krankheit von ungünstigster Prognose.

Die Todesursache ist selten eine zerebrale Erweichung oder Apoplexie, häufiger das Versagen des Herzens, ein kardiales Siechtum mit schwerer oder der Therapie kaum zugänglicher Wassersucht kann sich lange hinziehen. Glücklich der, dem ein schneller Herztod ein längeres Leiden erspart.

Die häufigste Todesursache ist die je nach dem Zustande des Herzens auf- und abschwankende oder plötzlich einsetzende und rasch zum Tode führende Urämie.

Prophylaxe: Ob es gelingen wird, die bösartige Umwandlung der Sklerose, das Hinzutreten der verhängnisvollen fortschreitenden Nephritis zu verhindern? Diese Frage ist eine der wichtigsten der ganzen Nierenpathologie. Sie zu beantworten wird Aufgabe der Zukunft sein, nachdem es gelungen ist, den innigen Zusammenhang der Kombinationsform mit der gutartigen Sklerose aufzudecken und damit einen Einblick in die Pathogenese dieser bis dahin ganz rätselhaften Krankheit zu gewinnen. Noch ist des Rätselvollen genug, was sie umgibt und ihren Ursprung verschleiert.

Eine sorgfältige Überwachung der beginnenden Sklerosen und der Lebensgewohnheiten der Hypertoniker, die sich auf Jahre und Jahrzehnte erstrecken muß, wird es sicher dem Arzte der Zukunft ermöglichen, den Verlauf der Sklerose zu verlangsamen und in manchen Fällen die verderbliche Kombination mit der Nephritis zu verhüten.

Klinische Beispiele zur Kombinationsform.

XXXXIV. Fall 4. B...d, Ludwig, 55 Jahre alt, Wächter.
Anamnese: Alkohol mäßig, Tabak 0, Lues negiert.
Als Kind hatte Pat. Augenleiden, mit 7 Jahren Masern, mit 31 Jahren Typhus, 1904 Knöchelbruch, 1905 Armbruch. 1909 schwerer Gelenkrheumatismus. Anfang 1910 zuweilen Kopfschmerz mit Schwindel, auffallende Müdigkeit und Mattigkeit. Atemnot beim Treppensteigen. Der Arzt, den er deswegen aufsuchte, stellte Nierenentzündung fest. Eine Schwellung der Beine und des Leibes hatte Pat. nie bemerkt. Der Urin soll bald eine bräunliche, bald eine helle Farbe gehabt haben. Bald stellte sich Nykturie ein und in letzter Zeit vor der Krankenhausaufnahme fiel dem Pat. auf, daß er überhaupt sehr viel Wasser lassen mußte. Dabei will er nicht allzu großen Durst gehabt haben. In letzter Zeit auch Herzklopfen, sehr wechselnde Stimmung. Pat. sagt, bei der geringsten Aufregung müsse er weinen.
Status praesens vom 5. XII. 1910:
Großer, kräftig gebauter Mann in gutem Ernährungszustand. Haut etwas schlaff, leicht gebräunt, keine Ödeme. Pupillen mittelweit, reagieren. Zunge ohne Belag. Mäßige Bronchitis.
Herz: Spitzenstoß nur schwach fühlbar im 5. Interkostalraum etwas außerhalb der Mammillarlinie. Herzdämpfung überschreitet nach links 14, nach rechts 4 cm die

Mittellinie. Herztöne rein, präsystolischer Galopp, Herzaktion regelmäßig, Frequenz bis 100.

Puls: Ausgesprochen hart. Leber nicht deutlich vergrößert.

Extremitäten ohne Besonderes. Reflexe normal.

Verlauf: Pat. fühlt sich bei Flüssigkeitsbeschränkung und strenger Bettruhe ziemlich wohl. Er nimmt in den ersten 8 Tagen fast 6 kg ab (Präödem). Appetit hebt sich. Am 31. Dezember bei Entlassung hat Pat. wieder fast 4 kg zugenommen. Die Pulsfrequenz hat sich auf wenig über 80 eingestellt. Die Kopfschmerzen, die zu Anfang den Pat. sehr quälten, sind fast völlig verschwunden, insbesondere ganz deutliche Besserung des Befindens auf vegetarische Ernährung. Psychisch war Pat. sehr labil, neigte sehr zu Tränenausbrüchen.

Wasserausscheidung: Zu Anfang leicht überschießende Harnmengen. In der 2. Woche entsprechen die Harnmengen der Zufuhr, bei nahezu konstantem Körpergewicht. In der 3. Woche bei dem Patienten freigestellter Flüssigkeitszufuhr (1800—3350 ccm pro die) Harnmengen bis 3500 ccm.

Wasserversuch: In 4 Stunden 1425 ccm, größte halbstündige Einzelportion 280 ccm, sp. Gew. 1002.

Die spezifischen Gewichte bei mäßig verminderten Harnmengen zu Anfang 1015, 1018—1023, bei ungefähr normalen Harnmengen 1012—1018, bei Polyurie meist 1010 und 1011, einmal auch 1006. Im Konzentrationsversuch wird **1025** erreicht.

Albumen: $3/4$—$1\frac{1}{2}$ $^0/_{00}$, bei Konzentrationsversuchen bis 2$^0/_{00}$, bei normalen Harnmengen meistens $\frac{1}{2}$ $^0/_{00}$, ebenso bei Polyurie.

Im Harnsediment finden sich keine roten Blutkörper, einzelne Leukocyten, nicht immer ganz wenige granulierte Zylinder.

NaCl-Ausscheidung: Zu Anfang bis 0,95% bei salzarmer Ernährung schnell absinkend.

N-Ausscheidung: Bis 1,8 %.

Jod-Ausscheidung: 52 Stunden.

Augenhintergrund: Rechts kleine Hämorrhagien, links entzündliche Veränderungen auf der Papille.

Blutdruck: In der ersten Woche 245, 248 und 250 mm Hg. In der 2. Woche 220 bis 236 mm Hg, dann fast ausnahmslos 230—238 mm Hg.

Nach Entlassung aus dem Krankenhause befand sich Pat. zuerst leidlich wohl, klagte nur über zunehmenden Durst. Ende April 1911 stellten sich Verwirrtheitszustände ein, insbesondere ängstliche Erregungen. Pat. sprang dabei aus dem Bett, schrie laut und wollte zum Fenster hinausspringen. Seit dem 1. V. 1911 war Pat. leicht benommen, ließ Urin und Stuhl unter sich. Wurde am 4. V. 1911 ins Krankenhaus L. . hafen aufgenommen, starb hier am 13. V. 1911: In den letzten Tagen Cheyne Stokessche Atmung. Starker Durst. Pat. war völlig desorientiert, geriet zuweilen in ängstliche Erregung, verließ das Bett und lief unter lautem Schreien im Saal umher. Der Blutdruck betrug 210—225 mm Hg.

Harnmenge nicht bestimmbar.

Spezifische Gewichte bis 1020.

Albumen bis 2 $^0/_{00}$.

Im Sediment einige Erythrocyten, Leukocyten und Zylinder.

Rest-Stickstoff: 81 mg in 100 g Blut.

Klinische Diagnose: Frühstadium der Kombinationsform. Hirnarteriosklerose.

Autopsie: **Kombinationsform.** Sklerose der Hirngefäße.

Herz: Vergrößert, 750 g. Klappen intakt. Koronarsklerose.

Nieren makroskopisch: Das Gewicht beider Nieren beträgt 150 g. Kapsel ist leicht lösbar, Oberfläche granuliert, Granula teils braun, teils gelblich. Rinde schmal, Zeichnung völlig verwaschen. Schnittfläche bräunlich. (Abb. 14 u. 15 S. 61).

Nieren mikroskopisch: Keilförmige Bindegewebsherde mit reichlichen kleinzelligen Infiltrationen. Dazwischen Inseln von Harnkanälchen der Form nach gut erhalten, mit reichlichen Verfettungen. Kanälchen vielfach erweitert. Abplattung der Epithelien nicht deutlich ausgesprochen, stellenweise angedeutet. Tropfige Entmischung an den Epithelien der Harnkanälchen. Starke hypertrophische Intimaverdickung und Arteriosklerose. Die Vasa afferentia sind sehr stark arteriosklerotisch verändert. Glomeruli im ganzen intakt, daneben finden sich aber auch solche, an denen Kapselverklebungen, Fibrinausscheidung, kurz frischere entzündliche Veränderungen zu sehen sind, Kombinationsform. (Vgl. Abb. 77 bis 82 auf Tafel XXXIX bis XLI.)

XXXXV. Gu...er, Georg, 54 Jahre alt, Bäcker.

Anamnese: Alkohol und Tabak mäßig, Lues negiert. Pat. leidet seit ca. 4 Jahren an Kopfschmerzen, zeitweisem Flimmern vor den Augen, Atembeschwerden und Herzklopfen bei leichter Anstrengung. Vor 2 Jahren suchte Pat. wegen schmerzhafter Empfin-

dungen in der Rückengegend den Arzt auf, der Nierenentzündung feststellte. Seitdem muß Pat. häufiger wie früher Wasser lassen und auch nachts mehrfach aufstehen, zum Urinieren. Seit einigen Tagen vor der Aufnahme hat Pat. eine leichte Anschwellung der Beine bemerkt und meint, der Leib sei dicker geworden.
Status praesens vom 19. V. 1911:
Großer Mann, in gutem Ernährungszustand. Leichte Knöchelödeme. Normale Hautfarbe.
Pupillen mittelweit, reagieren. Leichte Bronchitis.
Herz: Spitzenstoß im 6. Interkostalraum, 2 Querfinger außerhalb der Mammillarlinie fühlbar. Er ist hebend. Herzmaße: 4,5 : 16,0 : 23,5 cm. An der Spitze präsystolischer Galopp und systolisches Geräusch. Akzentuation des 2. Aorten- und des 2. Pulmonaltons. Herzaktion regelmäßig, Frequenz um 90. Periphere Arterien stark geschlängelt und hart.
Abdomen: Stark gewölbt. Leberrand 3 Querfinger unter Rippenbogen. Leber schmerzempfindlich. Milz nicht vergrößert, kein Ascites.
Reflexe ohne Befund. Sensorium frei.
Verlauf: Unter Bettruhe, salzfreier Kost und Digitalis sind die leichten Ödeme binnen wenigen Tagen verschwunden. Am 24. V. Lungeninfarkt. Heftige Schmerzen in der Herzgegend. Fieber. Wenige Tage später Knöchelödem, leichte Somnolenz, die sich allmählich steigert, so daß Pat. niemand mehr aus seiner Umgebung erkennt. Keine Cheyne Stokessche Atmung. Arhythmie des Pulses. Nachts geht Pat. aus dem Bett, will zum Fenster hinausspringen, schreit und tobt vorübergehend.
ca. vom 5.—6. XI. ab hellt sich das Sensorium wieder etwas auf, Pat. antwortet wieder verständlich auf Fragen und verhält sich ruhig. Es fällt nur bei ihm ein etwas läppisches Benehmen auf. Nach wenigen Tagen fällt er aber wieder in seinen früheren Zustand zurück. Hin und wieder war das Sensorium etwas klarer, aber im großen ganzen trat von da ab keine wesentliche Wendung zum besseren mehr ein. Pat. hatte dauernd eine mäßige bis ausgesprochenere Pulsbeschleunigung, zumeist fühlte man ein deutliches Alternieren des Pulses.
Am 19. VI. 1911 nahm die Atmung den Cheyne Stokesschen Typ an.
Reflexe stets ohne wesentliche Änderung. Pupillen mittel- bis untermittelweit, reagieren. Es bestehen wechselnd Ödeme, häufig starke Dyspnoe und Schmerzen in der Herzgegend.
Ende Juli nehmen die Ödeme beträchtlich zu. Pat. ist völlig benommen. Es entwickelt sich eine starke Stauungsbronchitis. Digitalis und Diuretika ohne den geringsten Erfolg. Puls ist periodisch sehr unregelmäßig, zwischendurch fühlt man deutlich den Alternans. Die Atmung ist regelmäßig, kein Cheyne Stokes.
Am 7. VIII. tiefstes Koma, Muskelunruhe, Faszikuläre Zuckungen, aber keine Krämpfe.
Die Temperatur, die schon wochenlang mehr oder minder stark erhöht war, steigt bis über 39⁰.
Am 8. VIII. Exitus letalis.
Blutdruck: Bei der Aufnahme 200 mm Hg, in den nächsten Tagen von 182 abfallend bis auf 158, weiterhin wechselnd zwischen 197 und 156 mm Hg, meistens 170—180.
Wasserausscheidung: Sehr wechselnd, je nach Ödemansatz oder -Ausscheidung. Bei letzterer kam es zu 24stündigen Harnmengen von 2000—3000—3850 ccm.
Wasserversuch: Am 24. V. 1911 in 4 Stunden 570 ccm. Die spezifischen Gewichte des Harns erreichten in maximo 1019, im C.V. betrug das höchste spezifische Gewicht 1022.
Albumen: Meist $\frac{1}{4}$—$\frac{3}{4}$ $^o/_{oo}$, vorübergehend auch nur Spuren, bei schwererer Herzinsuffizienz auch bis 1 $\frac{1}{2}$—1 $\frac{3}{4}$ $^o/_{oo}$ Albumen.
Das Harnsediment enthielt stets Leukocyten, meist Zylinder in wechselnder Zahl, mehrfach sehr reichlich, vereinzelt verfettete Epithelien, keine roten Blutkörper.
NaCl-Ausscheidung: Bei NaCl-armer Nahrung maximal 0,6%, meist erheblich weniger.
N-Ausscheidung: Stets ziemlich hoch, im Konzentrationsversuch bis 1,7 %

Rest N:			
23.	V.:	47	mg %
2.	VI.:	60	„ „
19.	VI.:	68	„ „
4.	VII.:	54	„ „
17.	VII.:	48	„ „
31.	VII.:	38	„ „
7.	VIII.:	105	„ „

Jod-Ausscheidung: 71 Stunden.
Augenhintergrund: Ohne Befund.

Klinische Diagnose: Schwere Arteriosklerose besonders der Hirngefäße und Nierengefäße im Übergang zur Kombinationsform.

Autopsie:

Gesamtbefund: Starke Herzhypertrophie. Mitralinsuffizienz, außerdem abnormer Sehnenfaden. Arteriosklerose. Koronarsklerose. Bronchopneumonische Herde im rechten Unterlappen. Lungenemphysem und -Ödem. Tracheitis. Bronchitis. Stauungsorgane. Kombinationsform. Starke Arteriosklerose der Hirnbasisgefäße. Trübung und Ödem der weichen Hirnhäute. Das Gewicht des Herzens beträgt 800 g.

Nieren makroskopisch: Die linke Niere ist von entsprechender Größe, die Kapsel haftet an einigen Stellen der Unterlage sehr fest an. An der Oberfläche finden sich zahlreiche, unregelmäßig gestaltete, flache Einziehungen. Das Hilusfett ist stark gewuchert, die Substanz ist von dunkelgraubräunlicher Farbe und trübem, wie gekochtem Aussehen. Die Rinde ist deutlich verschmälert, die Pyramiden heben sich nicht ganz scharf gegen die Rinde ab. Die Zeichnung ist verwaschen. Die rechte Niere zeigt die gleichen Verhältnisse, wie die linke.

Nieren mikroskopisch: Arteriosklerotische Prozesse. Die Gefäßchen, auch die Vasa afferentia zeigen starke hyperplastische Intimaverdickung und Arteriosklerose, an den gewundenen Harnkanälchen finden sich reichlich Verfettungen, vereinzelt auch etwas granuläre Degeneration. Die nicht arteriosklerotisch verödeten Glomeruli zeigen zarte, blutgefüllte Schlingen. Nur an ganz vereinzelten Glomerulis finden sich spärliche Kapselexsudate und Verklebungen. (Abb. 72 Tafel XXXVI.)

XXXXVI. B.. h, Maria, 67 Jahre alt, Ehefrau.

Anamnese: Alkohol und Tabak 0. Lues negiert. Menopause seit 10 Jahren.

Pat. hatte im 48. Lebensjahr Diphtherie. Sonst war sie immer, auch nach der Diphtherie gesund und hat sich leistungsfähig gefühlt. Seit 14 Tagen vor der Aufnahme ins Krankenhaus bemerkte Pat. eine Anschwellung der Füße, die bald auf Unter- und Oberschenkel übergriff. Zuletzt schwoll auch der Leib an. Seitdem diese Schwellung besteht oft Herzklopfen und Atemnot, besonders nachts. Pat. muß sich dann im Bette aufsetzen, um Luft zu bekommen. Abgesehen von diesen Störungen Schlaf gut. Reichliche Harnentleerung zur Nachtzeit auch erst seit 14 Tagen. Appetit nicht vermindert, keine Übelkeit, kein Kopfschmerz, kein Schwindel. Sehschärfe nicht schlechter.

Status praesens vom 14. Mai 1912:

Kleine, grazil gebaute Frau in reduziertem, aber nicht schlechtem Ernährungszustand. Leichte Zyanose. Starke derbe Ödeme der Füße, Unter- und Oberschenkel. Anschwellungen der Genital- und Sakralgegend. Beträchtlicher Ascites. Linksseitiger Pleuraerguß. Pupillen gleich, eng, reagieren. Äußeres Auge normal, Zunge weißlich belegt. Bronchitis. Emphysema pulmonum.

Herz: Spitzenstoß nicht lokalisierbar, Dämpfungsgrenze links 11 cm, rechts 4,5 cm von der Mittellinie, oben 3. Rippe. 1. Ton an der Spitze unrein, 2. Pulmonalton akzentuiert. 2. Aortenton klingend. Aktion leicht irregulär. Frequenz beschleunigt, 120—130 Schläge pro Minute. Puls inäqual, stark gespannt. Leber 2 Querfinger unter Rippenbogen. Reflexe normal. Sensorium frei.

Verlauf: Nach erfolgreicher Karellkur Digitalis. Darauf unter Polyurie erhebliche Abnahme der Hydropsie. Am 2. VI. hat Pat. fast 11 kg abgenommen. Herzaktion fast regelmäßig. Ausgesprochener Pulsus alternans. Nur noch leichte Bronchitis. Nach wenigen Tagen wieder vermehrte Ödembildung. Die Atemnotsanfälle, die bislang ausgeblieben waren, kehren wieder und rauben der Pat. den Schlaf. Deutliche Zyanose. Aussehen der Pat. auffallend schlecht und blaß. Große Hinfälligkeit und Mattigkeit. Schmerzhafte Schwellung der Leber. Trotz Digitalisverabreichung kein Rückgang der Ödeme. Zunahme der Bronchitis. Am 25. VI. Verwirrungszustand. Pat. beschuldigt andere Patienten, sie hätten ihr Geld gestohlen, will eine Pat. zum Bäcker schicken, um Brod zu holen und dgl., ist sehr aufgeregt, schimpft und fängt mit jedermann Streit an. Am 27. VI. ist Pat., nachdem unter Flüssigkeitsbeschränkung eine erhebliche Verringerung der vorher ziemlich reichlichen Urinmenge stattgefunden hat, dösig und schlafsüchtig. Am nächsten Tage ist Pat. nach reichlicherem Trinken wieder lebhafter, ist aber auch weiterhin häufig nicht über Ort und Zeit orientiert, zuweilen aufgeregt, dann wieder völlig gleichgültig gegen die Umgebung. Große Gedächtnisschwäche. Langsame Zunahme des Gewichtes, Vergrößerung der Ödeme trotz Anwendung verschiedener Herzmittel. Pulsus alternans fast stets sehr deutlich.

Am 10. VII. wieder schwerer Verwirrungszustand, sehr aufgeregt und streitsüchtig. Nach kurzen schweren Erregungen sinkt Pat. erschöpft in die Kissen zurück. Zunahme der Atemnot. Nach einigen Tagen ist Pat. wieder ruhig, wenigstens am Tage, meist apathisch. Nachts geht sie aus dem Bett und wandert umher. Auf wiederholte Digitalistherapie nochmals Rückgang der Ödeme und Apathie geringer, doch große Hinfälligkeit und Müdigkeit. Schlafsucht.

Allgemeinbefinden bessert sich noch bedeutend im Verlauf der 2. Hälfte des Juli und der ersten Hälfte des August. Ödeme nehmen aber bei größerer Flüssigkeitsaufnahme, die wegen des starken Durstes der Pat. nicht vermeidlich erschien, trotz reichlicher Diurese wieder zu. Auch die Genitalien werden wieder ödematös. Die obere Extremität schwillt ab, es tritt Ascites auf. Atemnot und Beklemmung relativ gering. Ende August betragt die Gesamtgewichtszunahme über 13 kg. Pat. spricht auf Herzmittel und Diuretika nicht mehr an.

Anfang September bedeutende Verschlechterung des Zustandes. Pat. wieder zeitweise desorientiert, sehr hinfällig, schlaflos. Puls klein, starke Zyanose und Atemnot. Zunehmende Benommenheit und verfallenes Aussehen. Pat. muß im Bette gehalten werden, da sie sonst aus ihrer sitzenden Stellung nach der Seite oder nach vorne umsinkt. Atmung frequent. Kein Cheyne-Stokesscher Atemtypus. Kein ausgesprochenes Koma. Exitus am 28. IX. 1912, ohne Agone.

Blutdruck: In der ersten Hälfte der Beobachtung meist nicht unter 170 mm Hg. Nur vereinzelt 165, 160, 155, 150, einmal auch nur 140 mm Hg, zuweilen aber auch ansteigend bis 190, 195 und 198 mm Hg. In der zweiten Hälfte meist 160—165 mm Hg, vereinzelt auch wieder höher.

Wasserausscheidung: Bei nie völlig beseitigter Herzinsuffizienz meist nicht ganz der Zufuhr entsprechend, die bei starkem Durst nicht so vermindert werden konnte, wie es bei der cardialen Ödemtendenz nötig gewesen wäre. Dabei war auch die Flüssigkeitszufuhr nicht genau zu kontrollieren, da Pat. sich stets nachts Wasser verschaffte. Ebenso waren die Urinmengen auch immer unsicher, da Pat. Urin auf alle mögliche Weise in Verlust brachte. Bei der Ödementleerung wurden aber Urinmengen bis 2000 ccm sicher festgestellt.

Wasserversuch am 15. V. 1912: 915 ccm in 4 Stunden. Größte halbstündige Einzelportion 255 ccm. Am 1. VI. 1912: 935 ccm in 4 Stunden, größte halbstündige Einzelportion 200 ccm.

Spezifisches Gewicht des Harnes schwankte anfangs zwischen 1008 und 1018 und stieg im C.V. bis 1021. In der letzten Zeit betrug das spezifische Gewicht des Harnes meist 1010, auch bei stark verminderter Diurese. Vereinzelt kamen aber auch solche bis 1015 zur Beobachtung.

Albumen: Enthielt der Harn bei reichlicher Diurese in einer Menge von 1—2 $^0/_{00}$, bei geringeren Harnmengen 3—4 $^0/_{00}$, vereinzelt auch 6, 7, 8, 10, 12 und 14 $^0/_{00}$.

Das Harnsediment enthielt zu Anfang überhaupt keine pathologischen Bestandteile. Am 17. VI. wurde zum erstenmal ein Zylinder gefunden, auch weiterhin bis zum Tode wurden nur vereinzelte granulierte Zylinder und Nierenepithelien festgestellt, nie Erythrocyten.

NaCl-Ausscheidung: Bei salzarmer Nahrung und Ödem fast dauernd 0,1 bis 0,3 %. Bei Ödementleerung steigt die NaCl-Ausscheidung etwas an. Zuweilen bis 0,5 und 0,6—0,68 %, einmal betrug der NaCl-Gehalt des Urins 0,74 %.

N-Ausscheidung: In der ersten Hälfte der Beobachtung bis 1,21, Ende August noch einmal 1,32 %.

Rest-N:

Am 20. V. : 48 mg %
28. VI. : 53 „ „
14. VII.: 47 „ „
14. VII.: 74 „ „
24. VII.: 67 „ „
25.VIII.: 58 „ „
11. IX.: 45 „ „
28. IX.: 81 „ „ (Leichenblut).

Jod-Ausscheidung: Am 23. V. : 52 Stunden.
„ 25. VII.: 52 „

Augenhintergrund: Normal.

Klin. Diagnose: Nierensklerose im Übergang zur Kombinationsform. Herzinsuffizienz. Arteriosklerose der Gehirngefäße.

Autopsie:

Gesamtbefund: Arteriosklerotische Schrumpfniere im Übergang zur Kombinationsform. Beginnende Hydronephrose links. Große Nierencyste rechts. Herzhypertrophie. Arteriosklerose. Koronarsklerose. Milzinfarkt. Hernia duodeno jejunalis sinistra. Stauungsorgane. Transsudate. Pleuritische Verwachsungen. Pneumonie des rechten Unterlappens. Tuberkulöse Herde der linken Lunge. Apoplexia uteri.

Herz: Gewicht 495 g.

Nieren makroskopisch: Die linke Niere ist sehr stark verkleinert, ihr Gewicht beträgt 60 g. Die Oberfläche ist fein granuliert. Die Kapsel ist leicht lösbar, Substanz von zäher Konsistenz, die Rinde sehr stark verschmälert. Die Rinde ist im ganzen von hellbräunlicher Schnittfläche, die Zeichnung nicht ganz deutlich. Die Gefäße klaffen sehr stark auf dem Durchschnitt. Rechte Niere gleich der linken, jedoch findet sich an ihr am unteren Pol noch eine mächtige, fast gänseeigroße Cyste, mit glatten, dünnen Wandungen, erfüllt mit wäßriger Flüssigkeit.

Nieren mikroskopisch: Zahlreiche atrophische Herdchen, vielfach ineinander-fließend. Reichlich verödete Glomeruli. Glomeruli vielfach erhalten, groß, mit zarten blutgefüllten Schlingen. An vereinzelten Glomeruli finden sich noch entzündliche Prozesse (Epithelwucherung). Harnkanälchen zum Teil stark erweitert. Mäßige Verfettungen an den gewundenen Harnkanälchen. Stellenweise größere kleinzellige Infiltrate. Starke Arteriosklerose, namentlich auch an den kleinen Gefäßen, vielfach auch bis in die Vasa afferentia. (Vgl. Abb. 70, 71, 75 Tafel XXXV, XXXVI und XXXVIII.)

XXXXVII. F.. y, Georg, 38 Jahre alt, Taglöhner.

Anamnese: Alkohol: Starker Biertrinker. Tabak: Starker Raucher. Lues negiert. Im Alter von 15 Jahren hatte Pat. Gelenkrheumatismus. Dann stets gesund bis zum April 1910. Damals plötzlich Hustenreiz und Atemnot, sowie Temperatursteigerung. Zuerst hat Pat. gelegen, dann ist er auf Anraten des Arztes viel spazieren gegangen. Die Atemnot verschwand aber nicht vollständig. Nach 10 Wochen versuchte er wieder zu arbeiten, mußte aber sofort wieder aufhören wegen heftiger Atemnot. Die Atemnot ist in der letzten Zeit stärker geworden, Pat. hat Husten und Auswurf und klagt über Schmerzen auf der Brust, sowie Herzklopfen. Leichtes Herzklopfen hat er aber schon vor einem Jahre gespürt. Der Schlaf ist schlecht. Nächtliche Asthmaanfälle. Erhebliche Abmagerung.

Status praesens vom 17. X. 1910:

Mittelgroßer, kräftig gebauter Mann. Ernährungszustand reduziert. Blaßgelbliche Hautfarbe. Keine Ödeme.

Pupillen beiderseits gleich, mittelweit, reagieren. Sonst im Bereich des Kopfes und der Hirnnerven kein Befund.

Stark beschleunigte, angestrengte Atmung. Über der ganzen Lunge trockene, bronchitische Geräusche. Links außen unten an einer Stelle Bronchialatmen und feuchte Rasselgeräusche.

Herz: Spitzenstoß nicht fühlbar. Orthodiagraphische Herzmaße: 4,5 : 10,5 : 15,5 cm. Töne rein, Galopp. Herzaktion regelmäßig, Frequenz 140. Starke Schlängelung der peripheren Arterien. Puls gespannt, Pulsus alternans.

Leber unterhalb Nabelhöhe.

Reflexe von normaler Stärke.

Verlauf: Unter Bettruhe und Digitalis wesentliche Besserung des Allgemeinbefindens, Verminderung der Atemnot. Puls geht auf 80—90 Schl. p. M. herunter. Ende Oktober ist der Schlaf gut. Das Körpergewicht sinkt um ca. 5 kg.

Mitte November klagt Pat., der vorher bei geringer Flüssigkeitszufuhr gehalten worden war, bei reichlicherer Zufuhr über Kopfschmerz und Schlaflosigkeit. Das Körpergewicht steigt. Nach Karelldiät lassen die Kopfschmerzen nach und Pat. kann wieder schlafen.

Während der ganzen Beobachtungszeit deutlicher Pulsus alternans. In den nächsten Wochen erhebliche Besserung des Befindens, nur vereinzelt Kopfschmerz und Schlaflosigkeit.

Am 10. I. 1911 wird Pat. gebessert entlassen.

Blutdruck: Betrug bei der Aufnahme 185 mm Hg, binnen einer Woche sank er langsam auf 124 mm Hg. Weiterhin verhielt er sich sehr wechselnd, sank zuweilen ab bis 110 mm Hg, um sich binnen wenigen Tagen auf 140 oder 150, auch bis auf 170 oder 180 mm Hg, zu erheben. In den letzten Wochen fiel er nicht mehr unter 150, betrug meistens 170—190 mm Hg.

Die Wasserausscheidung war bei der Aufnahme vermindert, hob sich auf Digitalis bis auf normale, ja übernormale Mengen, bis 2740 ccm, ging dann, nachdem das Körpergewicht um nahezu 6 kg gesunken war, aber wieder bei geringer Zufuhr bis auf 800 ccm zurück. Weiterhin entsprachen die Harnmengen der Flüssigkeitszufuhr, 1200—1750 ccm, später, bei größerer Zufuhr betrugen sie meist über 2 l, vereinzelt 3 l.

Wasserversuch: Am 3. XI. 1910: In 4 Stunden 1226 ccm.

Die spezifischen Gewichte betrugen 1010—1014, einmal auch 1015. Im Konzentrationsversuche wurde maximal **1016** erreicht.

Albumen: Dauernd positiv. In der ersten Woche Esbach-Spuren bis $\frac{1}{4}$ ⁰/₀₀, von der zweiten Woche ab Esbach 0.

Das Harnsediment enthielt keine roten Blutkörper, vereinzelte Leukocyten, in den ersten Wochen hyaline und granulierte Zylinder, später war es frei von Formelelementen.

Die NaCl- und N-Ausscheidung wurde nur in den ersten 3 Wochen verfolgt. Die NaCl-Ausscheidung erhob sich bei sehr geringer Zufuhr nicht über 0,66 %, die N-Ausscheidung erreichte maximal 1,17 %.

Rest-N: Am 20. X. 79 mg %.

Jod Ausscheidung: 53 Stunden.

Milchzucker-Ausscheidung:

Augenhintergrund: Ohne Befund.

Bis Mitte März fühlte sich Pat. ziemlich wohl. Dann trat Herzklopfen auf und Atemnot. Pat. konnte insbesondere nachts wegen der Atemnot nicht schlafen. Auch mußte er nachts häufig aufstehen, um Wasser zu lassen. Am 10. III. 1911 wurde er plötzlich schwindlig, so daß er sich kaum aufrecht erhalten konnte. Als er kurze Zeit darauf die Stubentüre öffnen wollte, verspürte er taubes Gefühl in der rechten Hand.

Wiederaufnahme ins Krankenhaus am 10. IV. 1911:

Die Hautfarbe ist noch mehr gelblichbräunlichfahl, wie früher. Leichte Zyanose der Lippen. Keine Ödeme. Dyspnoe im Liegen. Störung der Stereognose in der rechten Hand.

Herzgröße wie früher. Perikardiales Reiben. Herzaktion regelmäßig, Frequenz 120. Pulsus alternans.

Leber handbreit unter Rippenbogen.

Normale Reflexe.

Verlauf: Häufige Anfälle starker Dyspnoe. Sehr schlechter Schlaf. Pat. ist auffallend matt und hinfällig. Ende April treten Knöchelödeme auf. Stets starker Durst. Häufig Beklemmungsgefühl auf der Brust. Mehrfach vorübergehend Expektoration schaumig seröser, rostfarbener Flüssigkeit. Darin zahlreiche Herzfehlerzellen. Andeutung von Cheyne-Stokesschem Atmen. Auf Herzmittel spricht Pat. sehr wenig an. Jedoch schwinden Anfang Mai vorübergehend die Ödeme nochmal, um nach einigen Tagen bereits wieder von neuem aufzutreten. Vorübergehende Besserungen wechseln dauernd mit starken Atemnotanfällen und Auftreten von Ödemen ab. Am 19. VI. apoplektiformer Insult. Linksseitige Hemiparese. Am nächsten Tage ist Pat. leicht somnolent. Es besteht eine starke motorische Unruhe. Die Parese geht jedoch zurück. Ende Juni ausgesprochen Cheyne-Stokesscher Atemtypus. Das Sensorium ist jetzt wieder ziemlich frei, jedoch Pat. sehr apathisch. Am 28. VI. erneuter apoplektiformer Insult. Danach zunehmende Verblödung. Pat. wird von Tag zu Tag hinfälliger. Ende August stärkere Ödeme der Unterschenkel, geringere an der Innenseite der Oberschenkel, deutliches Gedunsensein des Gesichts. Dauernd Cheyne-Stokessches Atmen. Auftreten von Bronchopneumonien. Exitus am 1. IX. 1911.

Blutdruck: Von wechselnder Höhe. Werte von 150—160 und auch darüber, wechseln dauernd mit solchen von 135—150 ab. Vereinzelt sinkt der Blutdruck auf 131, ja 121 mm Hg.

Bei dem ersten apoplektischen Insult steigt der Blutdruck bis auf 170, 180 ja 185 mm Hg. 14 Tage später ist er wieder auf 139 mm Hg gesunken, und erhob sich auch in der letzten Zeit nicht mehr wesentlich über die Zahl.

Wasserausscheidung: Je nach der Flüssigkeitszufuhr waren die Harnmengen normal, oder leicht erhöht. Zuweilen überstiegen sie 2½ l, erreichten 3, auch einmal 3¾ l. Bei Ödembildung sanken sie ab, bei Ausschwemmung stiegen sie bedeutend an. In den letzten Wochen war die Feststellung der Harnmengen nicht mehr möglich, weil Pat. konstant unter sich ließ. Die spezifischen Gewichte schwankten meist zwischen 1010 und 1012. Vereinzelt wurde 1013 und 1014 erreicht. Im Konzentrationsversuch betrug das höchste spezifische Gewicht **1015**, jedoch sank dabei die Tagesmenge nicht unter 1170 ccm, trotzdem Pat. dreimal 24 Stunden konzentrierte.

Albumen: Anfangs Spuren bis ½ ⁰/₀₀ Esbach, vereinzelt auch 1 ⁰/₀₀. Am Tage des ersten Insultes stieg die Eiweißmenge auf 3 ⁰/₀₀, tags darauf auf 12 ⁰/₀₀, sank dann im Verlauf von mehreren Tagen wieder auf ½ ⁰/₀₀ ab. Im weiteren Verlauf ganz langsames Ansteigen der Eiweißmenge bis auf 2 und 2½ ⁰/₀₀, in den letzten Tagen vor dem Tode bis 4 ⁰/₀₀ (bei Fieber).

Das Harnsediment enthielt niemals rote Blutkörper, meist ziemlich viel Leukocyten, wenig oder gar keine Nierenepithelien, nicht immer Zylinder, und dann auch nur in geringer Zahl.

Die NaCl-Ausscheidung überstieg in den ersten Wochen bei NaCl-armer Kost niemals 0,5 %, betrug zumeist erheblich weniger. Ende Juni maximal 0,56 %, später nicht mehr verfolgt. Die Stickstoffausscheidung erreichte in den ersten Wochen maximal 0,92 %. Bis auf dieselbe Höhe erhob sie sich in den letzten Tagen des Juli, kurz vor dem Ende wurde bei herabgesetzter Harnmenge einmal 0,94 % festgestellt.

Der Rest-N betrug am 28. VIII. 97 mg %, am 1. IX. 3 Stunden nach dem Exitus 160 mg %.

Jod-Ausscheidung: 72 Stunden.

Milchzucker-Ausscheidung: 10. X. in 10 St. 62 %. 4. V. 1911 qual. 24 St.
und mehr. quant. 0. 24. VI. 1911 qual. 44 St.

Klinische Diagnose: Kombinationsform? Arteriosklerose der Gehirngefäße und thrombotische Erweichungen.

Autopsie:

Gesamtbefund: Herzhypertrophie. Ödeme der Beine. Ascites. Geringe Arteriosklerose und Koronarsklerose. Stauungslunge. Lungenödem geringen Grades. Bronchopneumonische Herde im rechten Unterlappen. Tracheitis. Bronchitis. Starke arteriosklerotische Veränderungen und zahlreiche Cysten an den Nieren. Stauungsorgane. Cystitis. Geringe Sklerose der Hirnbasisgefäße. Erweichungsherd im rechten Schläfenlappen.

Nieren makroskopisch: Die Nieren sind von mittlerer Größe. Das Gewicht
der linken Niere beträgt 140, das der rechten 130 g. An der Oberfläche finden sich stellenweise etwas an. An der Oberfläche finden sich eine große Anzahl bis kirschgroßer, glattwandiger, mit wäßriger Flüssigkeit gefüllter Cysten. Außerdem zeigt die Oberfläche zahlreiche, flache, unregelmäßig gestaltete, narbige Einziehungen, daneben eine ziemlich gleichmäßige, feinhöckerige Beschaffenheit. Die Substanz ist von fester Konsistenz, durchsetzt
von zahlreichen Cysten, wie die an der Oberfläche beschriebenen. Die Rinde ist deutlich
verschmälert. Die Pyramiden heben sich nicht besonders deutlich von der grauroten
Rindensubstanz ab. Die Zeichnung ist verwaschen.

Nieren mikroskopisch: Zahlreiche Infarktchen mit reichlich verödeten Glomerulis.
Im übrigen Nierenparenchym Verbreiterung der Interstitien, spärlich kleinzellige Infiltrate, reichlich Zylinder. Glomeruli zum Teil erhalten, zum Teil zeigen sie entzündliche Veränderungen (Fibrinpfröpfchen, stellenweise auch Halbmondbildung). In den
erhaltenen Kanälchen nur wenig Verfettungen, stellenweise ganz geringfügige, granuläre
Degeneration. Auffallend viele Cysten (angeboren). Beträchtliche hyperplastische Intimaverdickung und Arteriosklerose, namentlich an den kleinsten Gefäßchen (Vasa afferentia)
sehr ausgesprochen. Cystennieren + Kombinationsform. (Vgl. Abb. 76 Tafel
XXXVIII.

XLVIII. L. . . . . . ein, Ferdinand, 39 Jahre alt, Kaufmann.

Anamnese: Alkohol mäßig, Tabak wenig.

Mit 12 Jahren schwerer Scharlach mit linksseitiger Ohreiterung und Osteomyelitis
am rechten Arme. Anzeichen einer Nierenentzündung sollen nicht bestanden haben.
Später stets gesund gewesen. Mit 22 Jahren Urin bei Untersuchung zur Lebensversicherung
eiweißfrei. Vor 3 Jahren ließ sich Patient, der starker Myop, ein neues Glas verschreiben,
wurde in Universitätsaugenklinik eingehendst untersucht. Es wurde am Auge nichts
Krankhaftes gefunden. ¼ Jahr später traten stechende Schmerzen im Auge auf. Wegen
dieser Schmerzen konsultierte Pat. hintereinander mehrere Ärzte. Ein Nervenarzt sagte
ihm, er habe etwas an den Nieren, gleichgültig ob er Eiweiß habe oder nicht. Laut Bericht fand der Kollege am 8. IV. 1908: Blutdruck über 200 mm Hg, Albumen-Spur, spez.
Gewicht des Harns nicht vermindert. 23. IV. 1908: Blutdruck 185, ziemlich reichlich
Albumen, hyaline und granulierte Zylinder. 1. III. 1910: Retinitis albuminurica,
Herzhypertrophie, Blutdruck 230 mm Hg, mäßig Albumen. 11. X. 1910: Neuritis
optica. 22. V. 1911: Pat. klagt über Atemnot, besonders zur Nachtzeit, Puls 108, starke
Herzvergrößerung, Albumen mäßig, spez. Gewicht 1023. 11. X. 1911: Übelkeit und Er-
brechen, Dyspnoe, Blutdruck 260 mm Hg, reichlich Albumen.

Der folgende Arzt bestritt wieder die Nierenerkrankung. Der nächste Arzt, der ihn
wieder zwecks Aufnahme in die Lebensversicherung untersuchte, sagte, nachdem er den
Urin zweimal untersucht hatte, ,,Sie sind so gesund, wie der Fisch im Wasser, ich wollte,
ich wäre selbst so gesund wie Sie.‘‘

Vor ca. ¹/₂ Jahre machte Pat. einen Besuch in einer medizinischen Universitätsklinik.
Dabei begegnete er dem Direktor der Klinik, dem an ihm etwas auffiel, was, weiß Pat.
nicht, und der ihn deswegen in die Nervenpoliklinik schickte. Von dort wurde er zur Augenklinik verwiesen. Dort stellte man die charakteristischen Veränderungen fest, wie sie bei
Nierenkranken auftreten. Einige Zeit darauf (August 1911) bemerkte Pat. ein Trübwerden
des einen Auges. Oktober 1911 allgemeines Unwohlbefinden. Arzt stellte erregte Herztätigkeit fest und verordnete Bettruhe. Danach wieder völlig wohl. Pat. bemerkte zu
dieser Zeit, daß er sich im ganzen wohler fühlte, wenn er wenig Fleisch aß und sich mehr
Ruhe wie gewöhnlich gönnte. In der zweiten Woche des Oktobers verschlechterte sich das
Sehvermögen derart, daß Pat. nicht mehr die Überschrift einer Zeitung lesen konnte. Nach
8 Tagen war das Sehvermögen aber wieder wie zuvor. Um diese Zeit stellten sich bei
dem Pat. nachts bisweilen leichte Asthmaanfälle ein. Er mußte aus dem Bette aufstehen und schlief zuweilen dann auf die Ellenbogen gestützt am Tische ein. Er war
in letzter Zeit fast völlig schlaflos trotz Schlafpulver. Es besteht eine sehr ausgesprochene Müdigkeit, der Appetit ist sehr gering. Wenn sich Pat. zum Essen begibt,
wird es ihm schlecht. Ab und zu morgendliches Erbrechen. Angeblich keine Polyurie

und keine Nykturie. Seit 3 Tagen Anschwellung der Füße. Gewichtsabnahme seit einem Jahr 10—12 Pfund.

Pat. kommt am 9. XII. 1911 zur Aufnahme.

Status praesens vom 9. XII. 1911:

Kleiner Patient in mäßigem Ernährungszustand. Haut in ziemlich großen Falten abhebbar. An den Unterschenkeln und Knöcheln leichte Ödeme. Prominente Bulbi mit starker Tension. Pupille ziemlich weit, prompte Reaktion.

Lunge: Starke Dyspnoe. Bronchitis diffusa.

Herz: Grenzen der Dämpfung: 2—3 Querfinger außerhalb der Papillarlinie, oberer Rand der 4. Rippe, rechts 3 Querfinger außerhalb der Mittellinie. Töne rein. Akzentuation der 2. Töne an der Basis. Verstärkter negativer Venenpuls am Halse. Aktion regelmäßig, Frequenz 124. Pulsus alternans.

Der Blutdruck beträgt alternierend 275 resp. 235 mm Hg. Bei der Blutdruckmessung tritt deutliche Dyspnoe auf.

Leber sehr hart, reicht in der Mammillarlinie bis handbreit unter den Rippenbogen. Extremitäten und Reflexe ohne Befund.

Verlauf: Patient erhält eine Strophantusinjektion am 10. XII., worauf sich die darniederliegende Diurese hebt. Am 11. XII. eine weitere, worauf auch die Pulsfrequenz herabgeht. Bei sehr geringer Flüssigkeitszufuhr (200—350 ccm pro Tag) nimmt Pat. in 8 Tagen 5 kg ab, die Ödeme verschwinden. Pat. schläft besser, die Dyspnoe nimmt ab, Leber wird kleiner, präsystolischer Galopp und Pulsus alternans am 15. XII. nicht mehr vorhanden. Pat. fühlt sich nach Ende der ersten Woche so gut, daß er nicht mehr im Bette zu halten ist. Der Puls ist aber immer noch ziemlich frequent, um 110 Schläge pro Minute.

Am 20. und 21. XII. ist alternans wieder deutlich fühlbar. Darauf Einleitung einer Digitaliskur. Trotzdem am 23. XII. wieder Auftreten von Knöchelödem. Häufige stechende Schmerzen in den Augen. Heparrand wieder tiefer getreten. In den nächsten Tagen unter Theophylin und Trockendiät wieder Schwinden des Ödems bei Gewichtsabnahme von 2 kg. Am 28. XII. 1911 auf Wunsch entlassen.

Blutdruck: Am ersten Tage bis 275 mm Hg, am 2. und 3. Tage 250 mm Hg, weiterhin 235—240 mm Hg.

Wasserausscheidung: Am ersten Tage vermindert, unter Strophantusinjektionen steigt die Diurese bis 2970 ccm an, bei 0 Zufuhr. An den nächsten Tagen die Zufuhr überschießende Harnmengen (Zufuhr 300—350 ccm). Vom 16. XII. ab Zufuhr bis 2300 ccm, Zurückbleiben der Harnmengen unter Ödembildung. Schließlich wieder überschießende Mengen bei sehr geringer Zufuhr und Schwinden des Ödems.

Wasserversuch: Am 24. XII. 1911: In 4 Stunden 300 ccm. Größte Einzelportion 70 ccm.

Konzentrationsversuch: 1021.

Albumen: 4—8 %.

Harnsediment: Enthält keine Erythrocyten, viele Leukocyten und sehr viel hyaline und granulierte Zylinder.

NaCl-Ausscheidung: Maximal 0,56 %.

N-Ausscheidung: Maximal 1,08 %. Rest-N am 11. XII. 50 mg %.

Jodausscheidung: 94 Stunden.

Augenhintergrund: Beiderseits Neuroretinitis.

Zuhause ging es Pat. von Tag zu Tag schlechter. Am 6. I. 1912 suchte er wieder das Krankenhaus auf. Pat. sieht gedunsen aus. Beiderseits Knöchelödem. Kein Kopfschmerz, auch nicht auf Druck oder Beklopfen. Starke motorische Unruhe. Fortwährendes Wechseln der Lage, wobei Pat. immer etwas groteske Stellungen einnimmt. Pat. klagt ohne Unterlaß, wiederholt sich häufig dabei, mischt zwischen seine Klagen alle möglichen, meist ganz bedeutungslosen Wünsche. Ausgesprochene Nörgelsucht.

Hin und wieder Übelkeitsanfälle. Öfter kommt es dabei auch zum Erbrechen. Jeder Schluck Tee oder Löffel Brei, der dem Pat. bei seinem vollständigen Widerwillen gegen jegliche Speise aufgezwungen wird, wird binnen wenigen Minuten wieder erbrochen. Keine fibrillären Zuckungen, kein Sehnenhüpfen. Normaler Atemtypus. Stark belegte Zunge, pappiger Geschmack im Munde, kein urinöser Foetor ex ore.

Pupillen unter mittelweit, gleich, reagieren träge auf Licht. Keine Augenmuskelstörungen. Diffuse Bronchitis. Am Herzen präsystolischer Galopp, leises systolisches Geräusch an der Spitze. Aktion regelmäßig, Frequenz über 100. Pulsus alternans.

Hepar handbreit unter Rippenrand, auf Druck schmerzhaft.

Blutdruck: 215 mm Hg.

Rest-N: 98 mg in 100 g Blut.

Der Urin enthält 5 % Albumen, das Sediment keine roten Blutkörper, viele Leukocyten, viele verfetteten Epithelien, reichlich Zylinder.

Verlauf: Blutdruck 200—215 mm Hg.

Wasserausscheidung: In den ersten 2 Tagen ausgesprochene Oligurie, dann steigt die Harnmenge auf 1200, 1250, 1450—1500 ccm. An den beiden letzten Tagen vor dem am 14. I. 1912 erfolgten Tode sind die Harnmengen wieder sehr gering. Das spez. Gewicht erreichte am Aufnahmstage 1018. Bei der Oligurie an den beiden letzten Tagen nur 1016.

Eiweiß enthielt der Harn zuerst 4—5, dann 2—3 $^0/_{00}$, zuletzt wieder $4\frac{1}{2}$ $^0/_{00}$. NaCl bei minimalster Nahrungsaufnahme und Erbrechen maximal 0,09 %, N bis 0,92 %.

Rest-N: am 6. I.: 98 mg, am 8. I. 1912 110 mg, am 10. I. 118 mg, am 13. I. 118 mg in 100 g Blut.

Pat. erhält zur Deckung seines Wasserbedarfs Zuckertropfklystiere, per os reine Kohlehydrat-Nahrung in ganz kleinen Einzelportionen, Kalorienzufuhr bei dem Widerwillen gegen jede Speise durchaus unzureichend.

Am 8. I. 1912 wird bemerkt, daß Pat. häufig vor sich hin döst. Am 9. I. ist er, nachdem die Diurese sich unter Strophantusinjektion und Theocin gehoben hat, geistig reger, schläft aber den größeren Teil des Tages ziemlich ruhig. Am 10. I. zeitweise Cheyne-Stokessches Atmen. Starke Schmerzhaftigkeit der geschwollenen Leber. Am 11. I. wieder ausgesprochene Dösigkeit. Auf Frage antwortet Pat. ein oder zwei Sätze, wiederholt dann ein Wort oder einige Worte mehrfach, immer langsamer werdend, bis er schließlich verstummt und wieder in seinen Dämmerzustand zurückverfällt.

Haut- und Sehnenreflexe sehr lebhaft, Babinski negativ. Kein Kopfschmerz. Am nächsten Tage ist der beschriebene Zustand von Benommenheit noch ausgesprochener. Wenn irgend etwas an dem Patienten gemacht werden soll, und er dazu geweckt wird, sagt er regelmäßig: „Ja, ja, aber warten Sie noch ein klein wenig" und verfällt dann wieder in seinen Schlummer, oder er ist über die Störung sehr aufgeregt, stößt Drohungen aus, weil man ihn nicht in Ruhe ließe, redet verwirrtes Zeug, jammert auch unter heftigem Schluchzen über sein und seiner Kinder Geschick. Am 12. I. ganz ausgesprochen urinöser Foetor ex ore. Fortwährendes Vorsichhindösen. Zuweilen mehrfaches Wiederholen eines Wortes, das in seiner Umgebung gefallen ist, störrige Widersetzlichkeit gegen alles, was mit ihm vorgenommen werden soll. Gesichtshalluzinationen. Zuweilen heftige Erregung. Pupillen mittelweit und reaktionslos. Am 14. I. ist Pat. schwer benommen, läßt Urin unter sich. Zuweilen schreit Pat. entsetzlich auf oder fängt aus voller Kehle an zu singen. Nachmittags Schlechterwerden des Pulses, stoßweise Atmung, kalter Schweiß, zunehmendes Koma. Exitus.

Autopsie:

Klin. Diagnose: Typische Kombinationsform. Hirnarteriosklerose, schwere Herzinsuffizienz.

Gesamtbefund: Beginnende Schrumpfniere (Kombinationsform). Herzhypertrophie. Arteriosklerose der Aorta, der Hirn-, Pankreas-, Milzgefäße. Lungenödem. Bronchopneumonie. Bronchitis. Alte pleuritische und perikarditische Verwachsungen. Stauungsorgane. Infarkt des Dünndarms.

Herzgewicht 800 g.

Nieren makroskopisch: Beide Nieren sind etwas verkleinert, die rechte wiegt 130, die linke 115 g. Kapsel leicht lösbar, Oberfläche zeigt eine ganz flache Granulierung. Die Niere ist im ganzen rotbräunlich gefärbt. Zwischen den roten Granulis bemerkt man an der Oberfläche kleine, gelbe Fleckchen. Die Substanz der Niere ist etwas zäh, die Rinde verschmälert. Auf der Schnittfläche erscheint die Rinde bräunlich. Dazwischen bemerkt man gelbliche Fleckchen, die Zeichnung ist völlig verwaschen.

Nieren mikroskopisch: Zahlreiche Herde von Granulationsgewebe, vielfach infarktartig angeordnet. Reichlich Zylinder. Vielfach tropfige Degeneration an den Kanälchen. Verfettungen in wechselnder Stärke. Vielfach Fettbestäubung an den Glomeruli. Glomeruli sonst auf große Strecken intakt. Stellenweise aber frische entzündliche Veränderungen (Fibrinpfröpfchen und Leukocyten in den Schlingen). Starke Veränderungen (hyperplastische Intimaverdickungen und Arteriosklerose) an den kleinen Gefäßen, namentlich auch die Vasa afferentia sind stark beteiligt.

XXXXIX. Str.... ch, H., 44 Jahre alt, Lehrer.

Anamnese: Pat. hat ein sehr arbeitsreiches Leben hinter sich, hatte lange mit Sorgen zu kämpfen und mutete sich sehr viel zu. Schon vor Jahren schwere neurasthenische Erscheinungen. Schlaflosigkeit und hypochondrische Vorstellungen. Um Pfingsten 1909 erwachte Pat. plötzlich des Nachts mit heftiger Atemnot, sowie starkem Husten. Pat. verließ das Bett, stellte sich ans Fenster, um Luft zu bekommen, und als es besser wurde, zog er sich an und ging spazieren. Nach einer Stunde war der Atemnotanfall vorbei, Pat. kehrte nachhause zurück und konnte jetzt schlafen. In den nächsten Tagen wiederholten sich derartige Anfälle noch mehrfach, nahmen aber an Stärke langsam ab und verschwanden schließlich vollständig. Pat. konsultierte einen Arzt, der ihm sagte, es sei alles normal, nur am Herzen sei ein Fettansatz, die Erscheinung sei nervös und die beste Medizin sei Ruhe. Da die Atemnotsanfälle sistierten, hielt sich Pat. wieder für gesund und mutete sich körperlich und geistig große Anstrengungen zu. Weihnachten 1909 begann der Appetit schlechter zu werden, Pat. konnte des Nachts nicht mehr in ausreichendem Maße schlafen, hatte wieder mehrfach Atembeschwerden. Das Gehen und Treppensteigen machte ihm in fortschreitendem Maße immer mehr Beschwerden. Auch die Sehschärfe nahm ab. Dabei kam es dem Patienten auch vor, als ob seine Arbeitskraft ganz bedeutend nachgelassen habe. Schriftliche Arbeiten, die er früher in kurzer Zeit bewältigen konnte, gingen ihm nicht mehr richtig von der Hand, und er mußte dabei seinen Geist aufs äußerste anspannen. Pat. fühlte, daß in seinem Körper eine Veränderung vorginge. Er fand an einem Glas Bier oder einer Zigarre, die ihm vorher einen großen Genuß bereitet hatten, keinen Geschmack, trank und rauchte infolgedessen überhaupt nicht mehr. Der Hausarzt stellte eine Unruhe des Herzschlags fest und fand im Harn Eiweiß. Obgleich sich nunmehr sogar häufig wiederkehrender Brechreiz einstellte, konnte sich Pat. doch nicht dazu entschließen, seine Berufstätigkeit zu unterbrechen.

Pfingsten 1910 traf Pat. zufällig einen ihm bekannten Arzt, der ihn lange nicht mehr gesehen hatte. Dieser sagte ihm sofort, als er ihn sah, „Sie sind nierenleidend". Daraufhin ließ Pat. an einer Untersuchungsstelle seinen Urin untersuchen, erhielt den Bescheid, Eiweiß nicht vorhanden (21. V. 1910). Der Schlaf wurde immer schlechter, der Appetit nahm immer mehr ab. Pat. hatte das Gefühl, als ob ihm ein schwerer Stein in der Magengegend läge, der ihn unaufhörlich drückte. Pat. suchte einen anderen Arzt auf. Dieser fand im Harn 1 $^0/_{00}$ Eiweiß, ordnete Digitalis und Bettruhe an, salz- und stickstoffarme Kost. Darauf verschwanden die Beschwerden fast vollständig. Die Beklemmungen verloren sich fast ganz, der Appetit wurde recht gut, das ganze körperliche Befinden hob sich. Der Schlaf war jedoch nicht ganz einwandfrei. Am 21. VI. wird Pat. zur Beobachtung dem Krankenhause überwiesen.

Status praesens vom 21. VI. 1910:

Kleiner, untersetzter Mann, in reichlichem Ernährungszustand. Gelblichblasse Hautfarbe. Keine Ödeme.

Pupillen gleichweit, reagieren. Sehkraft herabgesetzt.

Augenhintergrund: Beiderseits stark verwaschene Papille. Sehr enge Arterien. Beiderseits einige kleine, punktförmige Blutungen, rechts ein kleiner, weißer Fleck zwischen Papille und Macula, innen ein größerer.

Sonst Kopf und Hirnnerven ohne Befund.

Normaler Lungenbefund.

Herz: Spitzenstoß im 5. Interkostalraum, fast in der vorderen Axillarlinie, hebend. Orthodiagraphische Herzmaße: 4,4 : 12,0 : 18,6 cm. Präsystolischer Galopp über dem ganzen Herzen. Akzentuierte 2. Töne, besonders deutlich über der Aorta. Herzaktion regelmäßig, Frequenz 90—100 Schläge pro Minute. Radialpuls gut gefüllt, ausgesprochen hart, leicht alternierend.

Leber 2 Querfinger unter Rippenbogen.

Starke motorische Unruhe. Auffallende geistige Lebhaftigkeit. Aufgeregtes Wesen. Reflexe ohne Besonderes.

Blutdruck: 236, 228, 240—250 mm Hg. Bei der Blutdruckmessung stets Pulsus alternans nachweisbar.

Wasserausscheidung: Entspricht der Zufuhr. Dabei keine gröberen Gewichtsschwankungen.

Wasserversuch: Am 23. VI. in 4 Stunden 580 ccm. Größte halbstündige Einzelportion 100 ccm. Am 24. VI. 1910 in 4 Stunden 600 ccm, größte halbstündige Einzelportion 140 ccm. Die spez. Gewichte des Harnes schwankten bei normalen Mengen zwischen 1013 und 1020. Im Konzentrationsversuch sinkt die Harnmenge auf 475 ccm, höchstes spez. Gewicht **1025**.

Albumen: 1—2 $^0/_{00}$.

Harnsediment: Enthält vereinzelt Leukocyten, keine Erythrocyten, keine verfetteten Epithelien, sehr wenig granulierte Zylinder.

NaCl-Ausscheidung: Bis 1,03 %.

N-Ausscheidung: 1,2 %.

Rest-N: 75 mg %.

Pat. verließ am 30. Juni wesentlich gebessert das Krankenhaus.

Er befand sich in der nächsten Zeit ziemlich wohl, war nur wegen des Rückganges seiner geistigen Leistungsfähigkeit sehr deprimiert. Er hatte noch längere Zeit das Bett gehütet, dann den Tag mit Spazierengehen und Ruhe zugebracht. Ende August wurde der Schlaf wieder schlechter. Anfang September täglich Brechreiz. Es stellten sich Beklemmungen ein. Pat. sagte, er könne gar nicht recht atmen. Das Sehvermögen wurde schlechter, Pat. hatte eingenommenen Kopf, wurde dösig. Herzklopfen spürte er nicht. Pat. meint, er habe früher mehr Wasser gelassen, wie jetzt, seitdem die Verschlimmerung eingetreten ist, hat aber in der letzten Nacht, bevor er zum Krankenhause kommt, allein 2000 ccm Wasser gelassen.

Appetit war in den letzten Tagen miserabel.

II. Aufnahme am 12. IX. 1910: Pat. sieht im Vergleich zu früher auffallend ver - fallen aus, jedoch ist sein Ernährungszustand immerhin gut. Hautfarbe blaßgelblich.

Pupillen sehr eng, reagieren prompt.

Azetongeruch aus dem Munde. Zunge gerötet, aber ohne Belag.

Leichte Bronchitis.

Herz: Spitzenstoß außerhalb der vorderen Axillarlinie. Präsystolischer Galopp. An allen Ostien Akzentuation der 2. Töne. An der Aorta 1. Ton geräuschartig, 2. sehr scharf akzentuiert. Herzaktion abgesehen von vereinzelten Extrasystolen regelmäßig, Frequenz 96.

Leber handbreit unter Rippenbogen.

An den Knöcheln und an der Innenseite der Oberschenkel leichte Ödeme. Sehnen- reflexe an oberer und unterer Extremität deutlich gesteigert.

Sensorium erscheint frei. Pat. sagt aber selbst, er sei dösig. Er redet ziemlich viel und hat eine erhebliche Gedankenflucht, auch auffallende motorische Unruhe.

Verlauf: Pat. erhält Digitalis. Darauf bessert sich sein subjektives Befinden. Er nimmt ausreichend Nahrung zu sich, nimmt an Gewicht etwas ab, verliert an Ödem. Schlaf auf Chloralhydrat ausreichend. Muskelunruhe bedeutend geringer. Pat. ist wieder etwas hoffnungsfroher, während er vorher ganz und gar niedergeschlagen war und zuweilen über seinen Zustand geradezu in Verzweiflung geriet.

Blutdruck: 212—230 mm Hg.

Wasserausscheidung: Ziemlich reichlich, bis 2 ½ l. Die spez. Gewichte variieren zwischen 1011 und 1013.

Albumen: In den ersten Tagen 5—6, dann 2—3 $^{0}/_{00}$.

NaCl-Ausscheidung: Bei NaCl-armer Kost sehr gering.

N-Ausscheidung: Bis 0,94 %.

Rest-N: 45 mg %.

Pat. verläßt am 21. IX. 1910 das Krankenhaus.

Kaum war er wieder zu Hause, so zeigten sich Ödeme an den Füßen und an der Hand. Arzt verordnete Karellkur, mit vorzüglichem Erfolg. Die Harnmenge stieg bedeutend an, bis 2¾ l. Dann ging es dem Patienten ziemlich gut, bis zu Weihnachten 1910. Er zeigte sich furchtbar müde, verfiel dauernd in einen Halbschlaf, konnte aber des Nachts keine Ruhe finden.

Am 27. Dezember 1910 trat furchtbarer Kopfschmerz auf. Arzt sagte, es läge Urinvergiftung vor. Vom 27. bis 31. Dezember war Pat. vollständig desorientiert, sah Hirsche und Schwalben, war zwischendurch aber auch wieder kurze Zeit klar. Am 28. Dezember war ein fremder Arzt da, der nicht wußte, daß man dem Patienten verheim- licht hatte, daß er nierenleidend sei. Er sagte zu ihm: „Man sieht Ihnen ja an, daß Sie nierenleidend sind." Dies regte den Patienten sehr auf, und er verfiel dabei in einen Zustand, daß die Ehefrau glaubte, es ginge zu Ende.

Pat. war von diesen Tagen ab vollständig appetitlos und erbrach häufig, hatte stets furchtbaren Durst. Pat. erhielt dann Digitalis, worauf die Harnmenge, die in diesen Tagen bis auf 1500 und 1200 ccm abgesunken war, sich wieder bis 2½ l hob. Pat. fühlte sich daraufhin etwas besser, bekam auch Appetit, die Ödeme gingen jedoch nicht ganz zurück. Auch das Gesicht war stets gedunsen. Psychisch war Pat. nun wieder ganz klar.

In den nächsten Tagen wurden dann die Ödeme wieder stärker, stiegen an, bis zur Brust herauf. Pat. klagte über furchtbare Müdigkeit. Am 15. I. 1911 befand er sich fast dauernd in einem Halbschlaf, ließ Urin ins Bett. Am 16. war er so schwach, daß er kein Glied mehr rühren konnte, sprach kaum mehr, schüttelte nur hin und wieder mit dem Kopfe, erbrach häufig.

Am 19. I. fiel der Frau auf, daß Pat. ganz verändert aussah und daß Pat. laut schnarchend atmete. Cheyne-Stokessche Atmung, die vorher öfter bestanden hatte, war an diesem Tage nicht mehr vorhanden. Vor Mitternacht fing Pat. an, in den Armen und Beinen zu zucken, hatte aber keine ausgesprochenen Krämpfe. Die Atmung wurde schwächer und nach kurzer Zeit trat der Exitus ein.

Klinische Diagnose: Typische Kombinationsform.

Autopsie: Typische Kombinationsform.

Das Gewicht des Herzens beträgt 1000 g.

Nieren makroskopisch: Das Gewicht der Nieren beträgt je 145 g. Die Kapsel haftet der Unterlage ziemlich fest an, die Oberfläche ist leicht granuliert, die Substanz von zäher Konsistenz, die Zeichnung völlig verwaschen. Die Schnittfläche, speziell die Rinde ist im ganzen von schmutzigbräunlicher, mit zahlreichen Fleckchen und Stippchen durchsetzter Farbe.

Nieren mikroskopisch: Starke interstitielle Bindegwebsentwicklung, die vielfach noch Anklänge an abgelaufene Infarktbildungen zeigt. Ausgedehnte kleinzellige Infiltrate. Zylinder. Glomeruli zum Teil gut erhalten, zum Teil verödet. An manchen Glomeruli sind die Schlingen gequollen, enthalten reichlich Leukocyten und Fibrin. Verfettungen an Kanälchen und Glomeruli. Sehr starke Gefäßveränderungen, namentlich an den kleinen Gefäßen.

L. W..., August, 45 Jahre alt, Kaufmann.

Anamnese: Alkohol und Tabak mäßig (?). Lues negiert.

Vor 12 Jahren suchte Pat. wegen nervöser Beschwerden den Arzt auf. Dieser veranlaßte viermonatliche Ausspannung und äußerte später, Pat. hätte Eiweißverlust gehabt, jetzt sei der Urin aber wieder eiweißfrei. Vor 3 Jahren fühlte sich Pat. wieder nicht ganz wohl, konsultierte einen Arzt, der ihm Jod verordnete. Der Urin wurde ab und zu untersucht, es wurde aber nichts darin gefunden.

Im Jahre darauf (1908) klagte Pat. über migräneartige Kopfschmerzen, die er aber schon ungefähr ein Jahr lang verspürt hatte. Die Kopfschmerzen saßen über dem rechten Auge. Er wurde deswegen zu einem Augenspezialisten geschickt. Der Augenarzt prüfte nach Untersuchung des Auges den Harn auf Eiweiß. Als der Urin klar blieb, schüttelte er den Kopf und sagte: „Das ist eigentümlich." Nach Rücksprache mit dem Augenarzt schickte ihn der Hausarzt zur Erholung ins Gebirge, woselbst Pat. ohne Beschwerden noch anstrengende Bergtouren machte. Nach der Rückkehr schickte der Hausarzt den Pat. zur Untersuchung nach einer Universitätsaugenklinik. Dort stellte man sich auf den Standpunkt des Hausarztes, der sich der Ansicht des erst konsultierten Augenarztes, daß eine Nierenerkrankung vorliege, nicht anzuschließen vermochte. Daraufhin im Herbst 1908 Konsultation einer Autorität auf dem Gebiet der internen Medizin. Schrieb dem Hausarzt, fraglich ob Neurasthenie, Arteriosklerose oder Migräne. Pat. soll wenig Fleisch essen, Jagd gehen etc. Pat. machte dann eine Jodkur durch und trank viel Vichy-Wasser. Daraufhin war der Kopfschmerz fast weg. 22. VIII. 1908 Augenbefund: In der Umgebung der Papille große Zahl feiner, meist radiär gestellter, länglicher Blutungen. An den Blutgefäßen kein sicherer Befund. Daher wurde Arteriosklerose der feineren Gefäße angenommen. Keine Papillitis. Frühjahr 1909 wieder Kopfschmerz. Schlechtes Aussehen. Nochmalige Untersuchung von oben erwähntem Internisten und in Augenklinik. Jetzt wurde Eiweiß, Retinitis albuminurica und erhöhter Blutdruck gefunden.

Weihnachten 1909 Druckgefühl auf der Brust. Einmal waren kleine Blutfäserchen in den spärlichen Auswurf, nunmehr auch ausgesprochene Nykturie. Pat. mußte jede Nacht 3—4 mal heraus zum Urinieren. Aber schon jahrelang vorher hatte Pat. regelmäßig einmal nachts zum Urinieren aufstehen müssen und hatte auch sicher schon ca. 2 Jahre lang mehr Urin gelassen, wie früher, eine Erscheinung, die für nervös gehalten wurde. Pat. kommt am 20. 1. 1910 zum Krankenhaus wegen der Kopfschmerzen, die besonders im Nacken sitzen und wegen Schlaflosigkeit.

Status praesens vom 20. I. 1910:

Untermittelgroßer, mäßig kräftig gebauter Mann, in mäßigem Ernährungszustand. Fahle, graugelbliche Hautfarbe. Verdrossener, etwas lamentabler Gesichtsausdruck. Keine Ödeme.

Äußeres Auge ohne Befund. Pupillen gleichweit, reagieren auf Licht und Konvergenz.

Augenhintergrund: Ausgesprochenster Befund der Neuroretinitis albuminurica.

Zunge bräunlich belegt. Sehr übler Foetor ex ore. Auf Beklopfen besteht Schmerzhaftigkeit des Hinterkopfes. Der Schmerz zieht angeblich vom Hinterkopf und Nacken über den ganzen Schädel. Oft setzt er sich oberhalb der Augen fest, dann wieder an den Schläfen. Häufig tritt er frühmorgens auf, zuweilen auch nach dem Essen. Pat. zeigt sich über die Qual, die er aushalten muß, sehr unglücklich, und über die Untätigkeit, zu der er dadurch verdammt ist. Er gibt sich jedoch gar keine Mühe darüber hinwegzukommen, plagt ohne Unterlaß seine Umgebung mit Lamentationen und mit allen möglichen nichtigen Wünschen, regt sich fortwährend über die nebensächlichsten Dinge auf und läßt sich nur sehr schwer von seiner mißlichen Stimmung ablenken.

Normaler Lungenbefund.

Herz: Hebender Spitzenstoß im 5. Interkostalraum, in der Mammillarlinie. Herzgrenzen: Rechter Sternalrand, 4. Rippe, Mammillarlinie. Reine Töne, Akzentuation des 2. Aortentons. Herzaktion regelmäßig. Frequenz normal.

Leber ein Querfinger unter Rippenbogen. Reflexe lebhaft. Kein Klonus, kein Babinski.

Verlauf: Pat. befand sich bis zum 10. II. 1910 in Beobachtung. Das Verhalten und das Befinden des Patienten blieb während dieser Zeit unverändert. Morgens nach dem Erwachen befand sich Pat. immer ziemlich elend. Am 7. II. war er dabei kurze Zeit nicht ganz orientiert, klagte sehr über Mattigkeit und hatte den ganzen Tag etwas Brechneigung.

Blutdruck: bis 238 mm Hg. Bei der Messung deutlich Alternans.

Wasserausscheidung: Urinmengen stets reichlich, fast ausnahmslos über 2½ l, meist über 3 l, bis 3½, auch 3¾ l pro die, bei einer Zufuhr von mindestens 2½—4 l. Wasserversuch am 24. I.: 887 ccm in 4 Stunden, größte halbstündige Einzelportion 150 ccm. Am 29. I. 1085, größte halbstündige Einzelportion 195 ccm. Die spez. Gewichte des Harnes betrugen 1006—1009. Höchst beobachtetes spez. Gewicht in den Einzelportionen **1011**.

Albumen: ¾—2 °/₀₀.

Harnsediment: Enthält keine roten Blutkörper, dagegen Leukocyten, verfettete Epithelien und Zylinder.

NaCl-Ausscheidung: Maximal 0,52 %.

N-Ausscheidung: Bei N-armer Diät maximal 0,52 %.

Rest-N: 42 mg %.

Nach der Entlassung aus dem Krankenhause machte sich bei dem Pat. ein gewisser Rückgang auf geistigem Gebiete bemerkbar.

Er verlangte dauernd in geradezu kindischer Weise die verschiedensten Dinge: Handreichungen, ganz zwecklose Veränderungen seiner Umgebung, oder das Erscheinen von Personen etc. Erschienen die betreffenden Personen nicht sofort, so schickte er einen Wagen oder ließ telegraphieren. Dabei hatte er gar keinen Begriff von der Zeit, die zur Ausführung seiner Wünsche nötig war. Öfter wurde er, wenn seine Wünsche nicht schnell genug erfüllt wurden, sehr ausfällig. Die Klagen über Kopfschmerz wurden im ganzen geringer. Die Schlaflosigkeit bestand aber fort. Schließlich brachte man den Patienten nach einem Sanatorium, woselbst man erst der Ansicht war, die psychische Veränderung des Patienten beruhe auf einer Überfütterung mit Morphium. Als aber nach völliger Entziehung keine Änderung eintrat, glaubte man, es handle sich um eine Psychose und veranlaßte die Überführung des Patienten nach einer Irrenanstalt. Daselbst stellte man die Diagnose: Paralysis progressiva. Man fand eine starke Polyurie, durchschnittlich 2,7 l pro Tag, davon 1,2 l zur Nachtzeit. Der Urin enthielt keine Formbestandteile, jedoch 2,4—3,5 °/₀₀ Albumen. Die Sehnenreflexe waren gesteigert, die Pupillen reagierten meist überhaupt nicht, zuweilen aber auch ganz gut. Man bemerkte auch eine Differenz der Pupillen. Es bestand grobschlägiger Tremor, links mehr wie rechts, Neigung zu hypochondrischen Vorstellungen, Inkohärenz, Urteilsschwäche, Verwechslung von Namen und Worten, Silbenstolpern und Auslassen von Silben. „Anscheinende Sehstörungen, die tatsächlich keine sind, sondern auf momentan auftretenden und wieder schwindenden Defekten des Vorstellungsvermögens beruhen. Z. B. greift Pat. nach einem Wasserglas, greift aber daneben, führt dann die Hand zum Munde, wie wenn er das Wasserglas darin hätte, beginnt Schluckbewegungen auszuführen. Darauf aufmerksam gemacht, schiebt Pat. alles auf die Schwäche seiner Augen. Dabei erkennt er die Personen seiner Umgebung ganz gut. Größen- und Beeinträchtigungsideen. Protzenhaftigkeit. Jede Krankheitseinsicht geht dem Patienten ab. Er hält sich für imstande, in sein Geschäft zu gehen."

Nur das Sträuben seiner Angehörigen bewahrt den Patienten vor Entmündigung und Stellung unter Vormundschaft.

Am 4. VI. 1910 wird Pat. wieder dem Krankenhause überwiesen. Der Status entspricht im großen ganzen dem früheren. Die Farbe der Haut im Gesicht ist noch mehr graubräunlich geworden. Zunge dunkelbraun, belegt.

Augenbefund entspricht dem früheren. Sehschärfe sehr verschlechtert. Am Herzen jetzt systolisches Geräusch. Verstärkter, nach links verlagerter Spitzenstoß. Akzentuation des 2. Aortentones.

Pupillenreflex träge. Pupillen eng.

Reflexe der oberen Extremität lebhaft, desgleichen Patellar- und Fußsohlenreflex. Kein Klonus, kein Babinski. Auffallende Muskelunruhe, besonders linksseitig. Die linke Hand, resp. die einzelnen Finger führen beständig kratzende und pflückende, sowie zuckende Bewegungen aus. Leichte mimische Fazialisschwäche links. Periodisches Aussetzen der Atmung, jedoch kein An- und Abschwellen. Dyspnoe beim Blutdruckmessen.

Verlauf: Am 7. VI. blutig gefärbter Auswurf und Rasselgeräusche r. h. u. Die schwere psychische Depression, die Pat. bei der Aufnahme darbot, schwindet allmählich. Pat. erzählt nicht mehr soviel von seinem Aufenthalt in der Irrenanstalt und verhält sich ganz ruhig, geordnet, bleibt ganz gut bei der Sache. Zuweilen taucht aber wieder die Erinnerung an seinen Aufenthalt in der Irrenanstalt auf, und er ist dabei ganz unglücklich und verzweifelt.

Sein psychisches Verhalten ist jetzt wieder ganz das gleiche, wie beim ersten Krankenhausaufenthalt. Seine vielfachen Ansprüche und Wünsche kehren wieder. Er beginnt wieder damit seine Umgebung geradezu zu tyrannisieren. Seine Hauptklagen sind Mattigkeit, Appetitlosigkeit und schlechter Schlaf. Am meisten bedrückt ihn seine Schwäche. Er erzählt viel von seiner früheren außerordentlichen Leistungsfähigkeit. Am 17. VI. ist Pat. überaus matt und elend. Er hatte die ganze Nacht nicht schlafen können, schlief etwas über Tag, wurde darauf aber nicht frischer. Den ganzen Tag über heftiges Würgen, einmal auch Erbrechen. 11 Uhr abends plötzlich heftiger Schmerz in der Herzgegend mit furchtbarem Angstgefühl. Pat. springt aus dem Bett und schreit fürchterlich. Schon bald danach hustet er blutig gefärbte, wäßrige Flüssigkeit aus. Unter fortwährender Expektoration solcher blutig wäßriger Schaummassen tritt über Nacht Koma ein. Kampfer, Koffein, Strophantin und Adrenalin ohne jeden Effekt. Koma und Lungenödem dauern unverändert an bis zum 19. VI. morgens. Allmähliches Versagen der Herztätigkeit. Exitus am 19. VI. mittags 12 Uhr.

Blutdruck betrug 215—218 mm Hg. Sub finem sank er ab.

Die Wasserausscheidung erreichte noch 5 Tage ante exitum 3800 ccm in 24 Stunden.

Wasserversuch: Am 14. VI. 880 ccm in 4 Stunden. Größte halbstündige Einzelportion 150 ccm. Das spez. Gewicht des Harnes schwankte zwischen 1004 und 1008. Am Tage vor dem Tode stieg das spez. Gewicht bei stark verminderter Harnmenge in Einzelportionen bis auf **1016** an.

Das Albumen betrug ¾—1 $^0/_{00}$.

Der Harn enthielt Leukocyten, verfettete Epithelien und granulierte Zylinder, keine roten Blutkörper.

NaCl-Ausscheidung: Maximal 0,65 %.

N-Ausscheidung: 0,86 %.

R-N: 100 mg.

Klin. Diagnose: Typische Kombinationsform im Endstadium. Hirnarteriosklerose. Koronarsklerose.

Autopsie:

Gesamtbefund: Kombinationsform mit Schrumpfung. Herzhypertrophie. Arteriosklerose der Aorta und der Hirngefäße. Koronarsklerose. Ausgedehnte bronchopneumonische Herde in beiden Lungen. Lungenödem. Retinablutungen. Herzgewicht 560 g.

Nieren makroskopisch: Beide Nieren sind deutlich verkleinert. Das Gewicht beträgt je 100 g. Die Kapsel ist etwas adhärent, die Oberfläche allenthalben gleichmäßig granuliert. Die Nierensubstanz ist von zäher Konsistenz, die Rinde stark verschmälert, von zahlreichen dunkelbräunlichen Fleckchen und Streifchen durchsetzt, die sich auch auf die Pyramiden fortsetzen. Die Schnittfläche der Nieren zeigt insgesamt ein gelbgraubräunlich marmoriertes Aussehen. Rinden- und Pyramidensubstanz sind nicht deutlich gegeneinander abgesetzt.

Nieren mikroskopisch: Ziemlich diffuse Bindegewebsentwicklung mit auffallend zahlreichen, kleinzelligen Infiltraten. Die erhaltenen Harnkanälchen stellenweise erweitert, Zylinder, zahlreiche verödete Glomeruli. Daneben Glomeruli aber auch vielfach gut erhalten, an anderen wieder sehr beträchtliche Verfettungen. Starke kapilläre Stauung, kleine Blutungen. Auffallend starke Arteriosklerose der kleinen und kleinsten Gefäße (Vasa afferentia). Besonders starke Verfettungen daselbst (vgl. Abb. 85 Tafel XLIII).

LI. Ob..... der, Jakob, 66 Jahre alt, Kaufmann.

Anamnese: Alkohol mäßig, Tabak wenig, Lues negiert.

Vor ca. 25 Jahren hatte Pat. einmal Influenza, vor 3 ½ Jahren Herpes zoster. Sonst hat er sich stets gesund gefühlt, bis Oktober 1909. Seit dieser Zeit verliert Pat. rapid an Körpergewicht. Jedoch ist das Gewicht ganz langsam schon seit 2 Jahren zurückgegangen. Schon seit einer Reihe von Jahren tritt beim Treppensteigen oder nach stärkerer Anstrengung Atemnot auf, und es besteht bei dem Patienten eine gewisse Unlust oder Scheu vor dem Gehen. Seit Ende 1909 auffallende Appetitlosigkeit. In den letzten Wochen mehrfach nächtliche Anfälle von Kurzatmigkeit und Beklemmung, besonders, wenn Pat. auf der linken Seite liegt, sollen derartige Anfälle auftreten. Nachdem die Urinmengen abgenommen hatten, bildeten sich um Mitte Januar 1910 stärkere ödematöse Schwellungen der Knöchel und der unteren Partien des Abdomens, die auf Bettruhe und Digitalis wieder zurückgingen, nunmehr sich aber wieder in geringem Grade gebildet haben. In letzter Zeit stärkerer Husten, häufig vorübergehend bräunlich verfärbtes Sputum. Seit ca. 8—14 Tagen besteht Erbrechen. Alles was Pat. ißt, hat einen süßlichen Beigeschmack. Lästige Trockenheit im Munde und Durstgefühl.

Seit einem Jahre wurde von der Umgebung des Patienten bemerkt, daß seine geistigen Fähigkeiten abnehmen. Er ist unbesinnlich, häufig fiel bei ihm eine gewisse Gedankenflucht auf. Er erzählt mit großer Weitschweifigkeit. Lesen strengt ihn sehr an. Pat. war immer schläfrig und duselte häufig über Tag ein, nachts dagegen konnte er keinen Schlaf finden.

Pat. hatte große Aufregungen geschäftlicher Natur. Die Verschlimmerung des Zustandes wird auch auf eine schwere Aufregung im Oktober 1909 zurückgeführt.

Status praesens vom 15. II. 1910:

Großer, kräftig gebauter Mann, in gutem Ernährungszustand. Blaßgelbliche Hautfarbe. Starker urinöser, heringslakenartiger Geruch aus dem Munde. Zunge dick bräunlich belegt. Braune schmierige Massen an Gaumen und Zähnen. Mundschleimhäute geschwollen. Bulbi vorspringend, starrer Blick, enge Pupillen. Leichte Linsentrübung. Augenhintergrund: Starke Schlängelung und Enge der Gefäße. Weiße, unregelmäßig begrenzte Flecken über einen großen Teil der Retina hin verstreut. Keine deutliche Sternanordnung an der Macula.

Kopf und Hirnnerven im übrigen ohne besonderen Befund.

Diffuse Bronchitis.

Herz: Spitzenstoß im 5. Interkostalraum, bis in den 6. reichend, ein Querfinger außerhalb der Mammillarlinie. Orthodiagraphische Herzmaße: 5,7 : 11,9 : 18,5 cm. Lautes, systolisches Geräusch an der Spitze. Präsystolischer Galopp, die zweiten Töne an der Basis akzentuiert. Aktion regelmäßig, Frequenz 86.

Leber zwei Querfinger unter Rippenbogen.

Milzspitze palpabel.

Extremitäten ohne wesentlichen Befund. Keine Ödeme.

Sensorium etwas benommen. Pat. ist dösig, träumt vor sich hin. Auf Anrede reagiert er sofort, versteht aber meist den Sinn einer Frage erst bei Wiederholung derselben. Man glaubt zu erkennen, daß Pat. sich die Bedeutung eines jeden einzelnen Wortes klarmachen muß, ehe er die Frage richtig versteht. Nach langem Drumherumreden schickt er sich allmählich zur Antwort an, die auch immer ganz vernünftig ausfällt. Häufig verliert er aber dabei den Faden und muß dann wieder von vorne anfangen. Zuweilen muß er sich auf ganz einfache Dinge, auf Begebenheiten aus allerletzter Zeit lange besinnen. Nicht direkt befragt, zeigt Pat. gar kein Interesse für das, was um ihn vorgeht, oder für die Unterhaltung, die an seinem Bette geführt wird.

Bewegungsstörungen werden nicht bemerkt. Reflexe sind lebhaft.

Klonus ist jedoch nicht auszulösen.

Blutdruck: 195/95 mm Hg.

Urin: Menge nicht genau festzustellen, ca. 500 pro 24 Stunden, spezifisches Gewicht 1010. Albumen 2 $^0/_{00}$.

Das Sediment enthält keine roten Blutkörper, reichlich Leukocyten, verfettete Epithelien, wenig hyaline, mehr granulierte Zylinder.

Der NaCl-Gehalt des Harnes beträgt 0,3, 0,24, 0,27 %.

Der Stickstoff-Gehalt 0,57, 0,57, 0,60 %.

Pat. erbricht am 2. und 3. Tage seines Krankenhausaufenthaltes mehrfach, im übrigen bleibt der Zustand unverändert. In der folgenden Nacht Exitus subitus.

Klinische Diagnose: Typische Kombinationsform im Endstadium.

Autopsie:

Gesamtbefund: Schrumpfniere. Kombinationsform. Herzhypertrophie. Arteriosklerose. Lungenödem. Bronchitis. Stauungsorgane. Arteriosklerose der Hirngefäße. Erweichungsherde im linken Corpus striatum. Ödem der weichen Hirnhäute. Gewicht des Herzens 850 g.

Nieren makroskopisch: Beide Nieren sind stark verkleinert, die Kapsel ist leicht ablösbar. Oberfläche feinhöckerig, die Substanz von graubräunlicher Farbe und marmoriertem Aussehen. Die Substanz ist von fester Konsistenz, die Rinde außerordentlich schmal. Klaffende Gefäße. Das Gewicht der linken Niere beträgt 100, das der rechten 90 g.

Nieren mikroskopisch: Starke, ziemlich diffuse Entwicklung älteren Bindegewebes, daneben ausgedehnte, kleinzellige Infiltrate, an manchen Stellen sind die Harnkanälchen in Form kleiner Inseln erhalten und cystisch erweitert. Reichlich hyaline und noch reichlicher granulierte Zylinder. Verödete Glomeruli, daneben in sehr großer Zahl gut erhaltene Glomeruli, daneben wieder spärliche andere mit Kapselverklebungen, Kernvermehrung und hyalinen Schollen.

Sehr starke hyperplastische Intimaverdickung und Arteriosklerose, namentlich auch ausgesprochen an den kleinen und kleinsten Gefäßen (Vasa aff.) (vgl. Abb. 87 und 88 Tafel XLIV).

Schluß.

Zum Schlusse des klinischen Teiles möchte ich meiner Schüler und Mitarbeiter in Dankbarkeit gedenken. Ohne ihre hingebende und zuverlässige Hilfe wäre es nicht möglich gewesen, die Fülle von Beobachtungen nach den in der Einteilung entwickelten leitenden Gesichtspunkten anzustellen und zu verarbeiten.

Ich kann hier nicht die Verdienste und Namen Aller erwähnen, die mir im Laufe der 10 Jahre, seit in der Gießener Poliklinik die ersten Wasserversuche angestellt wurden, zur Seite gestanden haben. Vor allem möchte ich hier meinen früheren Assistenten und Oberarzt Dr. John und dessen Nachfolger Dr. Keller nennen, weil ihre Hilfe ganz besonders wertvoll und fördernd gewesen ist.

Zuerst haben die sorgfältigen histologischen Untersuchungen von Kollege John bei gemeinsam beobachteten Hypertonien ohne Schrumpfniere die Gefäßveränderungen aufgedeckt und das Fehlen von Entzündung erwiesen. Kollege Keller hat dann das klinische Studium der Nephrosen und Nephritiden wesentlich gefördert, die Jod- und Milchzuckerprobe systematisch durchgeführt und zuerst die Bedeutung der Blutuntersuchung für die Beziehungen zwischen Wasserausscheidung und Ödem erkannt. Kollege Keller ist auch selbständig zur klinischen Unterscheidung zwischen extra- und intrakapillärer Nephritis gelangt, die ihrerseits wieder aus der engen Fühlung mit der pathologischen Histologie entsprang.

Ihnen beiden, sowie meinem II. Oberarzte Dr. Schmidt und Laboratoriumsvorstand Dr. Lesser, von meinen Assistenten besonders Herrn Dr. Engel, Fräulein Dr. Schuster, Fräulein Dr. Weinmann, Herrn Dr. Kieffer und allen ungenannten Mitarbeitern auch hier meinen wärmsten Dank für treue Hilfe auszusprechen, ist mir ein Bedürfnis.

Literatur.

Albrecht, E., Zur physiologischen und pathologischen Morphologie der Nieren-zellen. Deutsche patholog. Gesellschaft München 1899. — Derselbe, Über trübe Schwellung und Fettdegeneration. Deutsche path. Gesellsch. Kassel 1903. — Aschoff, L., Spezielle pathologische Anatomie, Harnapparat. 2. Auflage bei G. Fischer. — Ascoli, Vorlesungen über Urämie. Jena 1903. — Baehr, Glomerular lesions of subacute bacterial Endocarditis. Journal of experim. Med. Vol. XV, 1912, Nr. 4. — Bartels, Handbuch der Krankheiten des Harnapparates. Leipzig 1875. (Ziemssens spez. Pathol. u. Therap. IX, 1.) — Basch, Die kardiale Dyspnoe und das kardiale Asthma. Klinische Zeit- und Streitfragen. Wien 1887. — Bayer, Über den Einfluß des Kochsalzes auf die arteriosklerotische Hypertonie. Arch. f. exp. Pathol. u. Pharmakol. Bd. 57, 1907. — Bernert, Über milchige, nicht fetthaltige Ergüsse. Arch. f. exp. Pathol. u. Pharmakol. Bd. 49, S. 32. — Bradford, Diseases of the Kidney in Albutt and Rolleston. System of Medicine. 1910. — Brauer, Über das diastolische Brust-wandschleudern. Kongr. f. inn. Med. Leipzig 1904. — Casper, Aus dem Gebiete der Nephritis. Münchn. med. Wochenschr. 1909, Nr. 42. — Chauffard, Pathogénie des rétinites albuminuriques. Sémaine méd. 1912, S. 191. — Curschmann, Über die diagnostische Bedeutung des Babinskischen Phänomens im präurämischen Zustand. Münchn. med. Wochenschr. 1911, Nr. 39. — Cushing, Physiologische und anatomische Beobachtungen über den Einfluß von Hirnkompression auf den intrakraniellen Kreislauf und über einige hiermit verwandte Erscheinungen. Mitteil. a. d. Grenzgeb. d. Med. u. Chir. Bd. 9. — Dickinson, cf. Bartels. — Engel, Glomerulitis adhaesiva, Virch. Arch. Bd. 163. — Faber, Die Arteriosklerose. Jena 1912. — Fahr, Über chron. Nephritis und ihre Beziehung zur Arteriosklerose. Virch. Arch. Bd. 195. — Derselbe, Zur patholog.-anatom. Unter-scheidung der Schrumpfnieren nebst Bemerkungen zur Arteriosklerose der kleinen Organ-arterien. Frankf. Zeitschr. f. Pathol. Bd. IX. — Derselbe, Können wir die Nierener-krankungen nach ätiologischen Gesichtspunkten einteilen. Virch. Arch. Bd. 210. — Fahr und Volhard, Beiträge zur Nierenpathologie. Internat. Kongr. f. Pathologie. Turin 1911. — Frank und Behrenroth, Über funktionelle Nierenschädigung nach Infektionskrankheiten. Verhandl. des XXX. Kongr. f. inn. Med. 1913, S. 217. — Fischer, W., Histologische Untersuchungen über den Fettgehalt der Nieren unter normalen und pathologischen Verhält-nissen. Ziegl. Beitr. Bd. 49. — Derselbe, Über Nierenveränderungen bei Tuberkulösen. Ziegl. Beitr. Bd. 47. — Gaskell, on the changes in glomeruli and arteries in inflammatory and arterio-sclerotic kidney disease. Journ. of Pathol. and Bacteriol. Vol. XVI. — Geis, Die Beziehungen der Gefäßerkrankungen der Netzhaut zu denen des Gehirns. Klin. Monatsbl. f. Augenheilk. XLIX, 1911. — Gierke, Störungen des Kraft- und Stoffwechsels in Aschoff, allg. pathol. Anatomie, 2. Auflage. — Goldscheider, Über atypische Gicht und ihre Behandlung. Zeitschr. f. physikal. u. diätet. Therapie. XVI, 1912. — Heineke, Veränderungen der menschlichen Niere nach Sublimatvergiftung. Ziegl. Beitr. Bd. 45. — Derselbe, Ein Beitrag zur septischen Nephritis. S.-A. aus den Annalen der städt. allgem. Krankenhäuser zu München. Bd. 14, 1906—1908. — Herxheimer, Niere und Hypertonie. Deutsche patholog. Gesellschaft. Straßburg 1912. — Derselbe, Über die sog. hyaline Degeneration der Glomeruli der Niere. Ziegl. Beitr. Bd. 45. — Heubner, Bemerkungen zur Kenntnis der Scharlach- und der Diphtherienephritis. Charitéannalen. XXVII. — Hohl-weg, Über das Verhalten des Reststickstoffes des Blutes bei Nephritis und Urämie. D. A. f. klin. Med. Bd. 104. — Huchard, Les Maladies de l'Hypertension artérielle. Paris 1891. — Derselbe, Allgemeine Betrachtungen über Arteriosklerose. Samml. klin. Vorträge; inn. Med. 175, 1909. — v. Jaksch, Weitere Beobachtungen über die Mengen des im Blute des kranken Menschen sich vorfindenden Harnstoffes. Zeitschr. f. Heilkunde. XX, 1903, Heft 11. — Derselbe, Urämie. Real-Enzyklopädie der gesamten Heilkunde. 4. Aufl. — John, Über Vorkommen und Bedeutung arterieller Hypertension. Med. Klinik. 1913, Nr. 24. — Jores, Über die Arteriosklerose der kleinen Organarterien und ihre Beziehung zur

Nephritis. Virch. Arch. Bd. 178. — Derselbe, Über die Beziehungen der Schrumpfnieren zur Herzhypertrophie vom pathol.-anatom. Standpunkt. Deutsch. Arch. f. klin. Med. Bd. 94. — Derselbe, Über die Beziehung der Herzhypertrophie zum Gewebsuntergang in den Schrumpfnieren. Deutsche pathol. Gesellschaft Kiel 1908. — Derselbe, Über den gegenwärtigen Stand unserer Kenntnis der hämatogenen diffusen Nierenerkrankungen nach patholog.-anatom. Gesichtspunkten. Med. Klin. 1909, Nr. 12. — v. Kahlden, Die Ätiologie und Genese der akuten Nephritis. Ziegl. Beitr. Bd. 11. — Derselbe, Über die Glomerulonephritis bei Scharlach. Ziegl. Beitr. Bd. 15. — Derselbe, Über Nephritis bei Phthisikern. Zentralbl. f. Path. Bd. 2. — Kaufmann, Lehrbuch der spez. patholog. Anatomie, Harnapparat. Berlin b. G. Reimer. — Katzenstein, Experimenteller Beitrag zur Erkenntnis der bei Nephritis auftretenden Hypertrophie des l. Herzens. Virch. Arch. Bd. 182. — Kawamura, Die Cholesterinesterverfettung. Jena. 1911 bei G. Fischer. — Kelsch, Arch. de Physiol. normale et pathol. VI. 1874, S. 722. (Senator, Bartels). — Klebs, Allg. Pathologie, II. Teil. — Koranyi, Kövesi und Roth-Schulz, Pathologie und Therapie der Niereninsuffizienz bei Nephritiden. Leipzig 1904. — Krehl, Pathol. Physiol. 7. Aufl. — Landsteiner, Über trübe Schwellung. Ziegl. Beitr. Bd. 33. — Langhans, Über die Veränderungen der Glomeruli bei Nephritis etc. Virch. Arch. Bd. 76. — Derselbe, Über die entzündl. Veränderungen der Glomeruli. Virch. Arch. Bd. 112. — Leichtweiss, Nierenveränderungen bei Tuberkulösen. Brauers Beitr. Bd. 26, Heft 2. — Leva, Über die Frage der blutdruckherabsetzenden Wirkung von Vasotonin und Guipsine, nebst Beobachtungen über vorübergehende und bleibende Blutdrucksteigerung. Therapeut. Monatshefte. XXVI. Jahrg., 1912. — Loeb, Klinische Untersuchungen über den Einfluß von Kreislaufänderungen auf die Urinzusammensetzung. D. A. f. klin. Med. Bd. 83, 1905. — Löhlein, Über die entzündl. Veränderungen der Glomeruli bei menschlichen Nieren und ihre Bedeutung für die Nephritis. Leipzig bei S. Hirzel 1906. — Derselbe, Über hämorrh. Nierenaffektionen bei chron. ulceröser Endocarditis (embolische, nicht eitrige Herdnephritis). Med. Klin. 1910, Nr. 10. — Lippmann, Über hämorrhagische Nephritis bei Purpura. Deutsch. med. Wochenschrift 1912, Nr. 30. — Lubarsch, Entzündung, in Aschoffs allg. patholog. Anatomie l. c. — Derselbe, Herzpathologie etc. Jahreskurse f. ärztliche Fortbildung 1911, Heft 1. — Lüdke, Über Albuminurie und Nephritis. Fortschritte d. Deutschen Klinik. II, 1911. — Marchand, Diskussionsbemerkung zu dem Vortrag von Jores in Kiel l. c. — Derselbe, Über Arteriosklerose. Verhandl. d. Kongr. f. inn. Med. in Leipzig. 1904. — v. Monakow, Beitrag zur Funktionsprüfung der Niere. D. A. f. klin. Med. 102. — Moritz und v. Tabora, Bestimmung des Venendrucks. D. A. f. klin. Med. 98. S. 475. — Munk, Klinische Diagnostik der degenerativen Nierenerkrankungen. Zeitschr. f. klin. Med. Bd. 78, Heft 1—2. — F. Müller, Morbus Brightii, Deutsch. patholog. Gesellsch. Meran 1905. — Naunyn und Falkenheim, Arch. f. exp. Pathologie. Bd. 14. — Naunyn und Schreiber, Arch. f. exp. Pathol. Bd. 22. — Nauwerck, Beiträge zur Kenntnis des Morbus Brightii. Ziegl. Beitr. Bd. 1. — v. Noorden, Die Krankheiten der Niere im Handbuch der Pathologie des Stoffwechsels. — Orbzut, zit. bei Löhlein l. c. — Osler, High blood pressure, its associations, advantages, and disadvantages. Brit. med. Journ. Nov. 1912. — Derselbe, Transient attacks of aphasia and paralyses in states of high blood pressure and arteriosclerosis. The Canadian medical Association Journ. 1911. — Pal, Gefäßkrisen. Leipzig 1905. — Derselbe, Über permanente Hypertonie. Med. Klinik. 1909, Nr. 35—36. — Derselbe, Die Atmungsstörungen der Urämischen. Med. Klinik. 1912, Ns. 50. — Päßler, Beitrag zur Pathologie der Nierenkrankheiten, nach klinischen Beobachtungen bei totaler Harnsperre. D. A. f. klin. Med. Bd. 87, 1906. — Päßler und Heineke, Versuche zur Pathologie des Morbus Brightii. Verhandl. d. Deutsch. Pathol. Gesellschaft. Meran 1905. — Peter, Untersuchungen über Bau und Entwicklung der Nieren. Jena, bei G. Fischer, 1909. — Pehu, De la Nyxturie dans les affections cardiovasculaires. Revue de Méd. XXIII. 1903. — Pfister, Zur Granulabildung bei Nierenentzündung. Ziegl. Beitr. Suppl. III. — Philipp, Der gegenwärtige Standpunkt der Urämiefrage. Prager med. Wochenschr. XXXVIII. Nr. 16. 1913. — Prym, Die Lokalisation des Fetts im System der Harnkanälchen. Frankf. Zeitschr. f. Path. Bd. 5. — Derselbe, Über die Veränderungen der arteriellen Gefäße bei interstitieller Nephritis. Virch. Arch. Bd. 177. — Ponfick, Morbus Birghtii. Deutsch. pathol. Gesellsch. Meran 190▉ — Quincke, Über Tag- und Nachturin. A. f. exp. Pathol. u. Pharmakol. XXXII. 1▉ Heft 3/4. — Derselbe, Zur Pathologie der Meningen. Zeitschr. f. Nervenheilk. 40,▉ — Reichardt, Über die Untersuchung des gesunden nnd kranken Gehirns mitte▉ Wage. Jena 1906. — Reichel, Über Nephritis bei Scharlach. Zeitschr. f. Heilk. XX▉ Heft 1. — Roth, Schrumpfnieren ohne Arteriosklerose. Virch. Arch. Bd. 177. — ▉ Über Nephritis und über Entzündung parenchymatöser Organe. Deutsch. med. W▉ 1909, Nr. 46. — Rössle, Allg. Pathologie der Zelle bei Aschoff, allg. patholog.▉ 2. Aufl. — Scheidemandel, Die infektiösen Erkrankungen der Nieren und ▉ Würzburger Abhandl. a. d. Gesamtgeb. d. prakt. Medizin. 1913. Bd. 13, Heft 7/8▉ selbe, Über die Bedeutung der bakteriologischen Harnuntersuchung für die Diag▉

Therapie der Nierenkrankheiten (speziell der akuten Nephritis). Münchn. med. Wochenschr. 1913, Nr. 31—32. — Schlayer, Neuere klinische Anschauungen über Nephritis. Beiheft 9 zur med. Klinik 1912 und andere daselbst zitierte Arbeiten. — Schmidt, M. B., Diskussion zu den Vorträgen von F. Müller und Ponfik in Meran l. c. — Senator, Die Erkrankungen der Nieren. 2. Aufl. in Nothnagels Spez. Pathol. u. Therap. XIX. Wien 1906. — Siegel, Experimentelles zur Frage der Erkältungsnephritis. Verh. d. XXV. Kongr. f. inn. Med. 1908. — Derselbe, Abkühlung als Krankheitsursache. Deutsche med. Wochenschr. 1908, S. 454. — Stoerk, Über „Protagon" und über die große weiße Niere. Sitzungsber. der Kais. Ak. der Wissensch. Wien, Bd. 115, 1906. — Derselbe, Beitrag zur Nierenpathologie. Deutsch. patholog. Gesellsch. Straßburg 1912. — Strauß, Zur blutreinigenden Funktion der Nieren. Berl. klin. Wochenschr. 1902, Nr. 23. — Derselbe, Der Reststickstoff in seinen Beziehungen zur Urämie und zur Prognose von Nephritiden. D. A. f. klin. Med. Bd. 106. — Suzuki, Zur Morphologie der Nierensekretion mit einem Vorwort von L. Aschoff. Jena. bei G Fischer 1912. — Thoma, Zur Kenntnis der Zirkulationsstörungen in den Nieren bei chron. interst. Nephritis. Virch. Arch., Bd. 71. — Tobiesen, Über akute hämorrhagische Nephritis bei Lungentuberkulose. Brauers Beitr. Bd. 24, S. 131. — Traube, Über den Zusammenhang von Herz- und Nierenleiden. Berlin 1856. — Tschistowitsch, Die Verödung und hyaline Entartung der Malpighischen Körperchen der Niere. Virch. Arch. Bd. 171. — Vaquez, Des effets méchaniques de l'hypertension sur le système cardioaortique. Semaine méd. 10. V. 1905. — Derselbe, La tension artérielle dans le Saturnisme aigu et chronique. Semaine méd. 30. IX. 1904. — Derselbe, De la tension artérielle pendant la grossesse et les suites de couches. Valeur diagnostique et pronostique de l'élévation de la pression artérielle au cours de l'éclampsie puerpérale. Bulletin de la société d'obstétrique de Paris. 15. II. 1906. — Derselbe, Hypertension. Extrait des bulletins et mémoires de la société médicale des Hôpitaux de Paris. 5. II. 1904. — Volhard, Über Venenpulse. Verh. d. XX. Kongr. f. inn. Med. 1902. — Derselbe, Über den Pulsus alternans und pseudoalternans. Münchn. med. Wochenschr. 1905, Nr. 13. — Derselbe, Verhandl. d. D. pathol. Gesellsch. Meran. — Derselbe, Über Leberpulse und über die Kompensation der Klappenfehler. Berl. klin. Wochenschr. 1904, 20/21. — Derselbe, Über die Beziehungen des Adams-Stokesschen Symptomenkomplexes zum Herzblock. D. A. f. klin. Med. 97, 1909. — Derselbe, Über die Messung des diastolischen Blutdruckes beim Menschen. XXVI. Kongr. f. inn. Med. 1909. — Derselbe, Über die funktionelle Unterscheidung der Schrumpfnieren. XXVII. Kongr. f. inn. Med. 1910. — — Wagenmann, Beitr. z. Kenntnis der Zirkulationsstörungen in den Netzhautgefäßen. Gräfes Archiv. Bd. 44. 1895. S. 219. — Wagner, Handbuch der Krankheiten des Harnapparates. Leipzig 1882 (Ziemssens spez. Pathologie und Therapie. IX. 1). — Watson, On the causation of parenchymatous Nephritis. British medical Journal 13. 4. 1912. — Weil, Über Lipoidämie. Münchn. med. Wochenschrift 1912, Nr. 39. — Weigert, Gesammelte Abhandl. Berlin. — Widal, Die Kochsalzentziehungskur in der Brightschen Krankheit. Deutscher Kongr. f. inn. Med. 1909. — Widal et Javal, Le mécanisme régulateur de la rétention de l'urée et l'indice de rétention uréique dans le mal de Bright. Compt. rend. de la soc. de Biol. Tome 57, p. 301. — Dieselben, La rétention de l'urée dans le mal de Bright comparée à la rétention des chlorures. Sémaine méd. Juli 1905. — Wertheimer, cf. Siegel. — Wideroe, Die Massenverhältnisse des Herzens unter patholog. Zuständen. Christiania 1911. Ref. Zentralbl. f. Herzkrankheiten 1911. — Ziegler, Über die Ursachen der Nierenschrumpfung nebst Bemerkungen über die Unterscheidung verschiedener Formen der Nephritis. Deutsch. Arch. f. klin. Med. Bd. XXV.

Tafelerklärungen.

Tafel I.

Abb. 1. Okular 2, Objektiv D. Färbung mit Hämatoxylin-Eosin.

Trübe Schwellung. Glomerulus (G) zeigt stark mit Blut gefüllte Schlingen, n der Bowmannschen Kapsel etwas geronnenes Eiweiß (g. Ei).

Um den Glomerulus einige Hauptstücke (H) mit trüb geschwollenen Epithelien. Kerne erhalten. Schaltstück (S) unverändert.

Abb. 2. Öl-Immersion. Färbung nach Altmann. Der gleiche Fall, wie bei 1. Mehrere Hauptstücke mit geschwollenen Epithelien, in denen die Altmannschen Granula vergrößert und unregelmäßig gelagert sind. Kerne erhalten.

Im Lumen der Kanälchen geronnene Eiweißmassen (g. Ei.). Gl = Glomerulus.

Tafel II.

Abb. 3. Ok. 2, Obj. D. Hämatoxylin-Eosin.

2. Stadium der Nephrose. Tropfig degenerierte Hauptstücke (H). Kerne teils erhalten, teils geschwunden. Schaltstück (S) relativ gut erhalten.

Abb. 4. Öl-Immersion. Färbung nach Altmann.

Tropfige Degeneration in den Hauptstücken. In manchen Hauptstücken sind die Altmanngranula (A. G.) noch gut erhalten, in andern sieht man nur noch Spuren davon. Diese Zellen sind völlig tropfig degeneriert. Die Tropfen (T) sind teils klein, teils sehr groß, die kleinen Tropfen sind durchweg ungefärbt, die großen sind zum Teil gefärbt, doch ist die Farbe gegenüber dem intensiven Rot der Granula mehr bräunlich. Die tropfig degenerierten Zellen enthalten teils noch Kerne, teils nicht mehr.

Tafel III.

Abb. 5. Öl-Immersion. Altmannfärbung.

Tropfige Degeneration der Hauptstücke. Hauptstück, das nebeneinander Tröpfchen und Granula enthält. Granula (Gr) scharf gefärbt. Tröpfchen (T) ungefärbt.

Abb. 6. Öl-Immersion. Altmannfärbung.

Tropfige Degeneration der Hauptstücke.

2 Hauptstücke. Einige Epithelien derselben enthalten Tröpfchen (T), welche bei der Altmannfärbung Farbe angenommen haben, doch ist der Farbton, wie bei Abb. 4, mehr bräunlich gegenüber dem intensiven Rot der Granula (Gr). Einige Zellen enthalten weder Tröpfchen noch Granula.

Tafel IV.

Abb. 7. Ok. 2. Obj. D. Pfistersche Modifikation der Weigertschen Fibrinfärbung.

Tropfige Degeneration der Hauptstücke. Tropfen intensiv blau gefärbt. Auch die kleinsten Tröpfchen haben die Farbe angenommen.

Gl = Glomerulus. H = Hauptstück. H_3 = terminaler Abschnitt des Hauptstücks.

Abb. 8. Ok. 2. Obj. A. Hämatoxylin-Eosin.

2. Stadium der Nephrose. Übersichtsbild.

Epithelien der Hauptstücke (H) geschwollen und tropfig degeneriert. (Tropfige Degeneration bei dieser schwachen Vergrößerung nicht zu erkennen.) Beginnende kleinzellige Infiltration (Kl. I.).

M = Markstrahl. Gl. = Glomerulus.

Tafel V.

Abb. 9. Ok. 2. Obj. D. Hämatoxylin-Eosin.

Tropfige Degeneration im terminalen Abschnitt der Hauptstücke (H_3) s. Text. (Kl. Bsp. VII, S. 106.)

Schl. D. = Aufsteigender dicker Schenkel der Henleschen Schleife.
Schl. d. = Dünner Schenkel der Henleschen Schleife.
Abb. 10. Ok. 2. Obj. D. Hämatoxylin-Eosin.
3. Stadium der Nephrose. Erweiterung und Epitheldesquamation an den terminalen Abschnitten der Hauptstücke (H₃).
Schl. D. = Aufsteigender Schenkel der Henleschen Schleife.

Tafel VI.

Abb. 11. Ok. 2. Obj. A. Gefrierschnitt. Sudanfärbung.
3. Stadium der Nephrose. Starke Verfettung an den Hauptstücken (H). Auch einzelne Glomeruli (Gl) enthalten Fetttröpfchen.
In den Markstrahlen (M) tritt die Verfettung stark zurück.
Abb. 12. Ok. 2. Obj. A. Hämatoxylin-Eosin.
Intakter Glomerulus (Gl) mit gut gefüllten Schlingen im 3. Stadium der Nephrose.
H = Hauptstück mit Epitheldesquamation.

Tafel VII.

Abb. 13. Ok. 2. Obj. A. Hämatoxylin-Eosin.
3. Stadium der Nephrose. Übersichtsbild. (Frischerer Fall.)
Verbreiterung der Interstitien (V. I.). Hauptstücke (H) auffallend blaß gefärbt (Epitheldesquamation u. Verfettung). H₃ = terminaler Abschnitt des Hauptstückes. Glomerulus (Gl) intakt.
Abb. 14. Ok. 2. Obj. D. Hämatoxylin-Eosin.
3. Stadium der Nephrose, älterer Fall (klin. Beisp. I S. 96) mit stärkerer Entwicklung interstitieller Prozesse. Hauptstücke (H) vielfach stark erweitert und in Epitheldesquamation begriffen.

Tafel VIII.

Abb. 15. Ok. 2. Obj. A. Hämatoxylin-Eosin.
3. Stadium der Nephrose. Älterer Fall (klin. Beisp. I). Beginnende Parenchymverödung. Glomeruli (Gl) im ganzen intakt. Bei Gl. k. durch konzentrische Kapselverdickung verödender Glomerulus. Bei V. Gl. ein völlig verödeter Glomerulus.
Abb. 16. Ok. 2. Obj. A. Hämatoxylin-Eosin.
Narbenstadium der Nephrose (klin. Beisp. V S. 103). Kanälchen in Inselform erhalten. Glomeruli an manchen Stellen im Begriff, durch konzentrische Kapselverdickung zu veröden (Gl. k.), zum Teil völlig verödet (V. Gl.); an einem Glomerulus (h. Gl.) Hyalinisierung der Schlingen.

Tafel IX.

Abb. 17. Ok. 2. Obj. A. Hämatoxylin-Eosin.
Narbenstadium der Nephrose. (Aus dem gleichen Präparat wie Abb. 16.) Kanälchen in Inselform erhalten, Glomeruli teils groß und gut erhalten, teils verödet (V. Gl.).
Abb. 18. Ok. 2. Obj. A. Weigerts Elastikafärbung.
Narbenstadium der Nephrose. Arterien (Art.) unverändert.
Glomeruli (Gl) sind teils intakt, teils zeigen sie Kapselverdickung (Gl. k.).

Tafel X.

Abb. 19. Ok. 2. Obj. A. Hämatoxylin-Eosin.
Nephrotische Narbe bei Salzsäurevergiftung. Parenchym im Bereich der Narbe verödet. Glomeruli (Gl) gut erhalten.
Abb. 20. Ok. 2. Obj. A. Hämatoxylin-Eosin.
Sublimatnephrose. Lumen der Hauptstücke (H) durch nekrotische Massen fast völlig verstopft. Schaltstücke (S) gut erhalten.
Glomeruli (Gl) zeigen blutgefüllte Schlingen.

Tafel XI.

Abb. 21. Ok. 2. Obj. D. Hämatoxylin-Eosin.
Sublimatnephrose. Das gleiche Präparat wie 20 bei stärkerer Vergrößerung. Hauptstücke (H) mit nekrotisierten Epithelien erfüllt, unter den nekrotisierten Epithelien neugebildetes Epithel (N. E.), das sich durch dunklere Färbung des Protoplasmas von den hellrot gefärbten nekrotisierten Epithelien abhebt. Schaltstücke (S) an manchen Stellen intakt, an andern (S. D.) bemerkt man Epitheldesquamation. Glomeruli (Gl) zeigen blutgefüllte Schlingen. Sie sind frei von Entzündung.
Abb. 22. Ok. 2. Obj. A. Hämatoxylin-Eosin.
Sublimatnephrose mit entzündl. Reaktion (Kl. I. = kleinzellige Infiltrate) und reichlichen Kalkniederschlägen (K) in abgestorbenen Epithelien.

Die Kanälchen zeigen teils gut erhaltenes Epithel, teils sind sie mit nekrotischen Massen erfüllt, teils wieder (namentlich an der Peripherie des Gesichtsfelds) sind sie mit ganz platten Epithelien ausgekleidet, erscheinen wie ausgepinselt. Glomeruli (Gl) intakt.

Tafel XII.

Abb. 23. Ok. 2. Obj. A. Gefrierschnitt. Sudan-Hämatoxylin.
2. Stadium der Amyloidnephrose. Starke Verfettung der Hauptstücke (H). Im Lumen der Kanälchen vielfach abgestoßen mit Fett beladene Zellen.
Abb. 24. Ok. 2. Obj. D. Färbung nach Pfister.
2. Stadium der Amyloidnephrose (klin. Beisp. IV S. 102). Starke tropfige Degeneration der Hauptstücke. Tropfen intensiv blau gefärbt. Gl = Glomerulus.

Tafel XIII.

Abb. 25. Ok. 2. Obj. A. Färbung mit Methylviolett.
2. Stadium der Amyloidnephrose (klin. Beisp. IV). Übersichtsbild. In den Glomerulis (Gl) reichlich amyloide Schollen, violett gefärbt.
Abb. 26. Ok. 2. Obj. A. Hämatoxylin-Eosin.
2. Stadium der Amyloidnephrose (derselbe Fall IV). Übersichtsbild.
In den Glomerulis (Gl) amyloide Schollen, aber auch blutgefüllte Schlingen. Starke tropfige Degeneration im terminalen Abschnitt der Hauptstücke (H₃). Interstitien verbreitert. Schl. D. = Aufsteigender Schenkel der Henleschen Schleife.

Tafel XIV.

Abb. 27. Ok. 2. Obj. A. Hämatoxylin-Eosin.
Übersichtsbild vom 3. Stadium der Amyloidnephrose.
Diffuse Verbreiterung der Interstitien. Glomeruli (Gl) enthalten mächtige hyaline Schollen. Sie füllen die Kapsel völlig aus.
Abb. 28. Ok. 2. Obj. D. Hämatoxylin-Eosin.
Ein Glomerulus aus dem vorigen Präparat (27) bei stärkerer Vergrößerung. Man bemerkt zwischen den mächtigen amyloiden Schollen immer noch Schlingen, die rote Blutkörperchen enthalten.

Tafel XV.

Abb. 29. Ok. 3. Obj. A. Hämatoxylin-Eosin. Akute Glomerulonephritis, ganz frisches Stadium (klin. Beisp. XVIII S. 143). Die Glomeruli zeigen noch leidlich blutgefüllte Schlingen, doch besteht schon eine deutliche Kernvermehrung. In manchen Kanälchen Blut = Bl.
Der mit Gl. bezeichnete Glomerulus ist auf dem nächsten Bild bei stärkerer Vergrößerung gezeichnet.
Abb. 30. Ok. 2. Obj. D. Hämatoxylin-Eosin. Akute Glomerulonephritis. Der im vorigen Präparat mit Gl. bezeichnete Glomerulus bei stärkerer Vergrößerung. Blähung der Schlingen und intrakapilläre Vermehrung der Endothelien bei E. Z. deutlich zu sehen. K. V. = Kapselverklebung. In einem Kanälchen links vom Glomerulus rote Blutkörperchen.

Tafel XVI.

Abb. 31. Ok. 2. Obj. D. Hämatoxylin-Eosin. Akute Glomerulonephritis. Glomerulus vom gleichen Fall wie 29 und 30.
In der Bowmannschen Kapsel rote Blutkörperchen, etwas geronnenes Eiweiß = E und abgestoßene Epithelien = K. E. Bei E. Z. sichtbare Vermehrung der Endothelien. In dem oberhalb des Glomerulus gelegenen Harnkanälchen etwas Epitheldesquamation.
Abb. 32. Ok. 2. Obj. D. Hämatoxylin-Eosin. Akute Glomerulonephritis. (Kl. Bsp. XV. S. 140.) Zellvermehrung stärker als im vorigen Fall. Schlingen fast blutleer. In der Bowmannschen Kapsel geronnenes Eiweiß, sowie zusammengebackenes Blut und Fibrin (Bl. F.). In den umgebenden Kanälchen Blut.

Tafel XVII.

Abb. 33. Ok. 2. Obj. A. Hämatoxylin-Eosin. Akute Glomerulonephritis. Der gleiche Fall wie 32. Übersichtsbild.
Gl = der bei 32 stärker vergrößerte Glomerulus. Überall an den Glomeruli starke Kernvermehrung erkennbar.
Schlingen völlig anämisch. In den Kanälchen reichlich Blut.
Abb. 34. Oe. 2. Obj. A. Hämatoxylin-Eosin. 2. Stadium der Glomerulonephritis (klin. Beisp. XXII S. 154).
Intrakapilläre Form. Glomeruli vergrößert und sehr kernreich. Bowmannsche Kapseln frei.

Tafel XVIII.

Abb. 35. Ok. 2. Obj. A. Hämatoxylin-Eosin. 2. Stadium der Glomerulonephritis. Intrakapilläre Form (andere Stelle vom gleichen Fall, wie 34).
Einzelne Glomeruli verödet (Gl. v.). Die anderen vergrößert und sehr kernreich.
Bowmannsche Kapseln frei. In einigen Glomeruli sind die Schlingen stellenweise
hyalin verklumpt (Hy). In einzelnen Kanälchen Blut (Bl.). Beginnende Verbreiterung
der Interstitien.
Abb. 36. Ok. 2. Obj. D. Hämatoxylin-Eosin. Ein Glomerulus vom gleichen
Fall wie 34 und 35, bei stärkerer Vergrößerung. Man sieht hier deutlich die hyaline Verklumpung (Hy) der Glomerulusschlingen. Glomerulus sehr zellreich. Rote Blutkörperchen
in den Schlingen nur noch vereinzelt zu sehen.

Tafel XIX.

Abb. 37. Ok. 2. Obj. A. Hämatoxylin-Eosin. 2. Stadium der Glomerulo-
nephritis (klin. Beisp. XVI S. 140).
Extrakapilläre Form. Übersichtsbild. Bildung mächtiger Halbmonde (H).
Verbreiterung der Interstitien. Kleinzellige Infiltrate.
Abb. 38. Ok. 2. Obj. D. Hämatoxylin-Eosin. 2. Stadium der Glomeruli-
nephritis. Extrakapilläre Form. Ein Glomerulus von 37 bei stärkerer Vergrößerung.
Die Kapsel durch einen „Halbmond" (H) fast ausgefüllt. Glomerulus fast blutleer, sehr
zellreich, am Rand beginnende Hyalinisierung (Hy).

Tafel XX.

Abb. 39. Ok. 2. Obj. A. Pfistersche Modifikation der Weigertschen Fibrinfärbung. 2. Stadium der Glomerulonephritis. Extrakapilläre Form H =
„Halbmonde". Herdförmige tropfige Degeneration der Kanälchenepithelien = Tr. D.
Abb. 40. Ok. 2. Obj. D. Fibrinfärbung nach Weigert. 2. Stadium der Glomerulonephritis. Extrakapilläre Form.
Reichliche Fibrinausscheidung (F) zwischen die Schlingen und in die Bowmannsche Kapsel.

Tafel XXI.

Abb. 41. Ok. 2. Obj. A. Fibrinfärbung nach Weigert.
2. Stadium der Glomerulonephritis. Extrakapilläre Form.
Der gleiche Fall wie 40. Übersichtsbild. Die Glomeruli fallen durch ihren starken
Fibringehalt (F) auf. Gl = der Glomerulus, der bei 40 stärker vergrößert ist. H = „Halb-
monde".
Abb. 42. Ok. 2. Obj. A. Hämatoxylin-Eosin.
Chronische Glomerulonephritis ohne Granulierung.
Starke, diffuse Hyalinisierung (Hy) der Glomeruli. Starke, ziemlich diffuse Ver-
breiterung der Interstitien. Bowmannsche Kapseln frei.

Tafel XXII.

Abb. 43. Ok. 2. Obj. D. Hämatoxylin-Eosin.
Chronische Glomerulonephritis ohne Granulierung.
Ein Glomerulus von 42 bei stärkerer Vergrößerung.
Starke Hyalinisierung (Hy) der Schlingen. Kapsel frei. Glomerulus völlig blutleer.
Abb. 44. Ok. 2. Obj. A. Hämatoxylin-Eosin.
Chronische Glomerulonephritis mit Granulierung. (Kl. Bsp. XXVI S. 187.)
An einigen Glomeruli noch Halbmondbildung (H) erkennbar, andere verödet
(Gl. v.), andere leidlich erhalten (Gl).
Parenchym schon in ziemlicher Ausdehnung zugrunde gegangen, durch Bindegewebe
ersetzt.

Tafel XXIII.

Abb. 45. Ok. 2. Obj. A. Hämatoxylin-Eosin.
Chronische Glomerulonephritis mit Granulierung (klin. Beisp. XXVI
S. 187).
Glomeruli in verschiedenen Stadien der Verödung. Parenchym in großer Ausdehnung
zugrunde gegangen. Die erhaltenen Harnkanälchen zum Teil stark erweitert. Kleinzellige
Infiltrate (kl. I.). Gl. v. = verödete Glomeruli.
Abb. 46. Ok. 2. Obj. D. Hämatoxylin-Eosin.
Chronische Glomerulonephritis mit Granulierung.
Ein Glomerulus von 45 bei stärkerer Vergrößerung.
Glomerulus stark hyalinisiert, am Rande noch Andeutung von Epithelwucherung
und Desquamation (s. Text).

Tafel XXIV.

Abb. 47. Ok. 2. Obj. A. Hämatoxylin-Eosin.
Chronische Glomerulonephritis mit Granulierung (klin. Beisp. XXV
S. 188).
Enorme Verödung der Glomeruli (Gl. v.). Starke kleinzellige Infiltration.
Abb. 48. Ok. 2. Obj. A. Hämatoxylin-Eosin.
Chronische Glomerulonephritis mit Granulierung.
Eine andere Stelle aus dem gleichen Präparat wie 47.
Neben einer verödeten Partie eine Insel regenerierter erweiterter Harnkanälchen,
deren Epithelien deutlich abgeplattet sind. An einem dort gelegenen im ganzen gut er-
haltenen Glomerulus ein kleiner Halbmond (H).

Tafel XXV.

Abb. 49. Ok. 2. Obj. D. Pfistersche Modifikation der Weigertschen Fibrinfärbung.
Chronische Glomerulonephritis mit Granulierung (klin. Beisp. XXV S. 188).
Tropfige Degeneration (Tr. D.) an den Epithelien eines Harnkanälchens aus einer
regenerierten Partie.
Abb. 50. Ok. 2. Obj. A. Weigerts Elastakafärbung.
Chronische Glomerulonephritis mit Granulierung (derselbe Fall).
An einem größeren Gefäßchen (GG) hyperplastische Intimaverdickung und beginnende
Arteriosklerose. Kleine Gefäße (Gg) intakt.

Tafel XXVI.

Abb. 51. Ok. 2. Obj. A. Weigerts Elastikafärbung.
Chronische Glomerulonephritis mit Granulierung (klin. Beisp. XXVI
S. 187).
Starke Arteriosklerose der Nierengefäße. Im Gesichtsfeld sind eine Anzahl kleiner
Nierengefäße (G) getroffen, deren Lumen durch die starke Hyalinisierung der Wand fast
verschlossen ist.
Abb. 52. Ok. 2. Obj. A. Hämatoxylin-Eosin.
Herdförmige Glomerulonephritis (klin. Beisp. XXXII S. 199).
Neben einer Anzahl intakter Glomeruli (Gl) sieht man zwei Knäuel (Gl. e.), die ent-
zündlich verändert sind, Kernvermehrung, Fibrinausscheidung zeigen. In einigen Kanälchen
rote Blutkörperchen.

Tafel XXVII.

Abb. 53. Ok. 2. Obj. D. Hämatoxylin-Eosin.
Herdförmige Glomerulonephritis.
Ein entzündlich veränderter Glomerulus (Gl. e.) von 52 bei stärkerer Vergrößerung.
Die Schlingen sind blutarm, enthalten vermehrte Endothelien (E. Z.) und Leukocyten
(L). Im Kapselraum Fibrin (F) und abgestoßene Epithelien (K. E.).
Abb. 54. Ok. 2. Obj. D. Hämatoxylin-Eosin.
Ein intakter Glomerulus vom gleichen Fall wie 52 und 53.

Tafel XXVIII.

Abb. 55. Ok. 2. Obj. D. Hämatoxylin-Eosin.
Interstitielle Nephritis.
Kleines interstitielles aus Lymphocyten bestehendes Herdchen, das an manchen
Stellen (K. L.) Miene macht, in ein Kanälchen einzudringen.
Glomeruli intakt, sehr blutreich, in den Kapseln etwas geronnenes Eiweiß (E).
Abb. 56. Ok. 2. Obj. A. Hämatoxylin-Eosin.
Interstitielle Nephritis.
Ziemlich diffuse lymphozytäre Infiltration zwischen Kanälchen und Glomeruli.
Glomeruli intakt, sehr blutreich, an einer Stelle kleine Blutung (Bl).

Tafel XXIX.

Abb. 57. Ok. 2. Obj. A. Hämatoxylin-Eosin.
Interstitielle Nephritis.
Diffuse, lymphozytäre Infiltration. An manchen Stellen Parenchymuntergang
schon deutlich ausgesprochen (P. U.). Glomeruli blutarm, aber sonst intakt.
Abb. 58. Ok. 2. Obj. D. Färbung nach Gram-Weigert.
Embolische Herdnephritis. Frisches Stadium.
Kokkenembolie in einigen Glomerulusschlingen. In der Umgebung noch keine
entzündliche Reaktion.

Tafel XXX.

Abb. 59. Ok. 2. Obj. A. Hämatoxylin-Eosin.
Embolische Herdnephritis. Frisches Stadium. Vom gleichen Fall wie 58.

In einzelnen Glomeruli kleine Kokkenembolien (Gl. e.), in der nächsten Umgebung der embolisierten Glomeruli degenerative Veränderungen an den Hauptstücken (s. Text). Entzündliche Reaktion nur ganz gering (s. Text). Die nicht embolisierten Glomeruli intakt.

Abb. 60. Ok. 2. Obj. A. Hämatoxylin-Eosin.

Embolische Herdnephritis. Älteres Stadium (Klin. Beisp. XXXVIII, S. 206). Eine Anzahl Glomeruli zeigen partielle Verödung (Ausgeheilte Infarktchen = Gl. I.). Einige Glomeruli sind völlig verödet (Gl. v.). Andere sind noch intakt (Gl.). Beginnender Untergang des Parenchyms. Interstitien unregelmäßig verbreitert.

Tafel XXXI.

Abb. 61. Ok. 2. Obj. D. Hämatoxylin-Eosin.

Embolische Herdnephritis. Älteres Stadium.

Ein Glomerulus aus 60 bei stärkerer Vergrößerung. Im Zentrum eine verödete Partie = ausgeheilter Infarkt. Die Schlingen in der Randpartie sind noch gut erhalten.

Abb. 62. Ok. 2. Obj. A. Hämatoxylin-Eosin.

Mischform. Ältere embolische Herdnephritis (Gl. J. = ausgeheilter Glomerulusinfarkt). Verbreiterung der Interstitien.

Tafel XXXII.

Abb. 63. Ok. 2. Obj. D. Hämatoxylin-Eosin.

Mischform, aus dem gleichen Präparat wie 62.

Glomerulus mit echten entzündlichen Veränderungen (im Kapselraum massenhaft Leukocyten und Epithelien).

Abb. 64. Ok. 2. Obj. A. Pfisters Modifikation der Weigertschen Fibrinfärbung.

Mischform (das Präparat stammt vom gleichen Fall wie 62 und 63). Tropfige Degeneration (Tr. D.) an Partien, in deren Bereich die Glomeruli keine nennenswerte Veränderungen zeigen.

Tafel XXXIII.

Abb. 65. Ok. 2. Obj. A. Hämatoxylin-Eosin.

Kleine, auf arteriosklerotischer Basis entstandene anämische Atrophie mit kleinzelliger Infiltration (Kl. I.). Gl. = intakte Glomeruli, Gl. v. = verödete Glomeruli.

Abb. 66. Ok. 2. Obj. A. Weigerts Elastikafärbung.

Nierengefäße bei reiner arteriosklerotischer Nierenveränderung. (Klin. Beisp. XXXII, S. 243, Makroskop. Abbildung 10 u. 11, S. 54 u. 55.)

Beträchtliche hyperplastische Intimaverdickung; an dem rechts gelegenen, etwas größeren Gefäßchen sind die neugebildeten elastischen Lamellen schon etwas ineinandergewaschen, zeigen beginnende Veränderungen im regressiven Sinne. In der nächsten Umgebung der links gelegenen Vas. interlobul. einige Vas. afferentia mit starken arteriosklerotischen Veränderungen.

Tafel XXXIV.

Abb. 67. Ok. 2. Obj. A. Hämatoxylin-Eosin.

Anämische Atrophien bei reiner arteriosklerotischer Veränderung. Kanälchen (K) kollabiert, kleinzellige Infiltration unbedeutend. Das zwischen den atrophischen Stellen liegende Nierenparenchym ist intakt. Gl = intakte Glomeruli, Gl. v. = verödete Glomeruli.

Makroskopisch bestand hier das ausgesprochene Bild der roten Granularniere (Jores) (vgl. Abb. 12 u. 13, S. 60).

Abb. 68. Ok. 2. Obj. A. Weigerts Elastikafärbung.

Gefäßpräparat vom gleichen Fall wie 67.

Die hyperplastische Intimaverdickung reicht bis tief in die kleinen Gefäßverzweigungen hinein. Regressive Prozesse i. e. Arteriosklerose an dieser Stelle noch nicht so ausgesprochen wie sonst im Präparat. Die Gefäßlumina sind aber auch hier stark verengt.

Das Parenchym ist in diesem Gesichtsfeld im ganzen intakt, nur an einer Stelle (A) ist ein kleines atrophisches Herdchen zu sehen.

Tafel XXXV.

Abb. 69. Ok. 2. Obj. A. Weigerts Elastikafärbung.

Gefäßpräparat von einem Fall gewöhnlicher, seniler, grobgelappter, arteriosklerotischer Schrumpfniere. Auch hier erstrecken sich die Gefäßveränderungen bis in die feinen Gefäßverzweigungen. Es ist an dieser Stelle zur Bildung eines kleinen atrophischen Herdchens gekommen, der eine Anzahl verödeter Glomeruli (Gl. v.) enthält.

Bei stärkerer Vergrößerung sieht man übrigens, wie auch im vorigen Präparat, daß an den kleinsten Gefäßchen die neugebildeten elastischen Fasern nicht der Intima, sondern der Adventitia angehören. Es sei ausdrücklich darauf hingewiesen, weil es bei dieser schwachen Vergrößerung nicht deutlich zum Ausdruck kommt.

Ein zu einem verödeten Glomerulus führendes Vas afferens ist nahezu verschlossen (Arteriosklerose). Abb. 70. Ok. 2. Obj. A. Hämatoxylin-Eosin.
Kombinationsform mit verschiedenen Arten der Glomerulusverödung (Klin. Bsp. XXXXVI, S. 268).
Links im Präparat (Gl. a.) Glomeruli mit blander Verödung (Schlingenkollaps), wie bei der reinen arteriosklerotischen Form, rechts (Gl. e.) ein Glomerulus, der am Rande Andeutung von Epithelproliferation zeigt. Gl = intakter Glomerulus. Gl. v. = verödete Glomeruli.

Tafel XXXVI.

Abb. 71. Ok. 2. Obj. D. Hämatoxylin-Eosin.
Ein Glomerulus mit blander Verödung aus dem gleichen Präparate wie 70, bei stärkerer Vergrößerung. Ein Teil der Schlingen ist kollabiert (Schl. k.), im Begriff, zu einer homogenen Masse zu verschmelzen.
Abb. 72. Ok. 2. Obj. D. Hämatoxylin-Eosin.
Beginnende Kombinationsform (Kl. Bsp. XXXXV, S. 266). An dem abgebildeten Glomerulus geringfügige entzündliche Veränderungen. Die Kapselblätter sind auf weite Strecken verklebt, in einzelnen Schlingen eine Anzahl Leukocyten (L).

Tafel XXXVII.

Abb. 73. Ok. 2. Obj. A. Hämatoxylin-Eosin.
Kombinationsform mit geringen entzündlichen Veränderungen an den Knäueln. An einem Glomerulus (Gl. e.) deutliche in den Schlingen gelegene Kernvermehrung. Gl = intakte Glomeruli mit blutgefüllten Schlingen.
Gl. v. = verödeter Glomerulus. Kl. I. = kleinzellige Infiltration in einem atrophischen Herdchen.
Abb. 74. Ok. 2. Obj. D. Hämatoxylin-Eosin.
Der entzündlich veränderte Glomerulus (Gl. e.) aus dem vorigen Präparat bei stärkerer Vergrößerung. Man sieht hier die an einer Stelle bestehende Zellvermehrung sehr deutlich. Manche der hier dicht gedrängt liegenden Kerne zeigen deutlich endothelialen Habitus, an andern wieder ist eine bestimmte Charakterisierung nicht mit Sicherheit zu geben.

Tafel XXXVIII.

Abb. 75. Ok. 2. Obj. D. Pfisters Modifikation der Weigertschen Fibrinfärbung. Auftreten hyaliner Tropfen (Hy. Tr.) in einem Glomerulus bei Kombinationsform. (Klin. Bsp. XXXXVI, S. 268.)
Abb. 76. Ok. 2. Obj. A. Hämatoxylin-Eosin.
Entzündliche Veränderungen an einzelnen Knäueln bei Kombinationsform (Kl. Beisp. XXXXVII, S. 270). Gl. e. = Glomeruli mit geringer Epithelproliferation. Gl. H. = Glomerulus mit ausgesprochener Halbmondbildung.
A. = Atrophischer Herd mit verödeten Glomerulis = Gl. v. Kl. I. = kleinzellige Infiltration.
Links im Präparat bei K. e. erweiterte Kanälchen mit abgeplatteten Epithelien. Interstitien hier verbreitert.

Tafel XXXIX.

Abb. 77 und 78. Ok. 2. Obj. A. Hämatoxylin-Eosin.
Zwei verschiedene Stellen aus einer Niere mit Kombinationsform (Kl. Bsp. XXXXIV, S. 265). Bei 77 ziemlich große atrophische Stelle (A) mit kollabierten Kanälchen. Glomeruli teils völlig verödet (Gl. v.), teils gut erhalten (Gl.). Kleinzellige Infiltrate (kl. I.) gering, rechts und links von der atrophischen Stelle ist das Parenchym intakt.
Bei 78 eine andere atrophische Stelle, die aber neben verödeten (Gl. v.) und intakten Glomeruli (Gl.) auch Knäuel mit entzündlichen Veränderungen enthält (Gl. e.). Man sieht hier an den kleinen Gefäßen (G) starke arteriosklerotische Veränderungen, namentlich auch starke Verengerung des Lumens.

Tafel XL.

Abb. 79 und 80. Ok. 2. Obj. D. Hämatoxylin-Eosin.
Verschiedene Glomeruli aus dem gleichen Präparat wie 77 und 78.
Abb. 79. Intakter Glomerulus.
Abb. 80. Beginnende Epithelproliferation am oberen Rande des Glomerulus.

Tafel XLI.

Abb. 81 und 82. Ok. 2. Obj. D. Hämatoxylin-Eosin.
Verschiedene Glomeruli aus dem gleichen Präparat wie 77 und 78.

Abb. 81. Stärkere Epithelproliferation am Glomerulus, schon deutliche Halbmondbildung (H).

Abb. 82. Glomerulusschlingen vielfach mit Fibrinpfröpfchen erfüllt.

Tafel XLII.

Abb. 83. Ok. 3. Obj. A. Hämatoxylin-Eosin.

Kombinationsform mit stärkeren entzündlichen Veränderungen an den Glomerulis, auch hier ist jedoch das Gros der Glomeruli intakt (Gl), in dem abgebildeten Gesichtsfeld sieht man an einem Glomerulus (Gl. e.) sehr starke Epithelproliferation und Desquamation.

Abb. 84. Ok. 2. Obj. D. Hämatoxylin-Eosin.

Der entzündete Glomerulus (Gl. e.) aus dem vorigen Präparat bei stärkerer Vergrößerung. Man sieht, wie hier entzündliche Massen: gewucherte Epithelien, Fibrin (F), Leukocyten (L) den Kapselraum erfüllen. Das zugehörige Vas afferens zeigt starke hyaline Verdickung seiner Wand und Verengerung des Lumens.

Tafel XLIII.

Abb. 85. Ok. 2. Obj. A. Sudan-Hämatoxylin.

Starke Verfettungen an den Vas. aff. und manchen Glomerulis (Gl. vf.) bei Kombinationsform (Kl. Bsp. L, S. 277).

Abb. 86. Ok. 3. Obj. A. Weigerts Elastikafärbung.

Gefäßveränderungen bei Kombinationsform. An dem etwas größeren Gefäßchen (G) deutliche hyperplastische Intimaverdickung, die bei stärkerer Vergrößerung aber schon deutlich beginnende Hyalinisierung zwischen den elastischen Lamellen erkennen läßt.

An den Vas. affer. vielfach völliger Verschluß des Lumens durch hyaline Ringe. (Das Präparat stammt vom gleichen Fall wie 83 und 84, auch an den größeren Nierengefäßen fanden sich hier beträchtliche atherosklerotische Veränderungen.)

Tafel XLIV.

Abb. 87. Ok. 2. Obj. A. Hämatoxylin-Eosin.

Etwas ältere Kombinationsform (Kl. Bsp. LI, S. 279) mit starker Verbreiterung der Interstitien und Erweiterung der erhaltenen Kanälchen (K). Die Glomeruli sind teils intakt (Gl.), teils (Gl. e.) zeigen sie Epithelproliferation.

Abb. 88. Ok. 2. Obj. A. Weigerts Elastikafärbung.

Gefäßpräparat vom gleichen Fall wie 87. Starke hyperplastische Intimaverdickung und Arteriosklerose. Auch an den größeren Nierengefäßen bestanden hier starke arteriosklerotische Veränderungen.

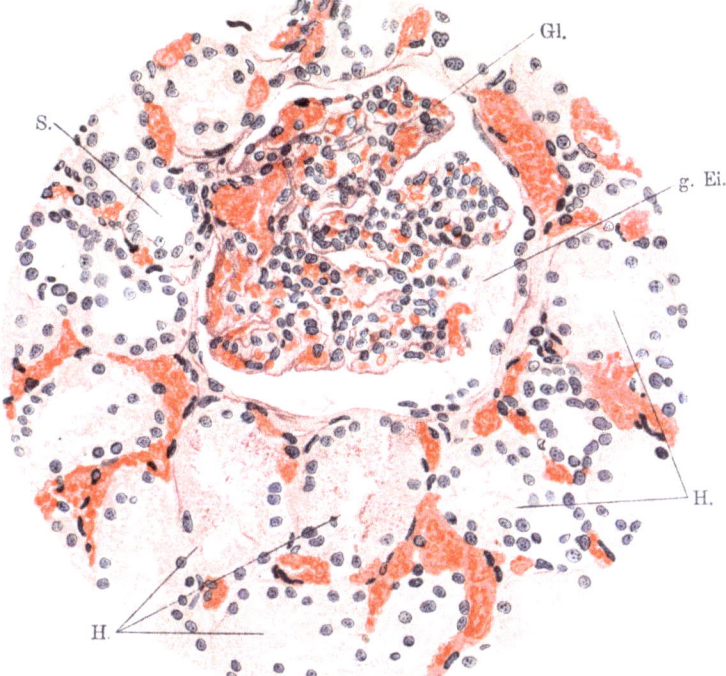

Abb. 1. Nephrose, I. Stadium.

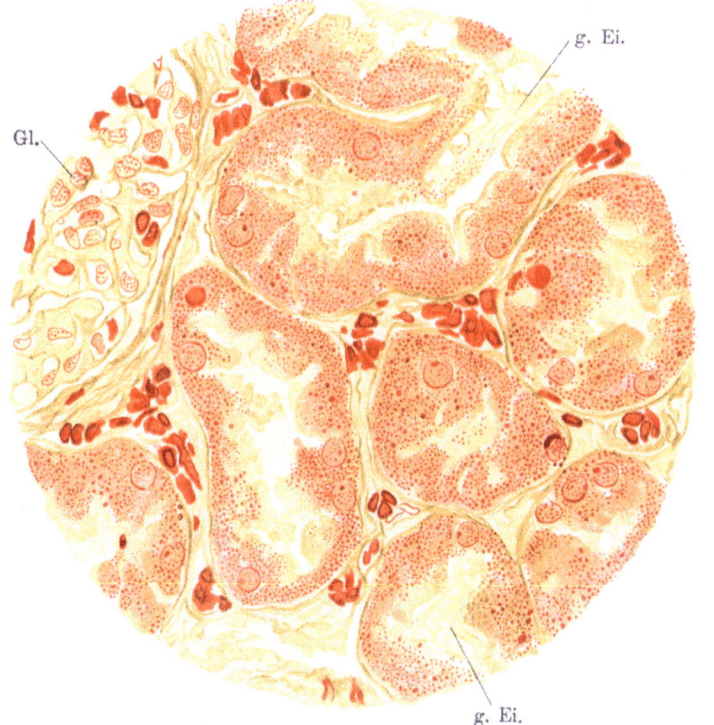

Abb. 2. Nephrose, I. Stadium.

Verlag von Julius Springer in Berlin.

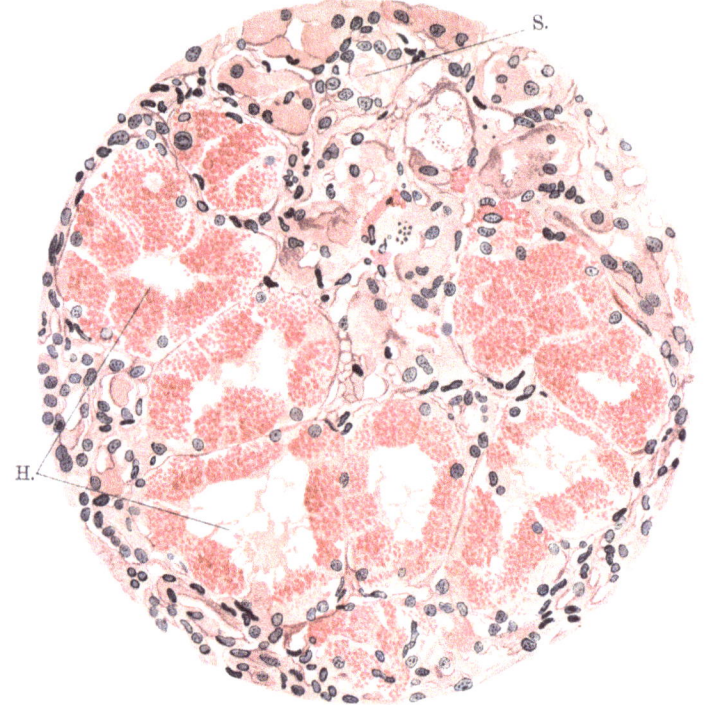

Abb. 3. Nephrose, II. Stadium.

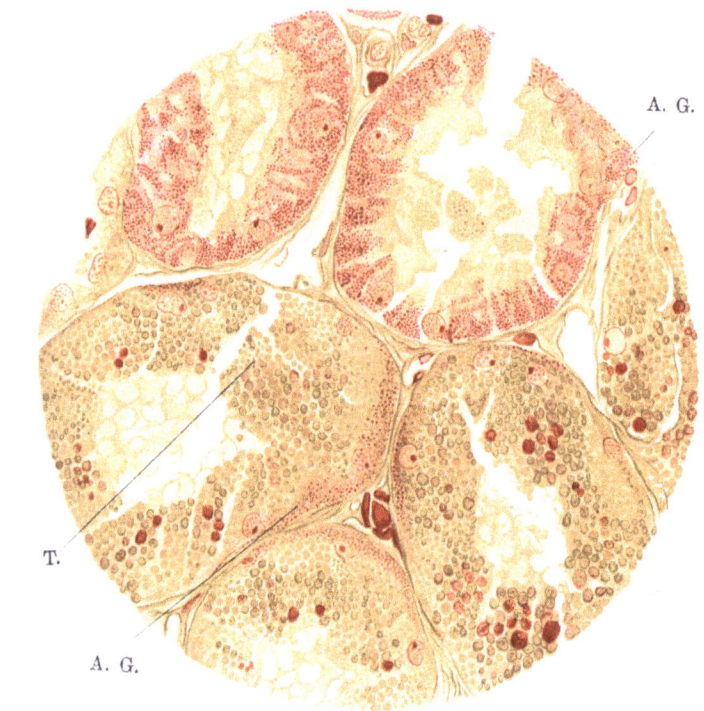

Abb. 4. Nephrose, II. Stadium.

Verlag von Julius Springer in Berlin.

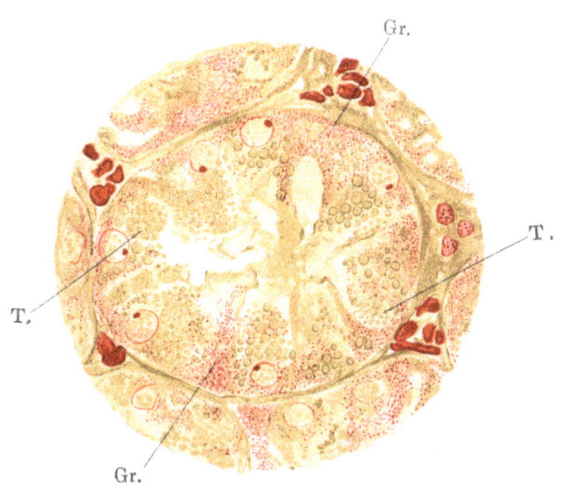

Abb. 5. Nephrose, II. Stadium.

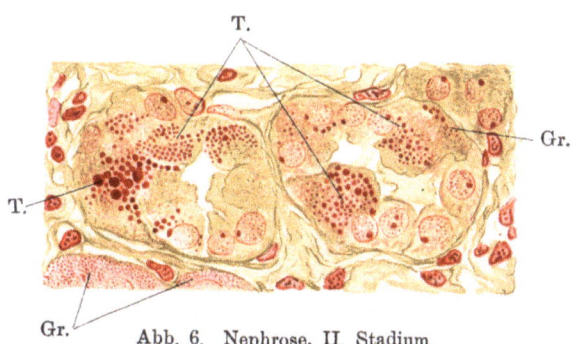

Abb. 6. Nephrose, II. Stadium.

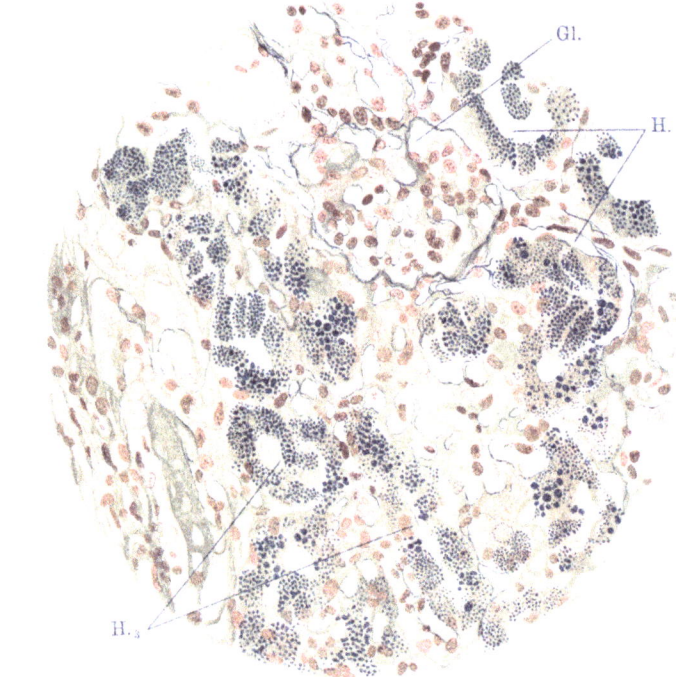

Abb. 7. Nephrose, II. Stadium.

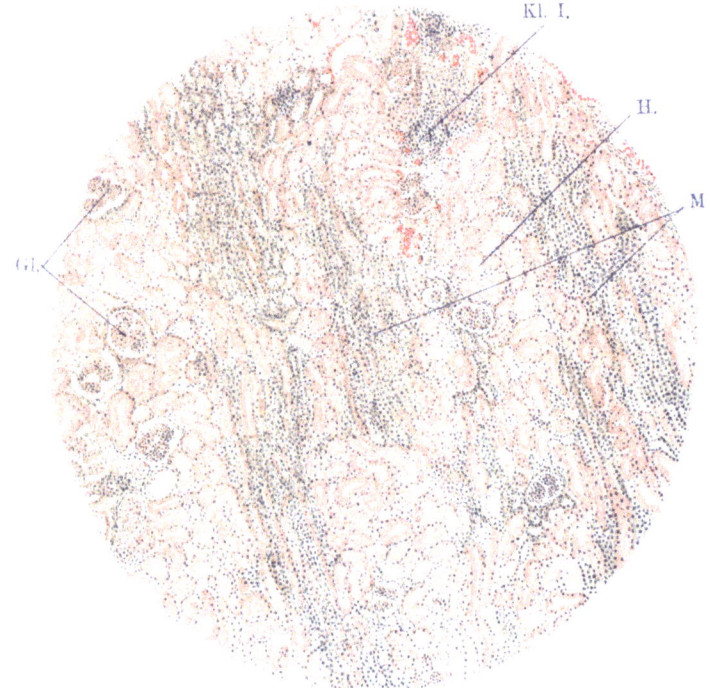

Abb. 8. Nephrose, II. Stadium.

Verlag von Julius Springer in Berlin.

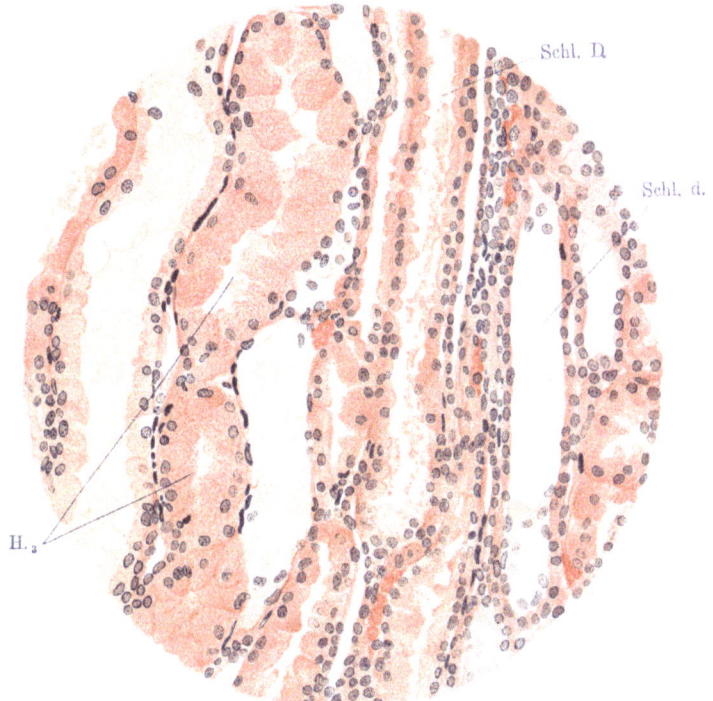

Abb. 9. Nephrose, II. Stadium.

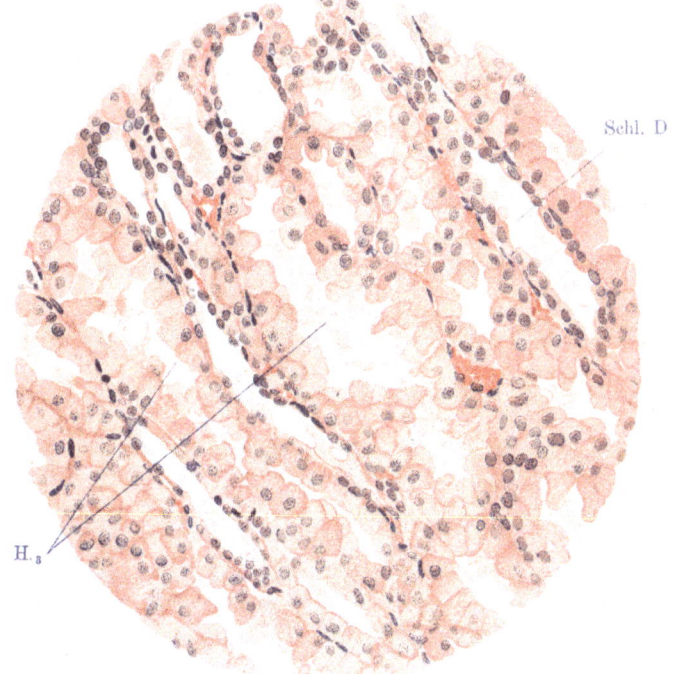

Abb. 10. Nephrose, III. Stadium.

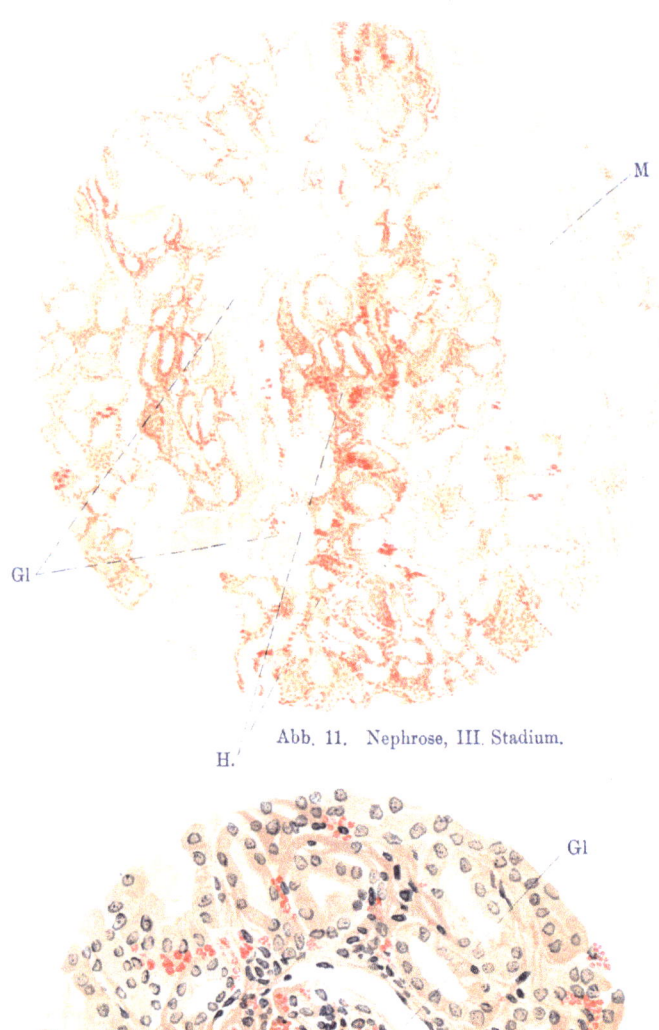

Abb. 11. Nephrose, III. Stadium.

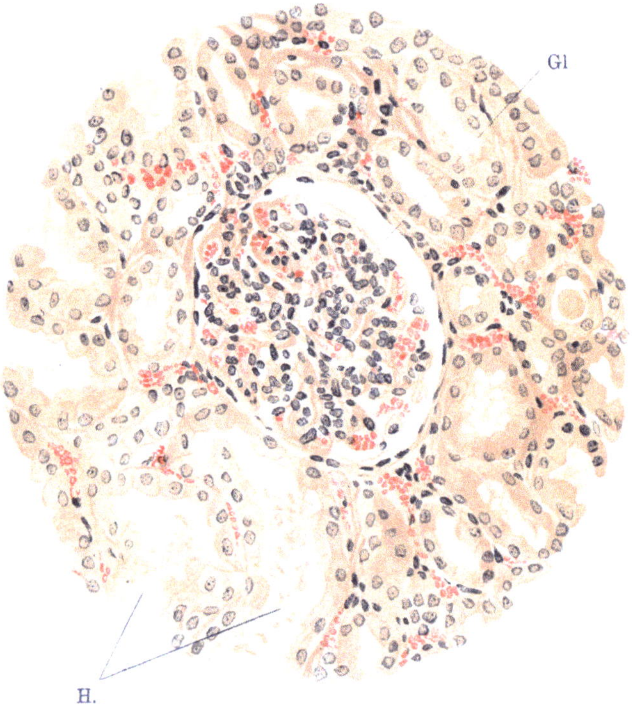

Abb. 12. Nephrose, III. Stadium.

Verlag von Julius Springer in Berlin.

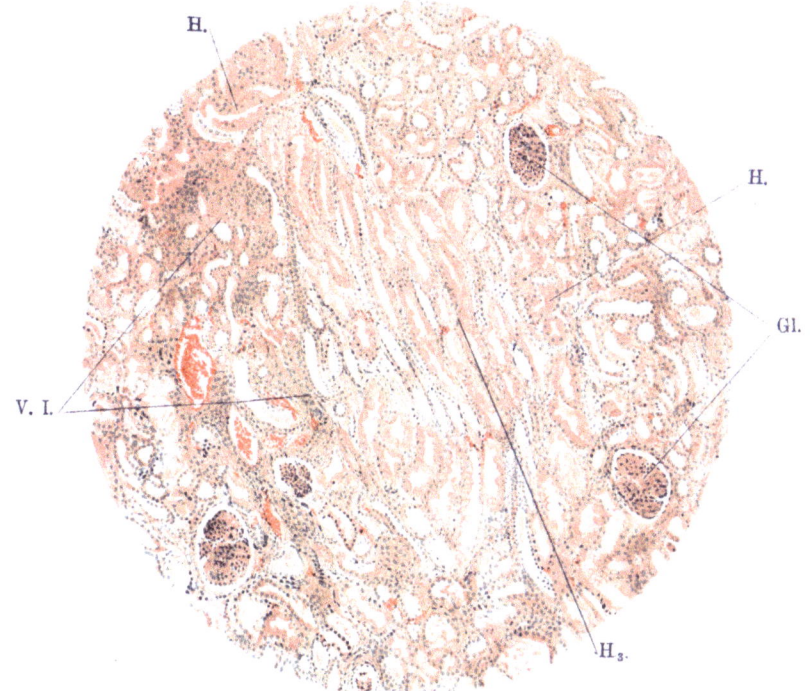

Abb. 13. Nephrose, III. Stadium.

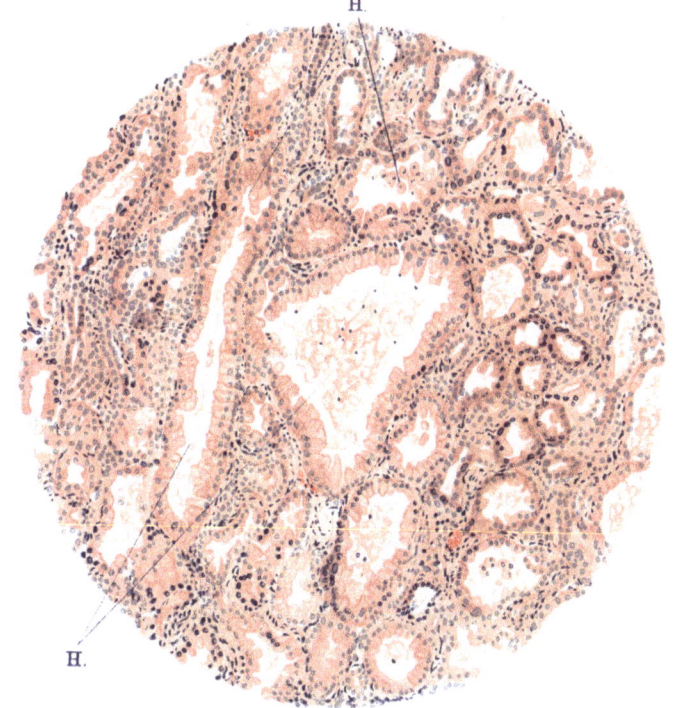

Abb. 14. Nephrose, III. Stadium.

Verlag von Julius Springer in Berlin.

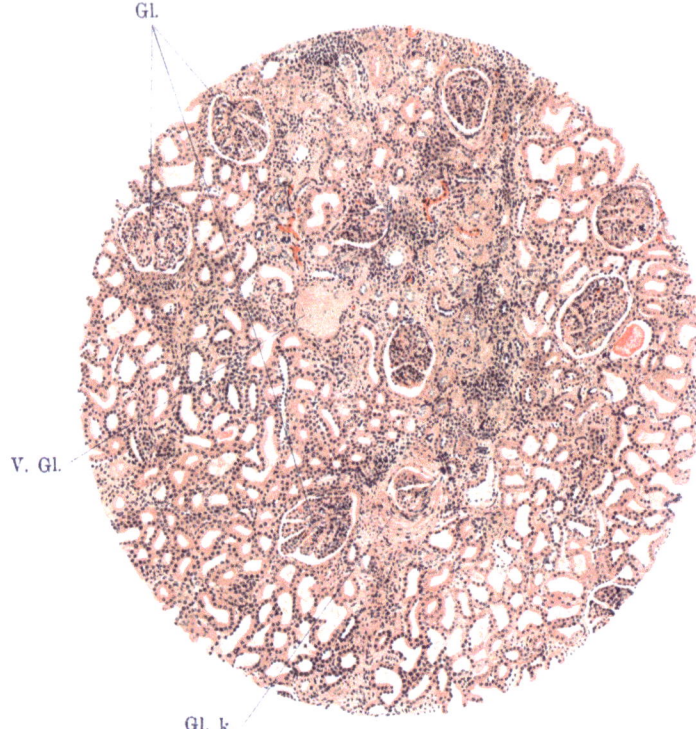

Abb. 15. Nephrose, III. Stadium.

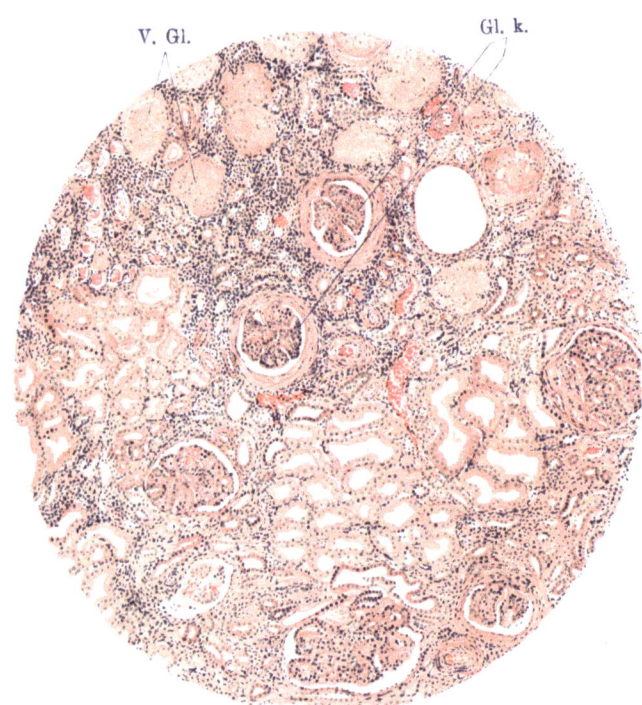

Abb. 16. Nephrose, IV. Stadium.

Verlag von Julius Springer in Berlin.

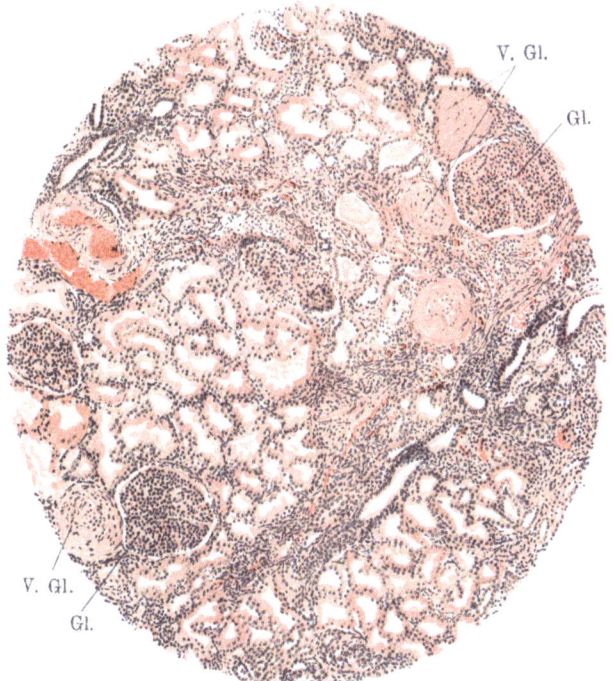

Abb. 17. Nephrose, IV. Stadium.

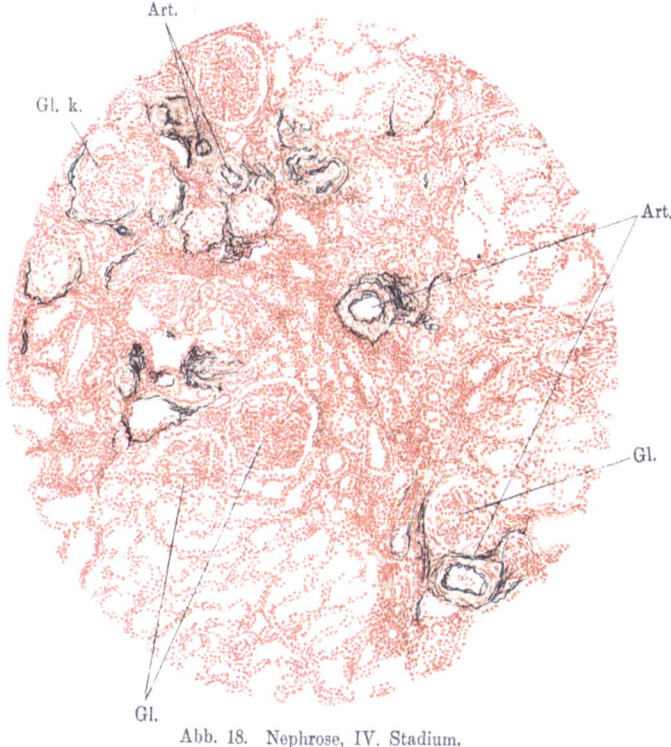

Abb. 18. Nephrose, IV. Stadium.

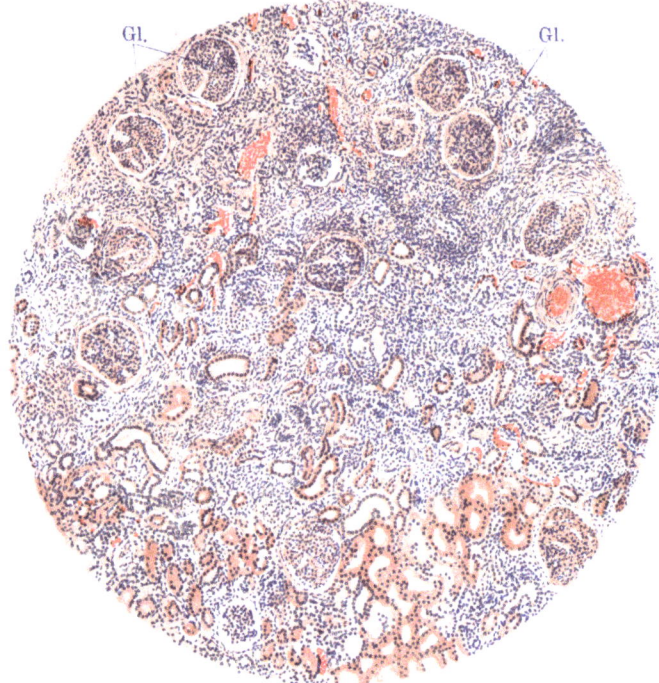

Abb. 19. Nephrose, IV. Stadium.

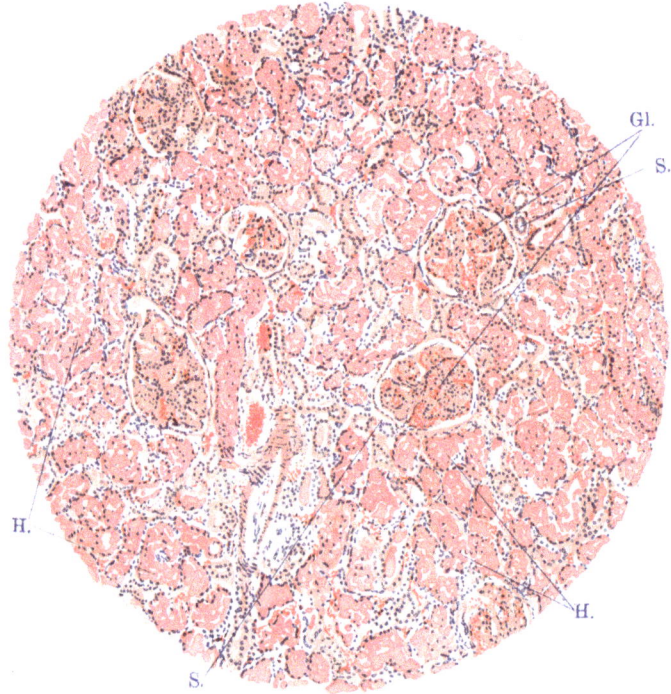

Abb. 20. Sublimatnephrose.

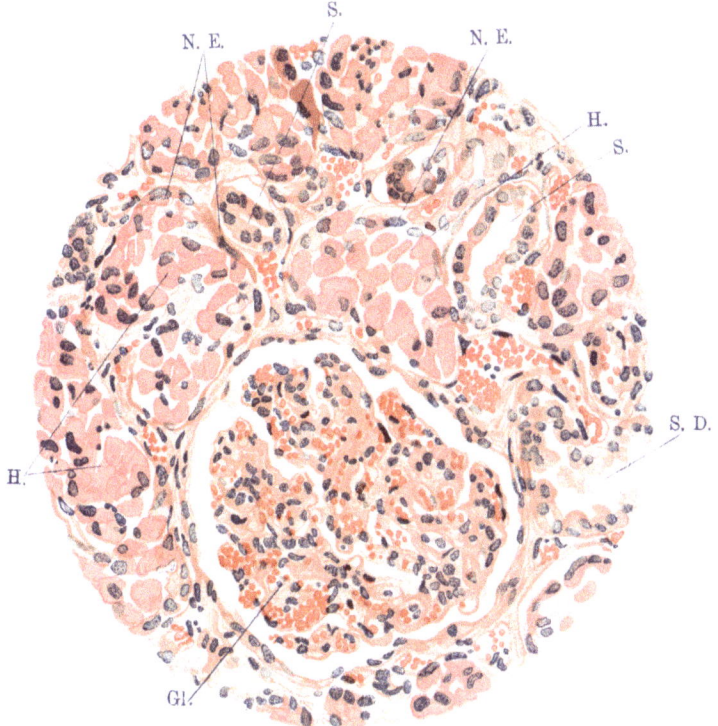

Abb. 21. Sublimatnephrose.

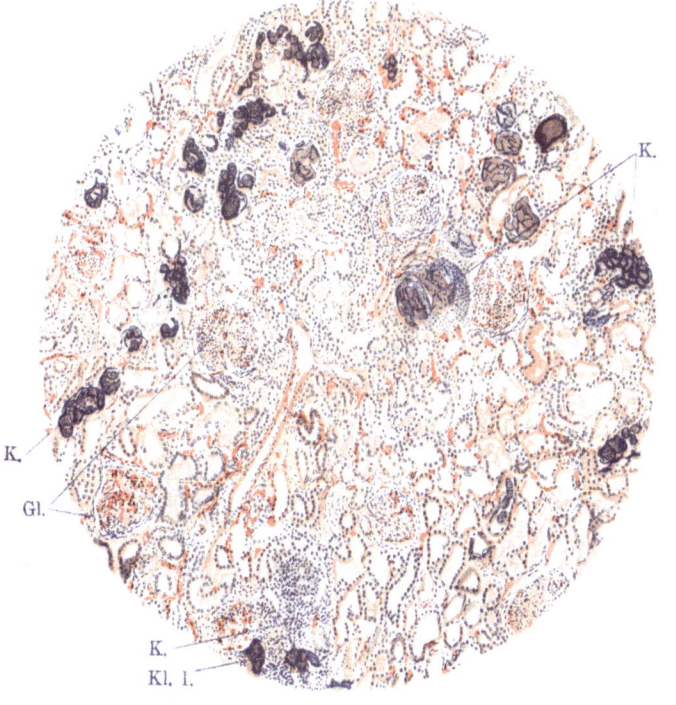

Abb. 22. Sublimatnephrose.

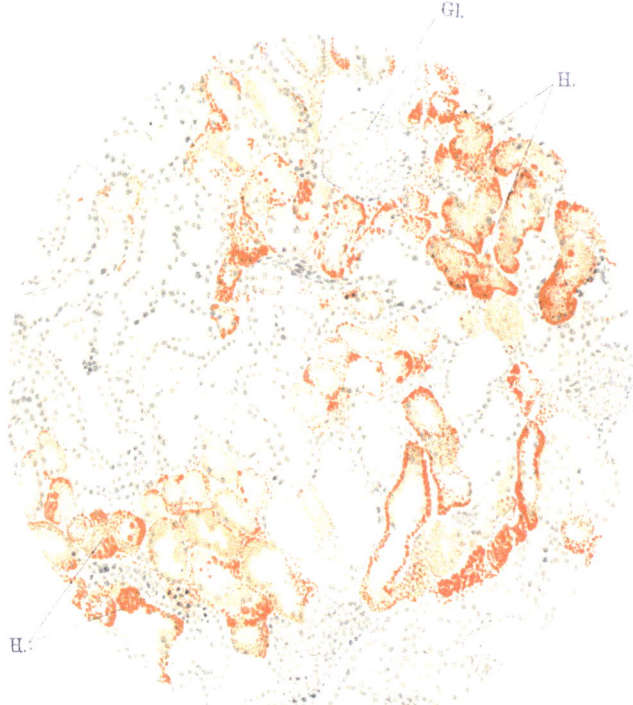

Abb. 23. Amyloidnephrose, II. Stadium.

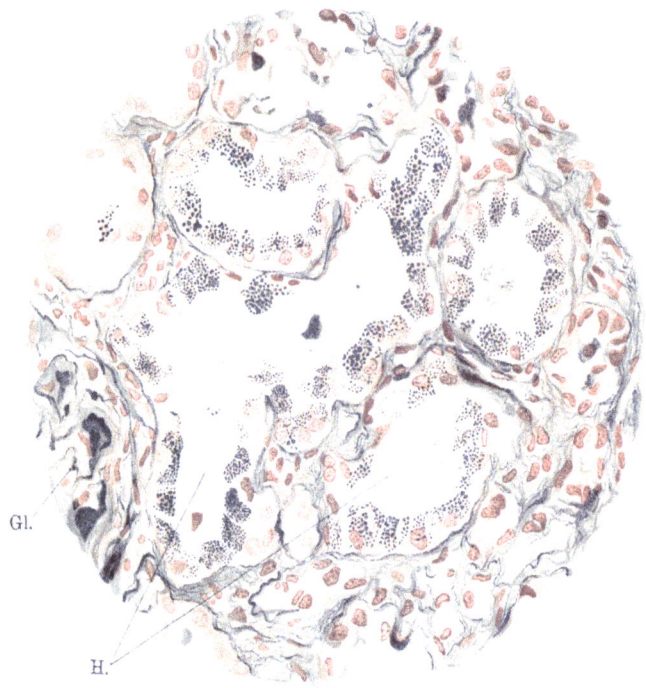

Abb. 24. Amyloidnephrose, II. Stadium.

Verlag von Julius Springer in Berlin.

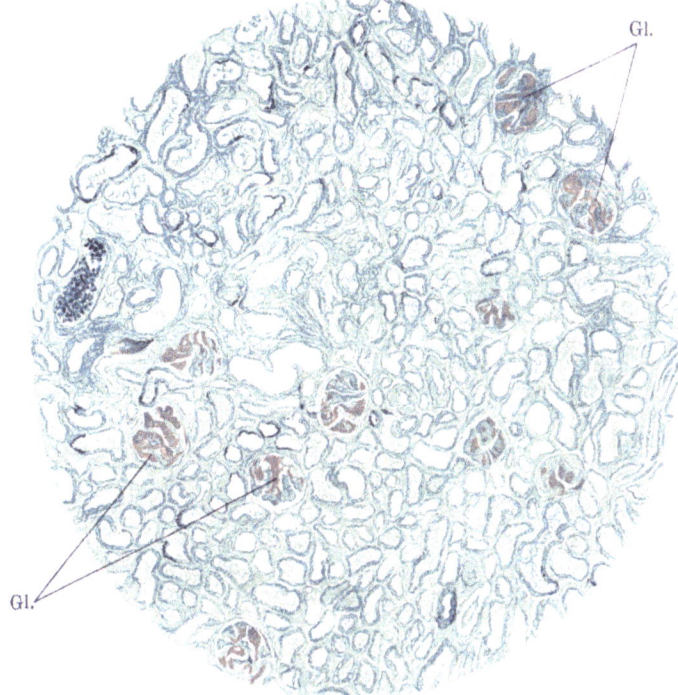

Abb. 25. Amyloidnephrose, II. Stadium.

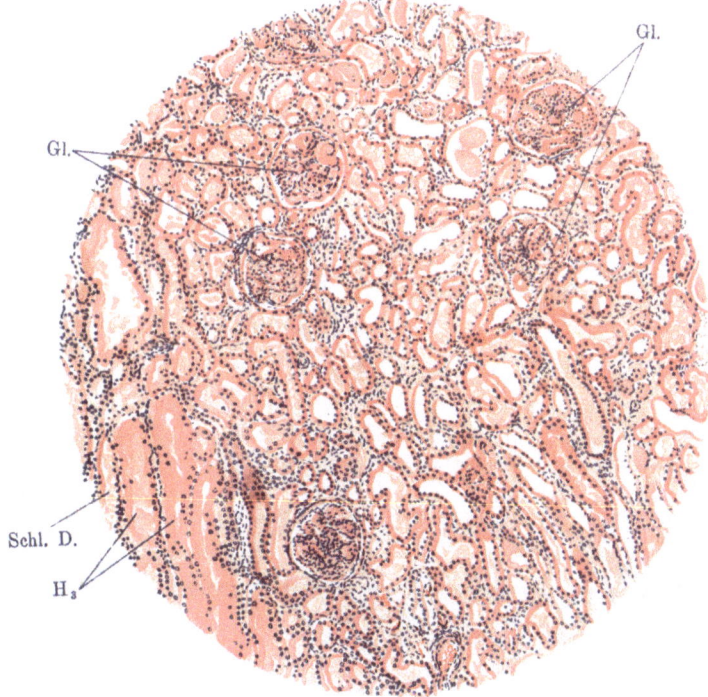

Abb. 26. Amyloidnephrose, II. Stadium.

Verlag von Julius Springer in Berlin.

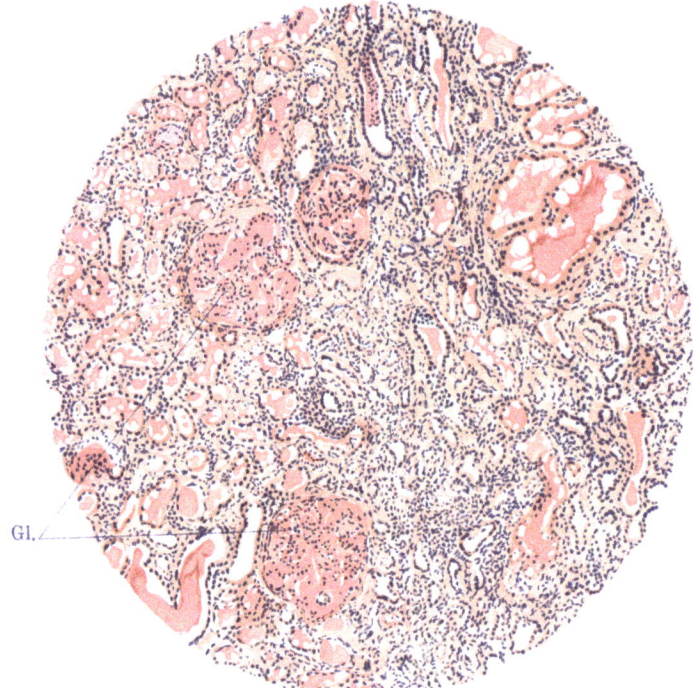

Abb. 27. Amyloidnephrose, III. Stadium.

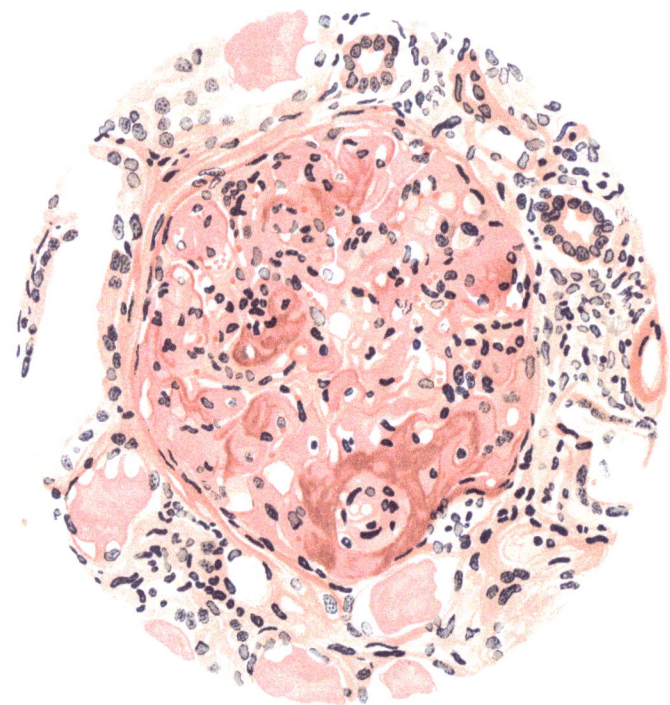

Abb. 28. Amyloidnephrose, III. Stadium.

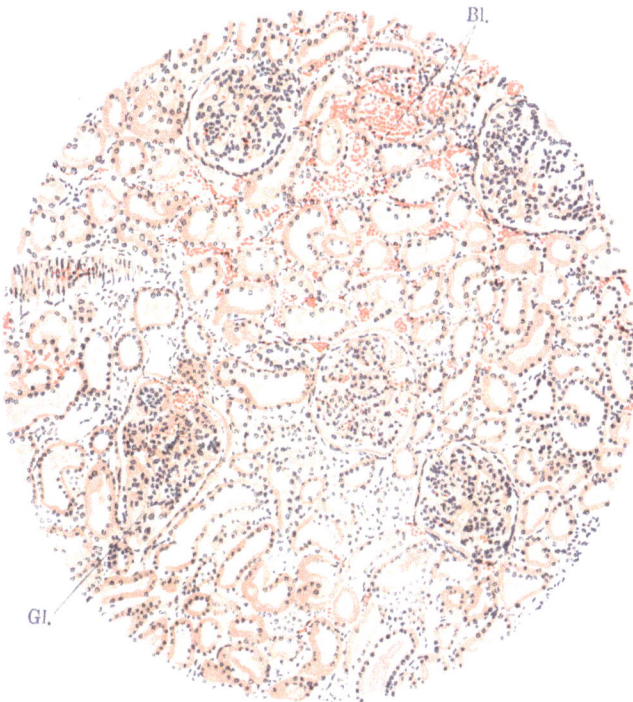

Abb. 29. Akute Glomerulonephritis.

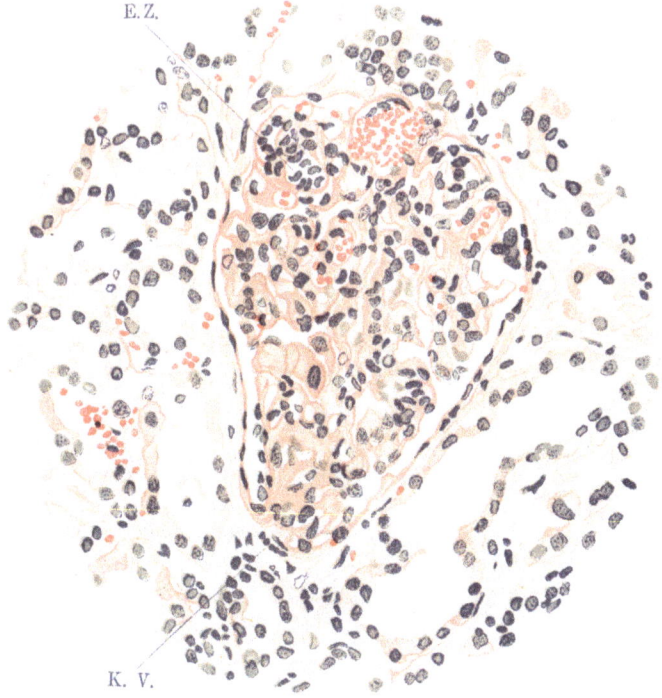

Abb. 30. Akute Glomerulonephritis.

Verlag von Julius Springer in Berlin.

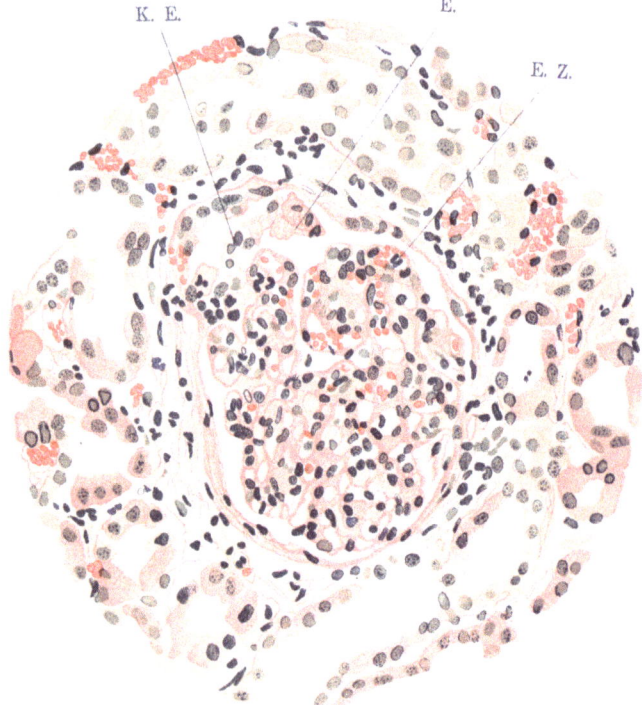

Abb. 31. Akute Glomerulonephritis.

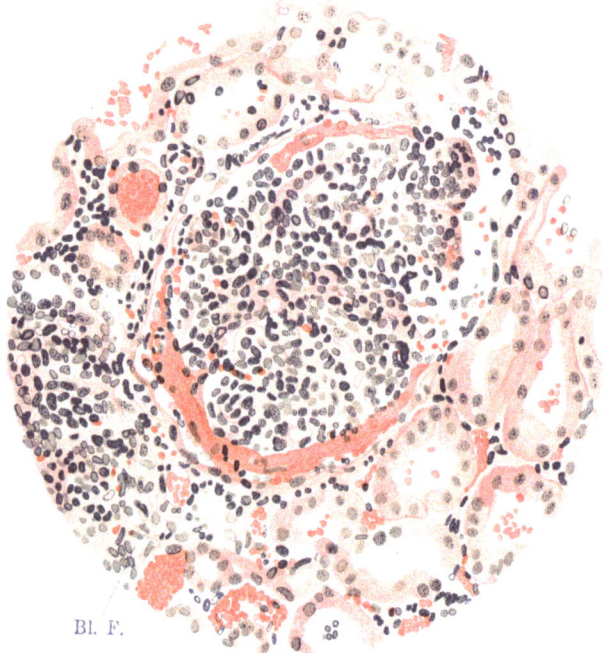

Abb. 32. Akute Glomerulonephritis.

Verlag von Julius Springer in Berlin.

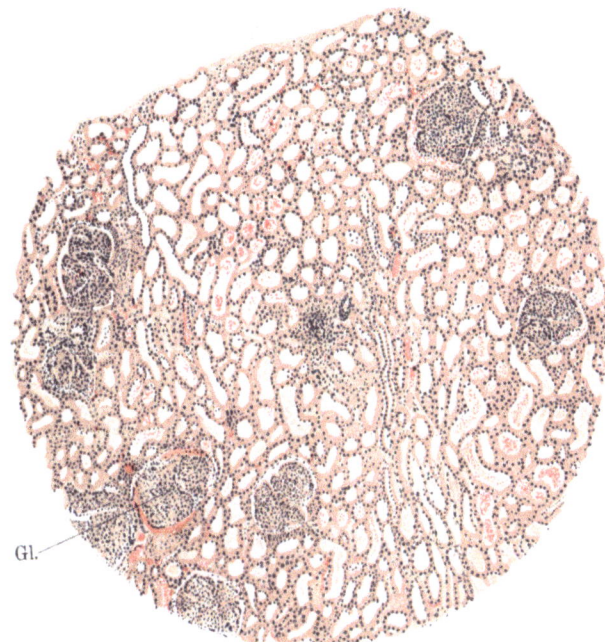

Gl.

Abb. 33. Akute Glomerulonephritis.

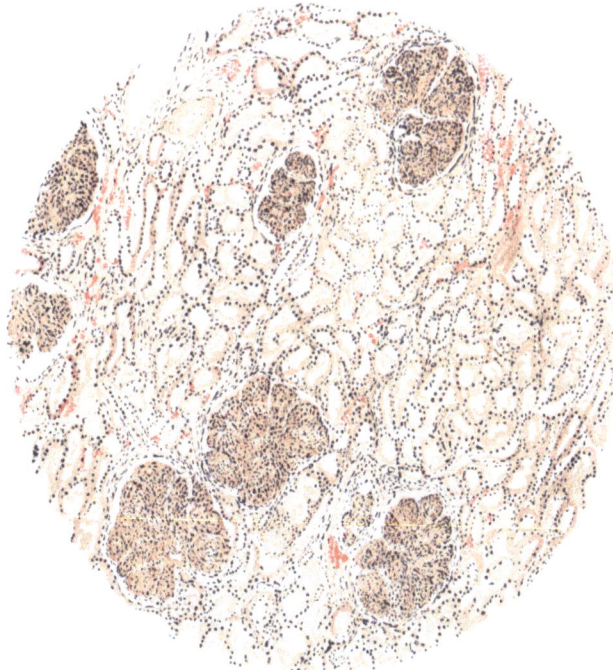

Abb. 34. Glomerulonephritis, II. Stadium. (Intrakapilläre Form.)

Verlag von Julius Springer in Berlin.

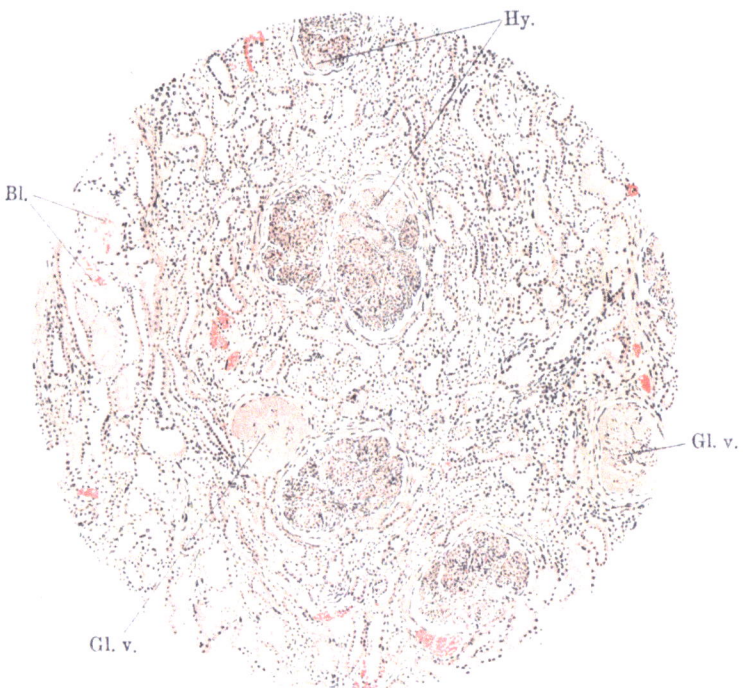

Abb. 35. Glomerulonephritis, II. Stadium. (Intrakapilläre Form.)

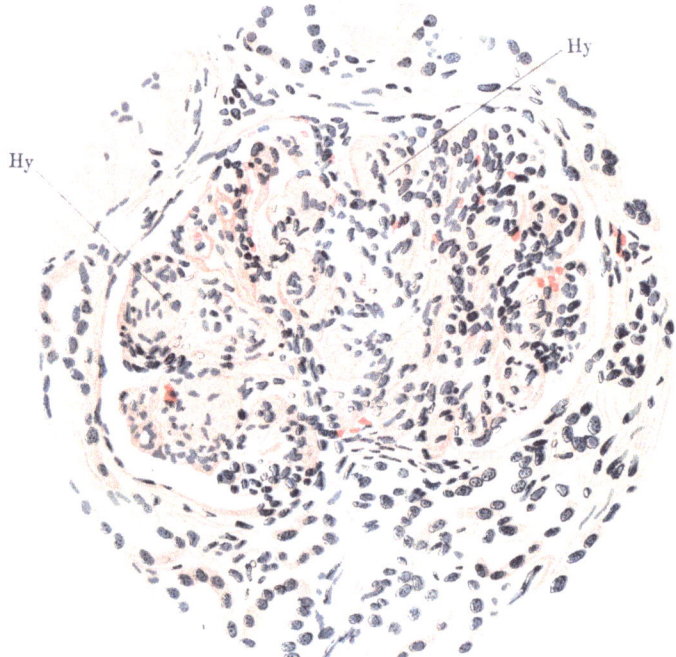

Abb. 36. Glomerulonephritis, II. Stadium. (Intrakapilläre Form.)

Verlag von Julius Springer in Berlin.

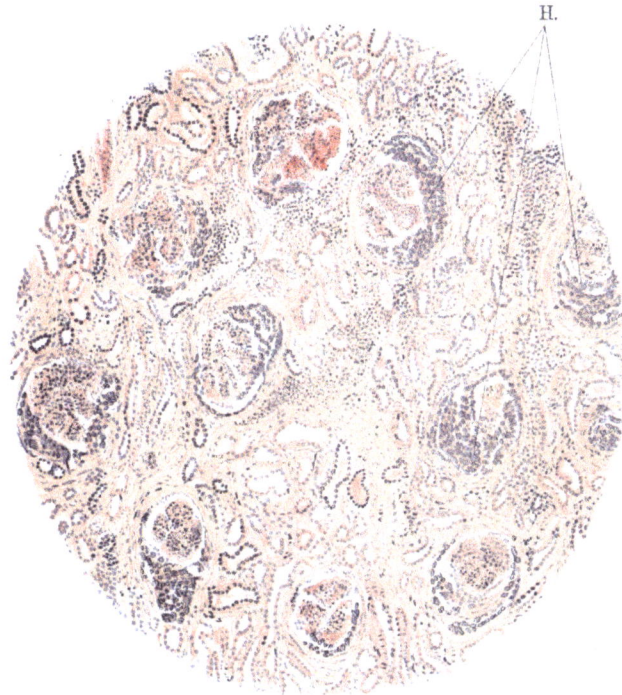

Abb. 37. Glomerulonephritis, II. Stadium. (Extrakapilläre Form.)

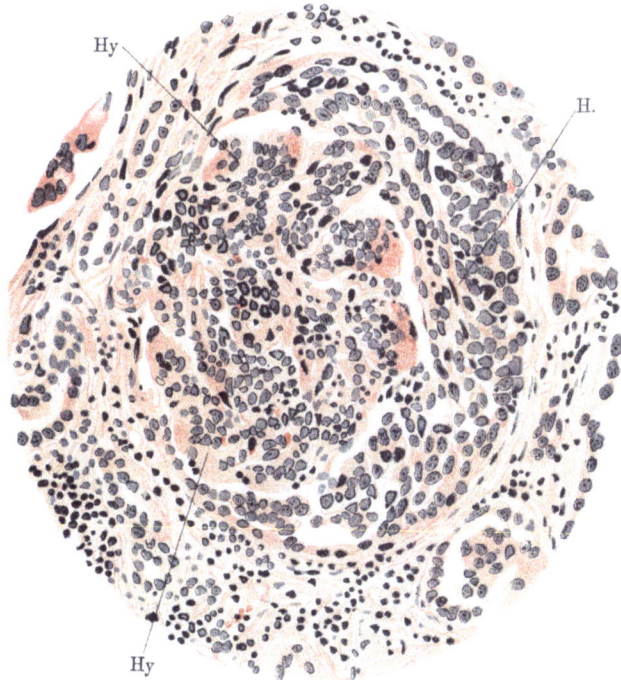

Abb. 38. Glomerulonephritis, II. Stadium. (Extrakapilläre Form.)

Verlag von Julius Springer in Berlin.

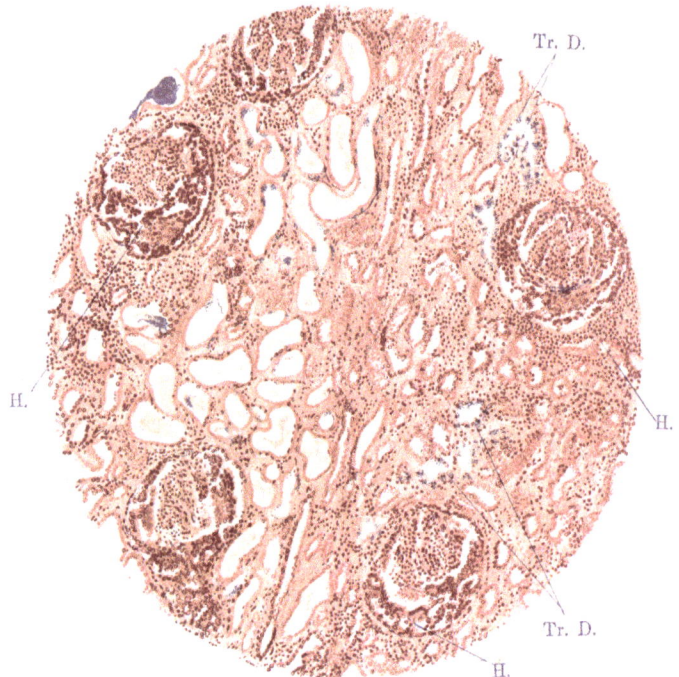

Abb. 39. Glomerulonephritis, II. Stadium. (Extrakapilläre Form.)

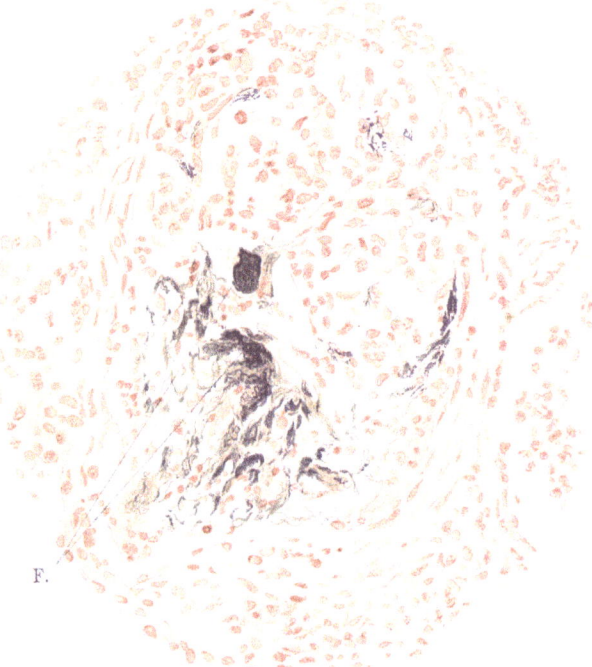

Abb. 40. Glomerulonephritis, II. Stadium. (Extrakapilläre Form.)

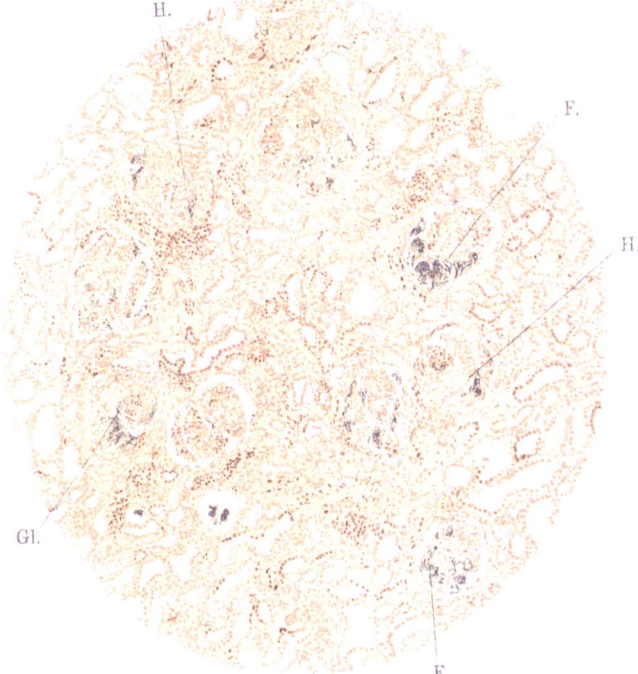

Abb. 41. Glomerulonephritis, II. Stadium.

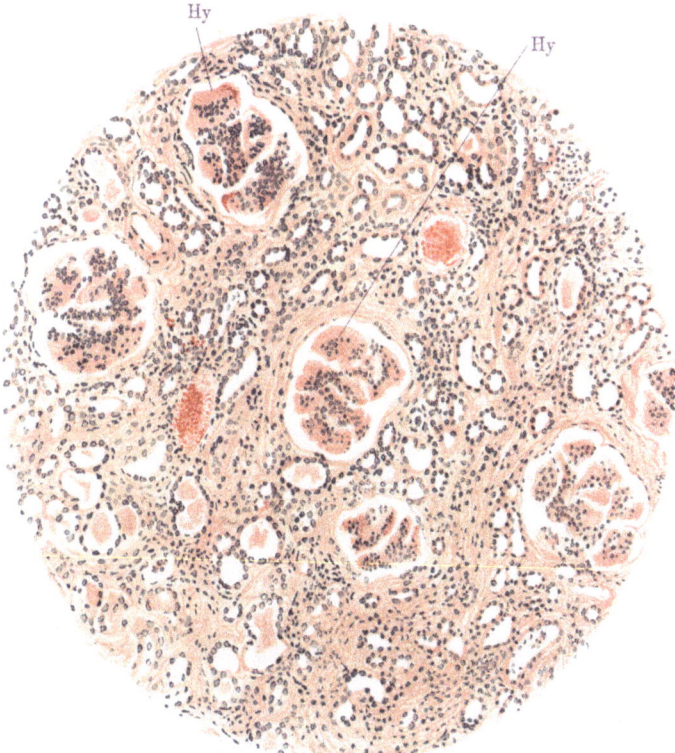

Abb. 42. Chronische Glomerulonephritis.

Verlag von Julius Springer in Berlin.

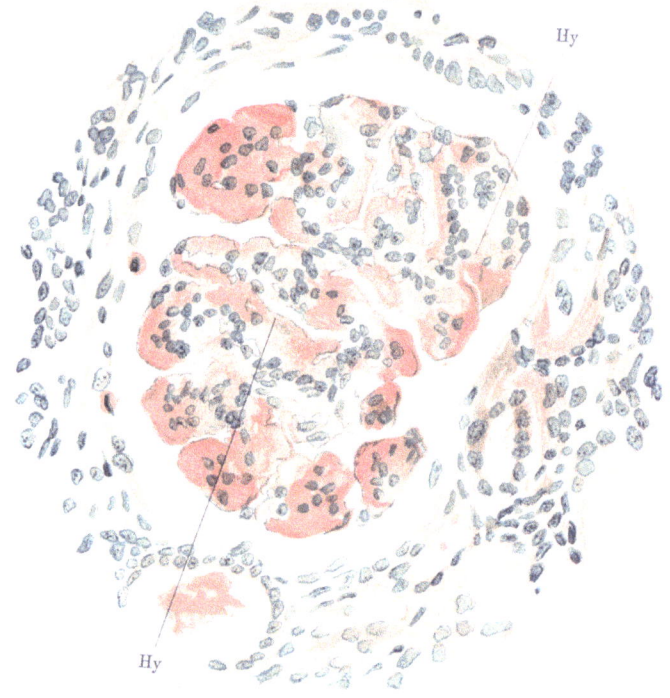

Abb. 43. Chronische Glomerulonephritis.

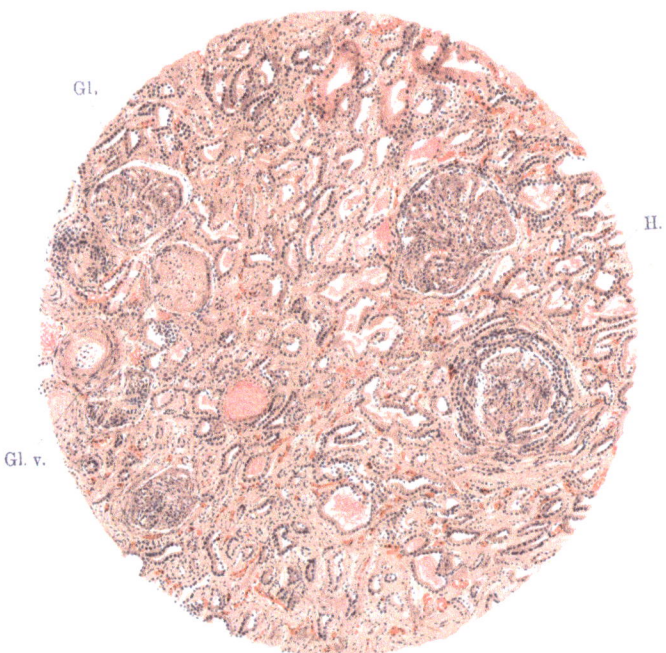

Abb. 44. Chronische Glomerulonephritis.

Verlag von Julius Springer in Berlin.

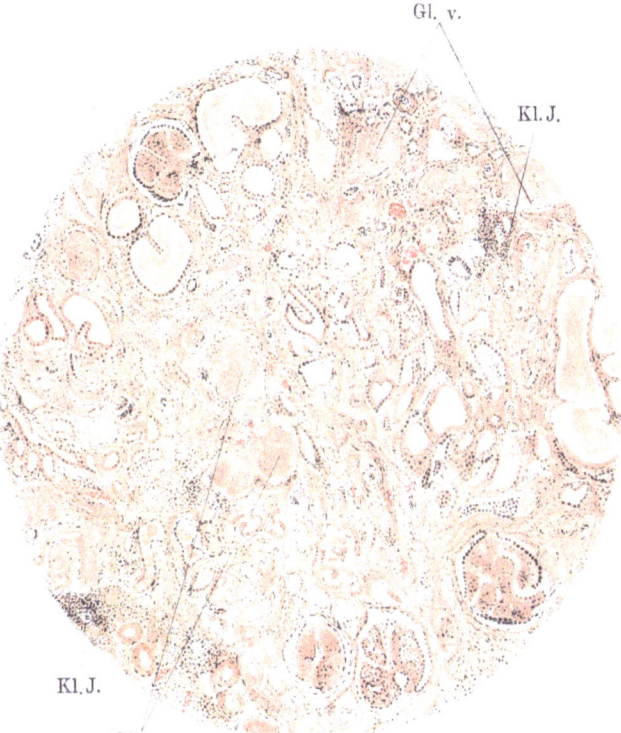

Abb. 45. Chronische Glomerulonephritis.

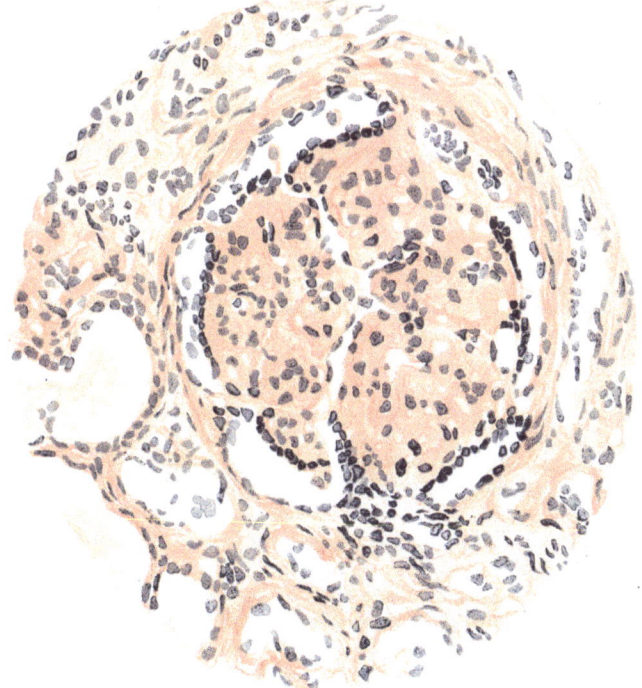

Abb. 46. Chronische Glomerulonephritis.

Verlag von Julius Springer in Berlin.

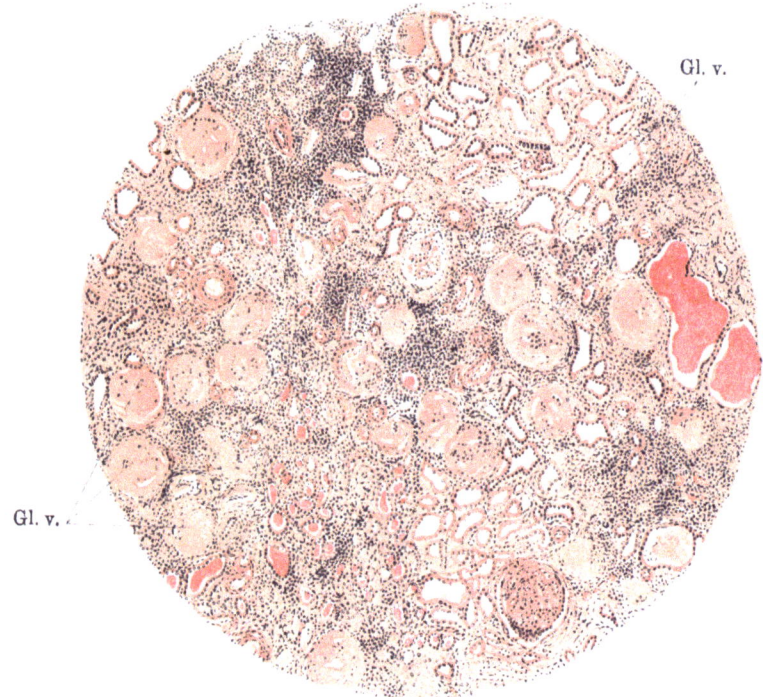

Gl. v.

Gl. v.

Abb. 47. Chronische Glomerulonephritis.

H.

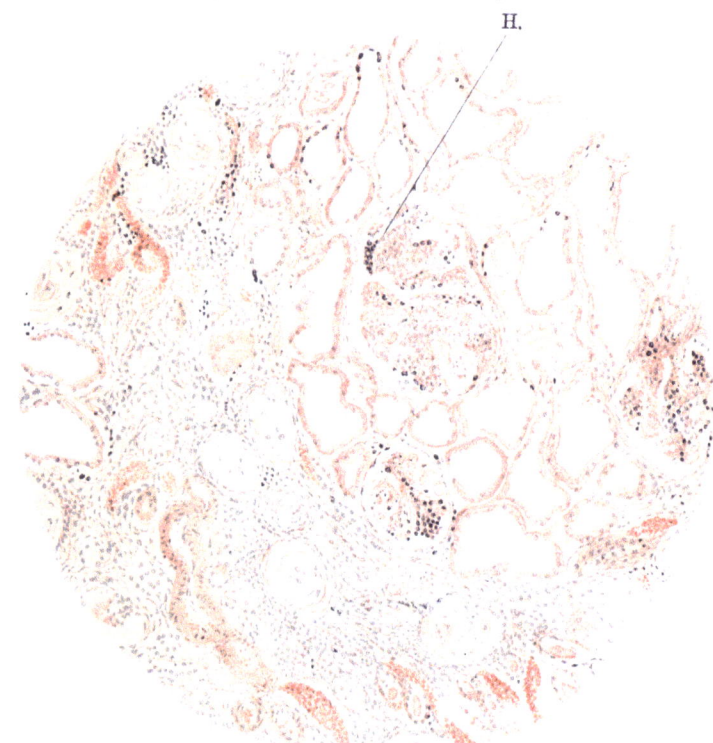

Abb. 48. Chronische Glomerulonephritis.

Verlag von Julius Springer in Berlin.

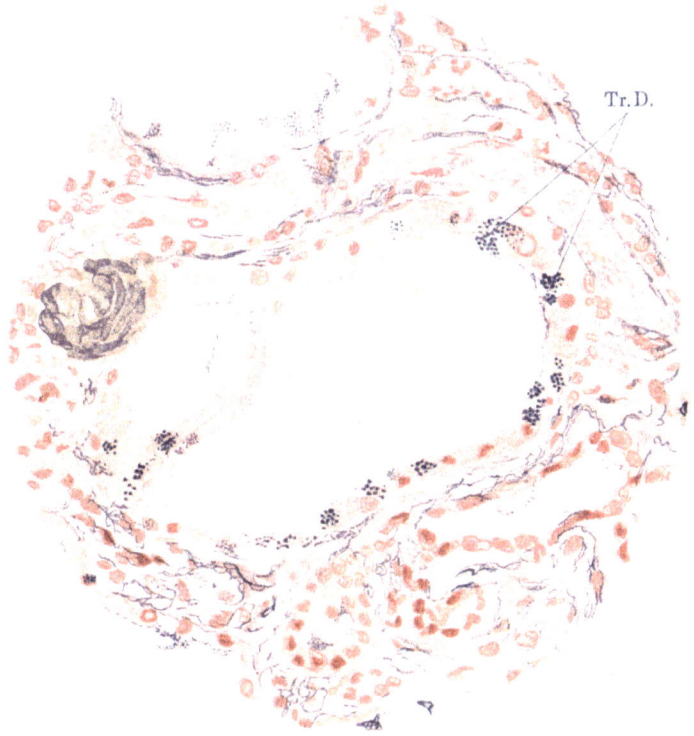

Tr. D.

Abb. 49. Chronische Glomerulonephritis.

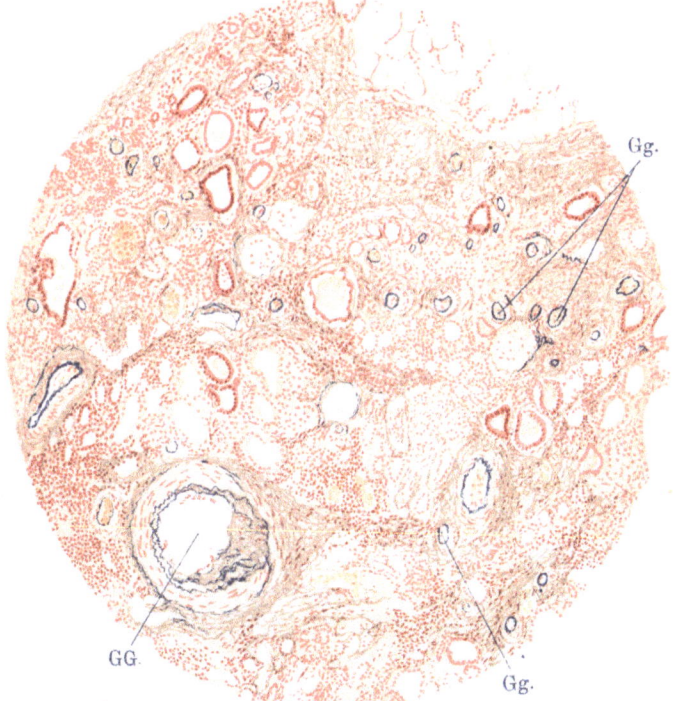

Gg.

GG.

Gg.

Abb. 50. Chronische Glomerulonephritis.

Verlag von Julius Springer in Berlin.

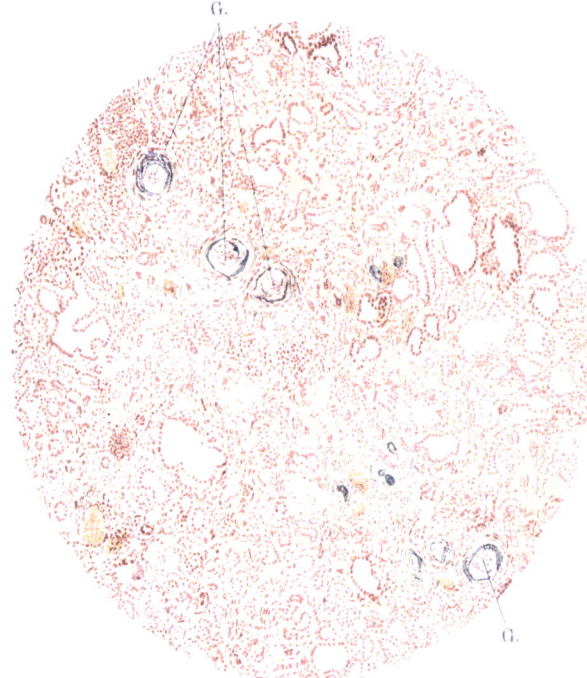

Abb. 51. Chronische Glomerulonephritis.

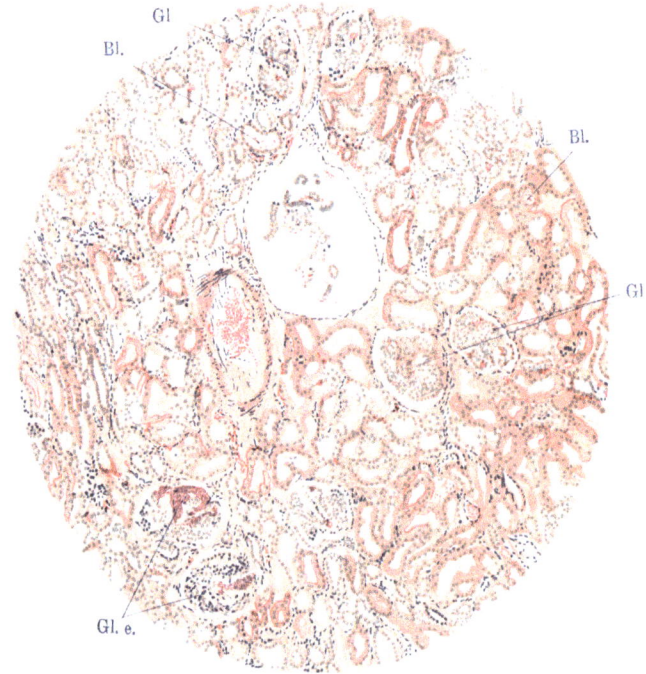

Abb. 52. Herdförmige Glomerulonephritis.

Verlag von Julius Springer in Berlin.

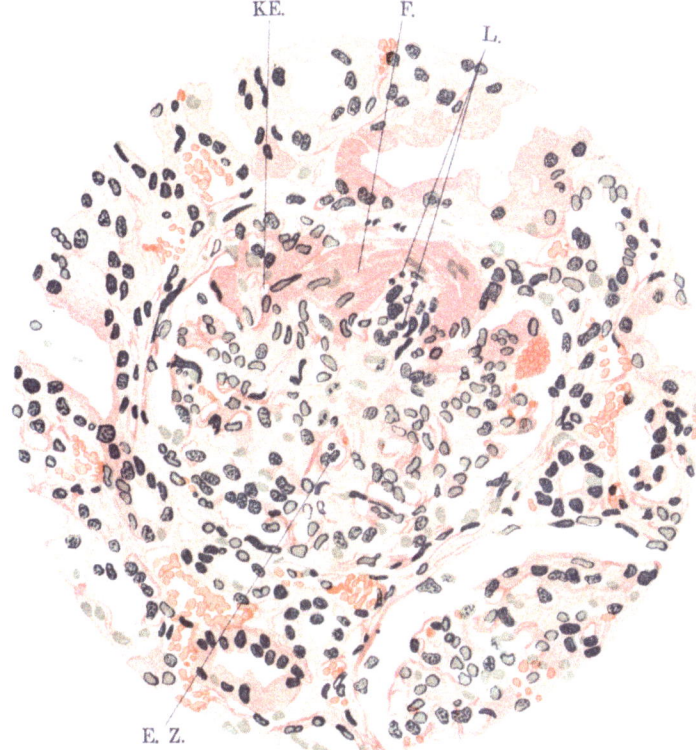

Abb. 53. Herdförmige Glomerulonephritis.

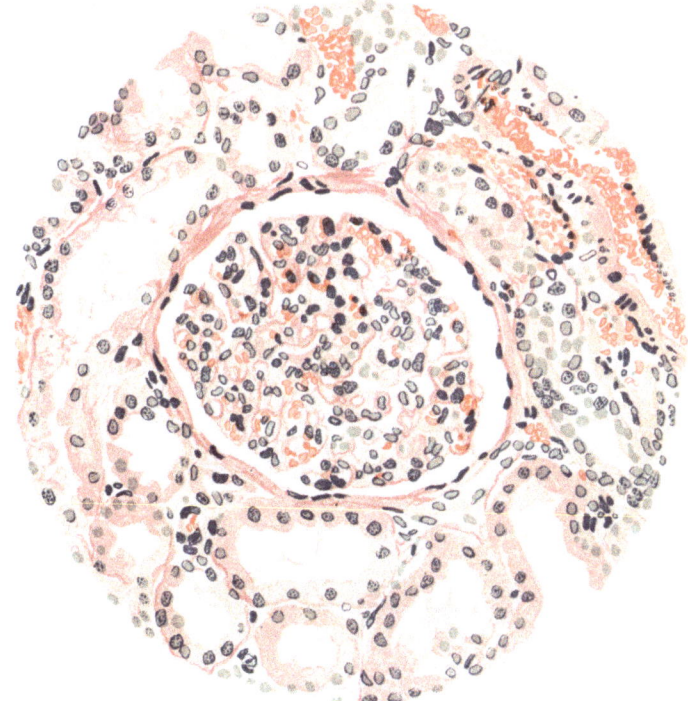

Abb. 54. Herdförmige Glomerulonephritis.

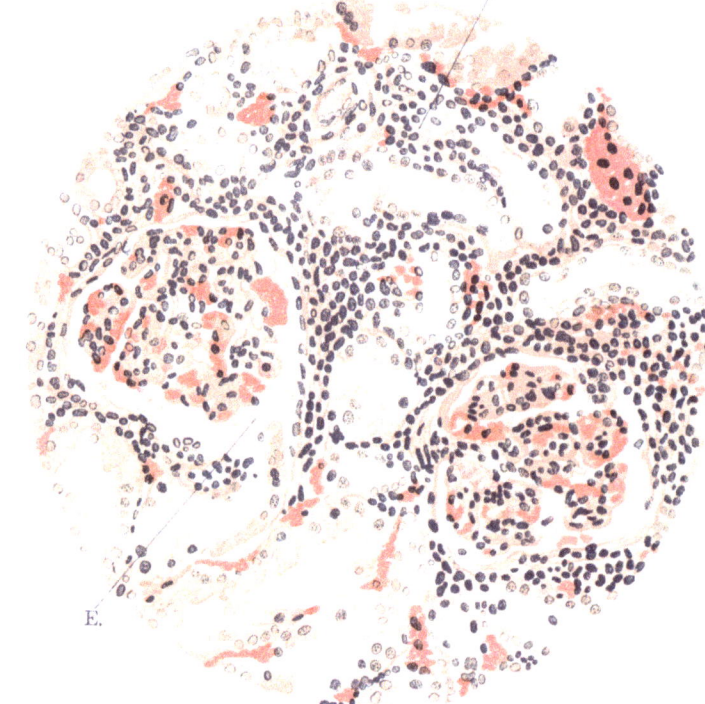

Abb. 55. Interstitielle Nephritis.

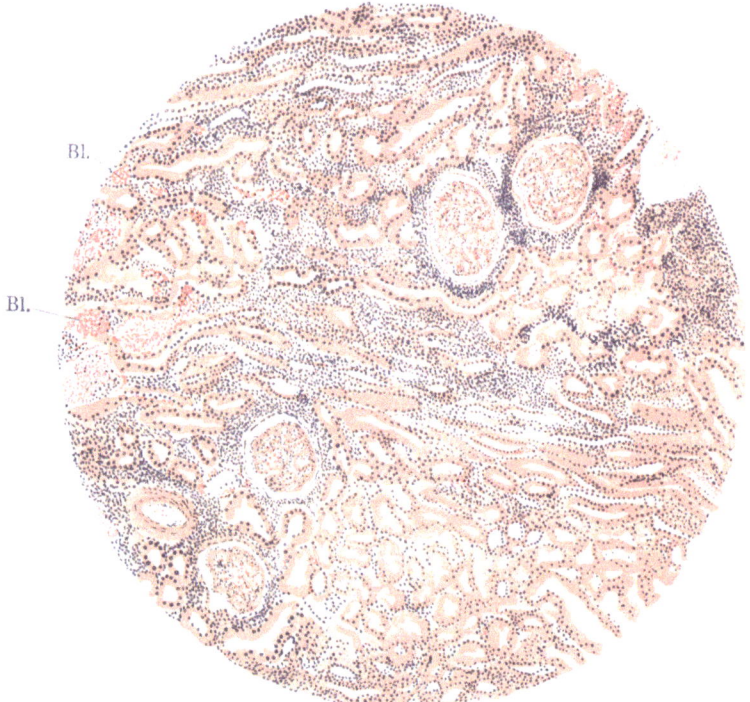

Abb. 56. Interstitielle Nephritis.

Verlag von Julius Springer in Berlin.

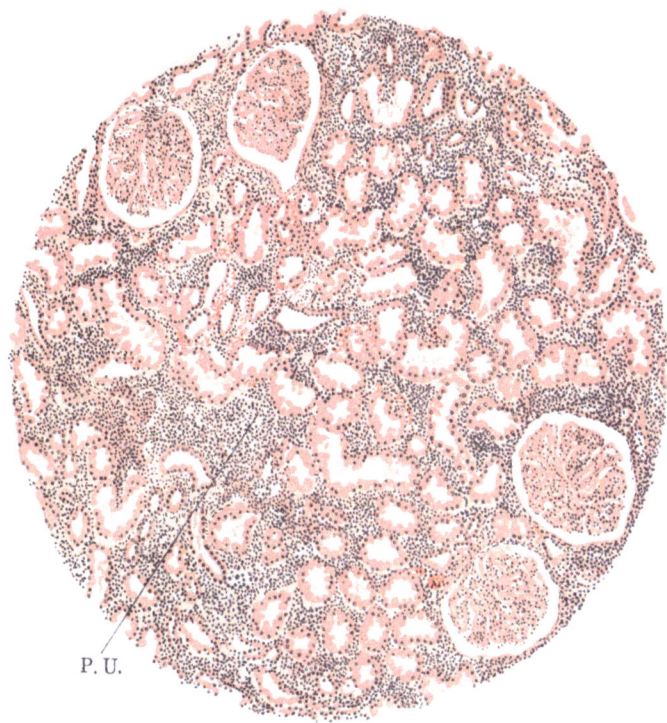

P. U.

Abb. 57. Interstitielle Nephritis.

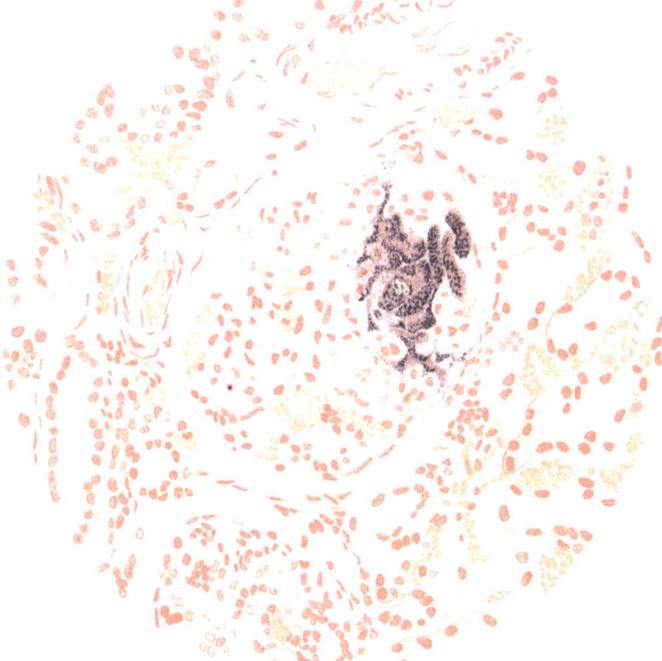

Abb. 58. Embolische Herdnephritis. Frisches Stadium.

Verlag von Julius Springer in Berlin.

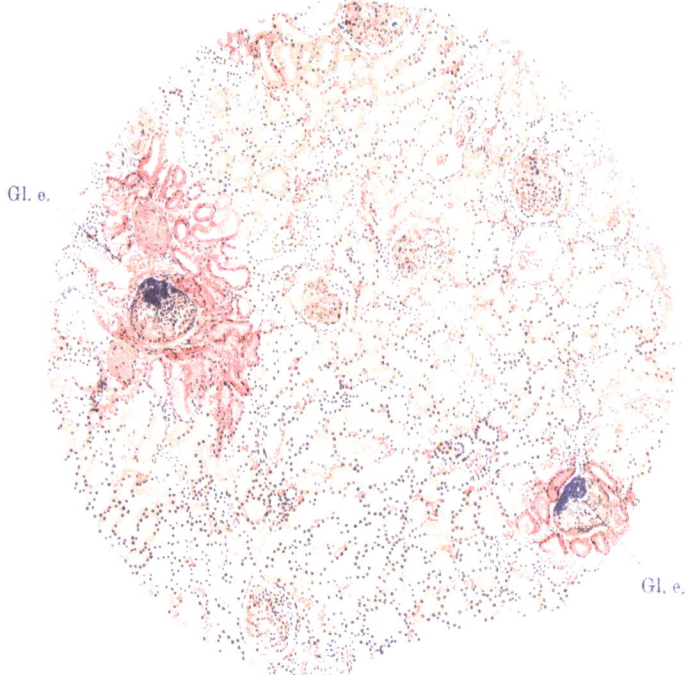

Abb. 59. Embolische Herdnephritis. Frisches Stadium.

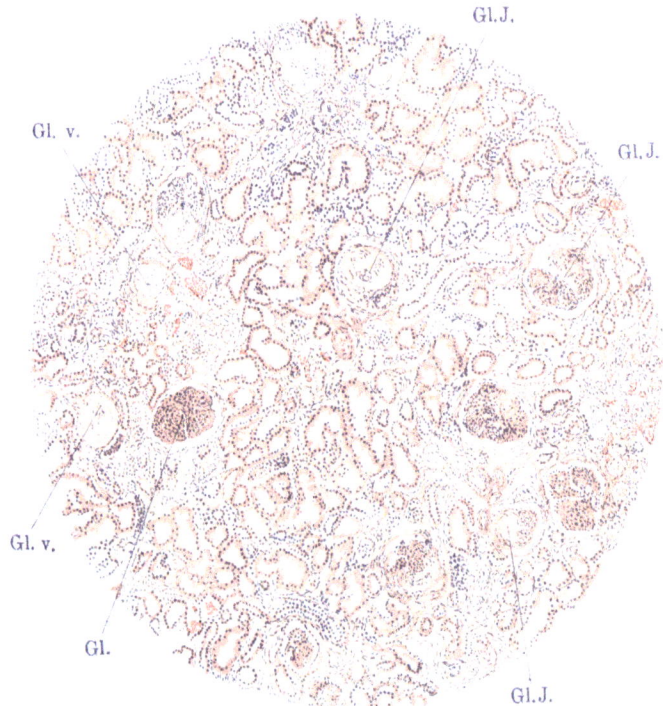

Abb. 60. Embolische Herdnephritis. Älteres Stadium.

Verlag von Julius Springer in Berlin.

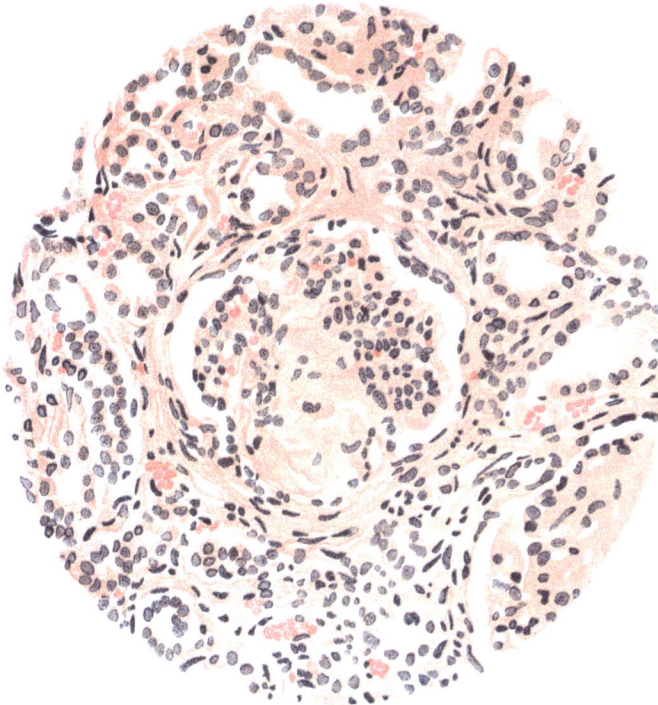

Abb. 61. Embolische Herdnephritis. Älteres Stadium.

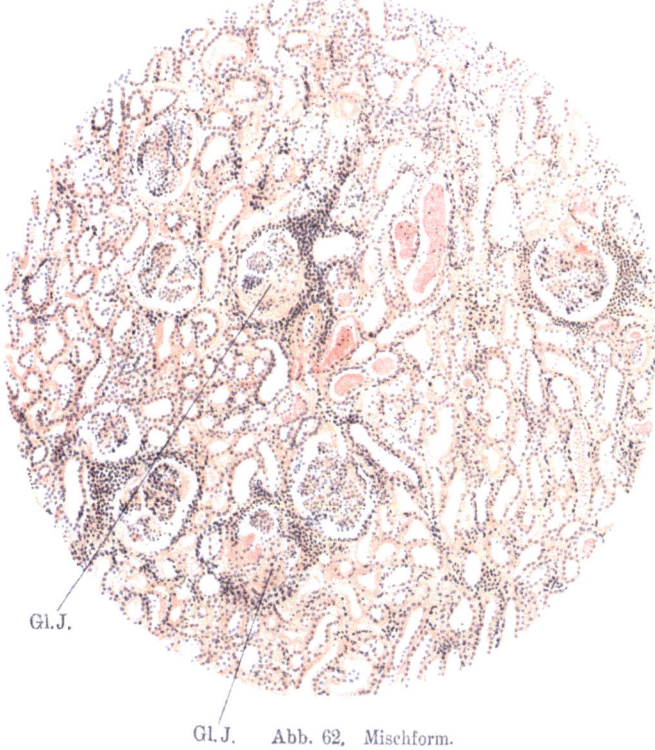

Gl. J.

Gl. J.   Abb. 62. Mischform.

Verlag von Julius Springer in Berlin.

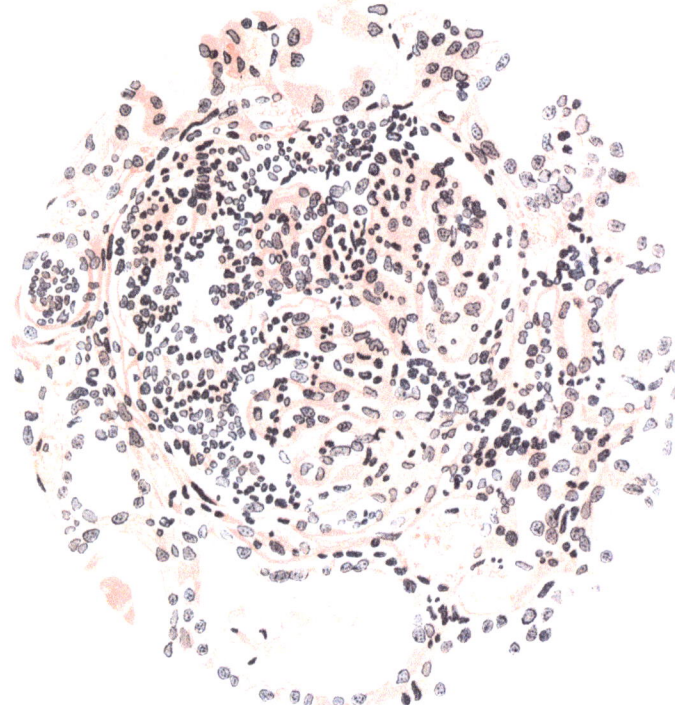

Abb. 63.   Mischform.

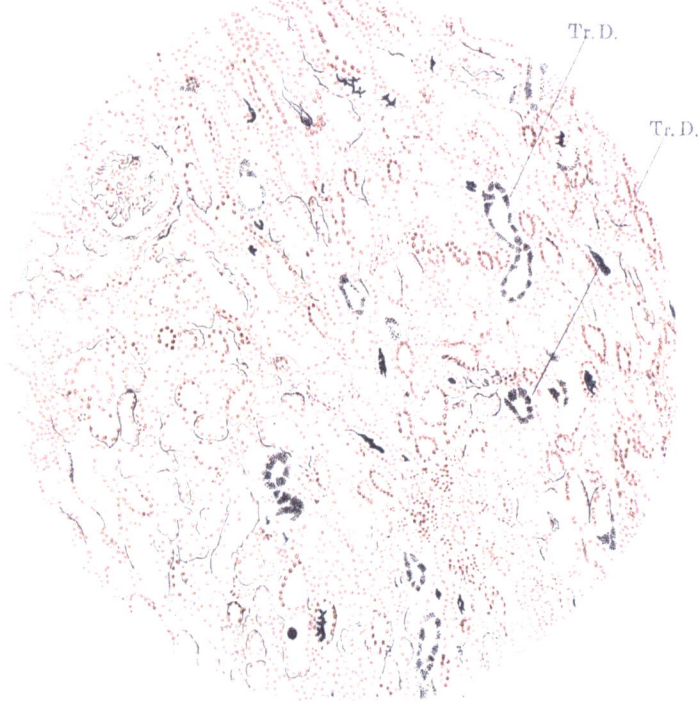

Abb. 64.   Mischform.

Verlag von Julius Springer in Berlin.

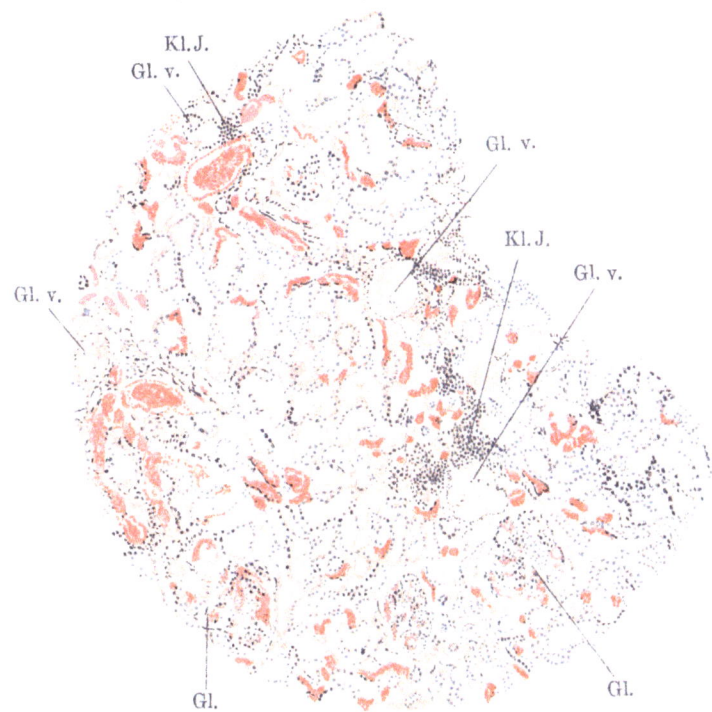

Abb. 65. Reine arteriosklerotische Nierenveränderung.

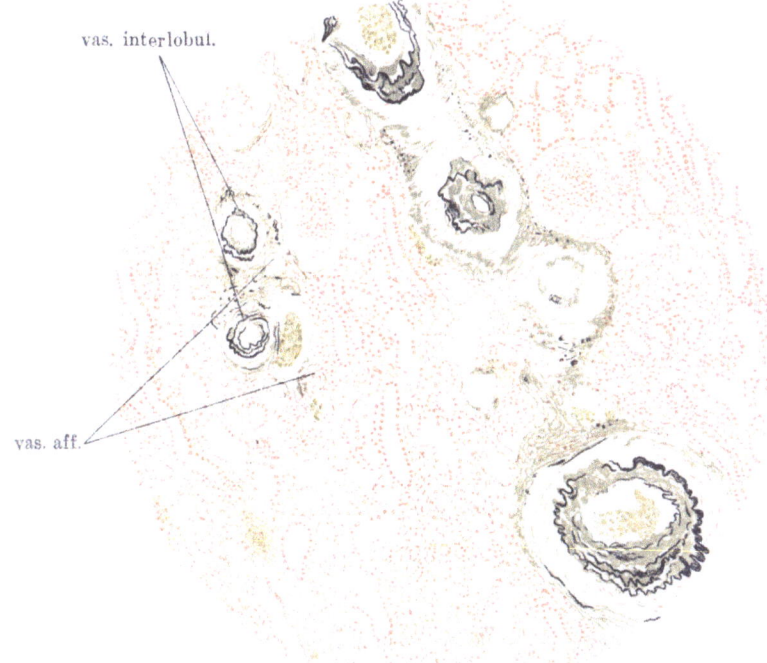

Abb. 66. Reine arteriosklerotische Nierenveränderung.

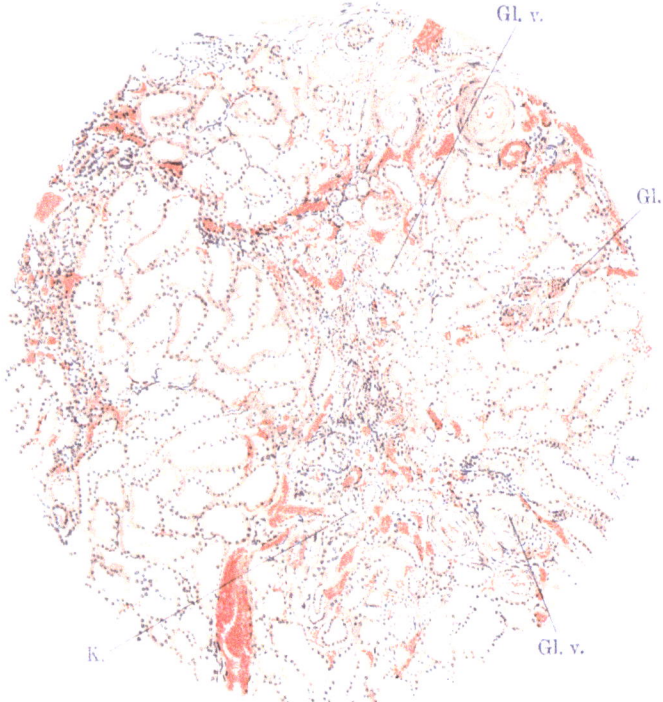

Abb. 67. Reine arteriosklerotische Nierenveränderung.

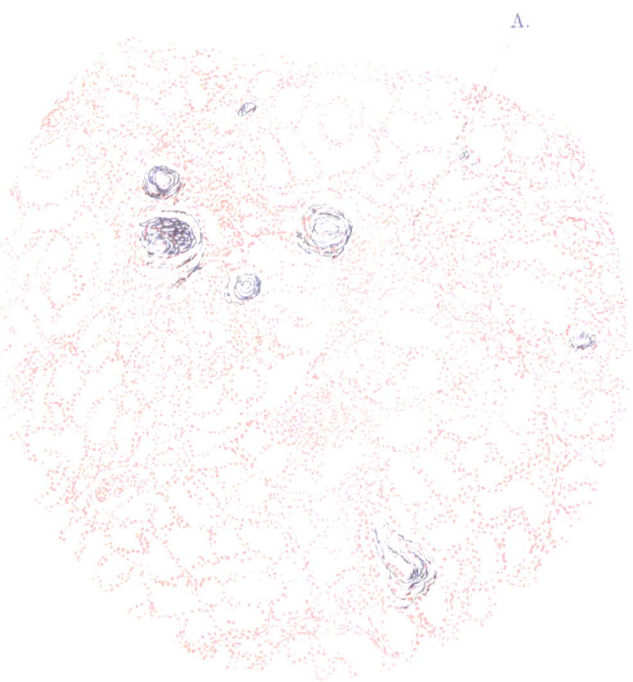

Abb. 68. Reine arteriosklerotische Nierenveränderung.

Verlag von Julius Springer in Berlin.

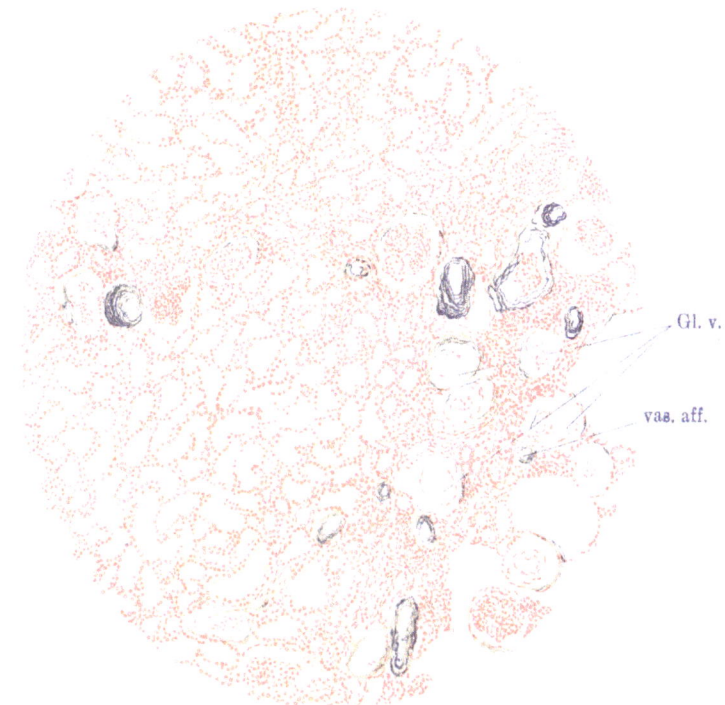

Abb. 69. Reine arteriosklerotische Nierenveränderung.

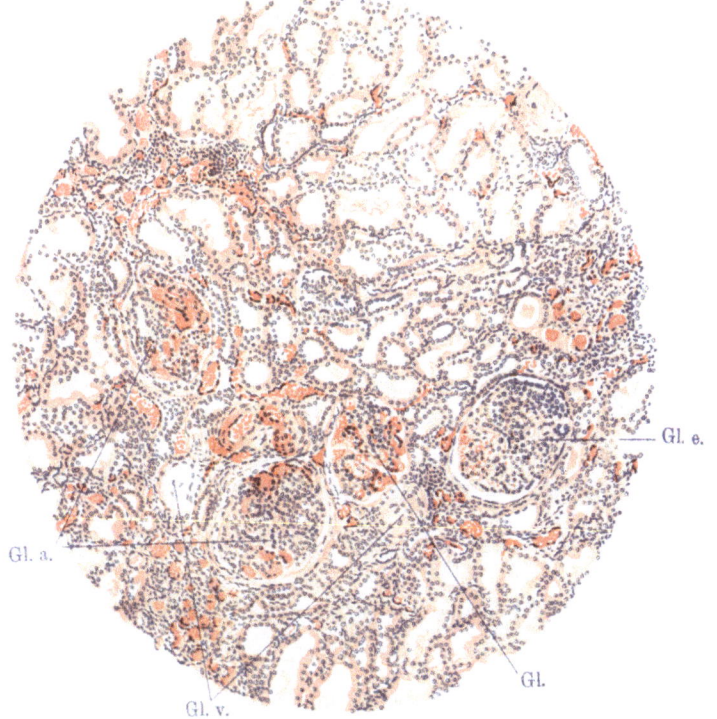

Abb. 70. Kombinationsform.

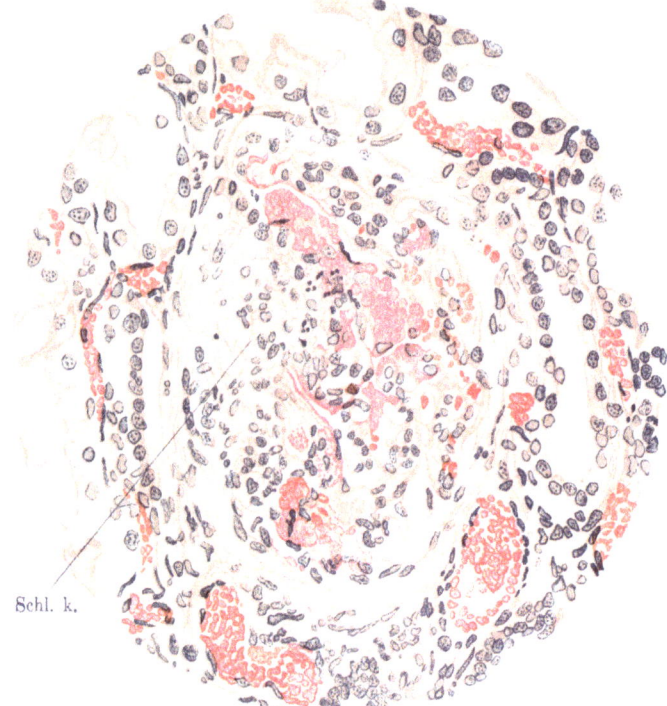

Schl. k.

Abb. 71. Kombinationsform.

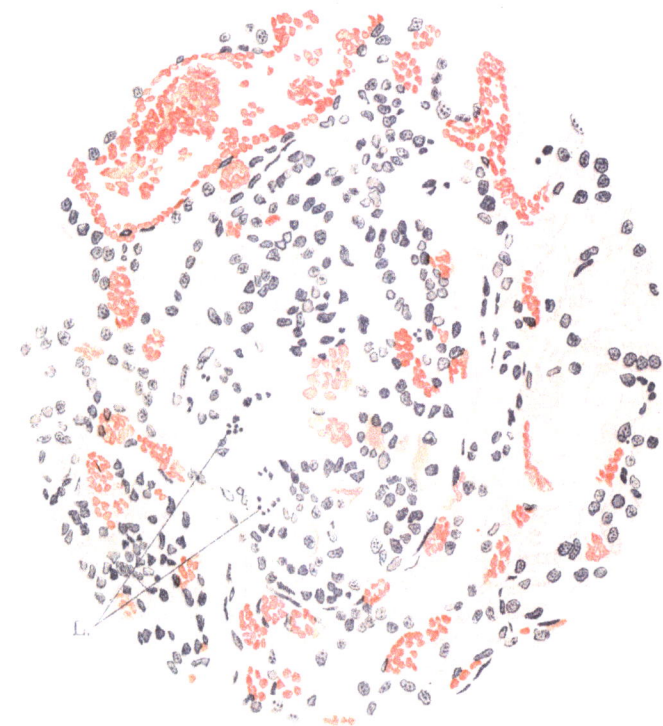

L.

Abb. 72. Kombinationsform.

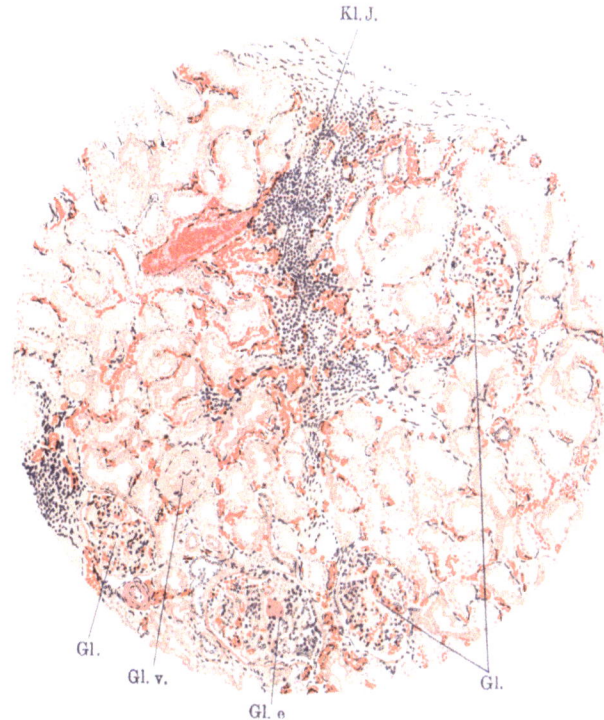

Abb. 73. Kombinationsform.

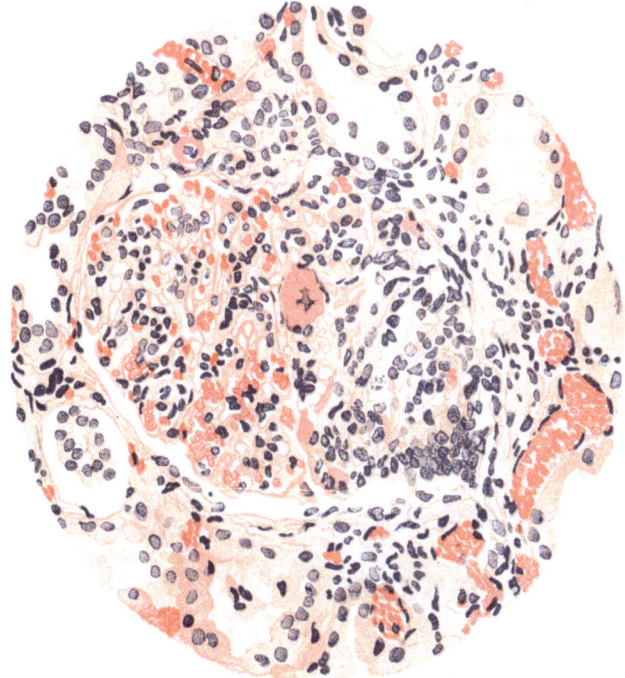

Abb. 74. Kombinationsform.

Verlag von Julius Springer in Berlin.

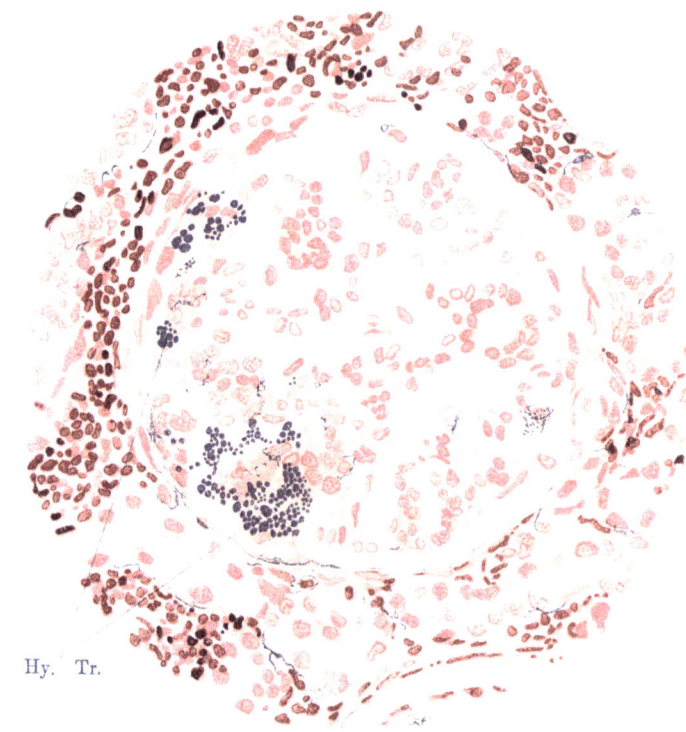

Hy. Tr.

Abb. 75. Kombinationsform.

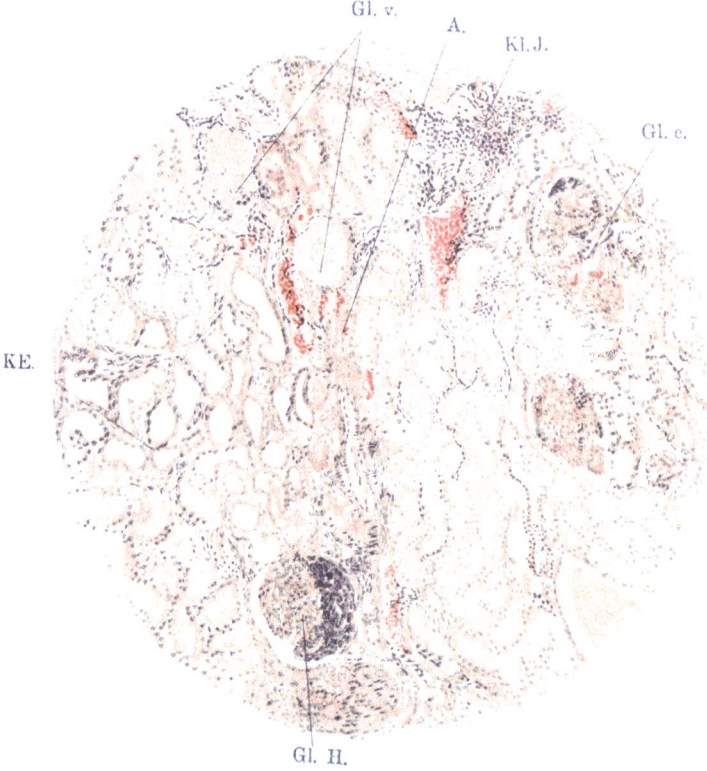

Gl. v.
A.
Kl. J.
Gl. e.
KE.
Gl. H.

Abb. 76. Kombinationsform.

Verlag von Julius Springer in Berlin.

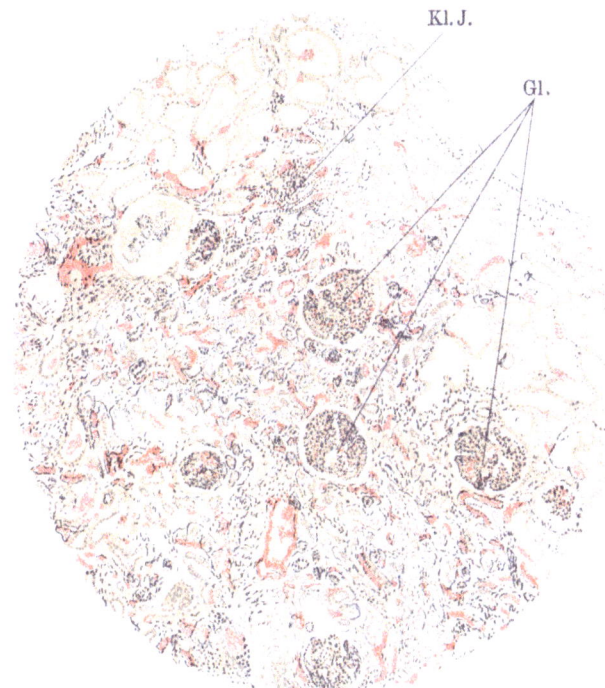

Abb. 77. Kombinationsform.

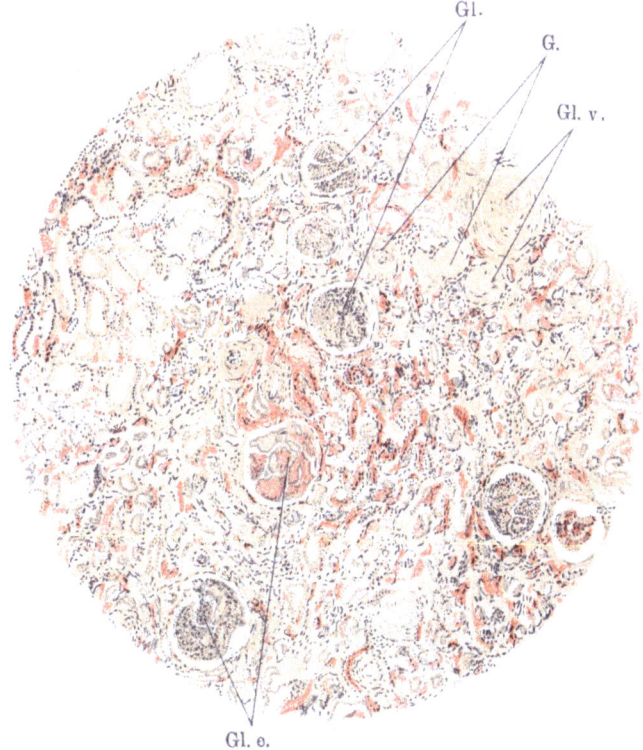

Abb. 78. Kombinationsform.

Verlag von Julius Springer in Berlin.

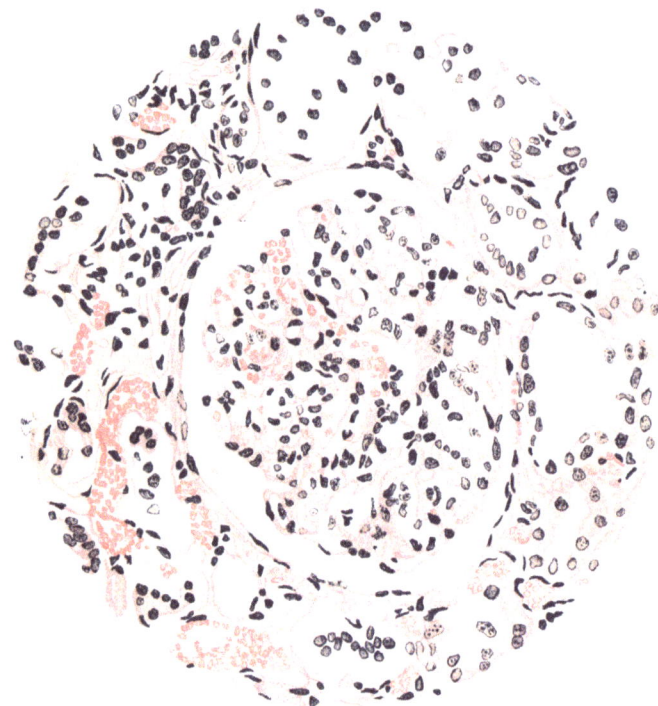

Abb. 79. Kombinationsform.

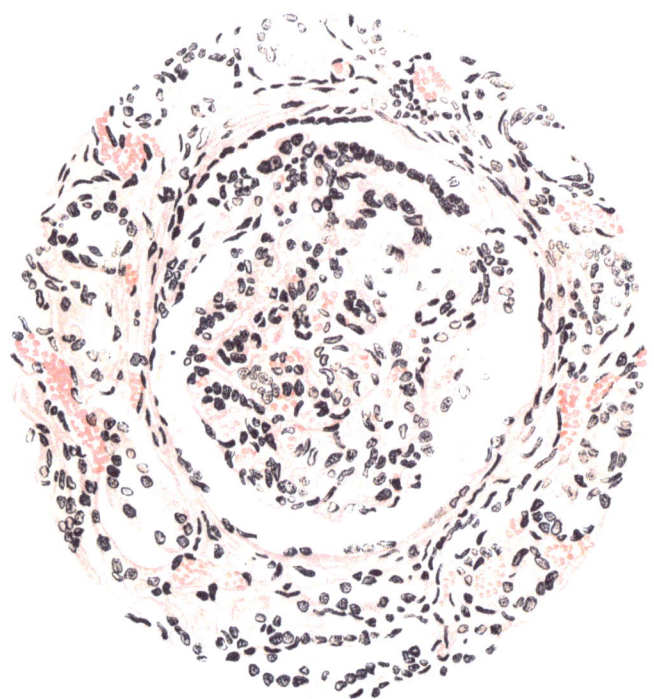

Abb. 80. Kombinationsform.

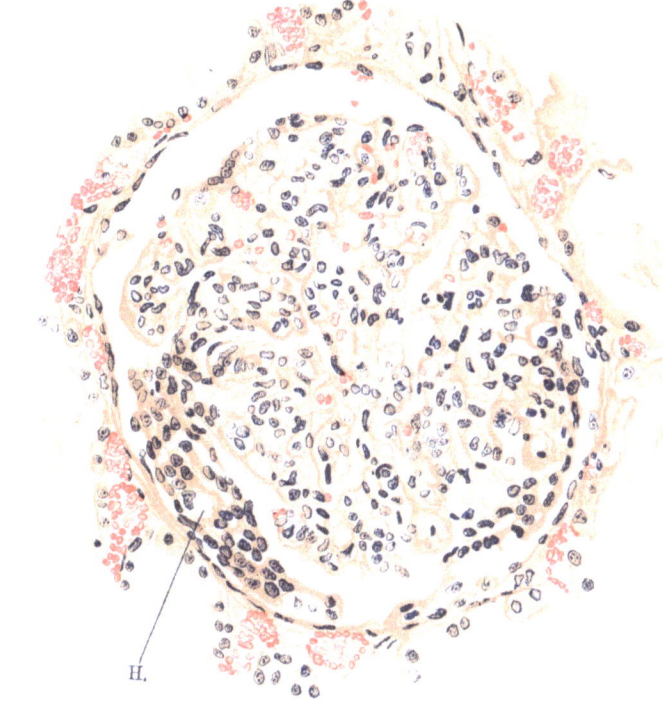

Abb. 81. Kombinationsform.

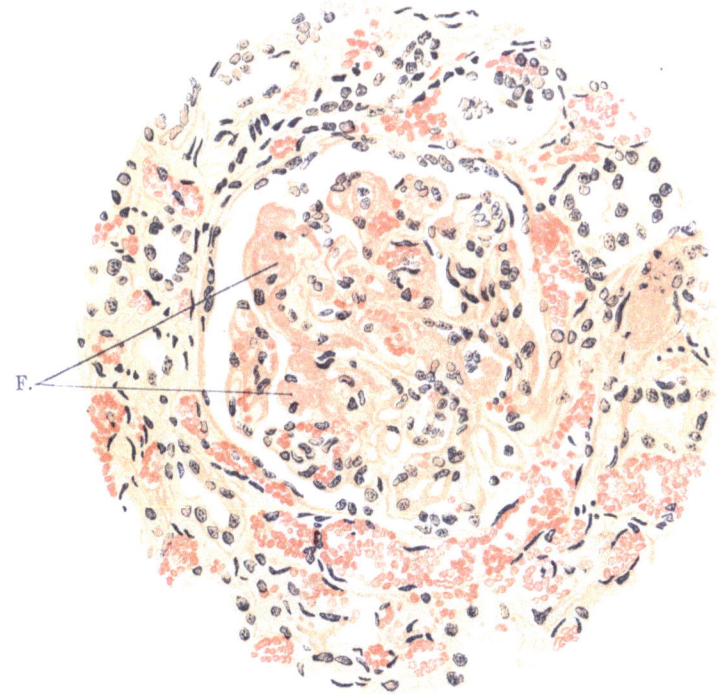

Abb. 82. Kombinationsform.

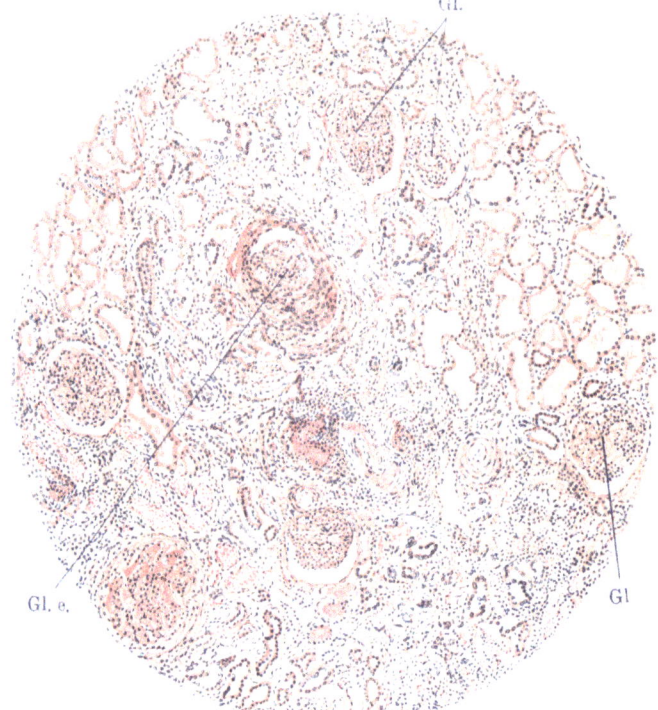

Abb. 83. Kombinationsform.

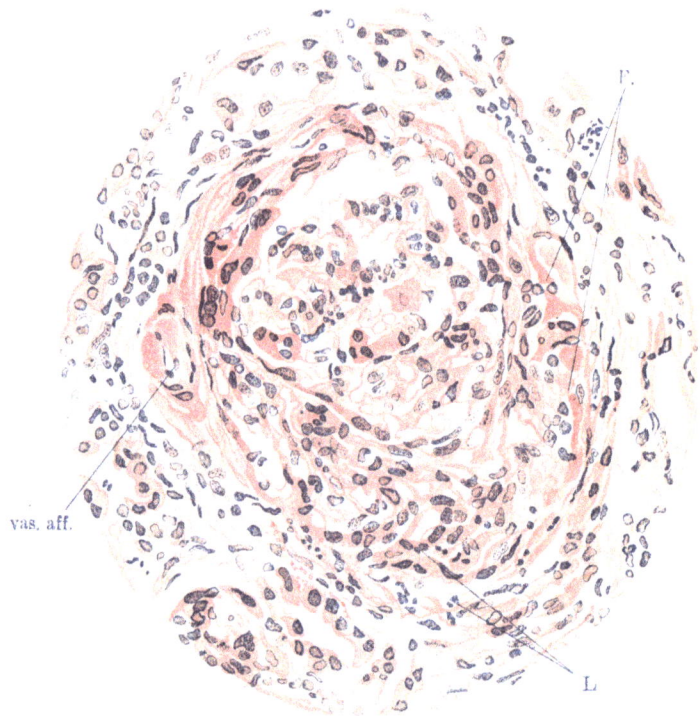

Abb. 84. Kombinationsform.

Verlag von Julius Springer in Berlin.

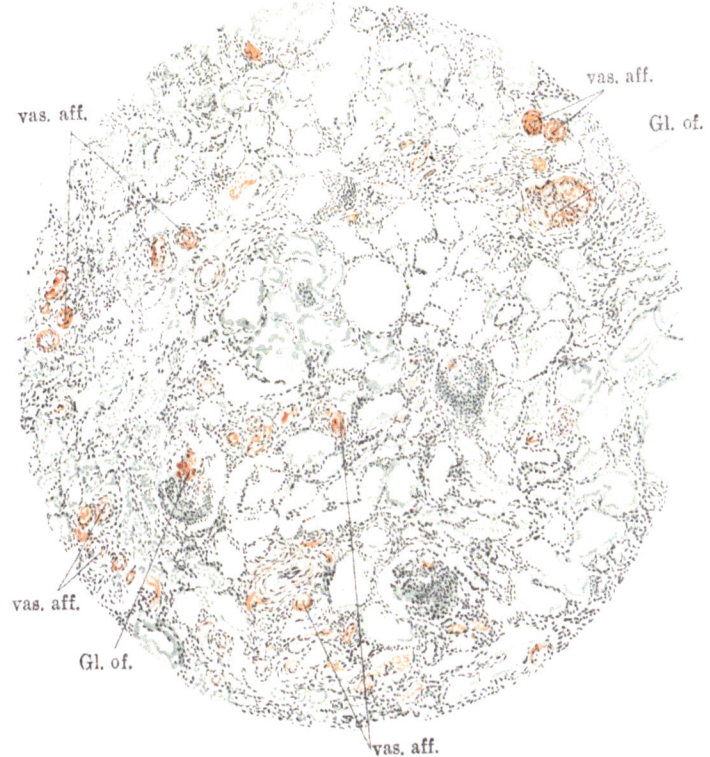

Abb. 85. Kombinationsform.

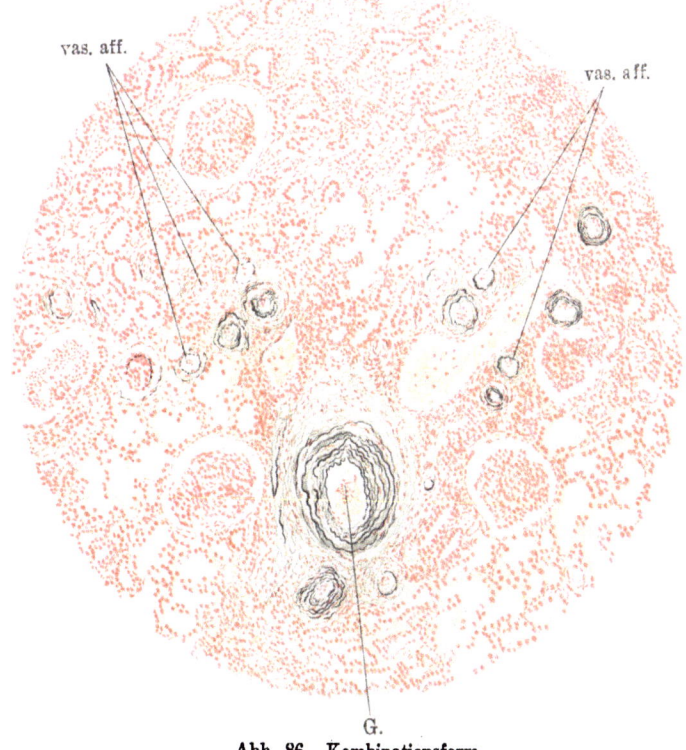

Abb. 86. Kombinationsform.

Verlag von Julius Springer in Berlin.

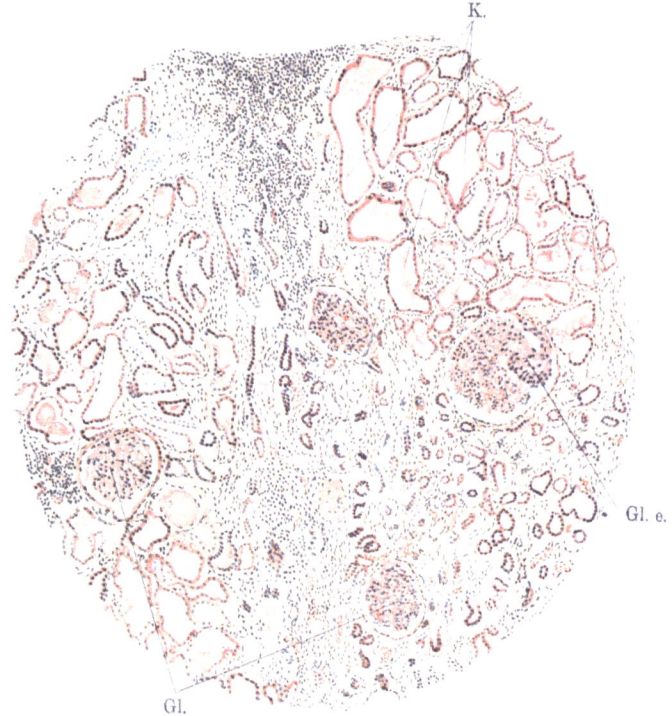

Abb. 87. Kombinationsform.

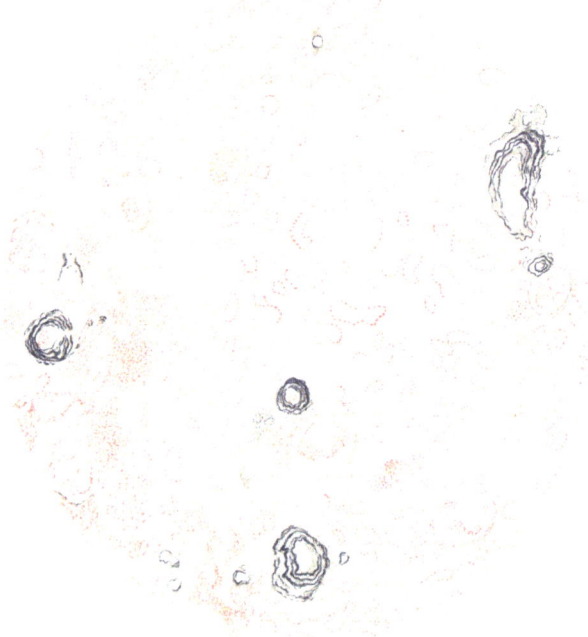

Abb. 88. Kombinationsform.

Verlag von Julius Springer in Berlin.

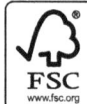